PEDIATRIA AMBULATORIAL

PEDIATRIA AMBULATORIAL

Série Pediatria SOPERJ

2ª edição

EDITORES

Katia Telles Nogueira

Edson Ferreira Liberal

Marcio Moacyr Vasconcelos

ORGANIZADORES DA SÉRIE

Adriana Rocha Brito

Joel Bressa da Cunha

Anna Tereza Miranda Soares de Moura

ORGANIZADORAS DESTE VOLUME

Eliane Maria Garcez Oliveira da Fonseca

Tereza Sigaud Soares Palmeira

SOPERJ
SOCIEDADE DE PEDIATRIA DO ESTADO DO RIO DE JANEIRO

manole
editora

Editora responsável: Cristiana Gonzaga S. Corrêa
Projeto gráfico: Departamento Editorial da Editora Manole
Diagramação: Elisabeth Miyuki Fucuda
Ilustrações: Sirio José Braz Cançado
Capa: Departamento de Arte da Editora Manole

CIP-BRASIL. CATALOGAÇÃO NA PUBLICAÇÃO
SINDICATO NACIONAL DOS EDITORES DE LIVROS, RJ

P394
2. ed.
Pediatria ambulatorial / organizadoras do volume Eliane Maria Garcez Oliveira da Fonseca, Tereza Sigaud Soares Palmeira ; editores Katia Telles Nogueira, Edson Ferreira Liberal, Marcio Moacyr Vasconcelos ; organizadores da série Adriana Rocha Brito, Joel Bressa da Cunha, Anna Tereza Miranda Soares de Moura. - 2. ed. - Barueri [SP] : Manole, 2021.

Inclui bibliografia
ISBN 9786555764215

1. Pediatria. I. Fonseca, Eliane Maria Garcez Oliveira da. II. Palmeira, Tereza Sigaud Soares. III. Nogueira, Katia Telles. IV. Brito, Adriana Rocha. V. Cunha, Joel Bressa da. VI. Moura, Anna Tereza Miranda Soares de.

21-70155 CDD: 618.92
CDU: 616-053.2

Meri Gleice Rodrigues de Souza - Bibliotecária - CRB-7/6439

Edição – 2021

Editora Manole Ltda.
Alameda América, 876
Tamboré – Santana de Parnaíba – SP – Brasil
CEP: 06543-315
Fone: (11) 4196-6000
www.manole.com.br | https://atendimento.manole.com.br/

Impresso no Brasil
Printed in Brazil

EDITORES

Katia Telles Nogueira
Pediatra. Especialista em Adolescentes pela Sociedade Brasileira de Pediatria (SBP) e Alergia e Imunologia pela Associação Brasileira de Alergia e Imunologia (ASBAI). Professora Adjunta de Emergências Pediátricas da Universidade do Estado do Rio de Janeiro (UERJ). Professora Assistente de Pediatria da Universidade Estácio - IDOMED. Doutora em Epidemiologia pelo Instituto de Medicina Social (UERJ). Membro dos Departamentos Científicos de Adolescência e Emergência da Sociedade de Pediatria do Estado do Rio de Janeiro (SOPERJ) e do Grupo de Trabalho de Drogas e Violência na Adolescência da SBP.

Edson Ferreira Liberal
Professor de Pediatria da Escola de Medicina e Cirurgia da Universidade Federal do Estado do Rio de Janeiro (EMC-UNIRIO). Mestre em Pediatria pela Universidade Federal do Rio de Janeiro (UFRJ). Doutor em Pesquisa Clínica pela UFRJ. Vice-presidente da Sociedade Brasileira de Pediatria (SBP).

Marcio Moacyr Vasconcelos
Professor Associado de Pediatria da Universidade Federal Fluminense (UFF). Fellow em Neurologia Pediátrica pela George Washington University, EUA. Membro do Departamento Científico de Neurologia da Sociedade de Pediatria do Estado do Rio de Janeiro (SOPERJ) e da Sociedade Brasileira de Pediatria (SBP).

ORGANIZADORES DA SÉRIE

Adriana Rocha Brito
Neurologista Pediátrica pelo Instituto Fernandes Figueira (IFF)/Fundação Oswaldo Cruz (Fiocruz). Professora Adjunta de Pediatria da Universidade Federal Fluminense (UFF). Mestre em Saúde da Criança e do Adolescente e Doutora em Neurologia pela UFF. Membro do Departamento Científico (DC) de Segurança e do Grupo de Trabalho (GT) de Saúde Mental da Sociedade Brasileira de Pediatria (SBP). Diretora Adjunta de Publicação, Membro do DC de Neurologia e do GT de Segurança e Prevenção da Violência da Sociedade de Pediatria do Estado do Rio de Janeiro (SOPERJ).

Joel Bressa da Cunha
Médico, com Pós-graduação em Neonatologia pela Universidade de Tohoku, Japão. Presidente do DC de Saúde Escolar da SBP. Diretor de Publicação e Membro do DC de Saúde Escolar da SOPERJ.

Anna Tereza Miranda Soares de Moura
Médica Pediatra. Doutora em Saúde Coletiva pelo Instituto de Medicina Social pela Universidade do Estado do Rio de Janeiro (UERJ). Professora Associada de Pediatria da Faculdade de Ciências Médicas da UERJ. Professora Titular do Programa de Pós-graduação em Saúde da Família e do Curso de Medicina da Universidade Estácio de Sá (UNESA). Secretária Geral da SOPERJ.

ORGANIZADORAS DESTE VOLUME

Eliane Maria Garcez Oliveira da Fonseca
Doutora em Saúde da Criança e da Mulher pelo Instituto Fernandes Figueira (IFF) da Fundação Oswaldo Cruz (Fiocruz). Professora Adjunta de Pediatria da Faculdade de Ciências Médicas da Universidade do Estado do Rio de Janeiro (UERJ). Coordenadora do Setor de Crianças e Adolescentes do Núcleo de Disfunção Miccional da UERJ. Chefe do Departamento de Pediatria da Escola de Medicina da Fundação Técnico-Educacional Souza Marques (FTESM). Presidente do Comitê Científico de Pediatria Ambulatorial da Sociedade de Pediatria do Estado do Rio de Janeiro (SOPERJ) – Triênio 2010-2012. Membro da diretoria da *International Children's Continence Society (ICCS)*, 2012-2020.

Tereza Sigaud Soares Palmeira
Pediatra pelo Instituto de Puericultura e Pediatria Martagão Gesteira (IPPMG) da Universidade Federal do Rio de Janeiro (UFRJ). Mestre em Medicina, Área de Saúde da Criança e do Adolescente, pela UFRJ. Médica do Serviço de Emergência do IPPMG-UFRJ. Vice-presidente do Conselho Multidisciplinar de Saúde da ONG Operação Sorriso do Brasil. Presidente do Departamento Científico de Pediatria Ambulatorial da SOPERJ – 2016-2020.

AUTORES

Adriana Rocha Brito
Neurologista Pediátrica pelo Instituto Fernandes Figueira (IFF) da Fundação Oswaldo Cruz (Fiocruz). Mestre em Saúde da Criança e do Adolescente e Doutora em Neurologia pela Universidade Federal Fluminense (UFF). Professora Adjunta de Pediatria da UFF. Membro do Departamento Científico (DC) de Segurança e do Grupo de Trabalho (GT) de Saúde Mental da Sociedade Brasileira de Pediatria (SBP). Diretora Adjunta de Publicação, Membro do DC de Neurologia e do GT de Segurança e Prevenção da Violência da Sociedade de Pediatria do Estado do Rio de Janeiro (SOPERJ).

Adriana Rodrigues Fonseca
Reumatologista Pediátrica do Instituto de Puericultura e Pediatria Martagão Gesteira (IPPMG) da Universidade Federal do Rio de Janeiro (UFRJ). Professora Adjunta de Pediatria da Faculdade de Medicina da UFRJ. Doutora em Clínica Médica (Saúde da Criança e do Adolescente) pela UFRJ. Especialista em Reumatologia Pediátrica pela SBP, Sociedade Brasileira de Reumatologia (SBR) e Associação Médica Brasileira (AMB). Presidente do DC de Reumatologia Pediátrica da SOPERJ – Triênio 2019-2021.

Adriane Silva Cruz
Infectologista Pediátrica pela SBP e Sociedade Brasileira de Infectologia (SBI). Mestre em Doenças Infecciosas pela UFRJ. Professora de Pediatria da Escola de Medicina da Fundação Técnico-Educacional Souza Marques (FTESM). Médica do Serviço de Infectologia Pediátrica do Hospital Municipal Jesus. Membro do DC de Pediatria Ambulatorial da SOPERJ.

Alain Liquornik
Médico Pediatra. Especialista em Pediatria pela SBP.

Ana Carolina Botelho de Barros
Pediatra pelo IPPMG-UFRJ. Residência Médica e Pós-graduação em Infectologia Pediátrica pelo IFF-Fiocruz. Título de Pediatria pela SBP. Membro do DC de Pediatria Ambulatorial da SOPERJ.

Ana Cristina Cisne Frota
Doutora em Doenças Infecciosas e Parasitárias (DIP) pela UFRJ. Infectologista do Serviço de Doenças Infecciosas e Parasitárias do IPPMG-UFRJ. Membro do DC de Infectologia da SOPERJ.

Ana Lúcia Ferreira
Médica Pediatra. Doutora em Ciências pela Escola Nacional de Saúde Pública (ENSP)/Fiocruz. Professora Associada do Departamento de Pediatria da Faculdade de Medicina da UFRJ. Membro do DC de Segurança da SBP.

Ana Maria Mósca de Cerqueira
Dermatologista Pediátrica do Hospital Municipal Jesus. Membro dos Departamentos de Dermatologia Pediátrica da SBP, SOPERJ e Sociedade Brasileira de Dermatologia (SBD). Membro da Câmara Técnica de Dermatologia do CREMERJ.

Andréa Lebreiro Guimarães Venerabile
Professora Assistente de Pediatria da Faculdade de Ciências Médicas da FTESM. Mestre em Pediatria pela UFF. Membro do Departamento de Doenças do Aparelho Respiratório da SOPERJ. Pneumologista Pediátrica do Dimension Barra e Ex-responsável pelo Polo de Asma do Serviço de Pediatria do Hospital Municipal da Piedade.

Andréa Pereira Colpas
Mestre em Ensino na Saúde pela Universidade Gama Filho. Especialista em Pediatria pela SBP. Residência Médica em Pediatria e R3 em Reumatologia Pediátrica pelo Hospital dos Servidores do Estado do Rio de Janeiro. Docente da Disciplina de Puericultura e Pediatria na FTESM. Médica Pediatra da Secretaria Municipal de Saúde e Defesa Civil do Rio de Janeiro.

Andréa Valentim Goldenzon
Mestre em Saúde Pública pelo IFF-Fiocruz. Professora Assistente do Departamento de Pediatria da Faculdade de Medicina da FTESM. Reumatologista Pediá-

trica do Hospital Municipal Jesus/SMSRJ. Membro do DC de Reumatologia Pediátrica e do GT de Febre Reumática da SOPERJ.

Anna Tereza Miranda Soares de Moura
Médica Pediatra. Doutora em Saúde Coletiva pelo Instituto de Medicina Social da Universidade do Estado do Rio de Janeiro (UERJ). Professora Associada de Pediatria da Faculdade de Ciências Médicas da UERJ. Professora Titular do Programa de Pós-graduação em Saúde da Família e do Curso de Medicina da Universidade Estácio de Sá (UNESA).

Bruna de Siqueira Barros
Médica Pediatra. Mestre em Ciências Médicas pelo Programa de Pós-Graduação em Ciências Médicas (PGCM)/UERJ. Especialista em Pediatria e Nutrologia Pediátrica pela SBP e em Terapia Nutricional Parenteral e Enteral pela Sociedade Brasileira de Nutrição Parenteral e Enteral (SBNPE). Membro Titular do DC de Nutrologia Pediátrica da SOPERJ. Pediatra da Universidade Federal do Estado do Rio de Janeiro (UNIRIO).

Claudia Najar Gonzales Mariz
Professora Assistente IV do Departamento de Pediatria da Faculdade de Medicina da UFRJ. Mestre em Pediatria pela UFRJ. Especialista em Nefrologia Pediátrica pela SBP. Médica do Serviço de Nefrologia Pediátrica do IPPMG-UFRJ. Membro do DC de Nefrologia Pediátrica da SOPERJ.

Clemax Couto Sant'Anna
Professor Titular do Departamento de Pediatria da Faculdade de Medicina da UFRJ. Membro Consultor do Departamento de Doenças do Aparelho Respiratório da SOPERJ.

Daniel Becker
Médico Pediatra Especialista pela SBP. Mestre em Saúde Pública pela ENSP--Fiocruz. Docente Colaborador do Instituto de Estudos em Saúde Coletiva da UFRJ. Membro do GT Criança e Natureza da SBP e do DC de Pediatria Ambulatorial da SOPERJ.

Diana Danda
Oftalmologista com Área de Atuação em Oftalmopediatria e Estrabismo. Membro do Conselho Brasileiro de Oftalmologia (CBO), da Sociedade Brasileira de Oftalmologia Pediátrica (SBOP), do Centro Brasileiro de Estrabismo (CBE) e do GT de Oftalmologia da SOPERJ.

Ekaterini Simões Goudouris
Professora do Departamento de Pediatria da Faculdade de Medicina da UFRJ. Serviço de Alergia e Imunologia do IPPMG/UFRJ.

Eliane Maria Garcez Oliveira da Fonseca
Doutora em Saúde da Criança e da Mulher pelo IFF-Fiocruz. Professora Adjunta de Pediatria da Faculdade de Ciências Médicas da UERJ. Coordenadora do Setor de Crianças e Adolescentes do Núcleo de Disfunção Miccional da UERJ. Chefe do Departamento de Pediatria da Escola de Medicina da FTESM. Presidente do Comitê Científico de Pediatria Ambulatorial da SOPERJ - Triênio 2010-2012. Membro da diretoria da *International Children's Continence Society (ICCS)*, 2012-2020.

Elaine Sobral da Costa
Professora Adjunta do Departamento de Pediatria da Faculdade de Medicina da UFRJ. Especialista em Hematologia Pediátrica pela UFRJ.

Elisabeth Maria de Souza Correia de Melo
Pós-graduada em Pediatria pela Faculdade de Medicina da UFRJ. Médica Pediatra do Ministério da Saúde (atuação em ambulatório). Membro Consultor do Departamento de Pediatria Ambulatorial da SOPERJ.

Eugênia Figueiredo Costa
Médica Gastropediatra do HFSE/Ministério da Saúde. Residência Médica em Pediatria pelo Centro Universitário Serra dos Órgãos (UNIFESO). Especialização em Gastroenterologia e em Endoscopia pela UFRJ.

Fernanda Pinto Mariz
Professora do Departamento de Pediatria da Faculdade de Medicina da UFRJ. Serviço de Alergia e Imunologia do IPPMG/UFRJ.

Fernanda Vasconcellos Valle Demidoff
Cardiopediatra pelo Hospital Federal de Bonsucesso. Pediatra pelo Hospital dos Servidores do Estado do Rio de Janeiro. Pediatra do Hospital Universitário Gaffrée e Guinle – UNIRIO.

Gilca Soares Gonzaga
Médica Pediatra. Neurologista Pediátrica do Instituto Estadual do Cérebro Paulo Niemeyer. Mestre em Saúde da Criança pela UFRJ. Professora Assistente da Faculdade de Medicina da FTESM. Membro do DC de Neurologia da SOPERJ.

Giuliana Pucarelli Lebreiro
Infectologista do Serviço de Doenças Infecciosas e Parasitárias do IPPMG/UFRJ. Mestranda em Doenças Infecciosas e Parasitárias pela UFRJ.

Hanid Fontes Gomes
Neurologista Pediátrica no Hospital Municipal Jesus. Chefe do Serviço de Neurologia Pediátrica no Hospital Municipal Jesus. Mestranda em Saúde Materno-Infantil no IPPMG/UFRJ.

Isabel Rey Madeira
Mestre em Saúde da Criança pelo IFF-Fiocruz. Doutora em Ciências Médicas pela UERJ. Professora Associada do Departamento de Pediatria da UERJ. Coordenadora do Setor de Endocrinologia Pediátrica da Unidade Docente Assistencial de Endocrinologia da Faculdade de Ciências Médicas da UERJ. Ex-Presidente da SOPERJ. Membro dos DC de Pediatria Ambulatorial e de Endocrinologia da SOPERJ.

José Eduardo da Silva
Oftalmologista. Assessor Técnico de Oftalmologia da SMS-RJ. Membro da Academia Americana de Oftalmologia (AAO), do CBO, da SBOP. Membro Consultor do GT de Oftalmologia da SOPERJ.

Júlia Donizetti Lins de Albuquerque
Nutróloga Pediatra pela UFRJ. Professora Auxiliar de Pediatria da FTESM. Título de Especialista em Nutrologia Pediátrica pela SBP. Membro do DC de Nutrologia Pediátrica da SOPERJ.

Juliana Ribeiro Constante
Médica Pediatra pela Universidade do Estado de Rio de Janeiro. Mestranda na Universidade de Barcelona, Espanha. Investigadora pré-doctoral no Hospital Sant Joan de Déu, Barcelona.

Juliany Lima Estefan
Dermatologista pela SBD. Pediatra pela SBP. Mestre pela UFRJ. Presidente do DC de Dermatologia da SOPERJ.

Laura Ohana Marques Coelho de Carvalho
Pediatra, Endocrinologista Pediátrica e Mestre em Endocrinologia pela UFRJ. Médica do Serviço de Nutrologia Pediátrica do IPPMG-UFRJ. Membro do DC de Pediatria Ambulatorial da SOPERJ.

Leda Amar de Aquino
Pediatra Geral com Residência Médica em Pediatria no Hospital Municipal Jesus e Título de Especialista em Pediatria pela SBP. Mestre e Doutora em Saúde da Criança pelo IFF-Fiocruz. Supervisora Médica de Pediatria do Programa Médico de Família de Niterói (PMF) pela Fundação Municipal de Saúde de Niterói. Membro do DC de Pediatria Ambulatorial da SOPERJ.

Lisieux Eyer de Jesus
PhD – Cirurgiã Pediátrica do Hospital Universitário Antônio Pedro/UFF e Hospital Federal dos Servidores do Estado/MS, Rio de Janeiro.

Luciana Gonçalves Azevedo de Vasconcelos
Responsável pelo Setor Infanto-Juvenil da Associação Brasileira Beneficente de Reabilitação (ABBR). Neuropediatra pela UFF. Membro do DC de Neurologia da SOPERJ.

Luisa Norbert Simonsen
Médica Neuropediatra. *Fellowship* em Neurogenética pela Faculdade de Medicina da Universidade de São Paulo (FMUSP). Neurologista Infantil da Pontifícia Universidade Católica (PUC-Campinas).

Luiz Afonso Henriques Mariz
Professor Assistente IV do Departamento de Pediatria da Faculdade de Medicina da UFRJ. Mestre em Pediatria pela UFRJ. Especialista em Nefrologia Pediátrica pela SBP. Médico do Serviço de Nefrologia Pediátrica do IPPMG/UFRJ. Membro do DC de Nefrologia Pediátrica da SOPERJ.

Marcia de Sá Fortes Gullino de Faria
Médica Pediatra. Especialista em Pediatria pela SBP. Pós-Graduação em Nefrologia Pediátrica pelo IPPMG/UFRJ. Tutora da Estratégia Amamenta e Alimenta Brasil pela Secretaria Estadual de Saúde do Rio de Janeiro. Membro dos DC de Pediatria Ambulatorial e de Nefrologia Pediátrica da SOPERJ. Médica do Centro de Saúde Coletiva Professor Manuel José Ferreira da Secretaria Municipal de Saúde de Petrópolis.

Marcio Moacyr Vasconcelos
Professor Associado de Pediatria da Universidade Federal Fluminense (UFF). Fellow em Neurologia Pediátrica pela George Washington University, EUA. Membro do Departamento Científico de Neurologia da Sociedade de Pediatria do Estado do Rio de Janeiro (SOPERJ) e da Sociedade Brasileira de Pediatria (SBP).

Maria da Graça Soares de Lima
Professora Assistente de Pediatria da Escola de Medicina da FTESM. Mestre em Saúde da Criança e da Mulher pelo IFF-Fiocruz.

Maria de Marilacc Lima Roiseman
Médica Cardiopediatra da Clínica Babycor. Professora de Pediatria da Faculdade de Medicina da FTESM. Mestre em Saúde da Mulher, Criança e Adolescente pelo IFF-Fiocruz.

Maria Isabel Amando de Barros
Engenheira Florestal e Mestre em Conservação de Ecossistemas pela Escola Superior de Agricultura "Luiz de Queiroz" (ESALQ) da USP. Pesquisadora do Programa Criança e Natureza do Instituto Alana.

Marise Elia de Marsillac
Professora Adjunta de Pediatria da UERJ. Professora Auxiliar de Ensino da FTESM. Médica Gastropediatra do HFSE/Ministério da Saúde. Residência em Pediatria pela UERJ. Especialização em Gastroenterologia Pediátrica pela UFRJ. Mestre em Medicina (Pediatria) pela UFRJ. Doutora em Clínica Médica (Hepatologia) pela UFRJ. Membro do DC de Gastroenterologia da SOPERJ.

Marta Cristine Felix Rodrigues
Mestre em Clínica Médica (Saúde da Criança e do Adolescente) pela UFRJ. Reumatologista Pediátrica do IPPMG/UFRJ e do Hospital Municipal Jesus/SMS-RJ. Membro do Departamento de Reumatologia Pediátrica e do GT de Febre Reumática da SOPERJ.

Orli Carvalho da Silva Filho
Doutorando em Saúde Pública pela ENSP/Fiocruz. Mestre em Saúde da Criança e da Mulher pelo Instituto Nacional de Saúde da Mulher, da Criança e do Adolescente Fernandes Figueira do IFF/Fiocruz. Pediatra pela UERJ com Habilitação em Medicina de Adolescentes pela SBP. Psiquiatra pelo Instituto de Psiquiatria da UFRJ. Psiquiatra da Infância e Adolescência pela UFF. Médico do Ambulatório de Adolescentes e Psiquiatra da Infância e Adolescência do IFF/Fiocruz. Membro do DC de Adolescência e do DC de Saúde Mental da SOPERJ.

Paula Garcez O. Hazan da Fonseca
Médica Pediatra. Residência em Pediatria no IPPMG-UFRJ. Título de Especialista em Pediatria pela SBP.

Paulo Ivo Cortez Araujo
Médico Hematologista Pediátrico do IPPMG-UFRJ. Especialista em Hematologia Pediátrica pela UFRJ. Presidente do DC de Onco-hematologia e Medicina Transfusional da SOPERJ.

Peter Abram Liquornik
Mestre em Medicina pela Faculdade de Medicina da UFRJ. Professor Adjunto Aposentado de Pediatria da Faculdade de Medicina da UFRJ. Membro Consultor do DC de Pediatria Ambulatorial da SOPERJ.

Ricardo do Rêgo Barros
Pediatra. Especialista em Pediatria e Medicina do Adolescente pela SBP e Associação Médica Brasileira (AMB). Especialista em Medicina Desportiva pela Sociedade Brasileira de Medicina Desportiva e AMB. Chefe do Serviço de Adolescentes do IPPMG/UFRJ – 1987-2019. Diretor Adjunto Assistencial IPPMG/UFRJ 2015-2021.

Samuel Dekermacher
Cirurgião do Hospital Federal dos Servidores do Estado/MS, Rio de Janeiro.

Sandra Vieira Senna
Médica Pediatra da Secretaria Estadual de Saúde. Membro Consultor do DC de Pediatria Ambulatorial da SOPERJ.

Tereza Sigaud Soares Palmeira
Pediatra pelo IPPMG-UFRJ. Mestre em Medicina, Área de Saúde da Criança e do Adolescente, pela UFRJ. Médica do Serviço de Emergência do IPPMG-UFRJ. Vice-presidente do Conselho Multidisciplinar de Saúde da ONG Operação Sorriso do Brasil. Presidente do Departamento Científico de Pediatria Ambulatorial da SOPERJ – 2016-2020.

Viviane Lanzelotte
Oftalmologista com Área de Atuação em Oftalmopediatra. Coordenadora do Serviço de Retinopatia da Prematuridade da SMS-RJ. Presidente do GT de Oftalmologia da SOPERJ. Membro da AAO, do CBO e da SBOP.

SUMÁRIO

APRESENTAÇÃO

Caros Colegas Pediatras,

É com imensa satisfação que apresentamos a segunda edição do livro *Pediatria Ambulatorial* da Série Pediatria SOPERJ, mantendo o compromisso de trazer informações atualizadas sobre temas importantes para a prática pediátrica qualificada. O sucesso da Série Pediatria SOPERJ é enorme, com aceitação expressiva das publicações pelos pediatras, residentes e alunos em formação, instigando a Diretoria atual da SOPERJ a conservar a qualidade da obra.

Em tempos de mudanças rápidas e expressiva produção de conhecimento, manter-se atualizado e escolher as fontes adequadas de leitura não é tarefa fácil. Todos os volumes da Série foram escritos por membros dos Departamentos Científicos da SOPERJ, especialistas renomados nos temas abordados em cada capítulo, que realizaram cuidadosa revisão, trazendo as melhores evidências e práticas atualizadas. Este novo volume traz aspectos importantes da avaliação pediátrica em nível ambulatorial, proporcionando maior segurança para o pediatra geral no cuidado a crianças e adolescentes com queixas referentes à pediatria geral, assim como para o atendimento de puericultura. São abordadas as particularidades da anamnese e do exame físico referentes às diferentes etapas do desenvolvimento e também queixas comuns no consultório geral, como alimentação e vegetarianismo, problemas respiratórios agudos, alterações urinárias e intestinais e problemas dermatológicos, assim como temas prevalentes e preocupantes no panorama atual, como a obesidade e a síndrome metabólica, a saúde mental e a criança e o adolescente em situação de violência. As mudanças ocorrem de forma tão dinâmica que o livro já inclui um capítulo sobre COVID-19.

A parceria com a Editora Manole trouxe ainda mais avanços à publicação, com nova diagramação, índice remissivo e outros cuidados editoriais que facilitarão sobremaneira o leitor interessado em se atualizar. O conteúdo é apresentado de maneira agradável, com linguagem clara e organização de tópicos que permitem sua consulta fácil. Este é o sétimo volume revisado após cuidadoso trabalho dos autores, organizadores e editora, e a ideia é contemplar todos os volumes já lançados da Série SOPERJ com essa inovação. Essa conquista foi resultado da iniciativa e olhar atento do Prof. Dr. Edson Liberal, e da Profa. Dra. Isabel Rey Madeira, ambos ex-Presidentes da SOPERJ, que não mediram esforços para que o projeto fosse aprimorado.

Agradecemos especialmente à Profa. Dra. Katia Telles Nogueira, atual Presidente da SOPERJ, que tem se dedicado com afinco para que a Série Pediatria SOPERJ traga atualizações precisas e com ainda mais qualidade científica. A todos os membros do Departamento de Pediatria Ambulatorial da SOPERJ e autores dos capítulos, nosso muito obrigado pela dedicação e trabalho cuidadoso. Também gostaríamos de mencionar a equipe da Editora Manole, que nos acompanhou com incentivo e profissionalismo exemplares.

Foi um prazer participar da construção coletiva desta obra, elaborada prioritariamente com foco na saúde integral de crianças e adolescentes, razão maior da nossa prática como pediatras. Esperamos que nossos colegas possam usufruir desta leitura e que estejamos unidos em prol da construção de uma pediatria fortalecida e reconhecida no esforço dedicado a cada etapa desta gratificante jornada.

Boa leitura!

Adriana Rocha Brito, Joel Bressa da Cunha e
Anna Tereza Miranda Soares de Moura
Organizadores da Série SOPERJ

PREFÁCIO

É com grande satisfação que apresentamos a segunda edição do livro *Pediatria Ambulatorial* da Série Pediatria SOPERJ. A primeira edição, que fez tanto sucesso, foi cuidadosamente revista e ampliada. Incluímos temas novos e atualizamos os capítulos anteriores de acordo com as evidências e recomendações atuais.

Buscamos fazer um livro prático, de leitura agradável e que contribua no dia a dia do pediatra no consultório, na atenção primária e para aqueles que atuam na Estratégia de Saúde da Família. Acreditamos na atenção global à saúde da criança, considerando-a em seu contexto biopsicossocial e sua interação com o meio ambiente. Assim, valorizamos a integralidade da abordagem e o vínculo com a família, e detalhamos as especificidades de cada faixa etária. Os capítulos abordam os aspectos de prevenção, pontos principais para o diagnóstico, avaliação e tratamento das doenças mais prevalentes. Nos casos em que o atendimento especializado é necessário, destacam-se os sinais de alerta para evitarmos a demora na referência. Esperamos, desta forma, contribuir para a atenção à saúde da criança em nosso Estado.

Gostaríamos de agradecer à Dra. Isabel Rey Madeira, pela iniciativa da segunda edição da Série Pediatria SOPERJ, e à Dra. Katia Telles Nogueira, por ter dado continuidade a este projeto. Agradecemos imensamente o trabalho cuidadoso e incansável de organização da Série e de revisão realizado por Dra. Adriana Rocha Brito, Dr. Joel Bressa e Dra. Anna Tereza Miranda Soares de Moura. Nosso agradecimento especial a todos os autores colaboradores, colegas de grande experiência e conhecimento, que dedicaram seu tempo em meio a uma rotina atribulada, para contribuir com excelência na construção deste livro.

Uma ótima leitura a todos!

Eliane Maria Garcez Oliveira da Fonseca
Tereza Sigaud Soares Palmeira

CONTEÚDO COMPLEMENTAR

Esta obra contém material complementar em uma plataforma digital exclusiva. Nela, estão disponibilizadas as figuras dos Capítulos 20 e 37 coloridas, para melhor estudo dos assuntos. Para ingressar no ambiente virtual, utilize o QR code abaixo:

Em seguida, insira o código PEDAMBULATORIAL para acesso ao conteúdo.

SEÇÃO I
PUERICULTURA

1

A CONSULTA PEDIÁTRICA

Elisabeth Maria de Souza Correia de Melo
Leda Amar de Aquino
Peter Abram Liquornik

OBJETIVOS

✓ Abordar a saúde da criança de maneira integral: enfoque biopsicossocial, promoção da saúde, prevenção das doenças, tratamento e recuperação.
✓ Apresentar e discutir as etapas da consulta: a anamnese, o exame físico e as principais abordagens no cuidado da criança.
✓ Orientar sobre o acompanhamento e a avaliação do crescimento e do desenvolvimento da criança.
✓ Orientar quanto à utilização da Caderneta da Criança.
✓ Apresentar um modelo de prontuário para o atendimento.

INTRODUÇÃO

Este capítulo visa a abordar o dia a dia do atendimento à criança em nível ambulatorial (rede pública ou privada). O objetivo é propor práticas que abordem a saúde da criança de maneira integral, enfatizando a necessidade de se ver a criança não apenas a partir de um enfoque físico ou biológico em relação às determinações de saúde ou doença. Indo além, é preciso considerar todos os elementos responsáveis pela saúde: aspectos psíquicos, sociais ou ambientais, levando-se também em conta a sua inserção no universo familiar e as suas condições de vida.

A consulta pediátrica tem características específicas. Ela deve ser cuidadosa, objetiva e o mais abrangente possível; a prescrição e as orientações devem ser claras, legíveis e construídas em parceria com o responsável pela criança, para a total compreensão e aceitação de seu conteúdo.[1]

No atendimento, mais do que focalizar o tratamento das doenças, é importante priorizar práticas de promoção da saúde e prevenção dos agravos, detectando precocemente situações de risco e promovendo práticas educativas. Ou seja, a consulta pediátrica é um instrumento de garantia dos direitos da criança. É preciso ouvir atentamente os responsáveis – e, dependendo da idade da criança, procurar ouvi-la também –, desculpabilizar os cuidadores, expor com otimismo a provável evolução dos "problemas" trazidos e sugerir a abordagem destes. Muitas vezes, o fechamento de um caso clínico não se dá numa primeira avaliação. É necessária uma próxima e até mesmo, em algumas situações, a ajuda de outros profissionais de saúde.

O acompanhamento do crescimento e do desenvolvimento, que antes era realizado apenas pelo pediatra puericultor, hoje é parte integrante e fundamental de todo atendimento pediátrico. A abordagem à criança é realizada de maneira integral.[2]

A CONSULTA

A consulta pediátrica tem a singularidade e a complexidade de uma relação envolvendo três pessoas: a mãe (ou cuidador), a criança e o pediatra, baseada na confiança que deve ser estabelecida nessa relação. Ela começa com um acolhimento personalizado que implica respeito e valorização da criança e da sua família.

A anamnese exige técnicas de comunicação, sendo fundamental que o pediatra saiba escutar e valorizar a fala da mãe, objetivando a compreensão de queixas, medos e inseguranças, da dinâmica e do ambiente familiar.

As etapas clássicas da anamnese (identificação, queixa principal, história de gestação, parto e nascimento, história alimentar, história do desenvolvimento, imunizações, história patológica pregressa pessoal e familiar, e história social) devem ser adaptadas a cada faixa etária.[3,4]

São etapas indispensáveis a todas as consultas:

1. Acompanhar e avaliar o crescimento e o desenvolvimento da criança por meio de gráficos e tabelas da Caderneta da Criança, que deve ser preenchida com os dados atualizados. O monitoramento do crescimento infantil é realizado por meio de 4 gráficos: perímetro cefálico por idade nos dois primeiros anos de vida, peso, comprimento/altura por idade e índice de massa corporal (IMC) por idade.[5,6] Para avaliar o desenvolvimento, considerar os aspectos psicomotor, social, psíquico, maturativo e sensitivos, como audição e visão. Em cada

faixa etária, a criança se desenvolve de maneira própria. Conversar com a família sobre os marcos do desenvolvimento presentes na Caderneta da Criança, sobre a aquisição de habilidades motoras e cognitivas e registrar essas informações na caderneta. Discutir esses marcos é um modo de dialogar com a família e oferecer à criança um ambiente propício para o desenvolvimento adequado.[5,6]

2. Avaliar e atualizar o calendário vacinal. A cada atendimento, deve-se avaliar se o calendário está em dia e indicar as vacinas necessárias, de acordo com o calendário preconizado pelo Ministério da Saúde (MS) e pela Sociedade Brasileira de Pediatria (SBP). Abordar a importância das campanhas de vacinação e orientar sobre a administração de doses perdidas.[7]
3. Incentivar o aleitamento materno e orientar sobre a alimentação saudável. Orientação alimentar é parte integrante da consulta pediátrica, que se inicia com incentivo, apoio e promoção do aleitamento materno e continua com a introdução da alimentação complementar, depois dos 6 meses ou do período de amamentação exclusiva. É importante divulgar e mostrar os princípios da alimentação saudável presentes na Caderneta da Criança.[8,9]
4. Orientar sobre saúde bucal. Aliada à visita profilática ao dentista, esta orientação é importante para a manutenção da saúde bucal.
5. Orientar sobre prevenção de acidentes. A criança está exposta a vários fatores que podem ocasionar acidentes. Avaliar o ambiente conversando com a mãe/o cuidador sobre hábitos familiares e as atitudes que podem ocasionar acidentes domésticos, como quedas, queimaduras, afogamentos, intoxicações, entre outros. Importante: a maioria dos acidentes infantis pode ser evitada. Em cada faixa etária, a criança adquire novas habilidades, e o ambiente pode não ser seguro para seu pleno desenvolvimento. Orientar sobre a prevenção dos diversos tipos de acidente, de acordo com a idade da criança.[10]
6. Avaliar a dinâmica familiar (percepção de violência doméstica ou outras alterações). O pediatra deve observar se a criança é bem cuidada, querida e estimulada por seus familiares. Além disso, é preciso orientar a família para que ocorra um aprendizado adequado, mediante apoio, acompanhado de limites.

✓ CONCLUSÃO

A consulta pediátrica, com suas características peculiares, prioriza práticas de promoção da saúde e prevenção dos agravos, detectando precocemente situações de risco, promovendo práticas educativas. Ou seja, a consulta pediátrica é um instrumento de garantia dos direitos da criança.

PRONTUÁRIO DE PEDIATRIA AMBULATORIAL

O modelo de prontuário para atendimento ambulatorial a crianças, aqui apresentado, é um registro simplificado e de fácil preenchimento, com informações uniformes, completas e, ao mesmo tempo, sucintas. Pode ser acessado por qualquer profissional da saúde em busca de informações sobre o paciente, ou mesmo utilizado para estudos de pesquisa prospectivos. Pode ser adotado em ambulatórios e consultórios de pediatria geral.

Prontuário de Pediatria Ambulatorial SOPERJ

IDENTIFICAÇÃO

Nome: ______________________ Nat: __________	Prontuário nº
Mãe: ______________________ Nat: __________	Data: __/__/__
Pai: ______________________ Nat: __________	Data de nascimento:
Endereço: ______________________	__/__/__
Tel.: ____________ ☐ Domicílio ☐ Recado	Sexo: F ☐ M ☐

MOTIVO(S) DA CONSULTA

____

HISTÓRIA DA DOENÇA ATUAL

____

____

____

INTERROGATÓRIO: ÓRGÃOS/APARELHOS

____

____

____

HISTÓRIA DA GESTAÇÃO E DO PARTO

Pré-natal S ☐ N ☐ Início ______ mês

Nº de consultas: ______

Patologia da gestação: S ☐ N ☐

Hipertensão ☐ Hemorragias ☐ Infecções ☐ Diabetes ☐ Lues ☐

Etilismo ☐ Tabagismo ☐

Uso de outras drogas ☐ Obs. ______________ Uso de medicamentos: ______________

Gestações anteriores ☐ Partos ☐ Abortos ☐ Nº de filhos ☐

A termo ☐ Pré-termo ☐ Pós-termo ☐

Idade materna na gestação ______ Grupo sanguíneo e fator RH: mãe ____ pai____ filho____

Local do parto: hospitalar ☐ domiciliar ☐ Tipo: normal ☐ fórceps ☐ cesáreo ☐

HISTÓRIA NEONATAL

Idade gestacional em semanas ______________

Ao nascer: peso ________ comp ________ PC ________ Apgar 1' ________ 5' ________

Patologias R.N.: Asfixia S☐ N☐ Reanimação S☐ N☐ Exsanguíneo S☐ N☐
Infecção S☐ N☐ Distúrbio metab. S☐ N☐ Fototerapia S☐ N☐ Transfusões S☐ N☐
Obs.: ______
Alojamento conjunto S☐ N☐ Leite materno < 1 h S☐ N☐
Triagem neonatal: ______
Sinal de Ortolani: ______
Teste do reflexo vermelho: ______
Teste do pezinho: ______
Triagem auditiva (EOA) OD e OE: ______
Oximetria de pulso: ______
Teste da linguinha (freio lingual): ______

HISTÓRIA SOCIOECONÔMICA
FAMÍLIA
Mãe Idade ______ Alfabetizada S☐ N☐
Escolaridade ______ Obs.: Menos de 5 anos aprovados ☐ Trabalho remunerado S☐ N☐
Horas fora de casa ☐ Ocupação: ______
Durante o trabalho materno, o filho permanece em: creche ☐ com familiar ☐ outros ☐
Pai Idade ______ Alfabetizado S☐ N☐
Escolaridade ______ Obs.: Menos de 5 anos aprovados ☐ Ocupação ______
Renda familiar ______ ☐ S. M.
Irmãos vivos (sexo e idade) ______ Irmãos falecidos (sexo e idade) ______
MORADIA Nº moradores ☐ Mãe ☐ Pai ☐ Irmãos ☐ Outros ☐
Condições de habitação:
Presença de animais ______
Mofo S☐ N☐ Fumo S☐ N☐ Filtro S☐ N☐

Saneamento básico:	Água	Esgoto
Conectado à rede	S☐ N☐	S☐ N☐
Fora do domicílio	S☐ N☐	S☐ N☐

Obs.: ______
______

HISTÓRIA FAMILIAR (grau de parentesco):
Hipertensão: ______ Diabetes: ______ Atopias (asma, rinite, eczema): ______
Neoplasias: ______ Tuberculose: ______ Hanseníase: ______
Tabagismo: ______ Hemopatias: ______ Def. mental: ______
Uso de drogas: ______ Epilepsia: ______ Def. auditiva: ______
Alcoolismo: ______ Consanguinidade: ______ Def. visual: ______
Infecções sexualmente transmissíveis: ______ Outros: ______
______

HISTÓRIA PATOLÓGICA PREGRESSA
Infecções: ______
Alergias: ______
Acidentes/intoxicações: ______ Convulsões: ______

Internações__________________________
Cirurgias: __________________________ Transfusões: __________________________
Outros: ____

HISTÓRIA ALIMENTAR
Aleitamento: exclusivo ☐ meses duração total ☐ ☐ meses
Alimentação atual: ____
Uso de vitaminas: __________________________ Uso de ferro: __________________________

HISTÓRIA DO DESENVOLVIMENTO
Sorriso social: ______________ Sustentou a cabeça: ______________ Sentou: ______________
Engatinhou: ______________ Ficou de pé: ______________ Andou: ______________
Controle esfinctérico: ____
Visual: ____
Auditivo: ____
Odontológico: ____
Linguagem: ____
Comportamento/interação: ____
Sono: ____
Higiene bucal: ____
Escolaridade: ____

Atividade física: ____

Observações: ____

História das imunizações – Calendário vacinal

EXAME FÍSICO

Idade: ____

Peso: ____ Alt./comp.: ____ PC: ____ Tax: ____ P.A.: ____

IMC: ____

Diagnósticos e Condutas

Observações: ____

Retorno: ____

SEGUIMENTO

Agendado S☐ N☐ Prontuário ____________________

Nome: ____________________

Data: ____ Idade: ____ Peso: ____ Alt.: ____ PC: ____ IMC: ____ Tax: ____ PA: ____

Evolução – queixa atual: ____________________

____

____

Interrogatório – Órgãos/aparelhos: ____________________

____

____

____

Alimentação atual: ____________________

Vacinação: ____________________

Desenvolvimento/Escolaridade: ____________________

____

Comportamento/Desenvolvimento emocional: ____________________

____

Exame físico: ____________________

____

____

Diagnósticos e Condutas

Observações: ____________________

____

____

Retorno: ____________________

REFERÊNCIAS BIBLIOGRÁFICAS

1. Aquino L, Madeira IR, Ferreira AL, Senna S, Liquornik PA, Homem EMMP, et al. Perfil da atividade ambulatorial em pediatria na rede pública do município do Rio de Janeiro – resultados preliminares. Anais dos Temas Livres do XXVIII Congresso Brasileiro de Pediatria; 1993 Out 9-14; Salvador, Brasil. 1993; 230.
2. Yamamoto R, Bezerra VLVA, Aquino LA. A consulta pediátrica. In: Júnior DC, Rabelo DA (Orgs.). Tratado de pediatria – Sociedade Brasileira de Pediatria. 3.ed. Barueri: Manole; 2014. p.2441-7.

3. Sucupira ACSL, Novaes MHD. A consulta pediátrica. In: Marcondes E. Pediatria básica. 9.ed. São Paulo: Sarvier; 2002. p.52-8.
4. Pernetta C. Semiologia pediátrica. 2.ed. Rio de Janeiro: Guanabara Koogan; 1990.
5. BRASIL. Ministério da Saúde. Secretaria de Políticas de Saúde. Departamento de Atenção Básica. Saúde da Criança: crescimento e desenvolvimento. Série Cadernos de Atenção Básica n. 33. Brasília: Ministério da Saúde; 2012. Disponível em: http://bvsms.saude.gov.br/bvs/publicacoes/saude_crianca_crecimento_desenvolvimento.pdf. Acesso em: 15/9/2020.
6. BRASIL. Ministério da Saúde. Caderneta da Criança. 2.ed. Brasília: Ministério da Saúde; 2020. Disponível em: http://bvsms.saude.gov.br/bvs/publicacoes/caderneta_crianca_menina_2ed.pdf e http://bvsms.saude.gov.br/bvs/publicacoes/caderneta_crianca_menino_2ed.pdf. Acesso em: 15/9/2020.
7. Sociedade Brasileira de Pediatria (SBP). Documento científico. Departamento de Imunizações e Departamento de Infectologia. Calendário de Vacinação da SBP 2020. Nº 9, Agosto de 2018, Atualização Abril/2020. Disponível em: https://www.sbp.com.br/fileadmin/user_upload/22268g-DocCient-Calendario_Vacinacao_2020.pdf. Acesso em: 10/5/2020.
8. Sociedade Brasileira de Pediatria (SBP). Alimentação na infância. Pediatria para famílias. Disponível em: https://www.sbp.com.br/especiais/pediatria-para-familias/nutricao/alimentacao-na-infancia/. Acesso em: 15/9/2020.
9. BRASIL. Ministério da Saúde. Secretaria de Atenção Primária à Saúde. Departamento de Promoção da Saúde. Guia alimentar para crianças brasileiras menores de dois anos. Ministério da Saúde, Secretaria de Atenção à Saúde, Departamento de Promoção da Saúde. – Brasília: Ministério da Saúde, 2019. Disponível em: http://bvsms.saude.gov.br/bvs/publicacoes/guia_alimentar_criancas_brasileiras_menores_2anos.pdf. Acesso em: 15/9/2020.
10. Sociedade Brasileira de Pediatria (SBP). Prevenção de acidentes. Pediatria para famílias. Disponível em: https://www.sbp.com.br/especiais/pediatria-para-familias/prevencao-de-acidentes/. Acesso em: 15/9/2020.

2

A CONSULTA DE PRÉ-NATAL E DO RECÉM-NASCIDO

Leda Amar de Aquino

OBJETIVOS

- ✓ Apresentar as peculiaridades das consultas no pré-natal: falar sobre o parto, o nascimento, os medos, a ansiedade e a nova rotina a ser assumida.
- ✓ Apresentar as peculiaridades das consultas do recém-nascido: o primeiro encontro e a construção do vínculo entre a mãe e o pediatra por meio do acolhimento, da escuta, do compromisso e da disponibilidade.
- ✓ Apresentar as principais características do recém-nascido.
- ✓ Discutir e orientar sobre a prática da amamentação.
- ✓ Identificar o bebê e os fatores de risco ao nascer.
- ✓ Ressaltar a importância do uso da Caderneta da Criança.
- ✓ Expor os aspectos específicos do exame físico nessa faixa etária.

INTRODUÇÃO

A chegada de um bebê é sempre um evento carregado de expectativas, desejos, dúvidas, fantasias, enfim, uma gama de subjetividades que devem ser abordadas durante o período neonatal. Sendo assim, torna-se fundamental uma consulta ao pediatra antes da chegada do bebê.

Esse primeiro encontro é o início de uma relação que vai sendo estabelecida entre a mãe e o pediatra, para que o acompanhamento do bebê e os cuidados necessários à sua saúde sejam construídos e pautados nessa relação de confiança.

Os cuidados proporcionados pela mãe ao seu bebê são permeados por questões pulsionais na via do desejo. O exercício da maternagem não pode ser pensado unicamente pela necessidade que uma criança tem de ser cuidada. E o cuidado não se restringe à manipulação física e a suprir as necessidades básicas (alimentar, trocar as fraldas, dar banho, entre outras), mas a uma disponibilidade psíquica da mãe para com o seu bebê.

Uma mulher não se configura primordialmente como mãe. A função materna é um processo de construção psíquica, e o pediatra pode ajudar nessa construção se tiver o conhecimento de algumas questões que podem ser partilhadas na consulta pré-natal, por exemplo, se o bebê foi planejado, como se deu a descoberta da gravidez, como está se sentindo durante esse período, se houve alguma intercorrência e como foi abordada/tratada, quais as expectativas em relação ao bebê que vai nascer, como está imaginando o parto, o desejo ou não de amamentar, como está sendo pensada a chegada do bebê em casa e as mudanças que, com certeza, acontecerão em relação à rotina do casal.

Cabe ao pediatra desmistificar algumas questões que se referem "à total maravilha do nascimento", trazendo para a realidade as dificuldades que podem aparecer nesse período. É importante conversar sobre as mudanças no dia a dia do casal, de como a mãe ficará inteiramente à disposição do bebê para amamentá-lo dia e noite (demanda livre), que muitas vezes o início da amamentação é difícil, a constante troca das fraldas, o choro do bebê, enfim, um momento de total adaptação mãe-filho, principalmente no 1º mês de vida. É preciso lembrar também que isso poderá deixar a mãe cansada, ansiosa e até mesmo triste.[1] É fundamental incluir o pai nesse processo. A função paterna é essencial para proporcionar à mãe apoio, segurança e tranquilidade para cuidar do bebê.

Quando a consulta de pré-natal não acontece, a primeira consulta do recém-nascido (RN) tem imensa importância para o estabelecimento da relação de confiança entre os pais e o pediatra, que deverá perdurar durante todo o processo de acompanhamento do crescimento e do desenvolvimento da criança, tornando-lhe possível atingir a plenitude das suas possibilidades.

Essa consulta deve acontecer ainda na 1ª semana após o nascimento, pois é quando surgem dúvidas e inseguranças em relação ao "filho que acabou de nascer", principalmente as ligadas à amamentação. A primeira consulta também é importante para a detecção precoce de alterações relacionadas ao bebê e à saúde da mãe e que necessitam de abordagem e solução rápidas.

Para que esse encontro seja agradável e profícuo, é necessário que o pediatra lance mão de uma escuta cuidadosa e dispense tempo suficiente para conversar, pois é no processo de dialogar que a confiança se estabelece. Realizar uma boa anamnese é fundamental, e o pediatra deve investigar toda a história materna, familiar, incluindo doenças genéticas, história da gestação, do parto e do nascimento. Também é importante que o pediatra perceba o que "aquele bebê" representa para a sua família e esteja atento para as peculiaridades nas relações estabelecidas entre mãe e filho, tendo em vista o quanto isso é importante para o desenvolvimento psíquico da criança. Ao atender uma criança, o pediatra não pode vê-la como um ser isolado, mas como parte de seu contexto familiar, com características e funcionamento próprios. É importante prestar atenção na relação que os membros da família estabelecem com o bebê, na maneira como se dispõem a cuidar dele, enfim, na forma como ele é recebido e "endereçado" ao mundo.

Os bebês na fase neonatal (0 a 28 dias de vida) têm características especiais que determinam um maior risco de adoecer e morrer. São indefesos e pouco desenvolvidos. Dependem absolutamente dos pais e de seus cuidadores para sobreviver: para alimentá-los, agasalhá-los e amá-los.

Na consulta, o pediatra deve estar atento à possível depressão materna no pós-parto, que não pode ser confundida com *baby blues*, que é uma situação passageira quando a mãe intercala momentos de tristeza e alegria, associados a mudanças hormonais que acontecem nessa fase. Na depressão pós-parto, a mulher pode apresentar ansiedade e/ou irritabilidade e perder a capacidade de sentir prazer e de cuidar do seu bebê, podendo chegar a pensar em suicídio.

AMAMENTAÇÃO[2]

As mães também podem apresentar problemas relacionados à amamentação, como dificuldade para amamentar, fissuras mamilares, mastite, além de dúvidas do tipo: "Tenho leite suficiente?", "Meu bebê está mamando bem?", "Meu leite é forte?". Muitas vezes, essas questões são responsáveis pela suspensão do aleitamento materno. Por isso, nesse primeiro encontro, o pediatra deve compreender o desejo ou não da mãe em amamentar e orientá-la sobre suas dúvidas e dificuldades em relação à amamentação. Para isso, algumas condutas devem ser seguidas:

- Examinar as mamas: orientar sobre quando e como esvaziá-las para evitar a mastite. Tratar a mastite quando já instalada, orientando para que a mãe não interrompa a amamentação.
- Examinar os mamilos para observar o seu formato e se há a presença de fissuras.
- Observar o RN ao ser amamentado.

Para que a amamentação ocorra de forma efetiva, é importante orientar quanto à posição e à pega (Figura 1).

Posicionamento

- Cabeça e corpo do bebê devem estar alinhados.

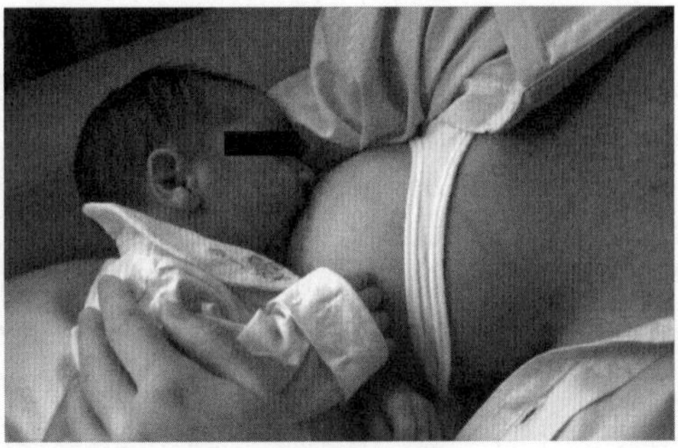

Figura 1 Posição e pega ideais para amamentação.
Fonte: arquivo pessoal da autora.

- A boca do bebê deve estar no mesmo plano da aréola da mãe para que esta seja abocanhada corretamente.
- O corpo do bebê deve estar próximo e voltado para o da mãe.

Pega

- Queixo do bebê tocando o seio da mãe.
- Boca bem aberta.
- Lábio inferior voltado para fora.
- Aréola mais visível acima do que abaixo da boca do bebê.

Todo o corpo do bebê deve estar apoiado. Durante as mamadas, as bochechas do bebê devem estar arredondadas e não encovadas. As sucções devem ser lentas e profundas. O bebê suga, dá uma pausa e suga novamente. A mãe pode ouvi-lo deglutindo. Há casos excepcionais em que o aleitamento materno deve ser evitado, como mãe portadora de HIV, HTLV, em quimioterapia, com doença mental importante, entre outros. Nesses casos, o neonato deve ser alimentado com fórmulas lácteas modificadas recomendadas pelo *Codex Alimentarius*.

CADERNETA DA CRIANÇA E O SEU USO[3]

Desde a primeira consulta, é importante que o pediatra valorize e utilize a Caderneta da Criança. Alguns dados importantes poderão ser obtidos nela, como informações sobre o pré-natal (consultas, alguns exames, intercorrências, imunização da mãe) e o nascimento e parto (medidas antropométricas, APGAR – avalia a vitalidade do bebê ao nascer –, tempo de gestação, grupo sanguíneo e fator RH, tipo de parto, peso na alta, intercorrências). Também podem estar assinalados na Caderneta da Criança exames que devem ser realizados no RN ainda na maternidade, como o "teste do coraçãozinho", realizado com o uso de oxímetro, ainda na sala de parto, para afastar cardiopatia congênita; pesquisas do sinal de Ortolani, para afastar a luxação congênita de quadril; pesquisa do reflexo vermelho, para afastar alterações oculares como catarata congênita e retinoblastoma. As maternidades também devem realizar a triagem auditiva neonatal, conhecida como "teste da orelhinha" e anotar na Caderneta. Se isso não aconteceu, é importante solicitar o teste. Deve-se também verificar se foi feito o "teste do pezinho" (triagem neonatal para diagnóstico precoce de erros inatos do metabolismo e hemoglobinopatia; em alguns casos, inclui-se a pesquisa de HIV e toxoplasmose). Lembrar que este teste deve ser realizado após, no mínimo, as primeiras 48 horas de vida, de preferência no 5º dia, quando há a apojadura e o bebê está sendo alimentado com leite. Também na Caderneta da Criança deve estar anotada a primeira dose da vacina contra hepatite B, que deve ser administrada nas primeiras 12 horas de vida do RN, pois assim é capaz de protegê-lo contra uma possível infecção materna por hepatite B.

Algumas informações da Caderneta da Criança (Quadro 1), se omitidas, devem fazer parte da anamnese, pois são capazes de sinalizar fatores de risco ao nascer, levando o pediatra a dispensar maior atenção ao acompanhamento da criança.

Quadro 1 Fatores de risco ao nascer

Residente em área de risco
Baixo peso ao nascer (< 2.500 g)
Prematuridade (< 37 semanas de idade gestacional)
Asfixia grave (Apgar < 7 no 5º min)
Internação no período neonatal
RN de mãe adolescente
RN de mãe com baixa instrução (< 8 anos de escolaridade)
História familiar de morte de menores de 5 anos

Fonte: Ministério da Saúde, 2020;[3] Ministério da Saúde, 2004.[4]

EXAME FÍSICO

A inspeção do RN começa a partir da sua chegada ao consultório. Nesse momento, já é possível identificar o vínculo que está sendo estabelecido entre a mãe e o bebê. Alguns sinais, como icterícia intensa, letargia, dificuldade para respirar, cianose, palidez intensa, tiragem subcostal, taquipneia ou irritabilidade acentuada, indicam gravidade e demandam verificação mais rápida em relação ao seu estado de saúde e até encaminhamento para um local com mais recursos para o diagnóstico e tratamento.

O exame físico do RN deve ser cuidadoso e detalhado (Quadro 2) e, para isso, ele deve estar totalmente despido. Todo o exame deve contar com a participação dos pais.

Quadro 2 Aspectos específicos do exame físico

Verificar medidas antropométricas básicas, como peso, comprimento (Figura 2) e perímetro cefálico – registrá-las nos gráficos contidos na Caderneta da Criança; aferir temperatura axilar
Observar o tônus muscular, a postura e a atividade do bebê. O RN normal mantém as pernas e os braços fletidos tanto na posição supina como na prona. Os movimentos são amplos e, quando acordado, ele se movimenta bastante
Observar se o bebê apresenta alguma malformação ou dismorfismos sugestivos de síndrome genética
Palpar e medir as fontanelas
Observar o coto umbilical. Nesse período, pode ainda não ter ocorrido a queda do coto umbilical que, em média, leva de 5 a 15 dias. É importante verificar se há alguma alteração ou não, e orientar à mãe nesse sentido, pois ainda se perpetuam vários mitos, principalmente em relação à hérnia umbilical e o uso de cinteiros, moedas, etc.
Pesquisar os reflexos primitivos. Eles devem estar presentes, confirmando a integridade do sistema nervoso central. São eles: quatro pontos cardeais, sucção, deglutição, Moro, preensões palmar e plantar, marcha automática, reflexo tônico-cervical (RTC), Galant

Fonte: Ministério da Saúde, 2014;[2] Yamamoto, Bezerra e Aquino, 2014;[5] Ministério da Saúde, 2012;[6] Ministério da Saúde, 2002.[7]

O pediatra deve observar também o comportamento do bebê e seu caráter interacional, como seguir com os olhos o rosto do examinador de maneira prolongada e em um arco de círculo significativo. Esse comportamento deve ser entendido não somente como desempenho visual, mas também como um comportamento interativo.

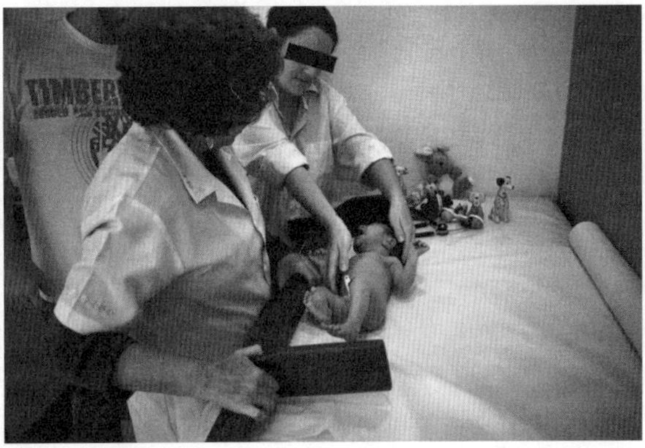

Figura 2 Como medir o RN.

Fonte: arquivo pessoal da autora.

Pele

Observar a pele do RN. As dermatoses neonatais são muito frequentes, estando presentes em quase todos os RN, entre elas a descamação, a hiperplasia sebácea ou o mílio facial. A mancha salmão, a mancha mongólica e o eritema tóxico são alterações comuns e benignas. Orientar a mãe em relação aos hemangiomas planos, que devem desaparecer com o tempo; para os cavernosos, quando não localizados em áreas de muito atrito, a conduta também é expectante. Por outro lado, deve-se atentar para o impetigo, que é um processo bacteriano, e a outras lesões como:

- Nevo melanocítico congênito, com potencial de transformação maligna.
- Nevo sebáceo, que encerra risco de tumores benignos ou malignos.
- Manchas café-com-leite, que podem ser o primeiro sinal de neurofibromatose ou outra afecção com envolvimento sistêmico.
- Mancha em vinho do Porto, um componente da síndrome de Sturge-Weber ou da síndrome de Klippel-Trenaunay-Weber.
- Máculas despigmentadas em folha, como manifestação inicial da esclerose tuberosa.

Cabeça

Avaliar a forma do crânio, dimensões (hidrocefalia, microcefalia), suturas (cavalgamento, disjunção), a presença de bossa ou cefalo-hematoma e simetria. Examinar os olhos, ver o tamanho, a abertura das pálpebras, observar se há hemorragia subconjuntival ou secreção ocular. O RN pode apresentar entupimento do canal lacrimal. O teste do reflexo vermelho, de simples execução, deve ser sempre realizado. Examinar o nariz, a forma, o tamanho e a presença de secreção nasal (se serossanguinolenta, pensar em sífilis congênita). Examinar as orelhas. A implantação baixa do pavilhão auricular ou alterações na forma podem estar associadas a graves malformações renais, bem como a anomalias cromossômicas. Ao examinar a boca, observar a coloração dos lábios e a sua integridade (lábio leporino), os palatos mole e duro (fenda palatina), a língua (macroglossia, glossoptose e a presença de rânula – tumoração cística no assoalho da boca, sem indicação de exérese), a úvula (bífida) e a presença de pérolas de Epstein (pontos brancos duros que aparecem na parte interna da boca do bebê, como na linha média do palato e gengivas, que são cistos de retenção de glândulas mucosas).

Pescoço

Verificar forma, simetria e mobilidade, como também a presença de fístulas e massas palpáveis. O torcicolo congênito é a contratura do músculo esternocleidomastóideo que, na maioria dos casos, evolui para resolução espontânea.

Tórax

Observar assimetrias, abaulamentos e retrações costais. É comum o aumento das glândulas mamárias O tipo respiratório do RN é abdominal. Considera-se taquipneia (respiração rápida) uma frequência respiratória ≥ 60 incursões por minuto, que deve ser contada em 1 minuto inteiro, pois a respiração do RN é irregular. Auscultar todos os campos pulmonares, de maneira simétrica e comparativa, para verificar o murmúrio vesicular e a presença de ruídos adventícios (estertores, roncos, sibilos). Auscultar os 4 focos cardíacos, avaliando ritmo, bulhas e eventuais sopros cardíacos.

Abdome

O abdome do RN é globoso. O abdome escavado ou escafoide pode significar hérnia diafragmática, que é uma situação de urgência. Observar também distensão ou flacidez e a presença de circulação colateral. Na palpação, identificam-se massas ou organomegalias (hepato e/ou esplenomegalia). No RN normal, a ponta do baço pode ser palpável. O fígado é palpável a cerca de 2 cm da margem costal direita. Os rins podem ser palpáveis. As massas abdominais mais comuns detectáveis no RN são de origem geniturinária: hidronefrose, rins multicísticos ou policísticos.

Pulsos

Palpar pulsos radial, femoral e pedioso, avaliando a amplitude. Pulsos femoral e pedioso ausentes com pulso radial vigoroso são indicativos de coarctação da aorta.

Períneo e genitália

1. Meninos: identificar hipospádia ou epispádia, hérnia escrotal e hidrocele. Palpar os testículos na bolsa escrotal para pesquisar criptorquidia. A fimose é fisiológica nessa idade.

2. Meninas: avaliar pequenos e grandes lábios (sinéquia dos pequenos lábios). Nesse período, as meninas podem apresentar o clitóris relativamente desenvolvido e a presença de secreção vaginal. Verificar imperfuração himenal.
3. Ambos os sexos: diagnosticar genitália ambígua. Verificar hérnia inguinal.

Ânus/região sacrococcígea

Avaliar prolapso, imperfuração e fístulas anorretais. Observar na região sacrococcígea: seio pilonidal, espinha bífida, meningocele, mielomeningocele e teratomas.

Ossos/articulações

Verificar luxações (sinais de Ortolani e Barlow) e pé torto congênito. No RN que sente dor à manipulação dos membros, pensar na periostite presente na sífilis congênita.

ORIENTAÇÕES AOS PAIS

- O neonato deve ser alimentado exclusivamente pelo seio materno, em livre demanda, evitando-se o uso de chás, sucos, água ou outros tipos de alimentos. Evitar também o uso de bicos e chupetas.
- Banho do bebê: o banho acalma o bebê e deve ser dado com água corrente tratada, a uma temperatura que não ultrapasse os 37 °C. O sabonete deve ser neutro. Não usar perfumes ou talcos após o banho. O bebê pode tomar quantos banhos forem necessários, sendo, no mínimo, 1 vez/dia.
- Coto umbilical: secar bem após o banho e nas trocas de fralda e aplicar álcool a 70% com algodão.
- Troca das fraldas: deve ser constante. O calor e a umidade podem originar "assaduras" no bebê.
- Choro ou cólicas: são comuns até os 4 meses de idade. Podem ser causados por fome, gases, cansaço, fraldas sujas, frio, calor, posição desconfortável, solidão, ansiedade da família ou erros na técnica de amamentação, cessando habitualmente quando a causa é combatida. O choro e a cólica parecem representar formas progressivas de uma mesma entidade.
- Posição para dormir: decúbito dorsal.
- A presença da mãe, o colo, o carinho e a voz suave são experiências fundamentais para o desenvolvimento de funções mentais e psíquicas que acompanharão a criança pelo resto da vida.

✓ CONCLUSÃO

A consulta pediátrica no pré-natal deve ser realizada rotineiramente, pois possibilita que a assistência à saúde da criança inicie antes do seu nascimento. O pediatra deve tomar ciência de alguma previsão de complicação com o bebê e, para além disso, orientar sobre as principais dificuldades que surgem em relação ao cuidado do RN, como amamentação, choro, cólicas, soluços, entre outras, e também falar com a futura mãe sobre ansiedade, insegurança, tristeza, que podem surgir após o nascimento do bebê.

A consulta do RN deve transcorrer ainda na 1ª semana de vida, quando surgem as primeiras dúvidas em relação aos cuidados com o bebê. Nesse momento, o pediatra deve estabelecer com a família um vínculo de confiança, que ajudará na promoção de saúde, na prevenção de doenças e na resolução de problemas que possam surgir, possibilitando crescimento e desenvolvimento saudáveis da criança. A Caderneta da Criança é um instrumento fundamental no acompanhamento do crescimento e do desenvolvimento.

REFERÊNCIAS BIBLIOGRÁFICAS

1. Brazelton TB, Cramer BG. As primeiras relações. São Paulo: Martins Fontes; 1992.
2. BRASIL. Ministério da Saúde. Secretaria de Atenção à Saúde. Departamento de Ações Programáticas e Estratégicas. Manual AIDPI Neonatal / Ministério da Saúde, Secretaria de Atenção à Saúde, Departamento de Ações Programáticas e Estratégicas; Organização Pan-Americana da Saúde. – 5.ed. 1.reimpr. – Brasília: Ministério da Saúde; 2014. Disponível em: http://bvsms.saude.gov.br/bvs/publicacoes/maual_aidpi_neonatal_quadro_procedimentos.pdf. Acesso em: 15/9/2020.
3. BRASIL. Ministério da Saúde. Secretaria de Atenção Primária à Saúde. Caderneta da Criança. 2.ed. Brasília: Ministério da Saúde; 2020. Disponível em: http://bvsms.saude.gov.br/bvs/publicacoes/caderneta_crianca_menina_2ed.pdf e http://bvsms.saude.gov.br/bvs/publicacoes/caderneta_crianca_menino_2ed.pdf. Acesso em: 15/9/2020.
4. BRASIL. Ministério da Saúde. Secretaria de Atenção à Saúde. Departamento de Ações Programáticas Estratégicas. Agenda de compromissos para a saúde integral da criança e redução da mortalidade infantil. Brasília: Ministério da Saúde; 2004. Disponível em: http://bvsms.saude.gov.br/bvs/publicacoes/agenda_compro_crianca.pdf. Acesso em: 15/9/2020.
5. Yamamoto R, Bezerra VLVA, Aquino LA. A consulta pediátrica. In Júnior DC, Rabelo DA (Orgs.). Tratado de pediatria – Sociedade Brasileira de Pediatria. 3.ed. Barueri: Manole; 2014. p.2441-7.
6. BRASIL. Ministério da Saúde. Secretaria de Políticas de Saúde. Departamento de Atenção Básica. Saúde da Criança: crescimento e desenvolvimento. Cadernos de Atenção Básica; nº 33. Brasília: Ministério da Saúde; 2012. Disponível em: http://bvsms.saude.gov.br/bvs/publicacoes/saude_crianca_crescimento_desenvolvimento.pdf. Acesso em: 15/9/2020.
7. BRASIL. Ministério da Saúde. Secretaria de Políticas de Saúde. Departamento de Atenção Básica. Saúde da Criança: acompanhamento do crescimento e desenvolvimento infantil. Série Cadernos de atenção básica; nº 11. Brasília: Ministério da Saúde; 2002. Disponível em: http://bvsms.saude.gov.br/bvs/publicacoes/crescimento_desenvolvimento.pdf. Acesso em: 15/9/2020.

3

A CONSULTA DO LACTENTE

Ana Carolina Botelho de Barros
Peter Abram Liquornik
Tereza Sigaud Soares Palmeira

OBJETIVOS

✓ Instrumentalizar o pediatra para o cuidado integral da saúde do lactente.
✓ Descrever os principais tópicos da consulta médica e orientações nesta faixa etária.
✓ Estimular a promoção de saúde e a prevenção de doenças.

INTRODUÇÃO

A puericultura do lactente inclui as consultas do bebê até os 2 anos de vida completos. Seus aspectos mais importantes incluem o acompanhamento do crescimento somático e do desenvolvimento neuropsicomotor e social. Este período inclui várias visitas ao pediatra, sejam elas de rotina ou por motivo de doença.

As mudanças na vida do bebê são rápidas e intensas, e reconhecer as particularidades de cada faixa etária é de suma importância para um bom acompanhamento pediátrico. Desta maneira, a cada consulta, há pequenas mudanças de foco nos aspectos da rotina da criança, assim como seu desenvolvimento psicomotor e orientações dadas aos pais.

Dedicar tempo à anamnese, com escuta atenta das famílias, é de suma importância. O exame físico deve ser completo, incluindo observação do desenvolvimento neuropsicomotor e aferição dos dados antropométricos, com o devido registro na Caderneta da Criança.[1,2]

A periodicidade da consulta não é consenso na literatura. Ela pode e deve ser individualizada para cada paciente e família, levando em consideração suas particularidades.[1] O Quadro 1 mostra sugestões de intervalos de visitas, de acordo com o Ministério da Saúde (MS)[1], a Sociedade Brasileira de Pediatria (SBP)[3] e a Academia Americana de Pediatria (AAP).[4]

Quadro 1 Periodicidade das consultas de rotina

Referência \ Idade em meses	1	2	3	4	5	6	9	12	15	18	24
Ministério da Saúde (MS)	•	•		•		•	•	•		•	•
Sociedade Brasileira de Pediatria (SBP)	•	•	•	•	•	•	•	•	•	•	•
Academia Americana de Pediatria (AAP)	•	•		•		•	•	•	•	•	•

Fonte: BRASIL, Ministério da Saúde, 2020;[1] SBP, 2014;[3] Academia Americana de Pediatria, 2020.[4]

ANAMNESE

A anamnese de um lactente deve ser feita de forma detalhada, visando a obter o máximo de informações sobre a criança. Pode-se iniciar a conversa com os pais ou cuidadores perguntando sobre queixas e dúvidas, de forma a melhor direcionar a consulta, respeitando as particularidades de cada criança e família.

Uma consulta de primeira vez deve conter os dados das histórias familiar, social, gestacional e de parto, neonatal, vacinal, assim como patológica pregressa, quando aplicável.[5]

Tanto em consultas de primeira vez quanto nas de seguimento, deve-se perguntar a rotina da criança em relação a alimentação e amamentação, sono, eliminações fisiológicas, higiene bucal, uso de medicamentos e/ou vitaminas, exposição a mídias digitais e a natureza, exposição solar, além de contexto social e dinâmica familiar.[1,5,6] Os marcos do desenvolvimento e o comportamento podem ser avaliados por meio de perguntas e durante o exame físico.

O registro de vacinas deve ser checado a cada consulta. O calendário vacinal adotado na Caderneta da Criança segue o Programa Nacional de Imunização (PNI), porém a Sociedade Brasileira de Pediatria oferece um calendário mais amplo, incluindo vacinas disponíveis na rede privada.[1,7]

EXAME FÍSICO

O exame do lactente deve ser feito de maneira cuidadosa e delicada, a fim de evitar o estresse da criança e da família. Uma sequência habitual nem sempre poderá ser adotada, sendo necessário adaptá-la a cada consulta, de acordo com o grau de desenvolvimento observado e do comportamento da criança naquele momento. É preciso levar em consideração estados como irritabilidade por sono, fome, infecção, etc. Caso necessário, o exame pode começar no colo da mãe, mamando ou com a criança brincando confortavelmente.[5]

Um exame físico completo deve ser realizado a cada consulta.[6] Inclui-se no exame a inspeção de pele, cabeça, pescoço, tórax, abdome, genitália, ânus, dorso e membros, além de aferição de peso, comprimento e perímetro cefálico. Auscultas pulmonar, cardíaca e abdominal, assim como palpação abdominal, são de grande importância, independentemente da queixa apresentada. A avaliação da cavidade oral, a otoscopia e a aferição do comprimento são, em geral, mais incômodos para a criança, devendo ser postergados para o final do exame.[5]

Durante o 2º ano de vida, tipicamente, os bebês podem resistir a serem examinados. Examinar um boneco ou bicho de pelúcia antes de examiná-lo ou examinar no colo de um dos pais são estratégias geralmente eficazes para reduzir o estresse e a ansiedade. Sempre que possível, deve-se incluir o bebê neste processo, explicando, de forma lúdica e acolhedora, o que será examinado, trazendo tranquilidade a ele e à família.[5]

CONSULTA POR FAIXA ETÁRIA

Para facilitar a sistematização do atendimento, podem-se organizar as consultas do lactente por faixa etária. Os Quadros 2 a 9 esquematizam roteiros de atendimento, priorizando tópicos a serem abordados em cada visita.

Quadro 2 A consulta de 1 mês

Triagem	Como está a adaptação da família à chegada do bebê? Qual a rotina do bebê, da família e da casa? Há sintomas de depressão materna? Quantas fraldas de urina e fezes são trocadas ao dia?
Imunização	Checar BCG e hepatite B
Alimentação	Mantém aleitamento exclusivo? Qual a rotina de mamadas? Há dúvidas quanto à pega e à posição corretas? Em caso de aleitamento misto ou somente fórmula, avaliar quantidades
Sono	Questionar sobre padrão do sono Orientar decúbito dorsal em todas as sonecas Desencorajar cama compartilhada Encorajar quarto compartilhado Evitar objetos no berço, assim como cobertas e travesseiros

(continua)

Quadro 2 A consulta de 1 mês *(continuação)*

Desenvolvimento	Deitado, assume posição de flexão dos membros com cabeça lateralizada Em decúbito ventral, eleva brevemente a cabeça e libera a via aérea Movimenta ativamente os 4 membros, de forma simétrica Adota contato visual breve a distância curta (aproximadamente 30 cm) Reage a sons com movimento de olhos ou mudança de expressão facial
Prevenção de acidentes	Segurança no carro: uso da cadeirinha voltada para trás Atenção a quedas de trocadores, camas e banheiras Atenção a queimaduras: verificar temperatura do banho, evitar exposição excessiva ao sol, temperatura de mamadeiras e bolsas térmicas Cuidado com afogamentos no banho
Orientações finais	Caso os pais optem pelo uso da chupeta, devem aguardar a estabilização da amamentação, evitando o uso de prendedores e afins Não sacudir o bebê Estimular decúbito ventral durante o dia e tempo de brincadeiras Reforçar o uso profilático de vitamina D

Fonte: adaptado de BRASIL, Ministério da Saúde, 2020;[1] SBP, 2016;[7] SBP, 2018;[8] SBP, 2018;[9] Hagan, Shaw e Duncan, 2017;[10] Fernandes e Assad, 2018.[11]

Quadro 3 A consulta de 2 meses

Triagem	Como está a rotina da família e da casa? Há sintomas de depressão materna? Como está o hábito intestinal?
Imunização	Penta + VIP (ou Hexa acelular) Pneumocócica 10V ou 13V Rotavírus mono ou pentavalente
Alimentação	Mantém aleitamento exclusivo? Avaliar intervalo entre mamadas diurno e noturno e orientar de acordo com avaliação nutricional Em caso de aleitamento misto ou somente fórmula, avaliar quantidades
Sono	Questionar sobre horas de sono diurno e noturno Avaliar rotina Despertares noturnos ainda frequentes Encorajar a dormir sozinho Atentar para sinais de sonolência Manter decúbito dorsal Desencorajar cama compartilhada Encorajar quarto compartilhado

(continua)

Quadro 3 A consulta de 2 meses *(continuação)*

Desenvolvimento	Sorriso social Abre as mãos espontaneamente Emite sons que não sejam choro Movimenta ativamente os 4 membros Segura objetos
Prevenção de acidentes	Segurança no carro: uso da cadeirinha voltada para trás Atenção a quedas de trocadores, camas, banheiras Atenção a queimaduras: verificar temperatura do banho, evitar exposição excessiva ao sol, temperatura de mamadeiras e bolsas térmicas Cuidado com afogamentos no banho
Orientações finais	Estimular tempo de brincadeira Estimular decúbito ventral durante o dia

Fonte: adaptado de BRASIL, Ministério da Saúde, 2020;[1] SBP, 2016;[7] SBP, 2018;[8] Hagan, Shaw e Duncan, 2017;[10] Fernandes e Assad, 2018.[11]

Quadro 4 A consulta de 3 e 4 meses

Triagem	Como está a rotina da família? Retorno ao trabalho?
Imunização	3º mês: meningocócica C (rede pública ou privada) ou ACWY (rede privada), meningocócica B (rede privada) 4º mês: igual ao 2º mês (com ou sem hepatite B na rede privada)
Alimentação	Estimular a manutenção do aleitamento exclusivo, sempre que possível, e sob livre demanda Reajustar volume de mamadeiras, quando houver uso de fórmula ou leite materno ordenhado Desencorajar introdução alimentar precoce
Sono	Questionar sobre horas de sono diurno e noturno Consolidação do sono noturno pode ou não estar presente Criar rotinas para sono diurno e noturno, atentando para sinais de sonolência e estimulando a dormir sozinho Manter decúbito dorsal e desencorajar cama compartilhada, mantendo quarto compartilhado
Desenvolvimento	Responde com sorrisos e emissão de sons, "conversando" Localiza sons, virando-se para eles Procura o cuidador com o olhar Eleva a cabeça apoiando-se sobre os antebraços Une as mãos em linha média Leva objetos à boca Rola para decúbito ventral
Prevenção de acidentes	Manter orientações referentes aos 2 meses
Orientações finais	Estimular tempo de brincadeira com espelhos, objetos coloridos e com diferentes texturas Estimular decúbito ventral durante o dia e ensinar a rolar Leitura, cantar, contato com a natureza e ar livre Início da reposição de ferro profilática aos 3 meses

Fonte: adaptado de BRASIL, Ministério da Saúde, 2020;[1] SBP, 2016;[7] SBP, 2018;[8] Hagan, Shaw e Duncan, 2017;[10] Fernandes e Assad, 2018;[11] SBP, 2018.[12]

Quadro 5 A consulta de 5 e 6 meses

Triagem	Como está a rotina da família? Retorno ao trabalho?
Imunização	5º mês: meningocócica C (rede pública ou privada) ou ACWY (rede privada), meningocócica B (rede privada) 6º mês: igual ao 2º mês (na rede pública, sem terceiras doses de pneumocócica e rotavírus), gripe (influenza), tríplice viral (dose zero)
Alimentação	Introdução alimentar a partir do 6º mês Estimular a manutenção do aleitamento materno
Sono	Consolidação do sono noturno pode ou não estar presente Despertares noturnos podem começar a se tornar mais frequentes Manter decúbito dorsal ao adormecer, porém bebê pode assumir posição de sua preferência durante o sono Manter as rotinas para sono diurno e noturno, atentando para sinais de sonolência e estimulando a dormir sozinho
Desenvolvimento	Deve rolar para decúbito ventral Senta-se com apoio e brevemente sem apoio Olha quando chamado pelo nome Sorri para seu reflexo Brinca de "esconde-achou" Busca objetos, tenta alcançá-los Transfere objetos de uma mão para a outra Fala monossílabos e começa a duplicar sílabas ("mama", "papa", "baba")
Prevenção de acidentes	Cuidado com quedas para bebês que já rolam Avaliar altura adequada da grade do berço Atenção a engasgos com pequenos objetos levados à boca Produtos de limpeza, água em baldes e banheiras, objetos ligados a energia elétrica devem estar fora do alcance da criança
Orientações finais	Cuidados com a pele e uso de repelente e protetor solar Estímulo a rotinas

Fonte: adaptado de BRASIL, Ministério da Saúde, 2020;[1] SBP, 2016;[7] SBP, 2018;[8] Hagan, Shaw e Duncan, 2017;[10] Fernandes e Assad, 2018.[11]

Quadro 6 A consulta de 7 a 11 meses

Triagem	Como está a rotina da família? Frequenta creche?
Imunização	7º mês: segunda dose gripe (influenza) 9º mês: febre amarela
Alimentação	Estimular a criança a participar do processo de alimentação e a tentar comer sozinha Respeitar o tempo de adaptação à introdução alimentar, as preferências e as quantidades, sempre avaliando o crescimento ponderoestatural Manter o aleitamento materno e oferecer água nos intervalos Desestimular o consumo de sucos

(continua)

Quadro 6 A consulta de 7 a 11 meses *(continuação)*

Sono	Incentivar e reforçar a importância da rotina de sono e adormecer sozinho Despertares noturnos são frequentes e bebês devem ser estimulados a retomar o sono sozinhos, sem serem levados ao colo
Desenvolvimento	Imita gestos, como tchau e palmas Prefere colo dos pais e cuidadores Senta-se sem apoio por longos períodos Muda de decúbito para posição sentada Fica em quatro apoios e pode engatinhar Puxa para levantar-se e anda com apoio Joga objetos ao chão e os procura Bate dois objetos com as mãos Faz movimento de pinça Palavras de duas sílabas, com ou sem sentido Começa a conversar em jargão próprio, a partir de 9 meses
Prevenção de acidentes	Regular altura da grade do berço Reiterar cuidados com segurança de trânsito, queimaduras, afogamentos, quedas, engasgos, intoxicação
Orientações finais	Uso de linguagem positiva Evitar conflitos parentais no processo de educação e disciplina Estimular contato com a natureza

Fonte: adaptado de BRASIL, Ministério da Saúde, 2020;[1] SBP, 2016;[7] Hagan, Shaw e Duncan, 2017;[10] Fernandes e Assad, 2018;[11] SBP, 2017;[13] SBP, 2019.[14]

Quadro 7 A consulta de 12 a 15 meses

Triagem	Como está a rotina da criança?
Imunização	Tríplice viral em duas doses aos 12 e 15 meses, sendo com varicela (tetra viral) aos 15 meses (rede pública) ou varicela com 12 e 15 meses (rede privada) Meningocócica B (dose de reforço a partir de 12 meses, rede privada) Meningocócica C (12 meses, rede pública) ou ACWY (12 a 15 meses, rede privada) Pneumocócica 10V (rede pública, aos 15 meses) ou 13V (rede privada, entre 12 e 15 meses) Hepatite A (12 meses na rede privada, 15 meses na rede pública) DTP + Pólio (rede pública, aos 15 meses) ou Penta acelular (rede privada, aos 15 meses)
Alimentação	Estimular a criança a tentar comer sozinha, aderindo ao cardápio familiar Pesquisar e orientar sobre seletividade alimentar Manter o aleitamento materno até os 2 anos Sucos podem ser consumidos a partir de 1 ano em pouca quantidade (100 a 120 mL/dia) Evitar açúcar, principalmente refinado

(continua)

Quadro 7 A consulta de 12 a 15 meses *(continuação)*

Sono	Rever horas de sono (diurno e noturno): 12 a 14 horas/dia, mantendo ao menos um período de sono diurno Estimular a dormir sozinho Estabelecer rotinas de sono, podendo usar leitura e música
Desenvolvimento	Aponta ou estende a mão para indicar desejos Coloca objetos, como pequenos blocos, em um recipiente Anda sem apoio, com bom equilíbrio Fala uma palavra que não nome de membros da família ou animal de estimação Segue comando simples
Prevenção de acidentes	Segurança no trânsito: atentar para colocação da cadeira de segurança de acordo com indicação do fabricante Orientar sobre quedas, afogamentos e queimaduras
Orientações finais	Orientar higiene bucal e primeira visita ao dentista (após primeira erupção dentária) Estabelecer rotinas (tempo com a família, hora de dormir, escovar dentes, evitar mídias digitais) Reconhecer mudanças comportamentais mais comuns (birras, manhas) e como lidar com elas

Fonte: adaptado de BRASIL, Ministério da Saúde, 2020;[1] SBP, 2016;[7] Fernandes e Assad, 2018;[11] SBP, 2016;[15] Hagan, Shaw e Duncan, 2017.[16]

Quadro 8 A consulta de 15 a 18 meses

Triagem	Como está a rotina da criança? Como está seu comportamento? Realizar M-CHAT (18 meses), como triagem para o transtorno do espectro do autismo[17]
Imunização	Rever e atualizar cartão Hepatite A (segunda dose aos 18 meses, rede privada)
Alimentação	Verificar se come com utensílios (garfo, colher) Pesquisar e orientar sobre seletividade alimentar
Sono	Rever rotina de sono, que deve ser consistente Pode usar objeto de transição Evitar mamadeira na madrugada
Desenvolvimento	Come sozinho Constrói uma torre de dois blocos Fala ao menos três palavras, que não o nome de um familiar Anda para trás
Prevenção de acidentes	Reiterar cuidados com segurança no trânsito, quedas, afogamentos, queimaduras, intoxicação, sufocação e esmagamento

(continua)

Quadro 8 A consulta de 15 a 18 meses *(continuação)*

Orientações finais	Orientar sobre o manejo do comportamento da criança, respeitando sua individualidade Reiterar cuidados com higiene bucal: escovar 2 vezes/dia

Fonte: adaptado de BRASIL, Ministério da Saúde, 2020;[1] SBP, 2016;[7] Fernandes e Assad, 2018;[11] Hagan, Shaw e Duncan, 2017;[16] SBP, 2019.[17]

Quadro 9 A consulta de 18 a 24 meses

Triagem	Rever rotina e comportamento Realizar M-CHAT (18 e 24 meses), como triagem para o transtorno do espectro do autismo[17]
Imunização	Rever e atualizar cartão, observando campanhas
Alimentação	Pesquisar e orientar sobre seletividade alimentar
Sono	Rever rotina de sono e reforçar sua importância
Desenvolvimento	Remove uma peça de roupa ou sapato Constrói torre de três blocos Aponta ao menos 2 figuras em um grupo de 5 Chuta bola sem perder equilíbrio
Prevenção de acidentes	Reiterar cuidados com segurança no trânsito, quedas, afogamentos, queimaduras, intoxicação, sufocação e esmagamento
Orientações finais	Estimular independência nas atividades cotidianas (ensinar a retirar a própria roupa, estimular a comer sozinho, ajudar a guardar brinquedos, verbalizar desejos com pequenas frases) Reiterar manejo do comportamento

Fonte: adaptado de BRASIL, Ministério da Saúde, 2020;[1] SBP, 2016;[7] Fernandes e Assad, 2018;[11] Hagan, Shaw e Duncan, 2017;[16] SBP, 2019.[17]

CADERNETA COMO FERRAMENTA DE CONSULTA

É dever do pediatra o preenchimento adequado da Caderneta da Criança durante a consulta, que inclui a anotação dos dados antropométricos (peso, comprimento, perímetro cefálico e IMC) e sua plotagem nos respectivos gráficos por idade. O Instrumento de Vigilância do Desenvolvimento é utilizado para acompanhamento dos ganhos de marcos e é útil ferramenta para educação dos pais. A interpretação dos dados avaliados é essencial na detecção de sinais de alerta, auxiliando na formulação de hipóteses diagnósticas e tornando possível traçar um plano de cuidados.

O uso da Caderneta da Criança é fundamental como instrumento qualificado de vigilância, prevenção de doenças e promoção da saúde.[1,2]

DESAFIOS ATUAIS

O atendimento pediátrico de rotina, tão relevante como instrumento de prevenção e promoção de saúde, vem sofrendo extinção em várias frentes. Muitos serviços de saúde pública sofrem com a falta de políticas robustas de puericultura, além de falta de insumos, locais adequados de trabalho e profissionais capacitados. Na rede privada, falta de profissionais e pouco tempo para o atendimento são queixas frequentes. Os serviços de pronto atendimento e emergência recebem boa parte desse excedente de pacientes que não têm acesso a consultas pediátricas de rotina.

A internet do século XXI trouxe grandes desafios tanto para pais quanto para o pediatra. O enorme fluxo de informações em sites e redes sociais traz grandes contribuições às famílias, ao mesmo tempo em que pode gerar desinformação ou ansiedade para pais e cuidadores. Pediatras, por outro lado, contam com disponibilidade de ampla base bibliográfica, o que torna seu aprendizado cada vez mais rápido, porém muitas vezes estressante.

A era digital vem gerando uma série de mudanças paradigmáticas, cujas dimensões não estão totalmente elucidadas. Neste contexto, criar filhos e ser pediatra torna-se um constante desafio e aprendizado.

ORIENTAÇÕES AOS PAIS

Seja ao longo ou ao final de cada consulta, todo pediatra deve reservar tempo de seu atendimento para esclarecer dúvidas e orientar os pais.[5] Esta prática leva sempre em consideração a idade e a fase de desenvolvimento de cada bebê. É preciso ensinar formas de estimular seu desenvolvimento, orientar sobre prevenção de acidentes, higiene pessoal e bucal e rotina de sono.[1,6,11] Sugerir o uso de disciplinas positivas como forma de prevenção do estresse tóxico.[13] Estimular o contato com a natureza e o livre brincar, desestimulando o uso de mídias digitais.[14,15]

A orientação à família é peça central da consulta pediátrica e deve ser feita tanto verbalmente quanto por escrito e de forma individualizada, respeitando o contexto familiar.[5]

✓ CONCLUSÃO

Os dois primeiros anos de vida são o período de maior crescimento e desenvolvimento neuropsicomotor. A frequência de visitas ao pediatra nessa fase é, para a maioria das crianças, a mais alta de toda a vida. Um acompanhamento cuidadoso, englobando os diversos aspectos da rotina do lactente, é essencial para garantir a promoção de saúde e prevenção de doenças. O uso da Caderneta da Criança é ferramenta útil e fundamental para um cuidado amplo e integral. Disponibilizar tempo para a escuta dos pais, assim como para orientá-los e sanar dúvidas e preocupações, compõe o cerne da puericultura do lactente, garantindo uma abordagem integral da criança e da família.

REFERÊNCIAS BIBLIOGRÁFICAS

1. BRASIL. Ministério da Saúde. Secretaria de Atenção Primária à Saúde. Caderneta da Criança. 2.ed. Brasília: Ministério da Saúde; 2020. Disponível em: http://bvsms.saude.gov.br/bvs/publicacoes/caderneta_crianca_menina_2ed.pdf e http://bvsms.saude.gov.br/bvs/publicacoes/caderneta_crianca_menino_2ed.pdf. Acesso em: 4/9/2020.
2. Sociedade Brasileira de Pediatria (SBP). Guia prático de atualização. Caderneta de Saúde da Criança e do Adolescente: instrumentos de vigilância e promoção do desenvolvimento. Nº 4, novembro de 2017. Disponível em: https://www.sbp.com.br/fileadmin/user_upload/20415d-GPA_-_Caderneta_Saude_da_Crianca.pdf. Acesso em: 4/9/2020.
3. Sociedade Brasileira de Pediatria (SBP). Calendário de Puericultura. 2014. Disponível em: www.sbp.com.br/fileadmin/user_upload/pdfs/CalendarioPuericultura_Jan2014.pdf. Acesso em: 4/9/2020.
4. American Academy of Pediatrics. Bright futures. AAP recommendations for preventive pediatric health care (periodicity schedule). 2020. Disponível em: https://downloads.aap.org/AAP/PDF/periodicity_schedule.pdf. Acesso em: 4/9/2020.
5. Yamamoto RM, Bezerra VLVA, Aquino LA. A consulta pediátrica. In: Campos Júnior D, Burns DAR (org.). Tratado de pediatria: Sociedade Brasileira de Pediatria. 3.ed. v.2. Barueri: Manole; 2014. p.2441-7.
6. Hagan JF, Shaw JS, Duncan PM (eds.). Bright futures: guidelines for health supervision of infants, children, and adolescents [pocket guide]. 4.ed. Elk Grove Village: American Academy of Pediatrics; 2017. Disponível em: https://brightfutures.aap.org/Bright%20Futures%20Documents/BF4_POCKETGUIDE.pdf. Acesso em: 4/9/2020.
7. Sociedade Brasileira de Pediatria (SBP). Documento científico: Calendário de Vacinação da SBP 2020. Nº 9, agosto de 2018 (atualização abril de 2020). Disponível em: https://www.sbp.com.br/fileadmin/user_upload/22268g-DocCient-Calendario_Vacinacao_2020.pdf. Acesso em: 4/9/2020.
8. Sociedade Brasileira de Pediatria (SBP). Documento Científico: Síndrome da Morte Súbita do Lactente. Nº 4, outubro de 2018. Disponível em: https://www.sbp.com.br/fileadmin/user_upload/20226d-DocCient_-_Sindrome_Morte_Subita_do_Lactente.pdf. Acesso em: 4/9/2020.
9. Sociedade Brasileira de Pediatria (SBP). Guia prático de atualização. Hipovitaminose D em pediatria: recomendações para o diagnóstico, tratamento e prevenção. Nº 1, dezembro de 2016. Disponível em: https://www.sbp.com.br/fileadmin/user_upload/2016/12/Endcrino-Hipovitaminose-D.pdf. Acesso em: 4/9/2020.
10. Hagan JF, Shaw JS, Duncan PM (eds.). Infancy visits: prenatal to 11 months. In: Bright futures: guidelines for health supervision of infants, children, and adolescents. 4.ed. Elk Grove Village: American Academy of Pediatrics; 2017. Disponível em: https://brightfutures.aap.org/Bright%20Futures%20Documents/BF4_InfancyVisits.pdf. Acesso em: 4/9/2020.

11. Fernandes TF, Assad RR. Orientação passo a passo para os atendimentos ambulatoriais de pediatria do 1º ao 24º mês de vida. In: Fonseca CRB, Fernandes TF (coords.). Puericultura – Passo a passo. Rio de Janeiro: Atheneu; 2018. p.35-42.
12. Sociedade Brasileira de Pediatria (SBP). Diretrizes. Consenso sobre anemia ferropriva: mais que uma doença, uma urgência médica! Nº 2, junho de 2018 (atualizado 24/7/2018). Disponível em: https://www.sbp.com.br/fileadmin/user_upload/21019f-Diretrizes_Consenso_sobre_anemia_ferropriva-ok.pdf. Acesso em: 4/9/2020.
13. Sociedade Brasileira de Pediatria (SBP). Manual de orientação. O papel do pediatra na prevenção do estresse tóxico na infância. Nº 3, junho de 2017. Disponível em: https://www.sbp.com.br/fileadmin/user_upload/19710c-MOrient-_Papel_pediatra_prev_estresse.pdf. Acesso em: 4/9/2020.
14. Sociedade Brasileira de Pediatria (SBP). Manual de orientação. Benefícios da natureza no desenvolvimento de crianças e adolescentes. 2019. Disponível em: https://www.sbp.com.br/fileadmin/user_upload/manual_orientacao_sbp_cen_.pdf. Acesso em: 4/9/2020.
15. Sociedade Brasileira de Pediatria (SBP). Manual de orientação. Saúde de crianças e adolescentes na era digital. Nº 1, outubro de 2016. Disponível em: https://www.sbp.com.br/fileadmin/user_upload/2016/11/19166d-MOrient-Saude-Crian-e-Adolesc.pdf. Acesso em: 4/9/2020.
16. Hagan JF, Shaw JS, Duncan PM (eds.). Early childhood visits: 1 through 4 years. In: Bright futures: guidelines for health supervision of infants, children, and adolescents. 4.ed. Elk Grove Village: American Academy of Pediatrics; 2017. Disponível em: https://brightfutures.aap.org/Bright%20Futures%20Documents/BF4_EarlyChildhoodVisits.pdf. Acesso em: 4/9/2020.
17. Sociedade Brasileira de Pediatria (SBP). Manual de orientação. Transtorno do espectro do autismo. Nº 5, abril de 2019. Disponível em: https://www.sbp.com.br/fileadmin/user_upload/Ped._Desenvolvimento_-_21775b-MO_-_Transtorno_do_Espectro_do_Autismo.pdf. Acesso em: 4/9/2020.

4

A CONSULTA DO PRÉ-ESCOLAR

Elisabeth Maria de Souza Correia de Melo

OBJETIVOS

- ✓ Orientar a consulta de modo abrangente, não se restringindo ao motivo da queixa principal.
- ✓ Aproveitar a oportunidade para acompanhar o crescimento e o desenvolvimento.
- ✓ Verificar o calendário vacinal e a rotina alimentar.
- ✓ A partir do exame físico completo, detectar alguma anormalidade ou patologia.

INTRODUÇÃO

Denomina-se pré-escolar a faixa etária compreendida entre 2 e 6 anos. Corresponde à fase pré-operatória, segundo a teoria da aprendizagem formulada por Piaget.[1] Essa fase se caracteriza pelo desenvolvimento da fala ("faculdade ou ação humana de expressar-se por meio de uma linguagem articulada", segundo Houaiss) e da comunicação ("transmissão de uma mensagem", segundo o mesmo autor). É a fase da aquisição de hábitos alimentares e do controle esfinctérico. O aprimoramento das habilidades motoras é observado com a aquisição deste controle.[2]

Nessa época, a criança apresenta grande atividade física, sociabilidade e independência, mas aceita comumente limites (sobre o que pode ou não fazer) e rotinas. Ela se familiariza facilmente com os afazeres domésticos.[3]

O pré-escolar é espontâneo, gosta de conversar e responde a perguntas e solicitações. Cria amizade com pessoas próximas, adultos e crianças. Em geral, pais, avós e irmãos mais velhos servem de exemplo.

CONSULTA

Na primeira consulta, deve-se obter a história da criança, segundo o Prontuário de Pediatria Ambulatorial. Nesta e nas subsequentes, verificam-se o calendário vacinal, a alimentação (qualidade, horários e número de refeições), as funções de eliminação (diurese e ritmo intestinal) e o padrão do sono (horário e duração). É importante indagar sobre as intercorrências.

Observar o comportamento da criança: comunicativa ou tímida; ativa ou passiva. Nesta fase, muitas vezes, a criança se manifesta. É importante saber ouvi-la e dar-lhe atenção, criando uma relação de confiança. É importante observar também que, nesta faixa etária, geralmente faz-se a confirmação do diagnóstico do transtorno do espectro autista (TEA). Analisar também o comportamento da mãe ou do acompanhante: se afetivo, compreensivo, autoritário, superprotetor, zeloso ou negligente.

A avaliação nutricional deve ser clínica, verificando-se pele, mucosa, cabelo, boca (presença de queilite), e antropométrica (medidas básicas: peso, comprimento/altura e perímetro cefálico).

- Peso: deve-se colocar a criança na região central da balança.
- Comprimento: até 3 anos ou um pouco mais, a medida deve ser realizada em decúbito dorsal, mantendo-se a criança perfeitamente reta, utilizando-se a régua antropométrica.
- Altura: em crianças maiores, em pé, olhando para um ponto imaginário, a fim de manter a cabeça o mais horizontal possível.

Verificadas as medidas, devem ser registradas nos gráficos da Organização Mundial da Saúde (OMS), como os da Caderneta da Criança, do Ministério da Saúde (MS). Mostrar e explicar os gráficos ao acompanhante. Na idade pré-escolar, em geral, há maior ganho de altura que de peso. Isso faz a criança aparentar estar mais magra, porém normalmente seu desenvolvimento físico é normal para a idade, segundo as curvas do crescimento.

Deve ser feita a avaliação dos sinais vitais: temperatura axilar, frequências cardíaca e respiratória e pressão arterial.

No exame físico, deve-se avaliar o estado geral e a aparência (saudável ou enferma). Segundo Leão,[4] "é importante que o médico adapte o exame físico à idade e ao comportamento da criança, alternando a sequência do exame de acordo com a necessidade".

Mesmo sem queixas, a criança deve ser examinada, sendo importante observar:

- Cabeça/face: nos olhos, simetria, estrabismo, manchas, opacificações e aspecto das escleras; na boca e na orofaringe, queilite, aftas, estomatite e outras lesões e estado de conservação dos dentes; nas tonsilas, cor, tamanho e presença de infecção.
- Pescoço: presença de linfonodos (tamanho, consistência e mobilidade) nas regiões cervical anterior, posterior, submentoniana e retro-occipital.
- Pele: presença de lesões hipocrômicas, hipercrômicas, sinais, descamações, estrófulo, molusco, larva migrans e piodermite.
- Tórax: forma, simetria, retrações e abaulamentos; na ausculta pulmonar, murmúrio vesicular (distribuição normal, aumento ou diminuição da intensidade), pesquisa de roncos, sibilos e crepitações; na ausculta cardíaca, presença de sopro e arritmias.
- Coluna vertebral: postura, lordose, cifose, escoliose e avaliação da região sacroilíaca.
- Abdome: forma, flacidez, distensão, hérnia umbilical, palpação superficial e profunda, fígado e baço (visceromegalias), presença de fecalomas e outras massas.
- Região inguinal: hérnia e linfonodos.
- Genitália dos meninos: fimose, epispádia/hipospádia, testículos (localização), hérnia e balanopostite.
- Genitália das meninas: sinéquia dos pequenos lábios e vulvovaginite.
- Membros inferiores: presença de joelhos varos ou valgos e deformidades.
- Extremidades: anomalias e deformidades.

ORIENTAÇÕES

Alimentação

Essa faixa etária é ideal para a formação de bons hábitos e a prevenção da obesidade, por isso, é importante estimular a alimentação saudável. Orientar para a manutenção de um ambiente tranquilo durante as refeições, de modo a tornar esses momentos agradáveis, e não traumáticos. Dentro do possível, vale criar horários certos. Vale lembrar a orientação do Prof. César Pernetta: "Convém que a alimentação se distribua igualmente pelas três refeições principais: desjejum, almoço e jantar. A primeira refeição é muito importante porque precede as atividades escolares. Mas se, como sucede com frequência, ela for sumária, é preciso que as outras duas a compensem".[5] Deve-se abordar a importância, a quantidade e a proporção dos alimentos (pirâmide alimentar e "Dez passos para uma alimentação saudável", Caderneta da Criança), e também deve ser repassado à criança, fazendo-a participar, se possível, da compra e da escolha dos alimentos (legumes, verduras e frutas). O exemplo dos pais ou cuidadores para a aquisição de bons hábitos nutricionais é fundamental.[6]

"É preciso evitar o hábito de lambiscar coisinhas a toda hora, porque esta prática traz como consequência ora a perda de apetite para a refeição principal, ora a obesidade", como também apontava o Prof. Pernetta.[5]

As crianças devem ser incentivadas a comer frutas, e educadas sobre os benefícios que elas oferecem em comparação com os sucos.[7]

Nessa época, a criança vai ter suas primeiras experiências alimentares fora de casa, na escola, por exemplo. É importante evitar o consumo de alimentos com corantes e conservantes, balas, salgadinhos, macarrão instantâneo, sucos artificiais, temperos industrializados, refrigerantes, biscoitos recheados, etc. A exposição excessiva dos dentes aos carboidratos também pode levar à cárie dentária, por isso, não devem ser oferecidos sucos com açúcar.

É sempre melhor ir com as crianças ao hortifruti, ao "sacolão" ou à feira do que ao supermercado.

Deve-se prevenir ou corrigir a constipação intestinal com alimentos adequados e com o aproveitamento do horário pós-prandial, quando ocorre o reflexo gastrocólico.

Sono

Indicar um ritual ou uma rotina agradável, diminuindo a luz ambiente, desligando a televisão e outros aparelhos sonoros. Se possível, conversar, ler um livro e abraçar a criança, de forma a tranquilizá-la e favorecer o sono.

Controle esfincteriano

Deve ser iniciado em torno dos 2 anos, coincidindo com a aquisição de habilidade motora, com muita paciência e de maneira gradativa. Informar que pode ser simples e rápido para um filho e demorado para outro.

Fala e linguagem

Estimular a fala correta. Conversar e saber ouvir a criança para que ela se sinta confiante. Orientar sobre a "gagueira fisiológica" no desenvolvimento da fala e alertar sobre o perigo de críticas e apelidos. É importante que a criança se sinta segura para conversar com a família, com os amigos e também para brincar.

Prática de exercícios

Os exercícios físicos são os naturais nessa faixa etária. Entre eles, andar, correr, pular, dançar e nadar, sob supervisão.

Lazer, comunicação/mídia

A Sociedade Brasileira de Pediatria (SBP) e a Academia Americana de Pediatria (AAP) recomendam limitar o uso de aparelhos eletrônicos a 1 hora/dia, com programação de qualidade e apropriada à idade.[8] Recomendam também que os pais priorizem atividades criativas e brincadeiras, que promovam a interação longe dos eletrônicos. Propiciar pelo menos 1 hora diária de brincadeiras e atividades que façam a criança se movimentar e lidar com amiguinhos.[2]

Prevenção de acidentes

A promoção da saúde abrange a prevenção de acidentes, constituindo uma etapa importante da consulta pediátrica.[9] A criança deve estar sob supervisão contínua em casa, na creche, na escola e na rua (em especial, nas travessias). Embora a casa pareça um ambiente protegido, a curiosidade infantil em explorar esse mundo exige medidas de proteção. Recomendar o armazenamento de medicamentos, produtos de limpeza e objetos cortantes (e armas) fora do alcance das crianças. Orientar o transporte em ônibus e automóveis com assento adequado, cinto de segurança e no banco traseiro.

Vacinas

Verificar e lembrar as vacinas necessárias (vide Caderneta da Criança/Ministério da Saúde) e orientar sobre a existência de outras vacinas (SBP).[10]

Solicitação de exames/encaminhamentos

A solicitação de exames deve ser feita de acordo com a anamnese e o exame físico. Nos casos de sobrepeso e obesidade, incluir perfil lipídico e glicemia.[10]

Encaminhamento para especialistas:

- Odontologia – no mínimo, 1 consulta/ano.

- Oftalmologia – avaliação da acuidade visual.
- Otorrinolaringologia – até os 6 anos, poderá ser indicada uma audiometria.
- Fonoaudiologia – quando houver distúrbios da fala ou da linguagem.

Os demais encaminhamentos serão feitos de acordo com a anamnese e o exame físico.

✓ CONCLUSÃO

A consulta na fase pré-escolar é uma valiosa oportunidade para o acompanhamento do crescimento/desenvolvimento e do calendário vacinal, a orientação dos hábitos alimentares e a avaliação das funções de eliminação e das atividades pertinentes a essa faixa etária. O exame físico completo é fundamental para detectar alguma patologia, independentemente do motivo da consulta.

REFERÊNCIAS BIBLIOGRÁFICAS

1. Piaget J. A linguagem e o pensamento da criança. São Paulo: Martins Fontes; 1993.
2. Lopes FA, Campos Jr. D. Filhos: de 2 a 10 anos de idade – dos pediatras da SBP para os pais. Barueri: Manole; 2011.
3. Winnicott DW. A criança e o seu mundo. 6.ed. Rio de Janeiro: Guanabara Koogan; 1982.
4. Leão F. Pediatria ambulatorial. 3.ed. Belo Horizonte: Cooperativa Editora e de Cultura Médica; 1998.
5. Pernetta C. Alimentação da criança. 7.ed. São Paulo: Fundo Editorial Byk-Procienx; 1980.
6. Costa GG, Dias LG, Borghetti CB, Fortes RC. Efeitos da educação nutricional em pré-escolares: uma revisão de literatura. Com. Ciências Saúde. 2013;24(2):155-68.
7. American Academy of Pediatrics. Fruit juice in infants, children and adolescents: current recommendations. Pediatrics. 2017;139(6). Disponível em: https://pediatrics.aappublications.org/content/139/6/e20170967. Acesso em: 1/9/2020.
8. Sociedade Brasileira de Pediatria (SBP). Saúde das crianças e adolescentes na era digital. 2016. Disponível em: https://www.sbp.com.br/fileadmin/user_upload/2016/11/19166d-MOrient-Saude-Crian-e-Adolesc.pdf. Acesso em: 1/9/2020.
9. Waksman RD, Blank D. Prevenção de acidentes: um componente essencial da consulta pediátrica. Resid Pediatr. 2014;4(3 supl.1):S36-S44.
10. Melo EMSC. Atendimento ambulatorial: relato de uma experiência. Revista Residência Pediátrica/Sociedade Brasileira de Pediatria. 2016; 6(3).

5

A CONSULTA DO ESCOLAR

Paula Garcez O. Hazan da Fonseca
Eliane Maria Garcez Oliveira da Fonseca

OBJETIVOS

- ✓ Instrumentalizar o pediatra para o cuidado integral da saúde do escolar dentro do seu contexto familiar e comunitário, valorizando os aspectos biopsicossociais.
- ✓ Descrever os principais tópicos da história, exame físico e orientações atuais para esta faixa etária.
- ✓ Estimular a atuação na promoção da saúde do escolar, tanto na prevenção quanto no reconhecimento precoce de doenças e fatores de risco.

INTRODUÇÃO

A Sociedade Brasileira de Pediatria (SBP) recomenda que, na idade escolar (6 a 10 anos incompletos), seja realizada uma consulta de puericultura anualmente.[1] Esta consulta visa a favorecer o desenvolvimento físico e psíquico e promover a saúde ao realizar diagnósticos precocemente e aconselhar para a prevenção de acidentes e problemas de saúde futuros.

A idade escolar é, em geral, um período de excelente saúde. Soma-se a isto o fato de que, quando a criança cresce e passa a se expressar melhor, falando o que sente, muitos pais acreditam que não seja mais necessário levá-la às consultas de rotina. Passam então a recorrer ao médico apenas quando há alguma doença ou queixa. O pediatra deve reforçar a importância de manter as consultas periódicas para supervisão da saúde durante toda a infância e adolescência, independentemente da presença de uma doença ou queixa específica.

O pediatra desempenha um papel importante em preparar a criança para o ingresso na escola por promover a saúde por meio de imunizações, orientação sobre nutrição e atividades físicas, recreativas e realização de triagens para distúrbios físicos, do desenvolvimento e cognitivos. Nesta idade, as crianças estão estabelecendo padrões de comportamento que podem durar por toda a vida. Desta forma, torna-se importante, durante a consulta, coletar informações sobre a rotina e hábitos da criança e da família, sobre seu relacionamento na escola e com amigos e também aconselhar sobre práticas e estilos de vida saudáveis.

O escolar gradativamente se separa dos pais e busca aceitação de professores e outros adultos, bem como de colegas. Nesse período, a criança sente-se pressionada para se enquadrar em estilos e ideais do grupo. Eles experimentarão o julgamento de acordo com desempenho escolar e outras habilidades na prática esportiva, musical, etc. Crianças desta idade comparam-se com outros gerando sentimentos sobre seus atributos físicos e habilidades. Assim sendo, sua autoestima torna-se uma questão central a ser avaliada e trabalhada pelos familiares e profissionais. Deve-se ressaltar que crianças física ou intelectualmente "diferentes" são pacientes de risco para isolamento social e depressão.

Em situações de doença, sempre que possível, além de tratar a queixa que motivou a consulta, o pediatra deve aproveitar esta oportunidade para avaliar seu crescimento, seu desenvolvimento neuropsicomotor e puberal, orientar sobre vacinação, alimentação, vida escolar, prática de esportes, uso de mídia e atividades ao ar livre, comportamento e, algumas vezes, diagnosticar doenças ainda não percebidas pelos pais.

A Academia Americana de Pediatria (AAP), em seu documento intitulado *Bright futures guidelines*, de 2017, recomenda que a consulta pediátrica seja composta de 4 partes:

1. Escuta ativa das preocupações e demandas paternas, observação da relação pais-filhos e coleta da história.
2. Exame físico.
3. Testes de triagem.
4. Verificação da imunização.[2]

Seguindo tais recomendações, a consulta do escolar deve ser guiada pelas queixas e preocupações trazidas pelos pais e próprios pacientes, sem deixar de abordar as principais questões típicas da faixa etária.

HISTÓRIA

O Quadro 1 apresenta aspectos fundamentais da anamnese na consulta do escolar.

Quadro 1 Tópicos fundamentais a serem abordados na anamnese durante a consulta do escolar

1. Questões e preocupações trazidas pelos pais e pela criança
2. História médica anterior: doenças prévias, cirurgias, uso de medicações, alergias, etc.
3. História de doenças na família
4. Avaliação do desenvolvimento da criança no que diz respeito à aquisição de aptidões próprias à idade e desempenho escolar (rendimento, dificuldades e frequência)
5. Indagar sobre alguma dificuldade de visão e audição. Confirmar se já foram feitos exames de triagem e seus resultados
6. Padrão e número de horas de sono por noite
7. Eliminações fisiológicas: perguntar sobre enurese, incontinência urinária e hábito intestinal
8. Dieta em casa e na escola
9. Cuidados dentários
10. Condições de habitação
11. Atividades de lazer, atividade física diária, tempo de sedentarismo em frente a telas (televisão, computador, *videogames* e celular)
12. Processo de socialização tanto no meio familiar quanto na vizinhança e na escola (seu relacionamento com colegas e professores)
13. Violência doméstica. Questionar sobre práticas punitivas, hábitos da família e dinâmica familiar
14. Ocorrência de *bullying* no ambiente escolar
15. Checar se o calendário vacinal está atualizado
16. Medidas de segurança e proteção de acidentes

Fonte: baseado em Hagan, Shaw e Duncan, 2017.[2]

EXAME FÍSICO

Exame físico completo deve ser realizado em todas as consultas de supervisão de saúde, mesmo nas crianças sem queixas. No Quadro 2, são apresentados os principais aspectos a serem avaliados durante o exame físico do escolar.

RECOMENDAÇÕES DE TESTES DE TRIAGEM (*SCREENING*)

Acuidade visual e auditiva

Toda criança na idade escolar deve ser avaliada quanto a acuidade visual e auditiva.[2]

Quadro 2 Principais aspectos a serem avaliados no exame físico da criança em idade escolar

1. Sinais vitais – incluir a aferição da pressão arterial, que deve ser aferida anualmente a partir dos 3 anos de idade ou antes, caso haja fatores de risco
2. Medidas antropométricas básicas: peso, altura e cálculo do IMC. Avaliar a presença de sobrepeso, obesidade ou desnutrição
3. Exame de marcha, coluna vertebral (escoliose, lordose, cifose) e membros
4. Presença de adenomegalias
5. Desenvolvimento puberal
6. Motilidade ocular e acuidade visual
7. Observar a fala da criança e a existência de dificuldade ou alteração da linguagem
8. Exame da cavidade oral. Avaliar presença de cáries, gengivite ou má oclusão

Fonte: baseado em Hagan, Shaw e Duncan, 2017;[2] Flynn et al., 2017;[3] WHO, 2007.[4]

Dislipidemia

A avaliação do perfil lipídico segundo as recomendações atuais deve ser realizada via dosagem de colesterol não HDL ([colesterol total] – [HDL-colesterol]), sem necessidade de jejum.[5]

A diretriz do *National Heart Lung and Blood Institute Expert Panel* recomenda que a triagem para dislipidemia seja universal entre 9 e 11 anos de idade. Entre 2 e 8 anos de idade, a avaliação deve ser seletiva, sendo recomendada àqueles com pelo menos um dos fatores de risco para doença cardiovascular precoce, descritos a seguir:[6]

- Pais, avós, tios e/ou irmão com doença cardíaca coronariana (p. ex.: infarto agudo do miocárdio, angina, acidente vascular cerebral, angioplastia/*stent* coronariano) em idade inferior a 55 e 65 anos para homens e mulheres, respectivamente.
- Pais com dosagem de colesterol total igual ou superior a 240 mg/dL ou dislipidemia conhecida.
- Pacientes com diabetes, hipertensão arterial, obesidade (IMC ≥ p 95 ou escore z > 2), tabagistas ou expostos a tabagismo passivo.
- Pacientes portadores de condição médica com risco moderado a alto de associação com doença cardiovascular (p. ex.: doença renal crônica, pacientes que receberam transplante cardíaco, doença de Kawasaki com acometimento atual ou passado de coronárias ou doença inflamatória crônica).

Rastreamento de comorbidades em crianças com excesso de peso

Nas crianças com excesso de peso, por causa da alta prevalência de comorbidades, deve-se proceder com a avaliação de glicemia de jejum, perfil lipídico e alanina aminotransferase (ALT ou TGP), conforme recomendações da SBP.[7]

Saúde oral

Encaminhar para consulta odontológica para tratamento ou realização de práticas preventivas.[2]

Anemia

No Consenso sobre Anemia Ferropriva, publicado recentemente, a SBP alerta para a alta prevalência de anemia ferropriva no Brasil e recomenda que a triagem para anemia seja feita a partir dos 12 meses de idade, com hemograma, ferritina e PCR.[8]

ORIENTAÇÕES AOS PAIS

As orientações aos pais devem fazer parte de toda consulta pediátrica. A seguir, destacam-se as recomendações para a consulta do paciente em idade escolar:

- Valorizar a convivência familiar e as oportunidades para o diálogo.
- Destacar a importância da presença de regras e rotinas familiares para o desenvolvimento da criança.
- Ensinar a criança a preocupar-se e a respeitar o próximo.
- Os pais devem ser modelos, usando a disciplina para ensinar de forma não punitiva.
- Ensinar à criança como resolver conflitos de forma não violenta, por exemplo, conversando ou se afastando naquele momento.
- Criar oportunidades para a criança falar sobre situações que o incomodam, como, o *bullying* ou situações que o constranjam ou amedrontem.
- Encorajar e promover a independência e a responsabilidade. A criança na idade escolar deve auxiliar, sob supervisão, tarefas domésticas compatíveis com seu desenvolvimento.
- Acompanhar e apoiar a vida escolar da criança: aprendizagem, amizades e comportamento. Conhecer os amigos da criança. Fazer e manter amizades é uma habilidade importante para a vida.

- Garantir que a criança esteja pronta para aprender, com uma boa rotina de sono e café da manhã saudável. Criar e/ou manter a rotina da hora de dormir, fundamental para uma boa qualidade do sono. A maioria das crianças em idade escolar necessita de 11 horas de sono por dia. A privação de sono está associada com problemas de comportamento, diminuição de concentração na escola e obesidade.
- Estimular atividades de lazer, destacando a importância do contato com a natureza, e participar ativamente desses momentos.
- Evitar o excesso de atividades sedentárias (assistir à televisão, jogos eletrônicos, computador e *smartphones*). O tempo diante destas telas deve ser limitado a não mais que 1 ou 2 horas/dia.[9] A qualidade dos programas também deve ser supervisionada. Recomenda-se que o computador fique em área de convívio comum da casa, de modo que seja possível supervisionar a atividade. Encoraja-se uso de programas que permitam selecionar o acesso de acordo com a faixa etária. Conversar sobre a importância da segurança na internet.
- Estimular a prática esportiva regular, evitando atividades de muito estresse competitivo ou de alto impacto físico. A criança deve estar envolvida em, no mínimo, 1 hora de atividade física moderada a vigorosa por dia.[10]
- Toda a família deve consumir uma dieta rica em frutas, verduras, legumes, alimentos integrais, feijão, peixe e carnes magras. Essas mesmas orientações são importantes em relação à merenda escolar. Auxiliar as crianças para que façam escolhas de alimentação saudável, evitando o excesso de sal, açúcar, carboidratos, colesterol e gorduras trans e hidrogenadas. Lembrar que o padrão alimentar dos pais serve de modelo para os filhos. Preconizar a alimentação natural, evitando o excesso de *fast food*, alimentos industrializados e refrigerantes.[11]
- Aconselhar quanto à higiene bucal – recomenda-se pelo menos 2 escovações diárias com pasta de dente fluorada e utilização de fio dental 1 vez/dia.[2]
- Aconselhar quanto à higiene corporal.
- Manter em dia as vacinas recomendadas para esta faixa etária, atualizando as que eventualmente tenham sido esquecidas e estejam atrasadas.
- Atuar na prevenção de acidentes: ensinar regras de trânsito, comportamento como pedestre; orientar quanto aos cuidados em piscina e mar; orientar quanto ao comportamento em atividades lúdicas na rua (jogar bola, soltar pipa, andar de bicicleta, dentre outras). Lembrar que os acidentes estão entre as principais causas de mortalidade nesta faixa etária.
- Recomendar a exposição segura ao sol, com uso de protetor solar e chapéu ou boné, e evitar exposição prolongada ao sol, principalmente entre 11 e 15 horas.

✓ CONCLUSÃO

A consulta na idade escolar deve ser realizada anualmente, independentemente da presença de doença ou queixa específica. Os pediatras têm a oportunidade de atuar de forma preventiva e também de realizar diagnósticos e tratamentos precocemente de problemas muitas vezes ainda não identificados pelos pais. Cabe a esses profissionais o desafio de estar preparados para as novas demandas da saúde do escolar, como distúrbios comportamentais, *bullying*, sedentarismo, sobrepeso/obesidade e exposição excessiva a telas. O objetivo final deve ser o crescimento e o desenvolvimento saudáveis, em ambientes seguros e afetuosos, contribuindo, assim, para que todas as crianças atinjam seu potencial.

REFERÊNCIAS BIBLIOGRÁFICAS

1. Sociedade Brasileira de Pediatria (SBP). Calendário de Puericultura. Disponível em: www.sbp.com.br/fileadmin/user_upload/pdfs/CalendarioPuericultura_Jan2014.pdf. Acesso em: 10/10/2020.
2. Hagan JF, Shaw JS, Duncan PM (eds.). Bright futures: guidelines for health supervision of infants, children, and adolescents [pocket guide]. 4.ed. Elk Grove Village: American Academy of Pediatrics; 2017.
3. Flynn JT, Kaelber DC, Baker-Smith CM, Blowey D, Carroll AE, Daniels SR, et al. Subcommittee on Screening and Management of High Blood Pressure in Children. Clinical practice guideline for screening and management of high blood pressure in children and adolescents. Pediatrics. 2017;140(3):e20171904.
4. World Health Organization (WHO). Growth reference 5-19 years. WHO 2007. Disponível em: www.who.int/growthref/who2007_bmi_for_age/en. Acesso em: 10/10/2020.
5. Sociedade Brasileira de Pediatria (SBP). Guia prático de atualização: novas orientações sobre o jejum para determinação laboratorial do perfil lipídico. Nº 2. 2017. Disponível em: http://www.sbp.com.br/fileadmin/user_upload/19922c-GPA_-_Jejum_para_Perfil_Lipidico.pdf. Acesso em: 10/10/2020.
6. Daniels SR, Benuck I, Christakis DA, Dennison BA, Gidding SS, Gillman MW, et al. Expert panel on integrated guidelines for cardiovascular health and risk reduction in children and adolescents: Full report, 2011. National Heart Lung and Blood Institute. Disponível em: https://www.nhlbi.nih.gov/files/docs/peds_guidelines_sum.pdf. Acesso em: 10/10/2020.
7. Weffort VRS, Oliveira FLC, Escrivão MAMS, Almeida CAN, Leite CAC. Obesidade na infância e adolescência – Manual de Orientação / Sociedade Brasileira de Pediatria. Departamento Científico de Nutrologia. 2.ed. São Paulo: SBP; 2012.
8. Fisberg M, Lyra I, Weffort V. Consenso sobre anemia ferropriva: mais que uma doença, uma urgência médica! Sociedade Brasileira de Pediatria. Departamentos de Nutrologia e Hematologia-Hemoterapia. Nº 2. 2018. Disponível em: http://www.sbp.com.br/fileadmin/user_upload/21019f-Diretrizes_Consenso_sobre_anemia_ferropriva-ok.pdf. Acesso em: 10/10/2020.
9. American Academy of Pediatrics. AAP Council on Communications and Media. Media use in school-aged children and adolescents. Pediatrics. 2016;138(5):e20162592.

10. Piercy KL, Troiano RP, Ballard RM, Carlson SA, Fulton JE, Galuska DA, et al. The physical activity guidelines for Americans. JAMA. 2018;320(19):2020-8.
11. Welfort VRS. Sociedade Brasileira de Pediatria – Departamento de Nutrologia. Manual de alimentação: orientações para alimentação do lactente ao adolescente, na escola, na gestante, na prevenção de doenças e segurança alimentar. 4.ed. Rio de Janeiro: Sociedade Brasileira de Pediatria; 2018.

6

A CONSULTA DO ADOLESCENTE

Sandra Vieira Senna
Andréa Pereira Colpas

OBJETIVOS

- ✓ Nortear os pediatras para abordagem integral à saúde do adolescente visando à harmonia física, psíquica e social.
- ✓ Salientar aspectos fundamentais na anamnese e no exame físico do adolescente valorizando o crescimento, o desenvolvimento puberal e a maturação sexual, bem como hábitos alimentares, mudanças corporais e psicossociais.
- ✓ Orientar os pediatras e demais profissionais de saúde sobre a importância da vacinação do adolescente, além de detecção precoce de situações de risco.
- ✓ Incrementar e propagar o uso correto da Caderneta de Saúde do Adolescente e promover a atenção para sexo seguro e uso de drogas lícitas ou ilícitas.
- ✓ Fazer o adolescente participar ativamente da sua consulta, estimulando, assim, a responsabilidade sobre sua saúde.

INTRODUÇÃO

De acordo com a Organização Mundial da Saúde (OMS), a adolescência está compreendida entre 10 e 19 anos incompletos, entretanto, pela Sociedade Brasileira de Pediatria (SBP), pode estender-se até 21 anos incompletos.[1] Por outro lado, o Estatuto da Criança e do Adolescente[2] determina idade entre 12 e 18 anos incompletos, sendo este o parâmetro mais utilizado atualmente. É o período caracterizado por intensas transformações físicas, psíquicas, sociais e comportamentais.

A abordagem ao paciente adolescente e à sua família deve ser diferenciada. Isto requer capacitação e atualização do profissional de saúde nesta área. Entretanto, durante sua formação acadêmica, nem sempre o profissional de saúde é preparado para características peculiares do atendimento ao adolescente. Muitas vezes, quem o faz é um médico sem formação na especialidade da pediatria, um profissional (médico ou enfermeiro) da Estratégia da Saúde da Família (ESF) cuja atuação está na atenção básica da saúde.[3] Este cenário reforça a importância e a abrangência do tema.

Ressalta-se que é comum que o adolescente não queira ir ao médico para consulta de rotina, uma vez que não se sente doente.

ANAMNESE

Na abordagem do adolescente, tendo em vista as peculiaridades dessa faixa etária, alguns passos devem ser seguidos, como mostra o Quadro 1. Ele deve ser entrevistado com o seu acompanhante, a fim de observar seu comportamento, avaliando também a dinâmica familiar.

Em um segundo momento, entrevistá-lo sozinho para detectar situações que envolvam constrangimentos (vida sexual, ginecomastia, uso de drogas e álcool, entre outras) ou divergências de queixas. O atendimento precisa ser tranquilo e cordial e é importante que o jovem seja ouvido com atenção e interesse.

Quadro 1 Aspectos que precisam ser abordados na anamnese
Queixa principal: avaliar o motivo pelo qual o adolescente veio à consulta e esmiuçar os detalhes
Questionar patologias pregressas ou agravos, além de dados sobre a gestação, condições de parto e intercorrências
História alimentar: avaliar hábitos alimentares, estado nutricional e problemas nutricionais (anemia, desnutrição, obesidade, veganismo e erros alimentares), horários de refeições, guloseimas
Relacionamento social: amizades (reais ou virtuais), atividades físicas, relações no grupo e lazer. Tempo de exposição à tela (celular, televisão, computadores)
Relacionamento escolar: avaliar rendimento escolar e detectar a violência na escola (*bullying*) como praticante ou vítima, número de horas e qualidade do sono
Relacionamento no trabalho: avaliar se tem planos para o futuro, como ele está situado no mercado de trabalho, perspectivas
Comunicação corporal: observar posturas e reações do jovem que podem identificar possíveis medos, ansiedades e reações à consulta, além de problemas vividos
Imagem corporal: avaliar se está satisfeito com o seu corpo e quais as suas dúvidas

(continua)

Quadro 1 Aspectos que precisam ser abordados na anamnese *(continuação)*

Calendário vacinal: checar as vacinas, orientar sobre a disponibilidade nas redes públicas e privadas
Comportamento sexual: iniciação sexual, vida sexual ativa, sexualidade, orientação quanto ao gênero, concepção e contracepção, infecções sexualmente transmissíveis, dúvidas em relação à maternidade/paternidade
Drogatização: uso de drogas lícitas e ilícitas e de anabolizantes
Processos psicoemocionais: depressão, ansiedade, violência, agressividade, prostituição dependência/independência, autoimagem e aceitação corporal. Investigar situações de risco e vulnerabilidade do adolescente
História familiar: núcleo familiar, organização social, ambiente hostil ou aprazível, condições de habitação
Questionar crenças, espiritualidade e rituais

Fonte: baseado em SBP, 2017;[1] SBP, 2019.[4]

É preciso ter a sensibilidade para apreender aspectos que estejam ocultos, isentando-se de julgamentos de valores, determinando, assim, fortalecimento da relação de confiança durante as consultas. Manter atitude acolhedora e compreensiva com privacidade, respeito, imparcialidade, confiabilidade e sigilo, o qual só deve ser quebrado caso haja risco de morte para o adolescente ou para terceiros.

É indispensável que seja explicado ao jovem que nenhum assunto será tratado com seus responsáveis sem que ele seja previamente informado, mesmo quando o sigilo for interrompido, explicando a importância de determinadas situações (Quadro 2).[4]

Quadro 2 Situações em que o sigilo deve ser interrompido ou mantido na consulta de adolescentes

Quebra do sigilo	Manutenção do sigilo
Presença de qualquer tipo de violência: emocional, maus-tratos, sexual, *bullying*, interpessoal, no namoro, etc.	Ficar, namoro; iniciação sexual (excluída violência por sedução ou imposição explícita)
Uso escalonado (cada vez maior) de álcool e outras drogas; sinais de dependência química	Experimentação de psicoativos (sem sinais de dependência)
Autoagressão, ideações suicidas ou de fuga de casa; tendência homicida	Orientação sexual, conflitos com identidade de gênero
Gravidez; abortamento	Prescrição de contraceptivos (para adolescente com maturidade para adesão)
Sorologia positiva de HIV (comunicar aos familiares e à parceria sexual)	Infecções sexualmente transmissíveis (afastada violência sexual e desde que o adolescente tenha maturidade para adesão ao tratamento)

(continua)

Quadro 2 Situações em que o sigilo deve ser interrompido ou mantido na consulta de adolescentes *(continuação)*

Quebra do sigilo	Manutenção do sigilo
Não adesão a tratamentos, deixando o adolescente ou terceiros em risco	
Diagnóstico de doenças graves, quadros depressivos e outros transtornos do campo mental	

Fonte: SBP, 2019.[4]

Muito importante valorizar as novas técnicas de comunicação, como as interações por intermédio de redes sociais e mensagens instantâneas, lembrando de seguir as recomendações do Código de Ética médica.[5]

Há um protocolo[6] utilizado em vários países para atendimento do adolescente sem acompanhante a fim de minimizar o estresse que ocorre durante as consultas. O objetivo é propiciar uma abordagem mais ampla do paciente e pode ser adicionado à anamnese tradicional, sendo modificado de acordo com as situações que o médico achar necessário (Quadro 3).[6]

Quadro 3 Exemplo de abordagem pelo protocolo HEEADSSS conforme a sigla, significado e indagações sugeridas

Sigla e significado	Indagações sugeridas
H (*Home*) – Casa	Onde você mora? Quem reside na casa com você? O ambiente é calmo ou "agitado"? Quem briga mais na sua casa?
E (*Education/Employment*) – Educação/emprego	Sabe ler e escrever? Atualmente estuda? Em que ano? Você trabalha? Em quê? Horário? Tem carteira assinada? Interfere nos estudos?
E (*Eating disorders*) – Distúrbios alimentares	Já fez dieta? Gosta do seu corpo? Está contente com seu peso e altura?
A (*Activities*) – Atividades	O que você faz além da escola? Pratica esporte? Qual? Quantas vezes por semana? Utiliza celular? Você joga *videogame*? Quanto tempo passa entre celular, *games*, TV, computador, telinhas em geral?
D (*Drugs*) – Drogas lícitas/ilícitas	Você bebe? Com que frequência? Quando foi seu último porre? Onde costuma beber: em casa/bar/festas? Já experimentou *kit* (vodca+energético)? Já ficou de porre? Quando foi a última vez? Fuma tabaco? Quando iniciou? Quantos cigarros/maços fuma? Usou/usa outra droga? Qual, início, frequência, intoxicações/*overdose*?
S (*Sexuality*) – Sexualidade	Já ficou? Está apaixonado/a? Divide sua intimidade corporal com alguém? Já teve relações sexuais? Com pessoas de sexo oposto, mesmo sexo ou tanto faz?

(continua)

Quadro 3 Exemplo de abordagem pelo protocolo HEEADSSS conforme a sigla, significado e indagações sugeridas *(continuação)*

Sigla e significado	Indagações sugeridas
S (*Security*) – Segurança	Já sofreu algum tipo de violência? Onde? Por quem? Assalto? *Bullying*? Já causou violência em alguém? Consequências?
S (*Suicide*) – Suicídio	O que você faz quando se sente triste? Fica quieto? Chora? Já pensou em desaparecer/se machucar? Já tentou?

Fonte: adaptada de HEEADSSS, 2014.[6]

EXAME FÍSICO

O exame físico é basicamente o mesmo realizado em crianças e é de grande relevância, devendo ser complexo e detalhado, no sentido craniocaudal, com avaliação do crescimento e desenvolvimento puberal, abrangendo a saúde do adolescente como um todo e explicando, além da importância, quais procedimentos estão sendo realizados.

Para reduzir os constrangimentos e respeitar o pudor dos jovens, recomenda-se que eles usem roupão e os médicos usem luvas. O momento do exame deve ser aproveitado para explanar aos pacientes as mudanças que estão acontecendo ou irão ocorrer em seus corpos.

Durante o exame físico, deve-se atentar para algumas peculiaridades que estão organizadas no Quadro 4.

Quadro 4 Roteiro para o exame físico do adolescente

Aspectos gerais: aparência física, humor, textura da pele e mucosas, atitude durante a consulta (receptividade ou não), hidratação, respiração
Medidas antropométricas: acompanhar o crescimento e o ganho ponderal com gráficos de peso, altura, IMC e fazer avaliação de alvo genético. Identificar desvios nutricionais utilizando as curvas da OMS[7]
Sinais vitais: aferir níveis de pressão arterial (usar curvas de PA/idade)[8] ao menos 1 vez/ano,[9] frequências cardíaca e respiratória
Cabeça e pescoço: avaliar adenomegalias, tireoide, otoscopia, rinoscopia, acne, cabelos, cavidade oral (cáries), acuidade visual com escala de Snellen[10]
Tórax: além da ausculta cardiorrespiratória, fazer exame das mamas (devem ser examinadas nas meninas e nos meninos), avaliar o estagiamento puberal (critérios de Tanner).[11] A ginecomastia em meninos nos estágios iniciais da puberdade pode ser normal. Ensinar o autoexame das mamas para meninas
Abdome: avaliar visceromegalias ou massas, hérnias

(continua)

Quadro 4 Roteiro para o exame físico do adolescente *(continuação)*

Períneo e genitália: avaliar o estagiamento puberal (critérios de Tanner), verificar lesões sugestivas de IST. Nos meninos, pesquisar fimose, varicocele e hidrocele, usar orquidômetro para medir o volume testicular, ensinar o autoexame dos testículos (fase de alta incidência de tumores). Nas meninas, pesquisar e orientar quanto a leucorreias e vulvovaginites, enfatizar a importância da realização de exames colpocitológicos preventivos anuais. Aproveitar a oportunidade para conversar sobre contracepção e uso de preservativos masculinos e femininos.
Coluna vertebral: avaliar marcha, postura e observar desvios da coluna, como escoliose, cifose, lordose e alterações articulares, pois ocorrem com mais frequência no estirão puberal.

Fonte: baseado em SBP, 2017;[1] SBP, 2019;[4] SBP, 2007;[7] CDC, 2000;[8] Flynn et al., 2017;[9] BRASIL, Ministério da Saúde, 2008;[10] Tanner, 1987.[11]

A regularidade e o intervalo entre as consultas devem seguir a cada 3 meses no início da puberdade, a cada 4 meses na fase de aceleração e 1 vez/ano até que seu crescimento esteja completo.[4]

CRESCIMENTO E DESENVOLVIMENTO

Puberdade é a fase final do crescimento estatural que consiste num processo fisiológico de maturação hormonal e crescimento somático que torna o organismo apto a se reproduzir. Nessa fase, acontece o estirão puberal, momento em que ocorre uma rápida velocidade de crescimento e várias mudanças corporais por um período entre 3 e 5 anos.

Nas meninas, a puberdade pode iniciar entre 8 e 13 anos de idade, com o aparecimento do broto mamário. A menarca (primeira menstruação) acontece em até 5 anos após o início deste processo, geralmente entre 6 e 12 meses após o pico de crescimento estatural. A puberdade precoce é quando o processo se inicia antes dos 8 anos de idade, devendo ser investigada por endocrinologista. Já o retardo puberal é a ausência dos caracteres sexuais secundários após os 13 anos.[12]

Nos meninos, a puberdade começa entre 9 e 14 anos de idade, com o aumento do volume dos testículos, e termina 5 anos após. A semenarca ou espermarca (primeira ejaculação) ocorre no pico de velocidade de crescimento. O retardo puberal do menino se dá quando existe a ausência de caracteres sexuais secundários a partir dos 14 anos. Já a puberdade precoce é quando o início dos caracteres sexuais dos meninos se dá antes dos 9 anos.[12]

O estirão puberal é avaliado pela velocidade de crescimento, medida em cm/ano. A velocidade de crescimento máxima ocorre primeiro nas meninas, cerca de 18 a 24 meses antes que nos meninos, e o estirão puberal médio pode chegar a 8 ou 9 cm/ano no sexo feminino e a 10 cm/ano no sexo masculino. Para o cálculo, pode-se exemplificar um adolescente que tenha crescido 4 cm em 4 meses:

fazendo uma regra de três simples, observa-se que sua velocidade de crescimento é de 12 cm/ano.

Nessa fase, o adolescente cresce 20 a 25% da altura que terá na idade adulta e adquire 40 a 50% do peso que terá nesta idade também. O máximo de ganho ponderal nos meninos coincide com o estirão puberal, entretanto, nas meninas isso ocorre 6 a 9 meses após o estirão.

No início do estágio do estirão puberal, o adolescente pode apresentar um aspecto longilíneo e emagrecido, seu corpo "espicha", mãos e pés crescem bastante, mas depois estabilizam e há proporcionalidade.

Recomenda-se acompanhar os parâmetros antropométricos dos adolescentes regularmente e, nos casos de risco, conforme a necessidade avaliada pelo profissional em cada situação.[12]

A desaceleração do crescimento é gradual até a parada de crescimento, ocorrendo nas meninas ao redor dos 15/16 anos e nos meninos entre 17/18 anos. Adolescentes com crescimento pré-puberal menor que 4 cm/ano ou com crescimento na fase puberal menor que 6 cm/ano devem ser investigados.

O ganho ou a perda de peso em demasia devem ser acompanhados para evitar sobrepeso, obesidade ou desnutrição. Há necessidade de rastreamento laboratorial para os casos nos quais haja histórico de anemias, hipertensão arterial, dislipidemias, diabetes ou outro distúrbio orgânico.

MATURAÇÃO SEXUAL

Abrange o desenvolvimento das gônadas, órgãos de reprodução e caracteres sexuais secundários. Deve-se observar o aparecimento de pelos e o crescimento da genitália, caracterizando, assim, a maturação sexual iniciada entre 9 e 14 anos. A determinação do estagiamento da maturação sexual é feita utilizando-se os critérios de Tanner.[11]

Sexo feminino

Observar o aparecimento de mamas e pelos. A primeira manifestação puberal é o aparecimento do broto mamário (telarca), que pode ser uni ou bilateral; caso seja unilateral, não deve ser considerado patológico e a adolescente deve ser observada e reavaliada num período de 6 meses, quando, em geral, o outro broto mamário aparece. A seguir, os pelos púbicos aparecem (pubarca); o crescimento é lento e só diminui por volta dos 18 anos. Após o aparecimento dos pelos, ocorre o aumento e o arredondamento dos quadris, além do afinamento da cintura (Quadro 5).[12]

Menarca é a primeira menstruação e ocorre entre 9 e 16 anos, com média aos 12 anos e 4 meses. Os primeiros ciclos menstruais são geralmente anovulatórios e irregulares, podendo permanecer assim por até 2 ou 3 anos. Após a menarca, as adolescentes ainda podem crescer em média 4 a 6 cm em 2 ou 3 anos.

Quadro 5 Cronologia do desenvolvimento puberal normal na menina
Broto mamário (M2) uni ou bilateral e aceleração da velocidade de crescimento
Pelos púbicos grau 2 (P2) – Adrenarca
Pico da velocidade de crescimento (M3/P3)
Menarca (M4/P4) com ciclos menstruais irregulares, pilificação axilar
Ciclos menstruais regulares (M5/P5), possibilidade de gestação
Fusão das epífises ósseas – Estatura final

Fonte: baseado em SBP, 2017;[1] SBP, 2019;[4] Tanner, 1987.[11]

Sexo masculino

Na avaliação da puberdade dos meninos, deve ser observado o aparecimento dos pelos e o crescimentos dos testículos, cujo início se dá entre 9 e 14 anos. A primeira manifestação é o aumento do volume testicular, que ocorre em média aos 10 anos e 9 meses, quando o saco escrotal torna-se mais baixo e alongado, mais solto e enrugado. Depois aparecem os pelos púbicos e, em seguida, começa o crescimento peniano, em geral 1 ano após o crescimento dos testículos (Quadro 6).[12] A seguir, ocorre o alargamento dos ombros e o aumento gradativo da força e da musculatura, dobrando de tamanho. O desenvolvimento da genitália do adolescente masculino pode ser avaliado com um orquidômetro ou ainda mostrando a prancha dos estágios de Tanner (Figura 1) e solicitando a ele para indicar em qual momento do desenvolvimento puberal ele se encontra.

Quadro 6 Cronologia do desenvolvimento puberal normal no menino
Início do aumento do volume testicular (G2) – Gonadarca
Pelos púbicos grau 2 (P2) – Adrenarca, início do crescimento peniano e aceleração do crescimento
Pilificação do lábio superior e axila (P4)
Pico da velocidade de crescimento
Mudança do timbre de voz (P5)
Testículos e pênis do tipo adulto
Espermatogênese e ejaculação (G4)
Fusão das epífises ósseas – Estatura final

Fonte: baseado em SBP, 2017;[1] SBP, 2019[4] e Chiptevitch, 2001.[12]

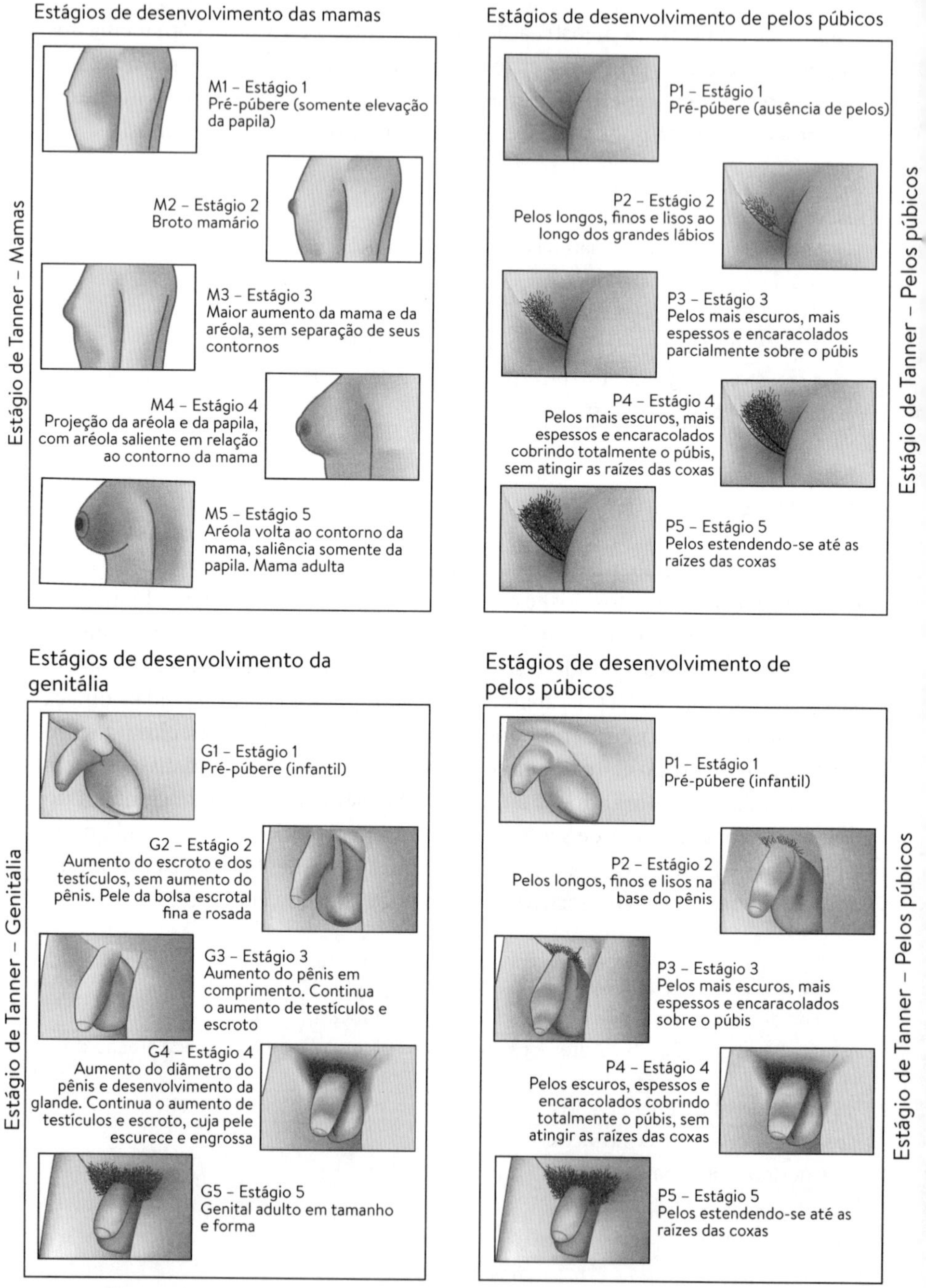

Figura 1 Estagiamento puberal segundo critérios de Tanner.
Fonte: BRASIL, Ministério da Saúde, 2013[13] e 2014.[14]

O pênis cresce primeiro em tamanho e depois em diâmetro e, no término do crescimento, atinge em média 12 a 15 cm quando ereto, com variação de 2 a 3 cm. A primeira ejaculação é chamada de semenarca ou espermarca, ocorrendo em média aos 12 anos e 8 meses. A polução noturna é a ejaculação involuntária de sêmen quando o adolescente está dormindo, sendo considerado um evento fisiológico normal.[4,12]

Ginecomastia é o crescimento do broto mamário no menino, sendo geralmente bilateral e, às vezes, doloroso. É classificada de acordo com o diâmetro, ou seja: grau I (1 a 2 cm), grau II (2 a 4 cm), grau III (> 5 cm). Quando ocorre, o adolescente deve ser tranquilizado e observado em um período de 3 anos; em geral, cerca de 85% regridem espontaneamente. A ginecomastia patológica é rara e pode ser causada por drogas, endocrinopatias, doenças crônicas e tumores, portanto, precisa ser devidamente investigada.

ALIMENTAÇÃO

Uma alimentação balanceada na adolescência é tão importante quanto na primeira infância, com a finalidade de satisfazer as necessidades energéticas e criar ou manter bons hábitos alimentares para o resto da vida. Devem-se evitar refeições frequentes em *fast food*, ingestão de petiscos e alimentos ricos em açúcar refinado. Há necessidade de incentivar a ingestão adequada de vitaminas e oligominerais fundamentais para um bom desenvolvimento, sobretudo cálcio, zinco e vitamina A. Cuidados especiais com veganos e vegetarianos para que as devidas reposições sejam realizadas.

IMUNIZAÇÕES

Deve-se orientar responsáveis e adolescentes quanto às vacinas disponíveis[15] para essa faixa etária, ajudando a mantê-los saudáveis. Orientar sobre as vacinas disponíveis nas redes pública e privada, como mostra a Figura 2.

É preciso realizar uma busca para saber a situação atual das vacinas administradas aos adolescentes, porque atualmente há vacinas disponíveis na rede pública que, quando eles eram crianças pequenas, estavam disponíveis somente na rede privada. Por esse motivo, muitos adolescentes não fizeram diversas vacinas, entre elas hepatites A e B, varicela, meningocócica conjugada e febre amarela.

A avaliação da vacina tríplice bacteriana (DPT) deve ser feita para identificar se todas as doses foram realizadas e fazê-las o mais breve possível. Se as três doses foram feitas (DPT, DT ou dT), checar o reforço que deve ser feito a cada 10 anos ou a cada 5 anos se houver gravidez ou ferimentos.[15]

CALENDÁRIO DE VACINAÇÃO SBIm ADOLESCENTE
Recomendações da Sociedade Brasileira de Imunizações (SBIm) – 2020/2021
Para definir vacinas e esquemas de doses na adolescência, considerar o passado vacinal

11-19 · anos ·

Os comentários devem ser consultados

Para recomendações de vacinação para gestantes, consulte o *Calendário de vacinação SBIm gestante*

ADOLESCENTE

Vacinas	Esquemas e recomendações	Comentários	Disponibilização das vacinas: Gratuitas nas UBS*	Disponibilização das vacinas: Clínicas privadas de vacinação
Tríplice viral (sarampo, caxumba e rubéola)	▪ Duas doses da vacina acima de 1 ano de idade, com intervalo mínimo de 1 mês entre elas ▪ Para adolescentes com esquema completo, não há evidências que justifiquem uma terceira dose como rotina, podendo ser considerada em situações de risco epidemiológico, como surtos de caxumba e/ou sarampo	▪ Contraindicada para gestantes. O uso em imunodeprimidos deve ser avaliado pelo médico (consulte os *Calendários de vacinação SBIm pacientes especiais*) ▪ Até 12 anos de idade, considerar a aplicação de vacina combinada quádrupla viral (sarampo, caxumba, rubéola e varicela/SCRV)	SIM, SCR	SIM, SCR e SCRV
Hepatites A, B ou A e B	**Hepatite A:** duas doses, no esquema 0-6 meses	▪ Adolescentes não vacinados na infância para as hepatites A e B devem ser vacinados o mais precocemente possível para essas infecções ▪ A vacina combinada para as hepatites A e B é uma opção e pode substituir a vacinação isolada para as hepatites A e B ▪ Para gestantes: consulte o *Calendário de vacinação SBIm gestante*	NÃO	SIM
	Hepatite B: três doses, esquema 0 - 1 - 6 meses		SIM	SIM
	Hepatites A e B: para menores de 16 anos: duas doses aos 0-6 meses. A partir de 16 anos: três doses aos 0 - 1 - 6 meses		NÃO	SIM
HPV	▪ Se o esquema de vacinação não foi iniciado aos 9 anos, aplicar a vacina o mais precocemente possível ▪ O esquema de vacinação para meninas e meninos menores de 15 anos é de duas doses com intervalo de 6 meses (0-6 meses) ▪ Para adolescentes com idade ≥ 15 anos, não imunizados anteriormente, o esquema é de três doses (0 - 1 a 2 - 6 meses)	▪ Duas vacinas estão disponíveis no Brasil: HPV4 e HPV2, licenciadas para ambos os sexos. Sempre que possível, preferir a HPV4 por ampliar a proteção ▪ Indivíduos mesmo que previamente expostos podem ser vacinados ▪ Para gestantes: consulte o *Calendário de vacinação SBIm gestante*	SIM, HPV4 – duas doses para meninas de 9 a 14 anos e meninos de 11 a 14 anos	SIM, HPV4 e HPV2
Tríplice bacteriana acelular do tipo adulto (difteria, tétano e coqueluche) – dTpa ou dTpa-VIP Dupla adulto (difteria e tétano) – dT	**Com esquema de vacinação completo, incluindo a dose dos 9-10 anos:** dose de reforço, preferencialmente com dTpa, 10 anos após a última **Com esquema de vacinação incompleto:** uma dose de dTpa a qualquer momento e completar a vacinação básica com dT (dupla bacteriana do tipo adulto) de forma a totalizar três doses de vacina contendo o componente tetânico **Não vacinados e/ou histórico vacinal desconhecido:** uma dose de dTpa e duas doses de dT no esquema 0 - 2 - 4 a 8 meses	▪ Atualizar dTpa independentemente de intervalo prévio com dT ou TT. O uso da vacina dTpa, em substituição à dT, para adolescentes, objetiva, além da proteção individual, a redução da transmissão da *Bordetella pertussis*, principalmente para suscetíveis com alto risco de complicações, como os lactentes ▪ Considerar antecipar reforço com dTpa para cinco anos após a última dose de vacina contendo o componente *pertussis* para adolescentes contactantes de lactentes ▪ Para indivíduos que pretendem viajar para países nos quais a poliomielite é endêmica recomenda-se a vacina dTpa combinada à pólio inativada (dTpa-VIP) ▪ A dTpa-VIP pode substituir a dTpa, inclusive em gestantes, ficando a critério médico o uso *off label* nesses casos ▪ Para gestantes: consulte o *Calendário de vacinação SBIm gestante* ▪ A vacina está recomendada mesmo para aqueles que tiveram coqueluche, já que a proteção conferida pela infecção não é permanente	SIM, dT para todos dTpa para gestantes e puérperas até 45 dias após o parto	SIM, dTpa e dTpa-VIP
Varicela (catapora)	**Para suscetíveis:** duas doses **Para menores de 13 anos:** intervalo de 3 meses **A partir de 13 anos:** intervalo de 1 a 2 meses	▪ O uso em imunodeprimidos deve ser avaliado pelo médico (consulte os *Calendários de vacinação SBIm pacientes especiais*) ▪ Até 12 anos de idade, considerar a aplicação de vacina combinada quádrupla viral (SCRV) ▪ Para gestantes: consulte o *Calendário de vacinação SBIm gestante*	NÃO	SIM, varicela e CRV
Influenza (gripe)	Dose única anual	▪ Desde que disponível, a vacina influenza 4V é preferível à vacina influenza 3V, por conferir maior cobertura das cepas circulantes ▪ Na impossibilidade de uso da vacina 4V, utilizar a vacina 3V ▪ Para gestantes: consulte o *Calendário de vacinação SBIm gestante*	SIM, 3V para grupos de risco	SIM, 3V e 4V
Meningocócicas conjugadas ACWY/C	**Para não vacinados:** duas doses com intervalo de 5 anos **Para vacinados na infância:** reforço aos 11 anos ou 5 anos após a última dose	▪ Na indisponibilidade da vacina meningocócica conjugada ACWY, substituir pela vacina meningocócica C conjugada ▪ Para gestantes: consulte o *Calendário de vacinação SBIm gestante*	SIM, menACWY (11 e 12 anos)	SIM
Meningocócica B	Duas doses com intervalo de 1 a 2 meses. Não se conhece a duração da proteção conferida e, consequentemente, a necessidade de dose(s) de reforço como rotina	▪ Recomendar uma dose de reforço 3 anos após esquema para grupos de alto risco: pessoas vivendo com HIV, portadores de asplenia anatômica ou funcional, deficiência de complemento ou pessoas em uso de biológicos que interferem na via do complemento ▪ Para gestantes: consulte o *Calendário de vacinação SBIm gestante*	NÃO	SIM
Febre amarela	Não há consenso sobre a duração da proteção conferida pela vacina. De acordo com o risco epidemiológico, uma segunda dose pode ser considerada, em especial para aqueles vacinados antes dos 2 anos de idade, pela maior possibilidade de falha vacinal primária	▪ Contraindicada para adolescentes amamentando bebês menores de 6 meses de idade ▪ O uso em imunodeprimidos deve ser avaliado pelo médico (consulte os *Calendários de vacinação SBIm pacientes especiais*) ▪ Para gestantes: consulte o *Calendário de vacinação SBIm gestante*	SIM	SIM
Dengue	▪ Recomendada para adolescentes soropositivos ▪ Esquema de três doses com intervalo de 6 meses (0 - 6 - 12 meses)	▪ Licenciada para pessoas entre 9 e 45 anos ▪ Contraindicada para adolescentes soronegativos, imunodeprimidos, gestantes e nutrizes	NÃO	SIM

02/06/2020 · Sempre que possível, preferir vacinas combinadas · Sempre que possível, considerar aplicações simultâneas na mesma visita · Qualquer dose não administrada na idade recomendada deve ser aplicada na visita subsequente · Eventos adversos significativos devem ser notificados às autoridades competentes.

Algumas vacinas podem estar especialmente recomendadas para pacientes portadores de comorbidades ou em outra situação especial. Consulte os *Calendários de vacinação SBIm pacientes especiais*.

*UBS – Unidade Básica de Saúde

Figura 2 Calendário de Imunizações de Adolescentes (SBim) 2020-2021.

Fonte: Sociedade Brasileira de Imunizações, 2020-2021.[15]

A vacina tríplice viral merece grande atenção, uma vez que confere proteção contra sarampo, caxumba e rubéola; são necessárias duas doses para proteção adequada. Caso não haja tais doses, a vacina deve ser realizada, com atenção para as meninas, principalmente antes que engravidem, pois há risco de malformações congênitas.

A vacina contra varicela é indicada para jovens que não tenham contraído a doença anteriormente; são necessárias duas doses com intervalo de 1 a 2 meses. É contraindicada em gestantes e imunodeprimidos.[15]

Recomenda-se fazer uma dose da vacina meningocócica conjugada nos jovens acima de 11 anos ou após 5 anos da última dose, mesmo naqueles que receberam tal vacina na infância. Aqueles não vacinados devem receber 2 doses com intervalo de 5 anos.[15]

É fundamental o papel do pediatra para incentivar a vacinação e desmistificar as crenças sobre vacinas associadas a autismo e demais patologias.

ORIENTAÇÕES SOBRE A PRÁTICA ESPORTIVA

A atividade física é desejável e deve ser estimulada, pois desenvolve a força muscular, a flexibilidade e a resistência, aperfeiçoa a coordenação motora, estimula o metabolismo ósseo, aumenta a capacidade respiratória e cardíaca, melhora o humor e o apetite, previne a obesidade e, em longo prazo, diminui o risco de hipertensão, além da diabetes e arteriosclerose.[16] Quando a atividade física está associada à competição, fortalece a formação do caráter, porque desenvolve a sociabilidade e o respeito às regras, impondo limites e ensinando a lidar com vitórias e derrotas.

A partir dos 12 anos, pode-se indicar esportes competitivos, porém é preciso respeitar a maturidade biológica do adolescente evitando sobrecargas de exercícios. Nesta faixa etária, já estão indicados esportes como o remo e a musculação com cargas leves. Deve-se estimular sempre uma alimentação adequada e balanceada, evitando-se o uso de suplementos alimentares e anabolizantes.

AVALIAÇÃO DA ACUIDADE VISUAL E AUDITIVA

Deve ser realizada a cada 2 anos.

AVALIAÇÃO DA SAÚDE ORAL

Recomendam-se visitas periódicas ao dentista a fim de detectar alterações gengivais e cáries, orientando para ter uma boa higiene oral com escovação dos dentes e da língua e o uso de fio dental. Identificar alterações de articulação temporomandibular.

PREVENÇÃO DE INFECÇÕES SEXUALMENTE TRANSMISSÍVEIS

O adolescente deve ser orientado quanto ao uso de métodos contraceptivos e do uso camisinha (feminina e masculina), esclarecendo as dúvidas sobre infecções sexualmente transmissíveis (IST)/AIDS e gravidez.

PREVENÇÃO DO USO DE DROGAS

Na adolescência, a busca por novas experiências e sensações pode levar os jovens ao uso de drogas, tabaco e álcool. Orientar quanto aos riscos desse uso.

CADERNETA DE SAÚDE DO ADOLESCENTE

O Ministério da Saúde criou, em 28/10/2009, a Caderneta de Saúde do Adolescente para jovens entre 10 e 19 anos de idade (Figura 3). A Caderneta foi criada em duas versões (feminina[13] e masculina[14]) e tem como objetivo esclarecer as dúvidas dos adolescentes sobre saúde integral e incentivar os jovens a se cuidarem, além instrumentalizar os profissionais de saúde, uma vez que a Caderneta da Criança segue apenas até os 10 anos de idade.

Na Caderneta, há várias informações sobre seus direitos e deveres (ECA), as mudanças corporais, alimentação, saúde oral, imunizações, sexualidade, gravidez

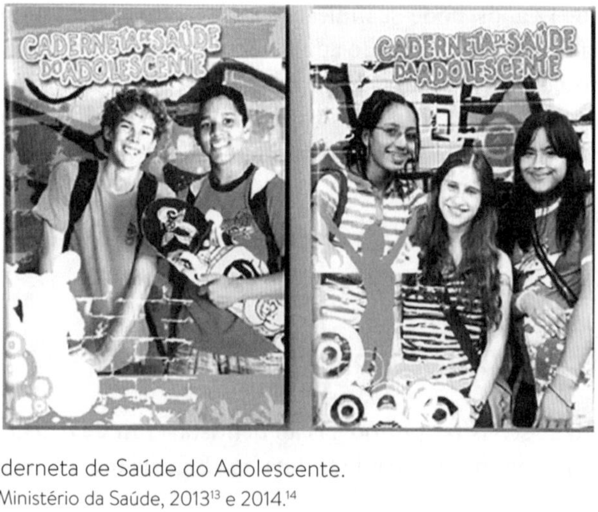

Figura 3 Caderneta de Saúde do Adolescente.
Fonte: BRASIL, Ministério da Saúde, 2013[13] e 2014.[14]

e contracepção, além das curvas de crescimento e estagiamento puberal. É excelente ferramenta para ser utilizada em todas as consultas de seguimento dos adolescentes, incluindo a participação dos pais.

DESAFIOS ATUAIS

- Fazer o acompanhamento do adolescente ao menos 1 vez/ano a fim de identificar precocemente patologias e situações de risco.
- Manter o calendário de imunizações em dia.
- Promover o desenvolvimento saudável por meio de cuidados na atenção integral à saúde do adolescente.

✓ CONCLUSÃO

A adolescência é uma fase de grandes transformações e, portanto, a consulta do adolescente deve abordar as peculiaridades dessa faixa etária. A relação médico-paciente, fortalecida pela atitude acolhedora, imparcial e com confiança, é fundamental. Deve-se manter o foco em alimentação, relacionamentos sociais (família, escola e outros), comportamento sexual, imagem corporal, uso de drogas lícitas ou ilícitas e vida virtual, bem como contracepção. No exame físico, destaque para crescimento e alterações ponderais (obesidade, anorexia), pele (acne), desvios da coluna e estagiamento de Tanner. Atentar para utilização da Caderneta de Saúde do Adolescente, além de checar periodicamente as imunizações. Trata-se de um instrumento facilitador para médico, paciente e família.

REFERÊNCIAS BIBLIOGRÁFICAS

1. Sociedade Brasileira de Pediatria (SBP). Departamento de adolescência da SBP. Pergunte ao especialista. 2017. Disponível em: https://www.sbp.com.br/fileadmin/user_upload/2017/03/PERGUNTE-AO-ESPECIALISTA-adolescencia2017-1.pdf. Acesso em: 20/8/2020.
2. BRASIL. Estatuto da Criança e do Adolescente, Lei nº 8.069, de 13.07.1990, publicada no DOU de 16/7/1990.
3. BRASIL. Ministério da Saúde. Secretaria de Atenção em Saúde. Departamento de Ações Programáticas Estratégicas. Diretrizes nacionais para a atenção integral à saúde de adolescentes e jovens na promoção, proteção e recuperação da saúde. Brasília: Ministério da Saúde; 2010. (Série A. Normas e Manuais Técnicos).
4. Sociedade Brasileira de Pediatria (SBP). Departamento científico. Manual de Orientação do Departamento Científico de Adolescência. Consulta do adolescente: abordagem clínica, orientações éticas e legais como instrumento ao pediatra. Janeiro de 2019. Disponível em: https://www.sbp.com.br/fileadmin/user_upload/21512c-MO_-_ConsultaAdolescente_-_abordClinica_orientEticas.pdf. Acesso em: 20/8/2020.

5. Conselho Federal de Medicina (CFM). Código de Ética Médica. 2018. Disponível em: https://sistemas.cfm.org.br/normas/visualizar/resolucoes/BR/2018/2217. Acesso em: 20/8/2020.
6. *HEEADSSS 3.0:* The psychosocial interview for adolescents updated for a new century fueled by media. Contemporary Pediatrics. *2014*. Disponível em: https://www.contemporarypediatrics.com/article/heeadsss-30-psychosocial-interview-adolescents-updated--new-century-fueled-media. Acesso em: 20/8/2020.
7. Sociedade Brasileira de Pediatria (SBP). Curvas de crescimento OMS. 2007. Disponível em: https://www.sbp.com.br/departamentos-cientificos/endocrinologia/graficos-de-crescimento/. Acesso em: 20/8/2020.
8. Centers for Disease Control and Prevention, National Center for Health Statistics. 2000 CDC growth charts: United States. Disponível em: www.cdc.gov/growthcharts. Acesso em: 20/8/2020.
9. Flynn JT, Kaelber DC, Baker-Smith CM, Blowey D, Carroll AE, Daniels SR, et al; Subcommittee on Screening and Management of High Blood Pressure in Children. Clinical Practice .Guideline for Screening and Management of High Blood Pressure in Children and Adolescents. Pediatrics. 2017;140(3):e20171904.
10. BRASIL. Ministério da Saúde. Escala de acuidade visual de Snellen. 2008. Disponível em: http://subpav.org/download/impressos/Escala_acuidade_visual_Snellen_3m_A4. Acesso em: 20/8/2020.
11. Tanner JM. Issues and advances in adolescent growth and development. J Adolesc Health Care. 1987;8(6):470-8.
12. Chiptevitch E. Avaliação clínica da maturação sexual na adolescência. Jornal de Pediatria. 2001;77(Supl 2). Disponível em: www.jped.com.br/conteudo/01-77-S135/port.pdf. Acesso em: 20/8/2020.
13. BRASIL. Ministério da Saúde. Caderneta de saúde da adolescente. 2.ed. 2013. Disponível em: http://bvsms.saude.gov.br/bvs/publicacoes/caderneta_saude_adolescente_feminina.pdf. Acesso em: 20/8/2020.
14. BRASIL. Ministério da Saúde. Caderneta de saúde do adolescente. 3.ed. 2014. Disponível em: http://bvsms.saude.gov.br/bvs/publicacoes/caderneta_saude_adolescente_masculino.pdf. Acesso em: 20/8/2020.
15. Sociedade Brasileira de Imunizações (SBim). Calendário de vacinação SBim Adolescentes – Recomendações da Sociedade Brasileira de Imunizações (SBim) 2020-2021. Disponível em: https://sbim.org.br/images/calendarios/calend-sbim-adolescente.pdf. Acesso em: 20/8/2020.
16. Sociedade Brasileira de Pediatria (SBP). Departamento científico de nefrologia. Hipertensão arterial na infância e adolescência. Disponível em: https://www.sbp.com.br/imprensa/detalhe/nid/hipertensao-arterial-na-infancia-e-adolescencia/. Acesso em: 20/8/2020.

7

ALIMENTAÇÃO DO LACTENTE

Marcia de Sá Fortes Gullino de Faria
Bruna de Siqueira Barros

OBJETIVOS

- ✓ Apresentar uma revisão atualizada sobre a introdução alimentar na criança.
- ✓ Reconhecer que os 2 primeiros anos de vida são importantes para a formação dos hábitos alimentares futuros e a boa relação com a comida.
- ✓ Reconhecer a importância da alimentação adequada e saudável na prevenção de doenças crônicas não transmissíveis.
- ✓ Descrever os métodos *baby-led weaning* (BLW) e *baby-led introduction to solids* (BLISS) como novas abordagens na introdução alimentar.
- ✓ Identificar os principais micronutrientes que precisam ser suplementados de rotina nos 2 primeiros anos de vida.

INTRODUÇÃO

A alimentação nos 2 primeiros anos de vida tem um papel fundamental para o crescimento e o desenvolvimento adequados da criança e a formação de hábitos futuros, pois é nesse período que a criança passa a conhecer uma infinidade de sabores, que a acompanharão por toda a sua vida.[1] No entanto, são muitos os desafios a serem superados para a prática de uma alimentação adequada e saudável no início da vida.

A alimentação adequada deve ser iniciada ainda no período pré-natal, pois, com o advento dos conceitos sobre epigenética, é visto que fatores nutricionais e metabólicos, em fases precoces do desenvolvimento humano, têm efeito na expressão de genes relacionados com a saúde na vida adulta. Dessa forma, alimentação saudável é um dos pilares da prevenção de enfermidades crônicas não transmissíveis, incluindo diabetes, doenças cardiovasculares, dislipidemias e câncer.[1] Atualmente, essas doenças estão entre as principais causas de mortalidade no Brasil e no mundo.[2,3] Alguns fatores pós-natais são determinantes para aumentar o risco dessas condições clínicas, por exemplo, o desmame precoce e a introdução de alimentos complementares não apropriados, além do emprego de fórmulas infantis incorretamente preparadas.[4]

O período da introdução alimentar faz parte dos primeiros 1.000 dias de vida, que corresponde ao intervalo entre a gestação e os 2 primeiros anos de idade, considerados extremamente importantes para o futuro da criança, tanto biológico (crescimento e desenvolvimento) como cognitivo e social.[5] Garantir à criança a ingestão de quantidade suficiente de alimentos com nutrientes adequados nesse período é fundamental. Uma alimentação adequada durante a gestação, associada a aleitamento materno, correta introdução alimentar e manutenção de hábitos saudáveis, são determinantes para a saúde em curto e longo prazos (vida adulta). A genética não é soberana no crescimento e no desenvolvimento da criança, sendo a nutrição um dos fatores ambientais que influenciam esse processo.[4,6]

Em virtude da elevada frequência com que os problemas relacionados à nutrição infantil se apresentam nas consultas de puericultura, o conhecimento correto e atualizado pelo pediatra sobre a alimentação da criança é essencial para a avaliação e a orientação adequadas.

DEFINIÇÕES

Alimentação complementar é o conjunto de todos os alimentos sólidos ou líquidos, além do leite materno, oferecidos durante o período em que a criança ainda é amamentada ao seio, embora sem exclusividade.[6]

Alimentos de transição (anteriormente designados "alimentos de desmame") são os especialmente preparados para a criança até que ela possa receber aqueles consumidos pela família.[5] O termo "alimentos de desmame" deve ser evitado, já que sugere um objetivo de desmame, e não a complementação do leite materno.[6]

Alimentos da família (alimentos da família modificados) são aqueles utilizados pela família, porém modificados na consistência para se adequarem à maturação da criança.[6]

Recentemente o conceito de alimentos não saudáveis foi modificado por um novo sistema de classificação alimentar adotado pelo *Guia Alimentar para a População Brasileira*.[7] Quatro categorias de alimentos dessa nova classificação, publicada por Monteiro et al. em 2010, agrupa os alimentos de acordo com a extensão e a finalidade de seu processamento, ao invés de seus nutrientes.[8]

- Alimentos *in natura* ou minimamente processados são alimentos obtidos de plantas ou animais que passam por alguma alteração sem adição de sal, açúcar ou óleos – legumes, verduras, frutas, leguminosas, arroz, milho.
- Ingredientes culinários processados são alimentos fabricados pela indústria a partir de alimentos *in natura* – sal, açúcar, mel, óleo vegetal, manteiga, amido de milho.
- Alimentos processados são alimentos elaborados a partir de alimentos *in natura*, porém adicionados de sal ou açúcar para durarem mais – geleias de frutas, conservas em água ou óleo, conservas de hortaliças, cereais ou leguminosas, queijos, pães.
- Alimentos ultraprocessados são alimentos produzidos por indústrias, com adição de muitos ingredientes, como sal, açúcar, óleos, corantes, aromatizantes e outros – refrigerantes, refresco em pó, salgadinhos de pacote, biscoitos, mistura para bolo, salsicha, hambúrguer, achocolatados, temperos e molhos prontos, macarrão instantâneo, produtos congelados prontos.

EPIDEMIOLOGIA

Nas últimas décadas, é notória a transição no padrão alimentar da população brasileira, caracterizada por baixo consumo de frutas, vegetais, grãos, cereais e legumes, associado a um consumo relativamente alto de alimentos processados e ultraprocessados, ricos em gordura saturada, açúcar e sal. Esse padrão inadequado já atinge a população pediátrica e, consequentemente, a prevalência de desnutrição diminuiu no país, enquanto a ocorrência de anemia, sobrepeso e obesidade aumentou significativamente.[6] Relvas et al, encontraram uma prevalência de consumo de alimentos ultraprocessados de 43,1% entre crianças com menos de 12 meses acompanhadas na atenção primária em uma cidade da região metropolitana de São Paulo.[9] As crianças que não eram amamentadas apresentaram maior prevalência de consumo.

Em um estudo prospectivo[10] avaliando as práticas e o consumo alimentar de 179 lactentes saudáveis entre 4 e 12 meses, residentes de três capitais brasileiras, foi evidenciado: curta duração do aleitamento materno, uso do leite de vaca integral e introdução precoce de alimentos industrializados ricos em lipídios, açúcar e sal. Além do consumo inadequado de macronutrientes, houve baixa ingestão de micronutrientes, incluindo os relacionados à defesa antioxidante, que podem potencializar o risco de desenvolvimento de doenças crônicas não transmissíveis, como as cardiovasculares. Vieira et al. estudando o hábito alimentar de 2.318 crianças menores de 1 ano amamentadas e não amamentadas na Bahia,[11] observaram que as crianças amamentadas, quando comparadas com as não amamentadas, apresentaram melhores hábitos no que se refere à época de introdução dos alimentos complementares. Nas crianças com idade igual ou inferior a 4 meses e não amamentadas, foi observada uma chance 8,2 e 6,7 vezes maior de a criança ser alimentada, respectivamente, com a refeição da família (IC 95% 3,23-20,66) e com papas de legumes (IC 95% 3,84-11,78). Na mesma faixa etária, as prevalências de crianças não amamentadas que receberam água, chás, sucos e papa de frutas foram significativamente maiores (70,7% *versus* 19,7%, 63,3% *versus* 26,7%, 33,3% *versus* 4,9% e 14,4% *versus* 1,4%, respectivamente).

Os 2 primeiros anos de vida representam uma janela de oportunidade para que os lactentes aprendam, aceitem e gostem de alimentos saudáveis. Apesar da disponibilidade de alimentos industrializados para a criança, seu uso rotineiro e indiscriminado não é recomendado, principalmente antes de 2 anos de idade, quando os hábitos alimentares estão sendo formados. Em geral, eles contêm aditivos para melhor aroma, sabor, textura e consistência, bem como excesso de açúcar, sal e gorduras saturadas. Além de reduzir o apetite da criança e competir com os alimentos nutritivos, eles estão associados a anemia, alergias alimentares e excesso de peso.[6]

A criança imita naturalmente os hábitos da família e, nesse sentido, é importante que sejam saudáveis. Mudar o hábito alimentar de toda a família é um passo importante para o sucesso na formação de hábitos saudáveis na criança, porém, nem sempre é uma tarefa fácil para o pediatra. O Ministério da Saúde publicou em 2019 o Guia Alimentar para as Crianças Brasileiras Menores de 2 anos,[12] uma orientação completa sobre alimentação saudável voltada para a família, com uma linguagem mais simples e acessível. O objetivo é que a introdução alimentar seja também uma oportunidade para estabelecer, no dia a dia da família, um maior consumo de comida natural e verdadeira, e não de processados e ultraprocessados. Com isso, proporciona-se uma proteção em longo prazo de doenças crônicas, inclusive sobrepeso e obesidade.

ALEITAMENTO MATERNO

Os Departamentos de Nutrologia e de Aleitamento Materno (AM) da Sociedade Brasileira de Pediatria (SBP) adotam a recomendação da Organização Mundial da Saúde (OMS) e do Ministério da Saúde (MS) para que se recomende o aleitamento materno exclusivo até os 6 meses de idade e complementado até 2 anos ou mais, desde que essa continuidade seja nutritiva e de acordo com a vontade da criança e da mãe. Atualmente, há evidências de benefícios da amamentação do ponto de vista nutricional, imunológico, metabólico, ortodôntico, fonoaudiólogo, afetivo, econômico e social.[1,6]

Dados de pesquisas nacionais mostram o grande progresso nos indicadores da amamentação no Brasil nas últimas quatro décadas.[13] As prevalências de AM exclusivo até 6 meses, AM até 2 anos e AM até 1 ano tiveram tendência ascendente até 2006 (aumentando de 4,7%, 37,4% e 25,5% em 1986 para 37,1%, 56,3% e 47,2% em 2006, respectivamente). Para esses três indicadores, houve relativa estabilização entre 2006 e 2013 (36,6%, 52,1% e 45,4%, respectivamente). O indicador AM até 2 anos teve comportamento distinto – prevalência relativamente estável, em torno de 25% entre 1986 e 2006, e aumento subsequente, chegando a 31,8% em 2013. Um estudo retrospectivo de Oliveira et al. publicado em 2017[14] documenta tendências seculares encorajadoras da duração da amamentação no Rio de Janeiro de 1960-2009. A duração média da amamentação entre mulheres que deram à luz de 2000-2009 foi de 12 meses em comparação com os 6 meses entre crianças nascidas em 1960-1969. Essas melhorias correspondem à adoção de políticas, normas e práticas em favor da promoção, proteção e apoio ao aleitamento materno, adotadas a partir da década de 1980, como o Programa Nacional de Incentivo ao AM, a Norma Brasileira de Comercialização de Alimentos para Lactente, a inclusão, na Constituição Brasileira, do direito a 120 dias de licença-maternidade, a Iniciativa Hospital Amigo da Criança adotada em 1992, a expansão da Rede Brasileira de Bancos de Leite Humano, a intensa mobilização social provocada pela comemoração da Semana Mundial da Amamentação desde 1982 e, atualmente, a criação da Estratégia Amamenta e Alimenta Brasil, para promoção da amamentação e alimentação complementar na atenção básica.[15]

Por outro lado, esses estudos indicam que o país ainda está longe de atender às recomendações da OMS de amamentação exclusiva por 6 meses e duração total de qualquer tipo de amamentação de, no mínimo, 2 anos.[6]

Nesse contexto, o pediatra tem um papel muito importante na promoção, proteção e apoio ao AM. Esse incentivo deve estar presente desde o pré-natal, esclarecendo as vantagens e o manejo adequado da amamentação, na sala de parto com a mamada na 1ª hora de vida, no alojamento conjunto ajudando a superar as eventuais dificuldades quanto à técnica adequada e na alta hospitalar, orientando o bom esvaziamento das mamas na apojadura e a pega correta. O apoio do manejo da lactação nos primeiros dias de vida é fundamental para o sucesso de longo prazo da amamentação.

A concentração de nutrientes no leite materno depende da dieta materna; sendo assim, a orientação alimentar correta para as mães durante a amamentação é de grande importância. O consumo exagerado de alimentos ricos em gorduras trans, presentes nos alimentos industrializados, eleva a concentração desse tipo de gordura no leite materno, com consequente modificação corporal do lactente.[6]

Se houver impossibilidade de AM no 1º semestre de vida, é importante orientar que uma fórmula infantil para lactente deve ser iniciada. Para cálculo do volume, sabe-se que a capacidade gástrica do lactente é cerca de 30 mL/kg de peso.[6] A partir dos 6 meses, além dos alimentos de transição, essa criança deverá receber uma fórmula infantil de seguimento para lactentes. Nessa fase, o leite de vaca *in natura* em pó ou fluido não atende as necessidades nutricionais, pois fornece alto teor proteico com elevação da carga renal de soluto, baixo teor de ácidos graxos essenciais, alto teor de sódio e baixa disponibilidade de ferro e zinco. A correta orientação sobre o preparo de fórmulas infantis evita problemas nutricionais como obesidade e desnutrição.[1]

ALIMENTAÇÃO NO 1º ANO DE VIDA

Dada a importância de uma alimentação complementar qualitativamente adequada para a vida de um indivíduo em curto e longo prazos, o MS e a SBP estabeleceram, para crianças menores de 2 anos, inicialmente 10 e atualmente 12 passos para uma alimentação saudável (Quadro 1).[1,12]

Os passos para a alimentação saudável devem ser trabalhados em toda consulta de puericultura. Uma alimentação adequada evita carências nutricionais e contribui para a manutenção do peso corporal.

Quadro 1 Passos para alimentação saudável em menores de 2 anos

12 passos para alimentação saudável em menores de 2 anos
Passo 1 – Amamentar até 2 anos ou mais, oferecendo somente o leite materno até 6 meses
Passo 2 – Oferecer alimentos *in natura* ou minimamente processados, além do leite materno, a partir dos 6 meses
Passo 3 – Oferecer água própria para o consumo em vez de sucos, refrigerantes e outras bebidas açucaradas
Passo 4 – Oferecer a comida amassada quando a criança começar a comer outros alimentos além do leite materno
Passo 5 – Não oferecer açúcar nem preparações ou produtos que contenham açúcar até 2 anos de idade
Passo 6 – Não oferecer alimentos ultraprocessados
Passo 7 – Cozinhar a mesma comida para a criança e para a família
Passo 8 – Zelar para que a hora da alimentação da criança seja um momento de experiências positivas, aprendizado e afeto junto da família
Passo 9 – Prestar atenção aos sinais de fome e saciedade da criança e conversar com ela durante a refeição
Passo 10 – Cuidar da higiene em todas as etapas da alimentação da criança e da família
Passo 11 – Oferecer alimentação adequada e saudável também fora de casa
Passo 12 – Proteger a criança da publicidade de alimentos

Fonte: BRASIL, Ministério da Saúde, 2019.[12]

Quando iniciar

A partir dos 6 meses, está indicada a introdução de diferentes alimentos progressivamente, garantindo dietas adequadas em quantidade e qualidade, com base na disponibilidade de alimentos e fatores culturais da população.[7] O leite materno deve continuar a ser oferecido em livre demanda, sendo considerado o principal alimento até 1 ano de idade. Os novos alimentos devem complementar o leite materno, e não o substituir.[12] Com 6 meses, a maioria das crianças está preparada, do ponto de vista digestório, renal, imunológico e neurológico, para a ingestão segura de alimentos sólidos.[6] Nessa idade, ela passa a sentar sem apoio, pega objetos e os leva a boca, é capaz de fazer movimentos de mastigação mesmo antes de surgirem os primeiros dentes, demonstra interesse pelos alimentos e gosta de participar das refeições familiares.[1,12,16] Como consequência de seu desenvolvimento, é comum a criança querer colocar as mãos na comida, por isso, é importante dar liberdade para que ela explore os alimentos. Entender os sinais de maturidade do lactente para iniciar a introdução de alimentos sólidos é fundamental para uma introdução alimentar com sucesso. São eles: sentar sem ou com mínimo apoio, apresentar interesse na comida da família, levar objetos à boca e ter diminuído o reflexo de protusão da língua.

A alimentação complementar também deve ser iniciada aos 6 meses na criança em uso da fórmula infantil para lactentes. Alguns estudos não mostram significativas diferenças quando esse processo ocorre entre 4 e 6 meses de idade.[16,17] No entanto, a introdução precoce pode ser desvantajosa ao diminuir a duração do aleitamento materno, ter qualidade nutricionalmente inferior, além de poder interferir na absorção de nutrientes importantes existentes no leite materno, como o ferro e o zinco, acarretando aumento da morbimortalidade, especialmente em locais com condições precárias de higiene.[16] Além disso, a alimentação complementar iniciada antes dos 4 ou após 7 meses de idade pode estar relacionada com maior risco para desenvolvimento de distúrbios imunológicos.[18] Portanto, não há benefícios em se introduzir alimentos complementares precoce ou tardiamente. Um esquema sugerido em relação à idade para introdução dos alimentos complementares[1] encontra-se no Quadro 2.

Alimentos a oferecer

Na alimentação complementar, as frutas são oferecidas sem adição de açúcar, mel ou farinhas, tanto as doces com as azedas, como laranja, limão e maracujá. A papa principal deve conter pelo menos um alimento de cada um dos grupos alimentares: cereal ou tubérculo, alimento proteico de origem animal, leguminosas e hortaliças (verduras e legumes), como descrito no Quadro 3. A SBP recomenda que todos os grupos sejam oferecidos desde a primeira papa.[1] A Academia Americana de Pediatria,[19] por outro lado, recomenda que haja introdução de um alimento por vez e que nenhum outro seja oferecido por 3 a 5 dias, a fim de observar a tolerância. De uma maneira prática, se o cuidador se sentir inseguro para oferecer a papa principal com todos os grupos, o intervalo entre a oferta de novos alimentos pode ser menor. Em caso de suspeita de alergia ou intolerância, o alimento em questão deve ser evitado até o retorno ao pediatra.

Quadro 2 Esquema de introdução alimentar em crianças no 1º ano de vida

Idade	Alimento
Do 6º ao 24º mês	Leite materno ou fórmula infantil de seguimento
No 6º mês	Frutas Papa principal (almoço)
Do 7º ao 8º mês	Papa principal (jantar)
Do 9º ao 11º mês	Aumentar a consistência dos alimentos
No 12º mês	Comida da família (adequar os alimentos)

Fonte: SBP, 2017.[1]

Quadro 3 Alimentos utilizados para o preparo da papa principal

Cereal ou tubérculo	Leguminosa	Proteína animal	Hortaliças
Arroz Milho Macarrão Batata inglesa Batata doce Batata baroa ou mandioquinha Mandioca Inhame Cará Aveia	Feijões Soja Ervilha Lentilha Grão de bico	Carne bovina Vísceras Carne de frango Carne suína Carne de peixe Ovos	**Verduras (cozidas)** Couve Agrião Repolho Espinafre Taioba Mostarda Chicória Acelga **Legumes** Cenoura Abóbora Chuchu Tomate Vagem Berinjela Quiabo Beterraba

Fonte: SBP, 2018.[6]

Não há restrição de nenhum alimento dos grupos apresentados. As carnes não devem ser retiradas após o cozimento, devem ser picadas ou desfiadas e oferecidas desde o início da introdução alimentar. Não há contraindicação para o consumo de ovo (clara e gema) e peixe a partir do 6º mês. Pelo contrário, a oferta deve ser a mais ampla possível. A partir dessa faixa etária, é recomendada a introdução de proteínas heterólogas e glúten (pequenas quantidades) visando à aquisição de tolerância e à redução no risco de alergenicidade. Além disso, a alimentação variada é capaz de oferecer vitaminas, cálcio, ferro e outros nutrientes em quantidades necessárias. Não se devem oferecer as verduras cruas, sempre cozidas ou refogadas.[1,6,15] Com o objetivo de facilitar o preparo dos alimentos, a comida da criança pode ser a mesma da família, diferindo apenas na textura e no uso do sal. É um ótimo momento para o pediatra orientar hábitos alimentares saudáveis para a toda a família, pois a criança aprende pelos exemplos.

Em relação ao preparo, usar temperos naturais (salsa, cebolinha, alho, cebola, alecrim, manjericão, tomate), bem como óleo vegetal, azeite ou manteiga para refogar. O sal não deve ser adicionado no preparo das refeições antes de 12 meses, assim como outros condimentos industrializados ricos em sódio. O consumo exagerado desse mineral está associado ao desenvolvimento de hipertensão arterial na vida adulta.[6]

Vale ressaltar que o novo Guia Alimentar para crianças[12] diverge da SBP em relação ao consumo de sal, uma vez que libera uma quantidade mínima a partir dos 6 meses, como forma de estimular o consumo da mesma comida por todos os membros da família. Com esse mesmo intuito, o Guia também orienta como possibilidade o uso de leite de vaca e derivados como ingredientes em receitas feitas em casa, desde os 6 meses de idade.

O açúcar deve ser evitado até 2 anos de idade, da mesma forma os preparados para pudim, gelatina, sucos em pó, refrigerantes, geleias industrializadas, leites fermentados, biscoitos, doces e guloseimas. Outros alimentos desaconselháveis são aqueles pré-preparados, refrigerantes, café e embutidos.[6,12] O consumo de produtos industrializados pode estar relacionado com o desenvolvimento de alergias, constipação, obesidade e doenças crônicas degenerativas em longo prazo.[6] Além disso, até 12 meses de vida, não se recomenda o consumo de mel de abelha, uma vez que os esporos do *Clostridium botulinum*, capazes de produzir toxinas na luz intestinal, podem causar botulismo.[1] O pediatra também deve contraindicar alimentos que aumentem o risco de asfixia, como pipoca, uva e amendoim, até os 3 a 4 anos de idade.[18]

A partir da introdução desses novos alimentos, deve-se orientar a oferta de água potável, pois o consumo de maior quantidade de proteínas e de sais pode levar a sobrecarga renal de solutos. O consumo de água de coco como substituto da água não é aconselhável, por conter sódio e potássio, além de algum valor calórico que pode diminuir o apetite durante o consumo da refeição principal.[1]

Como oferecer

Na introdução alimentar, todos os sentidos estão envolvidos durante a oferta de alimentos. A criança visualiza as cores, percebe texturas e sabores diferentes, toca e sente o cheiro característico de cada alimento, e os pais e/ou cuidadores são os responsáveis por essas sensações ao escolherem o tipo e a forma do alimento oferecido. É fundamental que quem alimenta a criança tenha relação de afeto e confiança com ela e também paciência, pois é normal a criança rejeitar as primeiras ofertas dos alimentos, pois tudo é novo: a colher, a textura e os sabores. Este é um processo de aprendizagem, que demanda paciência e tempo, e isso deve ser considerado na organização da rotina da criança e da família.[15]

Todos os alimentos devem ser oferecidos inicialmente amassados com o garfo ou desfiados, posicionados no prato separadamente, oferecido de modo individual para que o lactente conheça o alimento e aprenda a desenvolver preferências e paladares diversos sem rigidez de horários. Não está indicado o uso de liquidificador ou peneira, pois quanto mais espessa e consistente for a refeição, maior a sua densidade energética. Deve-se ir aumentando gradativamente a consistência dos alimentos para estimular a mastigação, permitindo que a criança os manipule e leve a boca. Com 12 meses, a refeição da criança deve ser a mesma da família, evitando os alimentos industrializados, uma vez que os hábitos alimentares adquiridos nesta idade se mantêm até a vida adulta. As imagens da Figura 1 mostram exemplos de refeições, com texturas diferentes, de acordo com cada faixa de idade no 1º ano de vida.[12]

A oferta de sucos de frutas no início da introdução alimentar é histórica na pediatria. Sua indicação relacionada a boa fonte de vitamina C e água, boa aceitação pelas crianças e aos casos de constipação intestinal se dissemina por várias gerações. Atualmente, seu uso é contraindicado até 12 meses de vida, em razão do alto teor de carboidratos (11 a 16 g% em comparação aos 7 g% do leite materno),[20] por não contribuir para o desenvolvimento da mastigação, aumentar o

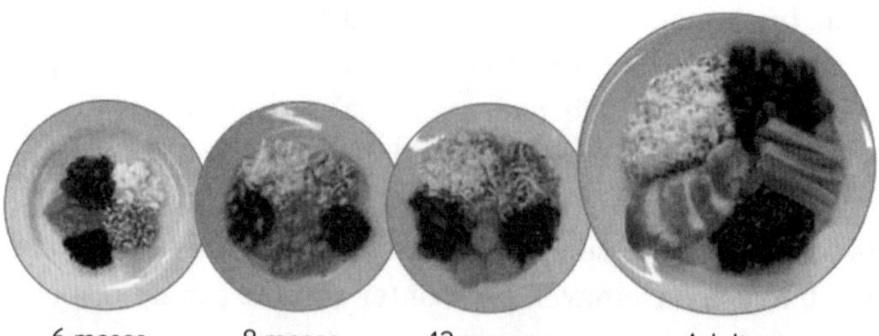

Figura 1 Exemplos de refeições de acordo com a faixa etária no primeiro ano de vida.
Fonte: BRASIL, Ministério da Saúde, 2019.[12]

risco de cárie dentária, possuir baixa densidade energética e conter baixo teor de fibras que contribuem para diminuir a absorção do açúcar. Seu uso em excesso pode acarretar desvios na curva de peso.

As refeições podem ser realizadas inicialmente no colo do responsável, com a criança sentada. Posteriormente, é aconselhável que a criança realize as refeições à mesa ou em cadeira própria, juntamente com a família, em ambiente calmo e agradável, sem televisão ou outros mecanismos de distração. É importante que os pais identifiquem e respeitem os sinais de fome e saciedade e incentivem o lactente para que ele seja ativo e interativo durante as refeições, com a atenção voltada totalmente para o momento. Não se deve forçar a criança a comer, pois isso aumenta o estresse e não estimula a criança a ter uma boa relação com a comida, podendo desenvolver seletividade alimentar no futuro. Oferecer os alimentos quando a criança está mais calma diminui a ansiedade dos pais e melhora a relação da criança com o alimento. Jamais orientar a deixar a criança com fome na expectativa de uma aceitação melhor da comida.

Além das questões nutricionais, este período é de elevado risco para a criança em razão de uma possível contaminação dos alimentos durante a manipulação e o preparo inadequados, favorecendo a ocorrência de doenças infecciosas, como a diarreica. Por isso, é pertinente a orientação sobre a higiene das mãos, da água, dos alimentos e dos utensílios.

Quantidade e frequência

As quantidades dos alimentos oferecidos devem basear-se principalmente na aceitação da criança, que varia segundo a necessidade individual, a quantidade de leite materno ingerido e a densidade dos alimentos complementares.[16]

A introdução alimentar deve ocorrer de forma gradativa, respeitando o tempo de adaptação aos novos alimentos, às preferências e aos mecanismos reguladores de fome e saciedade. Atitudes controladoras podem levar a hábitos inadequados, dificuldades alimentares na infância e compulsão alimentar com obesidade na vida adulta.[6]

As recomendações sobre a frequência de refeições são provenientes de estimativas teóricas baseadas na energia fornecida por esses alimentos e na capacidade gástrica de 30 g/kg de peso corporal. A OMS atualmente recomenda 2 a 3 refeições com alimentos complementares por dia dos 6 aos 8 meses de idade e 3 a 4 vezes/dia dos 9 aos 24 meses.[6] Os Quadros 4 e 5 fornecem recomendações em relação a frequência, quantidade e textura dos alimentos, porém a qualidade do alimento e o respeito ao tempo da criança são os itens mais importantes.

Quadro 4 Esquema da frequência alimentar diária

Café da manhã	Leite materno ou fórmula infantil
Lanche (manhã)	Leite materno e/ou fruta
Almoço	Cereal ou tubérculo + leguminosas + hortaliças (verduras + legumes) + proteína + fruta
Lanche (tarde)	Leite materno ou fórmula infantil + fruta
Jantar	Cereal ou tubérculo + leguminosas + hortaliças (verduras + legumes) + proteína + fruta
Lanche (noite)	Leite materno ou fórmula infantil

Fonte: SBP, 2018.[6]

Quadro 5 Recomendações de textura e quantidade dos alimentos oferecidos

Idade	Apresentação dos alimentos	Sugestão de quantidade (fome/saciedade)
A partir de 6 meses	Alimentos amassados	Iniciar com 2 a 3 colheres de sopa e aumentar a quantidade conforme aceitação
A partir de 7 meses	Alimentos amassados	2/3 de uma xícara ou aproximadamente 150 mL
A partir de 9 meses	Alimentos levemente amassados ou cortados	¾ de uma xícara ou aproximadamente 180 mL
A partir de 12 meses	Alimentos cortados	Aproximadamente 250 mL

Fonte: SBP, 2018.[6]

Amamentar logo em seguida à refeição também não é um problema, porque, no começo, a quantidade de alimentos consumida é bem pouca e o bebê pode precisar complementar com o leite materno. Aos poucos, o lactente naturalmente diminui o número de mamadas.[16]

O interrogatório alimentar é, sem dúvida, indispensável nas consultas de puericultura. Uma criança doente pode apresentar redução do apetite e consequente risco de deficiências nutricionais. Caso a criança esteja recebendo alimentação complementar, é importante orientar que os pais ofereçam alimentos saudáveis em pequenas quantidades e mais vezes ao dia. Caso a criança esteja consumindo a comida da família, pode ser necessário mudar a consistência (alimentos mais pastosos) para facilitar a aceitação. Após o processo infeccioso, a criança necessita de maior oferta de nutrientes durante a convalescência, pois estará apta a retomar seu crescimento.[6]

Alimentação complementar e o método *baby-led weaning* (BLW)

Além do método tradicional de introdução alimentar recomendado segundo orientações nacionais e internacionais (SBP, MS, OMS), existem outras abordagens sendo difundidas principalmente pela internet, como o *baby-led weaning* (BLW) e o *baby-led introduction to solids* (BLISS).

O método BLW, que significa o desmame guiado pelo bebê, foi idealizado pela britânica Gill Rapley, que, em 2008, lançou o livro *Baby-led Weaning: Helping Your Baby to Love Good Food* ("Desmame guiado pelo bebê: ajudando seu bebê a amar comida boa"), a qual defende a oferta de alimentos a partir de 6 meses, em pedaços, tiras ou bastões, sem a utilização das tradicionais papas e purês.[21] Segundo Rapley, essa abordagem oferece oportunidade para as crianças escolherem os momentos em que as refeições serão iniciadas; o que será consumido entre as opções saudáveis oferecidas pelos cuidadores; o ritmo em que as refeições serão realizadas e a quantidade que será ingerida em cada refeição. O lactente se alimenta sozinho, interagindo com o alimento durante a refeição, tendo total autonomia no controle da fome, no quanto vai comer e como vai comer, criando, assim, o seu hábito alimentar e o controle da saciedade. Com isso, há uma abordagem multissensorial, na qual o lactente interage com as formas e texturas do alimento, gerando uma melhora no seu desenvolvimento motor. É importante que o lactente esteja pronto para esta introdução alimentar, não só do ponto de vista fisiológico, mas também motor. Sentar-se sem apoio e levar objetos à boca são indícios de que a introdução alimentar com BLW pode ser iniciada.[21,22]

O método *baby-led introduction to solids* (BLISS) que significa introdução aos sólidos guiada pelo bebê, foi criada por um grupo de estudiosos neozelandeses a partir dos questionamentos ao BLW, como o risco de engasgo e a baixa oferta de ferro e de calorias. Trata-se de um BLW modificado no qual se reforça a oferta, em cada refeição, de um alimento rico em ferro e rico em calorias, bem como evitam-se os alimentos listados como alto risco de aspiração.[22] Contudo, em relação ao BLW, as orientações gerais são semelhantes.

Com a crescente popularidade do BLW entre os pais por meio de uma ampla divulgação principalmente pelas redes sociais, torna-se necessária a busca de evidências pelo pediatra sobre os potenciais benefícios e riscos dessa abordagem na introdução alimentar. Alguns questionamentos são levantados, como a ingestão adequada de micronutrientes, principalmente o ferro, o risco aumentado de engasgo e asfixia e se há impacto sobre o crescimento e o desenvolvimento.

Trabalhos publicados recentemente, alguns randomizados, avaliam essas questões.[23-28] No entanto, todos os estudos disponíveis até o momento na literatura avaliaram exclusivamente as populações da Europa, Ásia e da América do Norte, o que restringe a extrapolação de certas constatações para os países em desenvolvimento, pois uma série de determinantes socioculturais está implicada na prática do método.

O Departamento Científico de Nutrologia da SBP lançou em 2017 um Guia Prático sobre alimentação complementar e Método BLW afirmando que, dentre os motivos pelos quais o BLW ganha popularidade, destaca-se a importância dada pela idealizadora sobre a individualidade de cada lactente e seu ritmo, encorajando os pais a confiarem na capacidade nata que o lactente possui de se autoalimentar. Contudo, estas questões comportamentais também devem ser trabalhadas com a alimentação complementar oferecida na forma tradicional com a colher, em que o lactente pode receber os alimentos amassados oferecidos na colher, mas também deve experimentar com as mãos, explorar as diferentes texturas e formas como parte natural de seu aprendizado sensoriomotor. Desde o início da alimentação complementar, é importante que ela seja realizada junto com as refeições em família, incentivando a interação entre os membros da casa.[22] A SBP conclui que as orientações fornecidas pelos autores são coerentes com o desenvolvimento infantil, mas, limitar um processo complexo a uma única abordagem pode não ser factível para muitas famílias e, portanto, não pode ser endossado como forma única de alimentação infantil.[22]

O essencial para os pais é saber que, independentemente do método escolhido para iniciar a alimentação do bebê, o acompanhamento com pediatra e/ou nutricionista é importante, com o objetivo de garantir as necessidades nutricionais para o crescimento saudável no 1º ano de vida.

Suplementação de micronutrientes no lactente

A maioria das vitaminas não é sintetizada pelo organismo, necessitando ser ingerida por meio de uma alimentação equilibrada e saudável. No 1º ano de vida, poucas são as vitaminas que precisam ser suplementadas, desde que a criança não esteja em risco de carência nutricional, como as de nível socioeconômico mais baixo e aquelas com dietas vegetarianas.

Todo recém-nascido deve receber, ao nascimento, a vitamina K1 na dose 0,5 a 1 mg por via intramuscular ou 1 a 2 mg por via oral, profilaticamente, para evitar sangramentos resultantes da carência de fatores de coagulação dependentes dessa vitamina.[1]

A vitamina D desempenha um papel fundamental no metabolismo ósseo. As fontes alimentares não conseguem suprir as necessidades dessa vitamina, sendo obtida, em sua grande parte, a partir da síntese cutânea (90%). Vários fatores, como altitude elevada, uso de roupas que cubram o corpo, filtro solar, passar a maior parte do tempo em ambientes fechados, tempo predominantemente nublado e poluição atmosférica, reduzem a síntese cutânea. O leite materno, embora seja o melhor alimento para o lactente, possui baixas concentrações de vitamina D, em torno de 25 UI/L , quantidade insuficiente para suprir a necessidade diária da criança, que é de 400 UI no 1º ano de vida e de 600 UI no 2º ano.[6,19,29] A suplementação da vitamina D está indicada em todo recém-nascido a termo, desde a 1ª semana de vida, na dose de 400 UI/dia, naqueles em aleitamento materno exclusivo ou fórmula infantil. Para os prematuros, a suplementação deve ser iniciada quando o peso for superior a 1.500 g, na mesma dose.[29]

A administração de vitamina B12 é aconselhável para filhos, em aleitamento, de mães vegetarianas estritas ou, de maneira alternativa, a suplementação vitamínica pode ser oferecida à mãe.[1]

Em relação à vitamina A, o MS desenvolve um programa em áreas endêmicas de deficiência dessa vitamina. O programa consiste em administrar megadoses desse micronutriente para crianças menores de 5 anos de idade. A suplementação varia conforme a idade: cápsulas de 100.000 UI para lactentes de 6 a 11 meses de idade e de 200.000 UI para crianças de 12 a 59 meses de idade, a cada 4 a 6 meses.[1,6]

O ferro é o metal mais presente no corpo humano e participa de todas as fases da síntese proteica e dos sistemas respiratórios, oxidativos e anti-infecciosos do organismo. A anemia ferropriva compromete o desenvolvimento cerebral com repercussões importantes de longo prazo no desenvolvimento de habilidades cognitivas, comportamentais, linguagem e capacidades motoras das crianças. Também predispõe a alterações na imunidade não específica, paladar e apetite, resposta alterada ao estresse metabólico e desenvolvimento audiovisual.[30] A prevenção da anemia ferropriva se inicia com a suplementação do ferro na gestante, o clampeamento oportuno do cordão umbilical durante o parto e o estímulo ao aleitamento materno. A contraindicação de uso de leite de vaca *in natura*, não processado, em pó ou fluido antes dos 12 meses também é uma estratégia protetora contra a deficiência de ferro.

A suplementação profilática de ferro está indicada em toda criança nos 2 primeiros anos de vida, independentemente da condição socioeconômica, que não estejam recebendo no mínimo 500 mL/dia de fórmula infantil. A SBP preconiza desde 2018 que a suplementação de ferro se inicie aos 3 meses nos recém-nascidos a termo e partir de 30 dias de vida nos pré-termos, como mostra o Quadro 6.[6,30]

Além da prevenção medicamentosa da carência de ferro, o pediatra deve estar atento nas consultas para a oferta dos alimentos ricos em ferro, oferecidos principalmente na papa principal. O ferro pode ser encontrado nas formas heme (boa disponibilidade: carne e vísceras) e não heme (baixa disponibilidade: leguminosas e folhas verdes escuras). Para melhorar a absorção do ferro não heme, deve-se oferecer, junto às refeições, os agentes facilitadores, como carnes e vitamina C (frutas cítricas), e evitar os agentes inibidores, como leite (cálcio e fósforo), refrigerantes, café e chás (tanino).

Quadro 6 Suplementação profilática de ferro

Situação	Recomendação
Recém-nascidos a termo, de peso adequado para a idade gestacional, em aleitamento materno exclusivo ou não	1 mg de ferro elementar/kg de peso/dia a partir do 3º mês até o 24º mês de vida
Recém-nascidos a termo, de peso adequado para a idade gestacional, em uso de menos de 500 mL de fórmula infantil	1 mg de ferro elementar/kg de peso/dia a partir do 3º mês até 24º mês de vida
Recém-nascidos a termo com peso inferior a 2.500 g	2 mg/kg de peso/dia, a partir de 30 dias durante 1 ano. Após este período, 1 mg/kg/dia por mais 1 ano
Recém-nascidos pré-termo com peso entre 2.500 e 1.500 g	2 mg/kg de peso/dia, a partir de 30 dias durante 1 ano. Após este prazo, 1 mg/kg/dia por mais 1 ano
Recém-nascidos pré-termo com peso entre 1.500 e 1.000 g	3 mg/kg de peso/dia, a partir de 30 dias durante 1 ano. Após este período, 1 mg/kg/dia por mais 1 ano
Recém-nascidos pré-termo com peso inferior a 1.000 g	4 mg/kg de peso/dia, a partir de 30 dias durante 1 ano. Após este período, 1 mg/kg/dia por mais 1 ano

Fonte: SBP, 2018.[30]

DESAFIOS ATUAIS

O pediatra deve ter como metas o apoio, a orientação e o desenvolvimento de propostas de soluções para as possíveis dificuldades relacionadas à alimentação em todos os momentos, em especial nos primeiros 2 anos de vida. Além disso, deve estar atento às atualizações quanto às estratégias para a redução do risco de carências nutricionais. Os principais micronutrientes que necessitam de suplementação de rotina nos 2 primeiros anos de vida são a vitamina D e o ferro. A vitamina A exige suplementação somente em áreas endêmicas, e a vitamina B12, nas crianças em dietas veganas e vegetarianas.

Atualmente, o pediatra precisa estar sempre atento às abordagens pediátricas que são difundidas sobretudo pela internet, por exemplo, o método BLW, que defende a oferta de alimentos em pedaços, tiras ou bastões, sem a utilização da colher, de modo que o lactente se alimenta sozinho. As orientações fornecidas pelos autores são coerentes com o desenvolvimento infantil, mas limitar um processo complexo a uma única abordagem pode não ser factível para muitas famílias. Por isso, torna-se necessária a busca de evidências sobre os potenciais benefícios e riscos dessa abordagem na introdução alimentar.

ORIENTAÇÕES AOS PAIS

Os pais exercem importante papel de modelo para seus filhos, auxiliando-os nas práticas alimentares e estabelecendo os alimentos, o local e o momento adequado para seu consumo. Apesar da disponibilidade de alimentos industrializados para a criança, seu uso rotineiro e indiscriminado não é recomendado, principalmente antes de 2 anos.

A dificuldade na rotina diária está em encontrar maneiras de preparar alimentos de uma forma que contemple baixo teor de gordura, sal, açúcar e que promova saúde e prazer. Esse desafio aumenta se o padrão alimentar dos pais não for apropriado. Por isso, é fundamental a adoção de hábitos alimentares adequados e estilo de vida saudável por toda a família. O ideal é que a base da alimentação seja constituída de alimentos *in natura* ou minimamente processados. Dessa forma, seria eventual o consumo de produtos industrializados pela família, em especial dos alimentos ultraprocessados.

Por fim, é imprescindível a aquisição do hábito de leitura de rótulos para que os pais façam escolhas conscientes. No Brasil, em 2018, a Agência Nacional de Vigilância Sanitária (ANVISA) aprovou a revisão das regras para rotulagem dos alimentos, reconhecendo a necessidade de aperfeiçoamento, a fim de facilitar o acesso às informações sobre riscos nutricionais, como excesso de sódio, de gordura trans e saturada ou de açúcar, caso estejam presentes no produto.

✓ CONCLUSÃO

A correta inserção dos alimentos nos primeiros anos de vida tem papel na promoção à saúde na infância e na idade adulta. Por isso, a introdução de alimentos deve ser feita em tempo oportuno e em quantidade e qualidade adequadas a cada fase do desenvolvimento infantil. Os 2 primeiros anos de vida representam uma janela de oportunidade para que os lactentes aprendam, aceitem e gostem de alimentos saudáveis.

A criança imita naturalmente os hábitos da família e, nesse sentido, é importante que sejam saudáveis. Os 12 passos para a alimentação saudável estão descritos na Caderneta da Criança, com o objetivo de serem trabalhados em toda consulta de puericultura.

A introdução alimentar deve ser iniciada aos 6 meses tanto nos lactentes em aleitamento materno como naqueles em uso de fórmula infantil, quando a maioria das crianças está preparada, do ponto de vista psicomotor, para a ingestão segura de alimentos sólidos. Na alimentação complementar, os alimentos são oferecidos inicialmente amassados com o garfo ou desfiados, posicionados no prato separadamente, com progressão da consistência e da quantidade, sem rigidez de horário.

É importante que os pais identifiquem e respeitem os sinais de fome e saciedade e incentivem o lactente para que ele seja ativo e interativo durante as refeições. Não é recomendado o uso do sal e do açúcar até 12 meses. O uso do suco de frutas também é contraindicado até 12 meses, por causa do alto teor de carboidratos, baixa densidade energética e baixo teor de fibras.

REFERÊNCIAS BIBLIOGRÁFICAS

1. Weffort VRS, Patin RV, Souza SIS, Sari SOR. Alimentação do lactente à adolescência. In: Burns DAR, Campos Junior D, Silva LR, Borges WG, Blanck D (orgs.). Tratado de pediatria: Sociedade Brasileira de Pediatria (SBP). 4.ed. Barueri: Manole; 2017. p.1407-19.
2. Silva Junior JB. As doenças transmissíveis no Brasil: tendências e novos desafios para o Sistema Único de Saúde. In: Saúde Brasil 2008: 20 anos de Sistema Único de Saúde (SUS) no Brasil. Brasília: Ministério da Saúde; 2009.
3. World Health Organization (WHO). 2008–2013 Action plan for the global strategy for the prevention and control of noncommunicable diseases. 2008. 42p. Disponível em: http://www.who.int/nmh/Actionplan-PC-NCD-2008.pdf. Acesso em: 7/8/2020.
4. Sociedade Brasileira de Pediatria (SBP). Obesidade na infância e adolescência: manual de orientação. 2.ed revisada e ampliada. Rio de Janeiro: SBP; 2012. p.146.
5. Cunha AJ, Leite AJ, de Almeida IS. The pediatrician's role in the first thousand days of the child: the pursuit of healthy nutrition and development. J Pediatr. 2015;91:S44-51.
6. Sociedade Brasileira de Pediatria (SBP). Departamento de Nutrologia. Manual de alimentação da infância à adolescência. 4.ed revisada e ampliada. Rio de Janeiro: SBP; 2018. p.13-49.
7. BRASIL. Ministério da Saúde. Secretaria de Atenção à Saúde. Departamento de Atenção Básica. Guia alimentar para a população brasileira. 2.ed. Brasília: Ministério da Saúde; 2014.
8. Monteiro CA, Levi RB, Claro RM, Castro IR, Cannon G. A new classification of foods based on the extent and purpose of their processing. Cad Saúde Pública. 2010;26(11):2039-49.
9. Relvas GR, Buccini GS, Venancio SI. Ultra-processed food consumption among infants in primary health care in a city of the metropolitan region of São Paulo, Brazil. J Pediatr. 2018;95(5):584-92.
10. Caetano MC, Ortiz TT, da Silva SG, de Souza FI, Sarni RO. Complementary feeding: inappropriate practices in infants. J Pediatr. 2010;86(3):196-201.
11. Vieira GO, Silva LR, Vieira TO, Almeida JAG, Cabral VA. Hábitos alimentares de crianças menores de 1 ano amamentadas e não-amamentadas. J Pediatr. 2004;80:411-6.
12. BRASIL. Ministério da Saúde. Guia alimentar para crianças brasileiras menores de dois anos. Brasília: Ministério da Saúde; 2019. 265p. Disponível em: https://portaldeboaspraticas.iff.fiocruz.br/atencao-crianca/guia-alimentar-para-criancas-brasileiras-menores-de-2-anos/. Acesso em: 10/9/2020.
13. Boccolini CS, Boccolini PMM, Monteiro FR, Venâncio SI, Giugliani ERJ. Tendência de indicadores do aleitamento materno no Brasil em três décadas. Rev Saúde Pública. 2017;51:108.
14. Oliveira DS, Boccolini CS, Faerstein E, Verly-Jr E. Breastfeeding duration and associated factors between 1960 and 2000. J Pediatr. 2017;93:130-5.

15. Venancio SI, Saldiva SRDM, Monteiro CA. Secular trends in breastfeeding in Brazil. Rev Saúde Pública. 2013;47(6):1205-8.
16. Monte CMG, Giugliani ERJ. Recomendações para alimentação complementar da criança em aleitamento materno. J Pediatr. 2004;80(5 Supl):S131-41.
17. Michaelsen KF, Larnkjaer A, Lauritzen L, Mølgaard C. Science base of complementary feeding practice in infancy. Curr Opin Clin Nutr Metab Care. 2010;13(3):277-83.
18. Prescott SL, Smith P, Tang M, Palmer DJ, Sinn J, Huntley SJ, et al. The importance of early complementary feeding in the development of oral tolerance: concerns and controversies. Pediatr Allergy Immunol. 2008;19(5):375-80.
19. Stettler N, Bhatia J, Parish A, Stallings VA. Alimentando lactentes, crianças e adolescentes saudáveis. In: Kliegman RM, Stanton BF, St. Geme III JW, Schor NF, Behrman RE; tradução Spada SM. Nelson Tratado de Pediatria. 19.ed. v.1Rio de Janeiro: Saunders Elsevier; 2014. p.160-5.
20. Heyman MB, Abrams SA, AAP Section on Gastroenterology, Hepatology, and Nutrition, AAP Committee on Nutrition. Fruit juice in infants, children, and adolescents: current recommendations. Pediatrics. 2017;139(6).
21. Rapley G, Murket T. Baby-led weaning: helping your baby to love good food. London: Random House; 2008.
22. Sociedade Brasileira de Pediatria (SBP). Departamento Científico de Nutrologia. Guia prático de atualização. Alimentação complementar e o método BLW (baby-led weaning). Rio de Janeiro: SBP; 2017.
23. Cameron SL, Heath AL, Taylor RW. Healthcare professionals' and mothers' knowledge of, attitudes to and experiences with, babyled weaning: a content analysis study. BMJ Open. 2012;2.
24. Cameron SL, Taylor RW, Heath A-LM. Parent-led or baby-led? Associations between complementary feeding practices and health-related behaviours in a survey of New Zealand families. BMJ Open. 2013;3(12)1-9.
25. Morison BJ, Taylor RW, Haszard JJ, Schramm CJ, Erickson LW, Fangupo LJ, et al. How different are baby-led weaning and conventional complementary feeding? A cross-sectional study of infants aged 6-8 months. BMJ Open. 2016;6(5).
26. Daniels L, Taylor RW, Williams SM, Gibson RS, Fleming EA, Wheeler BJ, et al. Impact of a modified version of baby led weaning on iron intake and status: a randomised controlled trial. BMJ Open. 2018;27:8(6).
27. Dogam E, Yilmaz G, Caylan N, Turqut M, Gokcay G, Oquz MM. Baby-led complementary feeding: Randomized controlled study. Pediatr Int. 2018;60(12):1073-80.
28. Rowan H, Lee M, Brown A. Differences in dietary composition between infants introduced to complementary foods using Baby-led weaning and traditional spoon feeding. J Hum Diet. 2019;32(1):11-20.
29. Sociedade Brasileira de Pediatria (SBP). Hipovitaminose D em pediatria: recomendações para o diagnóstico, tratamento e prevenção. Departamento Científico de Endocrinologia e Metabologia. Guia prático de atualização. Rio de Janeiro: SBP; 2016. Disponível em: https://www.sbp.com.br/fileadmin/user_upload/2016/12/Endcrino-Hipovitaminose-D.pdf. Acesso em: 10/9/2020.
30. Sociedade Brasileira de Pediatria (SBP). Departamentos de Nutrologia e Hematologia-Hemoterapia. Consenso sobre anemia ferropriva: mais que uma doença, uma emergência médica! Nº 2. Atualizado em 24/7/2018.

8

ALIMENTAÇÃO DO PRÉ-ESCOLAR E DO ESCOLAR

Bruna de Siqueira Barros
Júlia Donizetti Lins de Albuquerque

OBJETIVO

✓ Caracterizar as peculiaridades da alimentação referentes às faixas etárias pré-escolar e escolar.

INTRODUÇÃO

O estímulo ao aleitamento materno e a introdução correta da alimentação complementar, com a correção e a adequação de hábitos alimentares da família, são fundamentais para que posteriormente se tenha sucesso na alimentação do pré-escolar e do escolar. Práticas corretas em relação à alimentação infantil determinarão a variabilidade dos alimentos, o tamanho da porção a ser oferecida, a frequência do consumo e o contexto social no qual a alimentação ocorre.[1]

A fase pré-escolar corresponde à faixa etária de 2 a 6 anos e é um período crítico na vida da criança, em que se torna necessária e importante a sedimentação de hábitos alimentares e de vida. Corresponde a uma fase de transição, pois a criança sai de um período de total dependência, quando é lactente, para posteriormente entrar numa fase de maior independência. É um período de vulnerabilidade para distúrbios nutricionais em razão das características das crianças dessa faixa etária.[2]

A faixa etária escolar caracteriza-se como uma fase de transição entre a infância e a adolescência e compreende crianças entre 7 e 10 anos de idade. Nesta fase, as relações alimentares são ampliadas a ambientes além da família, como escola e o meio sociocultural em que a criança está inserida.[2] É um período em que a qualidade e a quantidade da alimentação são determinantes para a manutenção da velocidade de crescimento, que deve ser constante e adequada, garantindo posteriormente um estirão puberal satisfatório.[3]

ALIMENTAÇÃO DO PRÉ-ESCOLAR

Durante a fase pré-escolar, a criança apresenta ritmo de crescimento regular. A velocidade de crescimento ponderoestatural é menor quando comparada aos primeiros 2 anos de vida, o que gera um decréscimo proporcional das necessidades nutricionais e do apetite. É por essa razão que uma das queixas mais comuns nessa faixa etária durante as consultas pediátricas é a inapetência. No entanto, na maioria das vezes, trata-se de um fator fisiológico, e não de uma doença. Isto pode acarretar diagnósticos errôneos de anorexia, inapetência ou desaceleração do crescimento, o que poderia levar à prescrição inadequada de medicamentos estimulantes do apetite, além de solicitação de exames complementares.[2]

Além disto, o comportamento alimentar da criança pré-escolar caracteriza-se por ser variável e imprevisível. Se os pais não aceitarem este comportamento como transitório, este poderá se transformar em distúrbio alimentar real e continuar em fases posteriores. Por isso, é papel do pediatra orientar as características particulares dessa faixa etária que podem dificultar o estabelecimento de uma dieta saudável e equilibrada, em relação à quantidade e à qualidade.[2]

A criança cansada ou superestimulada com brincadeiras pode não aceitar a alimentação de imediato. No entanto, já desde jovem, o indivíduo saudável possui mecanismos internos de saciedade que determinam a quantidade de alimentos que ela necessita, por isso, deve ser permitido o seu controle de ingestão, bem como a escolha do alimento que lhe é oferecido, ainda que os pais determinem o que, onde e como a criança deve se alimentar.[3]

Uma característica do pré-escolar conhecida como neofobia refere-se à dificuldade em aceitar alimentos novos ou desconhecidos. Para que esse comportamento se modifique, é necessário que a criança prove o novo alimento várias vezes, mesmo que em pequenas quantidades, e em diferentes apresentações, textura e/ou temperatura. Assim, a tendência é que a aceitação melhore gradativamente.[2,3]

Outra característica desta faixa etária, que pode estar associada à neofobia, refere-se à preferência por uma dieta com variedade muita restrita. As crianças com esse comportamento são chamadas de *picky/fussy eater* e apresentam um risco maior de ingerir baixas quantidades de micronutrientes, como vitamina E, vitamina C e folato, além de fibras, provavelmente em decorrência do baixo consumo de vegetais.[2]

Diante desse perfil do pré-escolar, é necessária a realização de consultas periódicas de puericultura, com o objetivo de acompanhar o crescimento e o desenvolvimento, além de haver vigilância de distúrbios nutricionais que possam surgir. Nessa faixa etária, cerca de um terço das crianças com desenvolvimento normal podem apresentar algum tipo de desafio com sua alimentação. O Quadro 1 evidencia as principais diferenças entre a seletividade, característica dessa faixa etária, e a dificuldade alimentar. Na segunda situação, em casos mais graves, pode haver a necessidade da atuação de mais de um profissional de saúde no tratamento da criança e apoio da família. Entre eles, o nutrólogo pediatra, o nutricionista, o fonoaudiólogo, o terapeuta ocupacional, além do suporte psicológico para o paciente e para os pais.[4]

Quadro 1 Principais características da seletividade alimentar e da dificuldade alimentar (seletividade extrema)

Seletividade alimentar	Dificuldade alimentar
Diminuição da variedade ou quantidade de alimentos	Aceitação restrita ou com pouca variedade de alimentos, geralmente com menos de 20 alimentos
Tolera novos alimentos no prato, sendo geralmente capaz de tocar ou provar alimentos, embora com alguma resistência	Recusa categorias inteiras de alimentos, seja pelo tipo de textura, sabor, aparência, temperatura ou grupo de alimento
Frequentemente seleciona alimentos de preferência para comer por determinado tempo, que podem variar após algumas semanas ou meses	Não aceita formas diferentes de apresentação dos alimentos que consome ou mesmo utensílios que utiliza
Participa da refeição em família	Apresenta comportamento de fuga, luta ou medo quando os alimentos são apresentados, e quase sempre come alimentos diferentes da sua família e em ambiente diferente
Requer mais de 20 a 25 apresentações para aceitar novos alimentos	Requer mais de 25 apresentações para aceitar novos alimentos

Fonte: adaptado de Junqueira, 2017.[4]

Outro dado que deve ser de conhecimento do pediatra é que a preferência do pré-escolar é por alimentos de sabor doce e muito calóricos. Essa preferência ocorre porque o sabor doce é inato ao ser humano, não necessitando de aprendizagem como os demais sabores. Cabe aos pais definir o que consumir e a quantidade. O momento de oferecer o doce também é um ponto crítico, uma vez que guloseimas ou qualquer outro objeto de desejo da criança não devem ser oferecidos como recompensas ou chantagens para forçar a criança a comer, pois podem reforçar a recusa alimentar,[3] e, no futuro, esse indivíduo pode apresentar um risco maior de desenvolver um distúrbio alimentar.[5]

A maneira como os pais atuam na alimentação da criança pode impactar de forma positiva quando é de forma lúdica, quando as refeições são feitas em família e com a participação ativa da criança no preparo dos alimentos. A aceitação dos alimentos ocorre pela repetição à exposição e também pelo condicionamento social, sendo a família o modelo para o desenvolvimento de preferências e hábitos alimentares.[3]

No entanto, recentemente, está ocorrendo uma diminuição no consumo de alimentos *in natura* ou minimamente processados em preparações culinárias e em refeições compartilhadas em família. O consumo de alimentos ultraprocessados, que são formulações industriais feitas inteiramente ou em sua maioria de substâncias extraídas ou derivadas de alimentos (como gorduras, açúcar, amido) ou sintetizadas em laboratório (como corantes, aromatizantes, realçadores de sabor e vários tipos de aditivos) aumentou, inclusive entre as crianças.[6]

Recomenda-se limitar a ingestão de alimentos com excesso de gordura, sal e açúcar, pois são comprovadamente fatores de risco para doenças crônicas e não transmissíveis no adulto. De acordo com a Organização Mundial da Saúde (OMS), a ingestão máxima recomendada de sódio é de 2 g/dia em adultos, e essa recomendação deve ser ajustada para baixo tendo como referências as menores necessidades energéticas das crianças em relação às dos adultos.[7] Em 2016, a American Heart Association decidiu reduzir a recomendação de ingestão diária máxima de açúcar adicionada à alimentação de crianças entre 2 e 18 anos de 50 para 25 g.[8] Diante desse cenário, o período pré-escolar é um momento de risco para a deficiência de macro e micronutrientes, que pode deixar sequelas importantes.

As orientações gerais para que a conduta alimentar da criança seja saudável e a formação adequada do hábito estão sintetizadas no Quadro 2. Para evitar deficiências nutricionais, deve-se reforçar a importância do consumo alimentar de todos os grupos de alimentos. As Tabelas 1 e 2 e o Quadro 3, respectivamente, informam a quantidade média que deve ser consumida de macronutrientes, dos micronutrientes e fibras que frequentemente estão deficientes, além de exemplos de fontes alimentares ricas desses nutrientes.

Quadro 2 Orientações gerais para alimentação do pré-escolar

Uma refeição deve ter variedade de textura, cores e formas, evitando a monotonia alimentar
O tamanho das porções dos alimentos nos pratos deve estar de acordo com o grau de aceitação da criança. Ver na Tabela 1 a quantidade média de porções

(continua)

Quadro 2 Orientações gerais para alimentação do pré-escolar *(continuação)*

Recomenda-se 5 a 6 refeições diárias: café da manhã, lanche matinal, almoço, lanche vespertino, jantar e, se necessário, ceia
Deve-se estabelecer tempo definido, no máximo 30 minutos, para as refeições. Não deve haver punições nem substituições caso a refeição não tenha sido ingerida integralmente
De preferência, a sobremesa deve ser uma fruta
Oferta de líquidos nos horários das refeições deve ser controlada, pois podem distender o estômago, podendo estimular precocemente a saciedade. O ideal é oferecê-los após a refeição, de preferência água
Os sucos naturais devem ser limitados. Refrigerantes, bebidas à base de suco ("sucos de caixinha") ou qualquer bebida pronta adoçada, seja com sacarose ou xarope de milho, devem ser evitados ao máximo
Alimentos ultraprocessados, como salgadinhos, balas e doces, devem ser evitados, não devendo participar da rotina alimentar da criança
De preferência, não utilizar mamadeiras, mas se estiverem em uso, eliminá-las até os 3 anos de idade
A criança deve ser confortavelmente acomodada à mesa com os outros membros da família
O ambiente na hora da refeição deve ser calmo e tranquilo, sem a televisão ligada ou quaisquer outras distrações, como brincadeiras e jogos
Oferecer alimentos ricos em ferro, cálcio, vitaminas A e D, zinco e fibras, pois são essenciais nesta fase da vida. Ver na Tabela 2 as recomendações diárias e, no Quadro 3, as principais fontes alimentares
Evitar preparações de alimentos que possam provocar engasgos, como uva inteira, pedaços grandes de cenoura crua, pipoca, entre outros.

Fonte: adaptado de SBP, 2018.[3]

Tabela 1 Necessidade média de calorias, por grupos de alimentos, e de líquidos para crianças de 2 a 8 anos

	Crianças de 2 a 3 anos	Crianças de 4 a 8 anos
Necessidade energética média	1.100 kcal	1.500 kcal
Grupo de carboidratos (arroz, macarrão, tubérculos)	5 porções de 75 kcal	4 porções de 150 kcal
Grupo de verduras e legumes	3 porções de 8 kcal	3 porções de 15 kcal
Grupo de frutas	3 porções de 35 kcal	3 porções de 35 kcal
Grupo de leite e derivados	3 porções de 120 kcal	3 porções de 120 kcal
Grupo de carne e ovos	2 porções de 65 kcal	1 porção de 190 kcal
Grupo de feijões e oleaginosas	1 porção de 20 kcal	1 porção de 55 kcal
Grupo de óleos e gorduras	1 porção de 37 kcal	1 porção de 73 kcal
Necessidade média de líquidos (como água, suco, leite)	900 mL	1.200 mL
Suco de fruta natural	120 mL	175 mL

Fonte: adaptada de Weffort et al., 2017;[2] SBP, 2018;[3] e American Heart Association, 2017.[8]

Tabela 2 Ingestão diária recomendada (IDR) para ferro, cálcio, zinco, vitamina A, vitamina D e fibras

Nutrientes	1 a 3 anos	4 a 8 anos	9 a 13 anos
Ferro	7 mg/dia	10 mg/dia	8 mg/dia
Cálcio	700 mg/dia	1.000 mg/dia	1.300 mg/dia
Zinco	3 mg/dia	5 mg/dia	8 mg/dia
Vitamina A	300 mcg/dia	400 mcg/dia	600 mcg/dia
Vitamina D	600 UI/dia	600 UI/dia	600 UI/dia
Fibras	19 g/dia* Idade em anos + 5 = quantidade em g/dia**	25 g/dia* Idade em anos + 5 = quantidade em g/dia**	26 g/dia* para meninas 31 g/dia* para meninos Idade em anos + 5 = quantidade em g/dia**

*Segundo Ogata e Hayes, 2014.[1]
**Segundo SBP, 2018.[3]
Fonte: adaptada de Ogata e Hayes, 2014;[1] SBP, 2018;[3] National Academies of Sciences, Engineering, and Medicine et al., 2011[9] e National Academies of Sciences, Engineering, and Medicine et al., 2011.[10]

Quadro 3 Exemplo de fontes alimentares de ferro, cálcio, zinco, vitamina A, vitamina D e fibras

Nutriente	Exemplo de fonte alimentar
Ferro	Carnes vermelhas, fígado de boi, vegetais verde-escuros, leguminosas
Cálcio	Leite e derivados, frutas, peixe, carnes, verduras, feijão, chia
Zinco	Carne bovina, frango, peixe, leguminosas, cereais integrais, nozes
Vitamina A	Leite integral e seus derivados integrais, gema, ostras, fígado, óleo de fígado, óleo de peixes, principalmente de bacalhau, e margarina (após a legislação bromatológica que obriga a fortificação do produto com essa vitamina durante a fabricação). A pró-vitamina A (carotenos) pode ser encontrada em hortaliças e em frutas amarelo-alaranjadas e verde--escuros, como cenoura, abóbora, batata-doce, mamão, caju, ervilha, agrião, almeirão, mostarda, couve e alguns óleos de origem vegetal (dendê, pequi e buriti)
Vitamina D	D2 (ergocalciferol), obtida pela irradiação ultravioleta do ergosterol vegetal (vegetais, fungos, levedos) e em produtos comerciais; D3 (colecalciferol), resultado da transformação não enzimática do precursor 7-deidrocolesterol existente na pele dos mamíferos, pela ação dos raios ultravioleta. O 7-deidrocolesterol é encontrado também em óleo de fígado de bacalhau, atum, cação, sardinha, gema de ovo, manteiga e pescados gordos (arenque)
Fibras	Feijão com caroço, frutas com bagaço, hortaliças e alimentos integrais

Fonte: adaptado de SBP, 2018.[3]

ALIMENTAÇÃO DO ESCOLAR

A idade escolar é caracterizada por um ritmo de crescimento constante, com ganho de peso mais acentuado do que a altura, próximo ao estirão puberal. Embora o crescimento físico possa ser menos marcante, essa fase da infância é um momento importante nas áreas social, cognitiva e emocional. Exceto em casos mais graves, a maioria dos comportamentos ligados à alimentação foram minimizados, e a criança passa a ter mais prazer em se alimentar, tanto para satisfazer a sua fome quanto para estar mais inserida no seu contexto social.[11]

Essa formação de novos laços sociais com indivíduos da mesma faixa etária e familiares, aliada a crescente independência e autonomia, pode modificar hábitos adquiridos por influência do meio. Além da família, a escola passa a desempenhar papel de destaque na manutenção da saúde física e mental e pode contribuir na orientação da escolha correta de alimentos e sobre hábitos de vida saudáveis.[3]

A influência dos colegas aumenta com a idade, podendo afetar as atitudes e as escolhas alimentares de forma negativa. Por exemplo, pode haver uma recusa súbita de um alimento saudável ou um consumo excessivo de lanches ultraprocessados, normalmente ricos em sódio, gordura ou açúcar, o que leva ao aumento do risco de doenças cardiovasculares e de deficiência de micronutrientes. Além disso, as decisões de participar ou não das refeições podem ser tomadas mais com base na escolha dos amigos do que no cardápio oferecido.[11]

Assim como na fase pré-escolar, os escolares também apresentam alguns riscos nutricionais inerentes a sua faixa etária, devendo ser questionados e avaliados durante as consultas pediátricas. Na medida em que as crianças se tornam mais independentes, elas consomem um número maior de refeições fora de casa, muitas vezes em restaurantes estilo *fast food*. Este hábito dificulta a adesão a uma alimentação saudável, talvez até torne impossível, mesmo com a orientação para que sejam escolhidos os alimentos mais equilibrados, de menor tamanho e que se restrinja o uso de molhos. Uma solução seria limitar tais ocasiões a eventos esporádicos, mesmo que, em geral, haja resistência por parte da criança.[3]

Existe também um maior consumo de refrigerantes, sucos artificiais e bebidas à base de soja que, além de serem calóricos, podem comprometer a ingestão de cálcio. Além disso, a ingestão regular de refrigerantes fosfatados, tipo cola, leva a um aumento da excreção urinária desse mineral, comprometendo a formação da massa óssea.[2]

A deficiência de cálcio associada à baixa exposição solar, prejudicando os níveis de vitamina D, está relacionada a retardo de crescimento, fraturas e desenvolvimento de osteoporose na vida adulta. Promover o consumo adequado desses micronutrientes é importante para garantir um pico de massa óssea satisfatório na adolescência, cuja finalidade é prevenir o desenvolvimento de doenças ósseas futuras. Para o consumo adequado de cálcio na faixa etária escolar, recomenda-se a ingestão diária de cerca de 600 mL/dia de leite ou derivados.[2]

Dessa forma, realizar um recordatório alimentar e perguntar sobre hábitos de vida (tempo de tela, atividade física, dia a dia da família) deve fazer parte da consulta pediátrica de rotina, a fim de detectar precocemente condutas inadequadas. Isso gera uma oportunidade de promover informação e aconselhamento, auxiliando os familiares a compreenderem a dinâmica do comportamento alimentar infantil.

A oferta de nutrientes deve ser suficiente para permitir crescimento adequado e suprir o gasto energético decorrente da prática de atividades físicas. O planejamento das refeições deve ser o mais variado possível, conforme a disponibilidade e preferências regionais, facilitando, assim, a adequação da oferta de todos os nutrientes e a fim de evitar a criação de hábitos alimentares monótonos. As Tabelas 1 e 2 e o Quadro 3, respectivamente, informam a distribuição aceitável de macronutrientes com suas respectivas porções, as necessidades diárias dos micronutrientes e fibras que frequentemente estão deficientes nessa faixa etária e exemplos de fontes alimentares ricas desses nutrientes. O Quadro 4 sintetiza as orientações para a alimentação saudável do escolar.

Quadro 4 Orientações gerais para alimentação do escolar

Alimentação variada, que inclua todos os grupos alimentares, com as porções conforme a Tabela 1, evitando-se o consumo de refrigerantes, balas e outras guloseimas
O esquema alimentar deve ser composto por 5 refeições diárias: café da manhã, almoço, lanche da tarde, jantar e lanche da noite. Os horários das refeições devem ser estabelecidos, evitando-se o consumo de qualquer tipo de alimento nos intervalos. A criança não deve permanecer em jejum por longos períodos, pois todas as refeições são fundamentais para o desenvolvimento das atividades físicas (ir à escola, brincar, correr, pular) e das atividades intelectuais (capacidade de concentração)
Priorizar o consumo de carboidratos complexos em detrimento dos simples (a ingestão de carboidrato simples deveria ser inferior a 25% do valor energético total, enquanto o total de carboidrato ingerido deveria ser de 50 a 55% do valor energético total)
Consumo diário e variado de frutas, verduras e legumes (> 5 porções/dia). A fruta deve ser priorizada. Se for oferecer suco, a ingestão deve ser limitada a, no máximo, 175 mL para crianças de 4 a 6 anos de idade e a 250 mL dos 7 aos 9 anos, dentro da ingestão diária recomendada de porções de frutas/dia
Consumo restrito de gorduras saturadas (30% do valor energético total); < 2% de gordura trans, 10% de gordura monoinsaturada, < 300 mg de colesterol e 10% de gordura poli-insaturada
Estimular o consumo de peixes marinhos 2 vezes/semana
Controle da ingestão de sal (< 5 g/dia) para prevenção de hipertensão arterial
Envolver a criança nas tarefas de realização da alimentação, como participar das compras e do preparo de lanches, por exemplo: salada de frutas, barrinhas de cereais caseiras, sorvete de suco de frutas, iogurte batido com frutas e cereais, sanduíches de queijo branco com hortaliças

(continua)

Quadro 4 Orientações gerais para alimentação do escolar *(continuação)*

Reduzir o tempo gasto com atividades sedentárias (TV, videogame e computador) e estimular a prática de atividade física. Limitar o tempo de assistir TV em 2 horas/dia ou menos
Fazer pelo menos uma refeição do dia com toda a família reunida à mesa, com a televisão desligada. As refeições em família ajudam a criança a reforçar os bons hábitos alimentares

Fonte: adaptado de SBP, 2018;[3] Lucas et al., 2012.[11]

DESAFIOS ATUAIS

Atualmente, um fator que pode comprometer uma alimentação adequada e balanceada quantitativa e qualitativamente é o excesso de publicidade de alimentos ultraprocessados. Esta domina os anúncios comerciais de alimentos e frequentemente veicula informações incorretas ou incompletas sobre alimentação e atinge, sobretudo, crianças e jovens. Dessa forma, deve ser esclarecido às crianças, principalmente aos escolares, que a função da publicidade é essencialmente aumentar a venda de produtos, e não informar ou educar as pessoas. Limitar a quantidade de tempo que as crianças passam vendo televisão é uma forma de diminuir sua exposição a propagandas e, ao mesmo tempo, torná-las mais ativas.[6]

Segundo a Sociedade Brasileira de Pediatria (SBP), crianças em idade pré-escolar devem realizar pelo menos 180 minutos de atividade física de qualquer intensidade distribuída ao longo do dia, incluindo uma variedade de atividades em diferentes ambientes e que desenvolvam a coordenação motora. Entre elas, brincadeiras ativas dentro e fora da água, como jogos de perseguir e com bola. Crianças em idade escolar devem acumular pelo menos 60 minutos diários de atividades físicas de intensidade moderada a vigorosa, como pedalar, nadar, correr e saltar. Portanto, comportamentos sedentários devem ser fortemente evitados e recomenda-se que o tempo de tela seja limitado em 2 horas/dia, sendo que quanto menos tempo gasto frente às telas, melhor.[12]

✓ CONCLUSÃO

Cabe ao pediatra esclarecer aos pais sobre a importância de seus hábitos alimentares como um modelo de comportamento alimentar para os seus filhos.[1] Aprender comportamentos alimentares saudáveis em idade precoce é uma medida preventiva, uma vez que há associação da dieta com doenças crônicas e não transmissíveis, como obesidade, diabetes e doenças cardiovasculares.[6] Isto porque os hábitos de vida incorporados durante as fases pré-escolar e escolar têm grande possibilidade de se manterem durante a fase adulta. Portanto, é necessário insistir na importância da educação alimentar durante toda a infância, tanto no meio familiar como no escolar.

REFERÊNCIAS BIBLIOGRÁFICAS

1. Ogata BN, Hayes D. Position of the academy of nutrition and dietetics: nutrition guidance for healthy children ages 2 to 11 years. J Acad Nutr Diet. 2014;114(8):1259-76.
2. Weffort VRS, Obelar M dos S, Pires MM de S, Wayhs MLC. Nutrição nas fases pré-escolar e escolar. In: Nutrição em pediatria – Da neonatologia à adolescência. 2.ed. Rio de Janeiro: SBP; 2017. p.111-24.
3. Sociedade Brasileira de Pediatria (SBP). Departamento de Nutrologia. Manual de alimentação: orientações para alimentação do lactente ao adolescente, na escola, na gestante, na prevenção de doenças e segurança alimentar. Rio de Janeiro: SBP; 2018. 172p.
4. Junqueira P. Relações cognitivas com o alimento na infância. In: ILSI Brasil: força tarefa de nutrição da criança. 2017. p.40.
5. Souza CSB de, Costa KCM. Alimentação do pré-escolar e escolar. In: Nutrologia pediátrica: prática baseada em evidências. Barueri: Manole; 2016. p.74-80.
6. BRASIL. Ministério da Saúde. Secretaria de Atenção à Saúde. Departamento de Atenção Básica. Guia alimentar para a população brasileira. Brasília: Ministério da Saúde; 2014. 156p.
7. World Health Organization (WHO). Guideline: Sodium intake for adults and children. Genebra: WHO; 2012. 56p.
8. American Heart Association (AHA). Added sugars and cardiovascular disease risk in children. Circulation. 2017;135:e1017-34.
9. National Academies of Sciences, Engineering, and Medicine; Health and Medicine Division; Food and Nutrition Board. Dietary Reference Intakes (DRIs): recommended dietary allowances and adequate intakes – Vitamins. Washington (DC): National Academies Press; 2011.
10. National Academies of Sciences, Engineering, and Medicine; Health and Medicine Division; Food and Nutrition Board. Dietary Reference Intakes (DRIs): recommended dietary allowances and adequate intakes – Elements. Washington (DC): National Academies Press; 2011.
11. Lucas BL, Feutcht SA, Ogata BN. Nutrição na infância. In: Krause: alimentos, nutrição e dietoterapia. Rio de Janeiro: Elsevier; 2012. p.389-409.
12. Sociedade Brasileira de Pediatria (SBP). Promoção da atividade física na infância e adolescência. Rio de Janeiro: SBP; 2017. 14p.

9

VEGETARIANISMO

Laura Ohana M. C. de Carvalho

OBJETIVOS

✓ Descrever os diferentes tipos de vegetarianismo.
✓ Abordar as implicações do vegetarianismo na saúde em longo prazo.
✓ Propor formas práticas de abordar as questões nutricionais, auxiliando o profissional de saúde na orientação de crianças vegetarianas e de suas famílias.

INTRODUÇÃO

Vegetarianismo é a prática alimentar que exclui todos os tipos de carnes, aves e peixes e seus derivados, podendo ou não utilizar laticínios ou ovos. Segundo a Sociedade Vegetariana Brasileira (SVB), o vegetarianismo pode ser classificado de diferentes formas de acordo com o consumo de subprodutos animais (ovos e laticínios). O ovolactovegetarianismo mantém o consumo de ovos, leite e laticínios, apesar da retirada das carnes da alimentação; o lactovegetarianismo mantém o consumo de leite e seus derivados; o ovovegetarianismo faz uso de ovos na dieta; já o vegetarianismo estrito é quando não há nenhum derivado animal dentro das escolhas alimentares, como ovos, laticínios, mel, gelatina, etc.[1] (Tabela 1).

Embora comumente referido como dieta, o veganismo não é um padrão alimentar. Segundo *The Vegan Society*, "o veganismo é um estilo de vida que busca excluir, na medida do possível e praticável, todos os produtos e práticas advindos de exploração ou crueldade com animais, seja para alimentação, vestimenta ou qualquer outro fim".[2] O padrão alimentar adotado no veganismo é o vegetarianismo estrito[3] (Tabela 1).

Importante ressaltar que, mesmo dentro destes padrões, podem existir variações consideráveis na medida em que os produtos de origem animal são excluídos.[4]

Tabela 1 Tipos de vegetarianismo

	Ovolactovegetarianismo	Ovovegetarianismo	Lactovegetarianismo	Vegetarianismo estrito	Veganismo
Carnes de todos os tipos	–	–	–	–	–
Ovos	✓	✓	–	–	–
Laticínios	✓	–	✓	–	–
Estilo de vida que exclui práticas e produtos de origem animal para outros fins	–	–	–	–	✓

Fonte: Slywitch, 2012.[1]

Pessoas buscam o vegetarianismo por diferentes motivações. Dentre elas, estão razões relacionadas à ética em relação aos animais, questões ambientais envolvidas na produção de animais para consumo humano, fatores relacionados à saúde e ainda motivações religiosas, filosóficas ou familiares, dentre outras menos comuns.[5]

Segundo a Sociedade Brasileira de Pediatria (SBP),[6] a entidade norte-americana Academia de Nutrição e Dietética (AND),[7] a Academia Americana de Pediatria (AAP)[5] e a Sociedade Canadense de Pediatria (SCP),[8] uma dieta vegetariana bem balanceada é capaz de promover crescimento e desenvolvimento adequados a crianças e adolescentes.[9] Além disso, o vegetarianismo está amplamente associado a benefícios à saúde na prevenção de doenças como obesidade, hipertensão arterial, dislipidemia, doença cardíaca isquêmica,[10] diabetes tipo 2 e alguns tipos de câncer.[7,11] Crianças que seguem dietas baseadas em vegetais podem ter um risco menor de desenvolver obesidade e são menos expostas a antibióticos de uso veterinário encontrados em produtos derivados de animais.[12]

O consumo de folato, vitamina C e fibras tende a ser mais elevado dentre as crianças vegetarianas, quando comparadas com crianças não vegetarianas.[13] Contudo, levando-se em consideração que crianças e adolescentes encontram-se em fase de crescimento, estes apresentam maior demanda energética e de nutrientes, incorrendo mais facilmente no risco de inadequação nutricional.[13] Desta forma, o profissional de saúde deve estar atento para orientar os responsáveis no sentido de garantir o consumo proteico calórico adequado, além da ingestão satisfatória de micronutrientes como cálcio, ferro, zinco, iodo, ômega 3, vitaminas D e B12.[8,13] A vitamina B12 deve ser suplementada em todas as crianças vegetarianas.[9]

ASPECTOS EPIDEMIOLÓGICOS

Segundo pesquisa realizada pelo Instituto Brasileiro de Opinião Pública e Estatística (Ibope), em abril de 2018, 14% dos brasileiros (a partir de 16 anos) se declararam vegetarianos. Nas regiões metropolitanas de São Paulo, Curitiba, Recife e Rio de Janeiro, este percentual chegou a 16%. A estatística representa um crescimento de 75% em relação ao ano de 2012, quando a mesma pesquisa indicou que a proporção da população brasileira nas regiões metropolitanas que se declarava vegetariana era de 8%.[14] Nos Estados Unidos, estima-se que 1% das crianças e adolescentes entre 8 e 18 anos sejam veganas, assim como 3,4% da população norte-americana.[12]

O número exato de crianças vegetarianas não é conhecido, mas conforme ocorre o crescimento de adultos e pais vegetarianos, a tendência é que as crianças sigam o mesmo padrão alimentar.[9] Há ainda muitas crianças que, por decisão própria, escolhem não comer carne.[15] Assim sendo, cada vez mais os profissionais de saúde se deparam com a necessidade de saber orientar estas famílias para que façam escolhas nutricionais adequadas.[12]

VEGETARIANISMO E SAÚDE EM LONGO PRAZO

São inúmeras as publicações que mostram uma redução das principais doenças crônicas não transmissíveis da atualidade em decorrência da dieta vegetariana. Redução dos níveis séricos de colesterol, de risco de obesidade, doença cardiovascular, hipertensão arterial, diversos tipos de câncer e diabetes tipo 2 já são bem documentados.[1,16]

Segundo revisão lançada pela Associação Canadense de Diabetes, dietas vegetarianas estão associadas com redução da prevalência de diabetes tipo 2. Quando indicadas com fins terapêuticos, podem ser tão ou mais efetivas do que outras dietas aplicadas ao diabetes na melhora do peso corporal, fatores de risco cardiovascular, sensibilidade à insulina e outros marcadores da doença, levando inclusive à redução do uso de medicamentos.[17]

Vegetarianos apresentam níveis pressóricos menores que não vegetarianos.[18] A redução da pressão arterial em vegetarianos parece ser independente do consumo de sal, excesso de peso ou nível de atividade física.[19]

Crianças vegetarianas tendem a apresentar menor risco de obesidade, com índice de massa corporal (IMC) mais baixo que crianças não vegetarianas, o que se torna mais evidente durante a adolescência.[20] Apesar disso, a maioria dos estudos indica que peso, altura e parâmetros antropométricos de crianças e adolescentes veganos e vegetarianos estão dentro dos padrões de normalidade[21] ou levemente abaixo da referência do grupo controle de crianças não vegetarianas, mas dentro do esperado para a idade.[13]

Dietas vegetarianas são pobres em colesterol (uma vez que o colesterol só é produzido por animais e não é encontrado em alimentos do reino vegetal), em gorduras totais e em ácidos graxos saturados, e ricas em fibras e fitoquímicos, diminuindo o risco de dislipidemia e de doenças cardiovasculares.[22]

Embora manifestações claras das doenças cardiovasculares ocorram principalmente na vida adulta, a aterosclerose pode ter início ainda na infância.[10] Evidências têm demonstrado que dietas vegetarianas podem reduzir o risco de doenças cardiovasculares e cerebrovasculares,[19] patologias estas com ampla contribuição para a mortalidade global.[10] Parte disto se deve ao fato de substâncias como L-carnitina e colina, presentes principalmente em carnes vermelhas, ovos, laticíneos e crustáceos, serem metabolizadas pela microbiota intestinal produzindo trimetilamina (TMA), que será posteriormente convertida a trimetilamina-N-óxido (TMAO) pelo fígado, a qual reduz o transporte reverso de colesterol e acelera o processo de aterosclerose.[16,23]

Segundo a Organização Mundial da Saúde (OMS), carnes processadas são comprovadamente carcinogênicas e carnes vermelhas são provavelmente carcinogênicas, aumentando o risco de câncer de cólon, reto, pâncreas e estômago. A OMS define carnes vermelhas como todas as carnes vindas de músculos de mamíferos, como carne de boi, porco, cordeiro, cavalo e cabra. Carnes processadas são definidas como qualquer tipo de carne que foi transformada por meio de salga, cura, fermentação, defumação ou outros processos para melhorar o sabor ou a preservação. Exemplos de carnes processadas são salsichas, presunto, carne seca,[24] processado de frango, dentre outros produtos bastante comuns na dieta de crianças de todo país. A OMS estima que cada porção de 50 g de carne processada consumida diariamente (o equivalente a 3 miniempanados de frango ou 2 salsichas ou 3 fatias de presunto ou peito de peru defumado ao dia, p. ex.) aumenta o risco de câncer colorretal em cerca de 18%.[24] A SBP recomenda que não sejam oferecidas carnes processadas para crianças.[25]

CONSIDERAÇÕES NUTRICIONAIS

Dietas vegetarianas bem planejadas, quando baseadas em uma ampla variedade de alimentos vegetais, mesmo que excluindo todos os derivados animais, podem fornecer nutrição adequada em todas as fases da vida, incluindo gravidez, lactação, infância e adolescência.[7,12] Para tanto, torna-se importante cuidar para que o consumo adequado de alguns nutrientes, como proteínas, fibras, ômega 3, ferro, zinco, iodo, cálcio, vitamina D e vitamina B12 seja atingido.[12]

A seguir, serão detalhadas as considerações relevantes e as formas mais eficazes de ofertar cada nutriente.

Energia

A ingestão calórica diária para vegetarianos é a mesma recomendada para a população geral,[5] mas é importante atentar para o fato de que, dado ao maior consumo de fibras por parte de crianças vegetarianas,[9,21] estas podem apresentar saciedade mais precoce e ter alguma dificuldade para atingir o consumo energético preconizado.[6] Algumas abordagens são sugeridas para se contornar essa situação: ofertar os alimentos mais frequentemente; utilizar alimentos de maior densidade calórica, como castanhas, nozes, amêndoas, amendoim, que podem ser oferecidos na forma natural ou na forma de manteigas/pastas;[6] priorizar o consumo de leguminosas (feijões em geral); e adicionar óleos e azeites às refeições.[5] Por serem alimentos mais densos caloricamente, podem contribuir para a maior ingestão energética sem aumentar substancialmente o volume.[5]

Proteínas

O requerimento proteico pode ser facilmente atendido em uma dieta vegetariana que inclui uma variedade de alimentos vegetais e contempla as necessidades calóricas.[12] Todos os aminoácidos essenciais podem ser encontrados em proteínas vegetais.[12]

Aminoácidos estão presentes em todos os grupos alimentares, como grãos, castanhas, sementes e vegetais verdes escuros.[12] Os diferentes grupos alimentares se complementam em termos de aminoácidos, como os cereais (arroz, milho, trigo, aveia) e as leguminosas (feijões, ervilha, lentilha, grão de bico), por exemplo.[6] Contudo, é importante enfatizar que as principais fontes vegetais de proteína são as leguminosas (feijões, ervilhas, grão de bico, lentilhas, favas, soja ou mesmo seus derivados, como o tofu, tempeh e leite de soja), e esses alimentos devem fazer parte do cardápio da criança de forma prioritária.[26] Laticínios e ovos, embora incluídos nos alimentos ricos em proteínas, não precisam ser indicados caso não seja a opção da família.[9]

No entanto, a presença de alguns fatores antinutricionais e de fibras é responsável por menor digestibilidade das proteínas vegetais (cerca de 85%), e quando as necessidades proteicas são particularmente altas, como durante a infância, alguns autores sugerem aumentar em 10 a 15% a recomendação de ingestão diária (DRI) proteica para a faixa etária de crianças vegetarianas, o que é possível utilizando apenas componentes da dieta habitual, como os já descritos.[9,12]

Gorduras

As gorduras são a principal fonte de energia para todos os bebês e ajudam os vegetarianos a atingirem facilmente suas necessidades calóricas. Como as gorduras desempenham um papel importante no desenvolvimento do cérebro, elas não devem ser limitadas, mas cuidadosamente escolhidas para manterem uma ótima relação entre os ácidos graxos essenciais ômega 3 e ômega 6.[9]

As sementes de linhaça e chia (trituradas) e os óleos de linhaça e chia, assim como as algas, são fontes importantes de ômega 3.[6,26] Alimentos ricos em ômega 6 são sementes (girassol, gergelim), nozes, castanhas e óleos de soja, girassol e milho.[6]

Para ter o efeito metabólico desejado, estes ácidos graxos precisam ser convertidos em formas que serão utilizadas em funções importantes, como crescimento e desenvolvimento de retina e cérebro. Assim, o ômega 3 será convertido em ácido eicosapentaenoico (EPA) e ácido docosahexaenoico (DHA), e o ômega 6 em ácido araquidônico (ARA).[6] Entretanto, fontes de ômega 6 são abundantes na natureza e muito mais comuns que fontes de ômega 3, e o consumo excessivo de ômega 6 pode comprometer a conversão de ômega 3 em DHA e EPA.[6] Por este motivo, o consumo de alimentos ricos em ômega 3 deve ser fortemente estimulado, a fim de manter uma relação adequada ômega 3:ômega 6 de 5:1 a 10:1.[25] A oferta de 1 colher de sopa/dia de óleo de linhaça ajuda no consumo adequado deste ácido graxo essencial (ômega 3).[9] A suplementação de DHA (de alga) na dose de 100 mg/dia é sugerida para todas as crianças de 6 meses até 3 anos de idade, independentemente do padrão alimentar.[9]

Gestantes e lactantes vegetarianas devem consumir boas fontes de ômega 3, uma vez que o leite materno é uma importante fonte de DHA para o bebê,[6] podendo mesmo suplementar o DHA (de alga) na dose de 100 a 200 mg/dia.[12]

Os ácidos graxos monoinsaturados (presentes principalmente no azeite de oliva, mas também em abacate, amendoim, avelã, amêndoas e castanhas) não têm restrição de consumo (dentro do valor energético diário).[25] Assim, a adição de azeite às refeições é uma forte aliada no aumento de calorias, sem aumentar o volume da refeição.[15] O azeite de oliva tem baixa interferência na relação ômega 3:ômega 6.[12]

Fibras

As crianças vegetarianas apresentam uma ingestão maior de fibras em comparação com seus pares não vegetarianos e podem, em alguns casos, exceder as recomendações. Quantidades excessivas de fibras desencadeiam saciedade precoce, podem causar constipação e interferir na absorção de nutrientes (especialmente ferro, cálcio e gorduras). Alguns autores sugerem que descascar feijões e peneirar frutas e vegetais, e até mesmo optar por grãos refinados, são práticas que devem ser buscados dos 6 aos 24 meses de idade.[9,12] Entretanto, é importante observar que os grãos integrais são também ótimas fontes de vitaminas do complexo B,[25] fato que deve ser considerado diante da decisão de que tipo de grãos utilizar.

Minerais

Ferro

O conteúdo de ferro das dietas vegetarianas estritas costuma ser maior do que das dietas ovolactovegetarianas ou não vegetarianas. Entretanto, o ferro em alimentos vegetais é encontrado na forma não heme, que pode ser absorvida de forma mais variável do que o ferro na forma heme, encontrada em produtos de origem animal (biodisponibilidade de 1 a 34% e de 15 a 35%, respectivamente).[12]

O ferro heme encontra-se em carnes, vísceras e peixes, produtos que não são consumidos por vegetarianos, e o ferro não heme está presente em leguminosas (feijões, ervilhas, lentilhas, grão de bico, soja), vegetais verde-escuros, castanhas e grãos integrais.[6,12,25]

Para melhorar a absorção do ferro não heme, é de suma importância introduzir os agentes facilitadores junto à refeição rica em ferro, como vitamina C (presente em frutas e vegetais frescos), e outros ácidos orgânicos (como o ácido cítrico presente em frutas), betacaroteno[12] (em frutas amarelo-alaranjadas e vegetais verde-escuros), além de evitar os agentes inibidores como leite (cálcio), refrigerantes, café e chás (tanino), fibras e fitatos (presentes nos vegetais).[25]

A concentração de fitatos pode ser bastante reduzida com a prática de colocar feijões e grãos de molho em água por pelo menos 12 horas e desprezar a água antes do cozimento, aumentando, assim, a biodisponibilidade do ferro não heme; por isso, tal prática deve ser adotada regularmente por famílias vegetarianas,[15] assim como fermentação e germinação, que também atuam desta forma.[12]

A deficiência de ferro é altamente prevalente em todas as crianças, independentemente do tipo de dieta.[9] Por este motivo, a OMS propõe que a suplementação profilática de ferro medicamentoso para lactentes seja realizada de maneira universal, em regiões com alta prevalência de deficiência de ferro, a partir do 6º mês de vida. A AAP recomenda a suplementação de ferro aos 4 meses de vida, mesmo em aleitamento materno exclusivo, desde 2011.[25] Para prevenir a deficiência de ferro os Departamentos Científicos de Nutrologia e de Hematologia da SBP passaram a recomendar o início da suplementação de ferro aos 3 meses de vida.[27] Assim, administrar ferro elementar para todo lactente nascido a termo, após o 3º mês de vida na dose de 1 mg/kg/dia até os 2 anos de idade, independentemente de estar em aleitamento materno exclusivo ou fórmula infantil (menos de 500 mL/dia), passou a ser uma recomendação formal para todas as crianças, independentemente do padrão alimentar.[25,27] A SVB preconiza que a orientação de suplementação de ferro para crianças vegetarianas seja a mesma recomendada para a população geral.[15]

Cálcio

O cálcio, um mineral essencial durante o crescimento, quando a massa óssea está se expandindo, é um nutriente que precisa de atenção especial para as crianças vegetarianas que não consomem laticínios.[9]

Bebês vegetarianos estritos atendem a maior parte de suas necessidades de cálcio por meio do leite materno ou da fórmula infantil.[12] Entretanto, na população como um todo, não só em vegetarianos, a proporção de crianças que atingem o nível recomendado a ingestão de cálcio diminui drasticamente após o 2º ano de vida, atingindo o seu ponto mais baixo entre de 12 e 19 anos.[28] A referência de ingestão de cálcio para crianças encontra-se descrita na Tabela 2.

Leite e derivados são fontes ricas em cálcio[26] e são frequentemente consumidas por ovolactovegetarianos ou lactovegetarianos, porém são excluídos do cardápio de vegetarianos estritos. Embora a maneira mais fácil de obter uma ingestão adequada de cálcio pareça ser o consumo de leite e laticínios, uma alimentação saudável baseia-se na ingestão de alimentos ao longo do tempo, não na ingestão de uma única refeição.[28] Por esse motivo, fontes vegetais de cálcio devem ser sempre consideradas.

Tabela 2 Referência de consumo dietético (DRI) de cálcio para crianças e adolescentes

Idade	Ingestão recomendada de cálcio (mg/dia)
0 a 6 meses	200
6 a 12 meses	260
1 a 3 anos	700
4 a 8 anos	1.000
9 a 18 anos	1.300

Fonte: SBP, 2018.[23]

A biodisponibilidade do cálcio nos alimentos vegetais pode ser maior que a do leite em alguns casos, mas alguns fatores, como a presença de oxalato, fitatos e fibras, podem reduzir substancialmente a absorção do cálcio.[5] O espinafre, a acelga e a beterraba, por exemplo, são alimentos com alto teor de oxalato, o que reduz a biodisponibilidade do cálcio.[15,29] Por outro lado, vegetais de folhas verdes escuras com baixo teor de oxalatos (como couve, agrião, brócolis), sementes de gergelim e tahine (pasta de gergelim), amêndoas, leites e iogurtes vegetais fortificados com cálcio, soja, tempeh, tofu com adição de cálcio, figo e outras frutas desidratadas são boas fontes de cálcio e podem fazer parte da dieta como fontes deste mineral.[12,26,29] A Tabela 3 traz a quantidade de cálcio de alguns alimentos e a sua biodisponibilidade. Caso não haja o consumo de boas fontes alimentares de cálcio, a suplementação torna-se uma possibilidade.[6]

Tabela 3 Comparação da absorção de cálcio em fontes diversas

Alimento	Teor de cálcio (mg/100 g de alimento)	Absorção (%)
Leite integral*	125	32,1%
Iogurte*	125	32,1%
Queijo branco*	100	32,1%
Tofu com cálcio*	205	31%
Feijão branco	103	21,8%
Feijão vermelho	24	24,4%
Couve	72	49,3%
Brócolis	49	61,3%
Espinafre	135	5,1%
Batata doce	27	22,2%

* A quantidade de cálcio destes produtos pode variar consideravelmente. Os teores do elemento devem ser conferidos nas embalagens.

Fonte: Buzinaro, De Almeida e Mazeto, 2006.[30]

Importante lembrar que outros fatores além do consumo de cálcio influenciam na aquisição de massa óssea. Substâncias consumidas na dieta, como álcool, cafeína, oxalato, fitatos, sódio e proteínas, diminuem a retenção de cálcio.[28] Já a prática de exercícios, o *status* adequado de vitaminas D e B12[12] e o consumo de frutas e vegetais que são fontes de potássio e bicarbonato atuam melhorando a retenção de cálcio.[28]

Zinco

Grãos integrais, leguminosas (feijões, ervilhas, lentilhas, grão de bico, soja), castanhas e sementes são boas fontes vegetais de zinco.[6,9,12] No entanto, a absorção do zinco pode ser prejudicada pelos fitatos e fibras desses alimentos.[6,9,12] Consumir alimentos fontes de zinco junto a alimentos ricos em vitamina C ou outros ácidos orgânicos (presentes em frutas) na mesma refeição aumenta a absorção de zinco.[9,12] Colocar feijões e grãos de molho em água por pelo menos 12 horas, e desprezar esta água antes do cozimento, reduz a quantidade de fitatos e aumenta a biodisponibilidade do zinco.[12,15] Outras práticas como fermentação e germinação também reduzem a quantidade de fitato.[9,12]

O aleitamento materno exclusivo ou o uso de fórmulas, quando indicadas, proporcionam quantidades adequadas de zinco até os 12 meses de vida do lactente.[12]

Iodo

O iodo participa da síntese dos hormônios tireoidianos, com importante papel no crescimento e desenvolvimento da criança.[31]

Muitas populações do interior estão em risco de deficiência de iodo, independentemente do seu tipo de dieta, portanto, a iodização universal do sal é recomendada mundialmente para prevenir a deficiência de iodo,[12] ação adotada também pelo Brasil.[31]

A deficiência de iodo não é comum em vegetarianos que consomem sal iodado.[6] Outras fontes de iodo são algas, alimentos fortificados, laticínios e ovos.[25]

Crianças de até 12 meses de idade atendem às necessidades de iodo por meio de leite materno ou fórmula infantil, e nenhum sal deve ser adicionado à alimentação dos bebês nessa faixa etária.[9,12]

A recomendação de iodo para crianças de 0 a 7 anos é de 90 mcg.[25]

Segundo a Agência Nacional de Vigilância Sanitária (ANVISA), o consumo médio de sal pela população brasileira com mais de 10 anos de idade está em torno de 8,2 g/pessoa/dia. Esta ingestão de sal, associada ao sal proveniente de alimentos processados e dos alimentos consumidos fora de casa, tornam o consumo de sal ainda maior, elevando o consumo de iodo para níveis muito acima do preconizado. Por este motivo, visando a evitar a sobrecarga de iodo, desde 2013, o sal comercializado no Brasil reduziu a quantidade de iodo adicionado e deve possuir valor médio de 30 mg de iodo a cada kg de sal (30 mcg de iodo por 1 g de sal). Considerando-se um consumo bastante reduzido de sal em relação à média atual, de 3 g/dia, ainda estariam sendo ofertados 90 mcg de iodo por dia,[31] o que atinge a recomendação para crianças. Entretanto, segundo a Academia Americana do Coração (AHA), uma das estratégias alimentares para a população em geral para a promoção da saúde cardiovascular é o consumo máximo de 2,3 g[25] de sódio, e o consumo de sal não deve ser estimulado como fonte de iodo.

Alternativamente, o suplemento de iodo por meio de derivados de algas pode ser utilizado,[9,12] mas não há necessidade de o consumo direto de algas ser preconizado para satisfazer as exigências de iodo, posto que seu alto conteúdo pode exceder as recomendações e prejudicar a função tireoidiana, juntamente com a possível contaminação por arsênico.[9]

Vitaminas

Vitamina A

A vitamina A é essencial para a visão.[6] Atua na diferenciação celular dos epitélios respiratório, digestivo e geniturinário, no crescimento e na imunidade.[6] É também um potente antioxidante.[6]

A pró-vitamina A (carotenos) pode ser encontrada em frutas amarelo-alaranjadas e vegetais verde-escuros comuns na culinária brasileira, como cenoura, abóbora, batata-doce, mamão, caju, ervilha, agrião, almeirão, mostarda, couve e alguns óleos vegetais (dendê, buriti e pequi).[25] Essas fontes vegetais costumam suprir os requerimentos diários.[6]

A concentração de vitamina A no leite materno varia de acordo com a dieta da mãe.[25] Se o consumo de fontes de vitamina A pela mãe for adequado, o leite materno supre as necessidades do bebê em aleitamento materno exclusivo até 6 meses de vida, e é a principal fonte de vitamina A até 1 ano de idade.[32]

No Brasil, existem algumas regiões com alta prevalência de deficiência de vitamina A[25] e, nessas regiões, para todas as crianças de 6 a 59 meses e mulheres no pós-parto, o Ministério da Saúde, a SBP e a OMS preconizam o esquema para suplementação medicamentosa de vitamina A, na forma de megadoses por via oral, que devem ser administradas a cada 4 a 6 meses:[25]

- Crianças de 6 a 12 meses: 100.000 UI.
- Crianças de 12 a 72 meses: 200.000 UI.

Assim como todas as outras crianças, as crianças vegetarianas só têm recomendação rotineira de suplementação em regiões de alta prevalência de deficiência.[15]

Vitamina B12

Já é bem sedimentada a informação de que todos os vegetarianos estão sob risco de desenvolver deficiência de B12. Baixos estoques desta vitamina podem resultar em condições de risco para a criança. Por estes motivos, a partir da introdução alimentar, a B12 deve ser sempre suplementada em todas as crianças vegetarianas, incluindo aquelas que consomem laticínios e ovos. São sugeridas doses diárias de B12 de 5 mcg em crianças a 50 mcg em adolescentes. Importante também atentar para os níveis de B12 maternos. As mães, antes de engravidarem, devem dosar seus níveis de B12 e suplementar esta vitamina durante a gravidez e a amamentação para garantir ao lactente uma ingestão adequada[9] durante o período de aleitamento materno exclusivo.

A Tabela 4 mostra as doses orais recomendadas para manutenção dos níveis séricos de vitamina B12. A Tabela 5 sugere doses orais de B12 para tratamento da deficiências desta vitamina.

Tabela 4 Dose oral de manutenção de vitamina B12 recomendada para mulheres grávidas e crianças para manter os níveis de B12 dentro da normalidade

	Dose diária (1 vez/dia)	Dose semanal
Mulheres gestantes e lactantes	50 mcg	1.000 mcg × 2
Crianças de 6 meses a 3 anos	5 mcg	–
Crianças de 4 a 10 anos	25 mcg	–
Adolescentes a partir de 11 anos	50 mcg	1.000 mcg × 2

Fonte: Baroni, 2019.[1]

Tabela 5 Esquema de suplementação oral de vitamina B12 proposta para mulheres grávidas e crianças para corrigir a deficiência

	B12 sérica < 75 pmol/L	B12 sérica entre 75-150 pmol/L	B12 sérica entre 150-220 pmol/L	B12 sérica entre 220-300 pmol/L
Mulheres gestantes e lactantes	1.000 mcg/dia por 4 meses	1.000 mcg/dia por 3 meses	1.000 mcg/dia por 2 meses	1.000 mcg/dia por 1 mês
Crianças de 6 meses a 3 anos	250 mcg/dia por 4 meses	250 mcg/dia por 3 meses	250 mcg/dia por 2 meses	250 mcg/dia por 1 mês
Crianças de 4 a 6 anos	500 mcg/dia, 4 vezes/semana, por 4 meses	500 mcg/dia, 4 vezes/semana, por 3 meses	500 mcg/dia, 4 vezes/semana, por 2 meses	500 mcg/dia, 4 vezes/semana, por 1 mês
Crianças de 7 a 10 anos	500 mcg/dia, 6 vezes/semana, por 4 meses	500 mcg/dia, 6 vezes/semana, por 3 meses	500 mcg/dia, 6 vezes/semana, por 2 meses	500 mcg/dia, 6 vezes/semana, por 1 mês
Adolescentes a partir de 11 anos	1.000 mcg/dia por 4 meses	1.000 mcg/dia por 3 meses	1.000 mcg/dia por 2 meses	1.000 mcg/dia por 1 mês

Fonte: Baroni, 2019.[12]

Vitamina D

Nos seres humanos em geral, menos de 10% da vitamina D necessária ao organismo vem da dieta.[33] O restante é sintetizado endogenamente a partir da exposição solar.[33] A suplementação de vitamina D é recomendada para todas as crianças a termo (vegetarianas ou não vegetarianas), pela SBP, na dose de 400 UI/dia a partir da 1ª semana de vida até os 12 meses, e de 600 UI/dia dos 12 aos 24 meses, inclusive para as crianças em aleitamento materno exclusivo, independentemente da região do país.[33] As mesmas dosagens se aplicam para crianças vegetarianas.[9] A vitamina D2 (ergocalciferol) é derivada de plantas e fungos, e a vitamina D3 (colecalciferol) é sintetizada por animais e na pele humana, por ação dos raios ultravioleta.[33] O uso de ambas parece ser eficiente em manter níveis séricos adequados,[33] mas considerando que vegetarianos tendem a evitar o uso de produtos de origem animal, o ergocalciferol (D2) torna-se uma opção mais interessante.[6] Atualmente, já é possível encontrar formulações comerciais de vitamina D3 vegana (de líquen), que passa a ser uma alternativa.

CONSIDERAÇÕES IMPORTANTES

Lactentes

O aleitamento materno deve ser sempre encorajado, recomendando-se, conforme preconizado pela OMS, SBP e MS, o aleitamento materno exclusivo até 6 meses e complementado com outros alimentos até 2 anos de idade ou mais, de acordo com a vontade da criança e da mãe.[6,25]

Não existem diferenças significativas na composição do leite produzido por mães vegetarianas ou não vegetarianas.[15] Já nesse momento, a vitamina B12 merece uma atenção especial, uma vez que esta vitamina só é encontrada em alimentos de origem animal e em alguns produtos enriquecidos.[15] A quantidade de B12 presente no leite materno depende dos níveis sanguíneos da mãe e da quantidade de B12 que vem sendo ingerida.[15] A dosagem dos níveis maternos de B12 e suplementação, antes e durante a gravidez e a amamentação, garantem também ao lactente uma ingestão adequada.[9] Existe ainda a opção de suplementar diretamente o bebê.[15]

Atenção especial deve ser dada para a qualidade das gorduras consumidas pelas mães vegetarianas. O consumo de fontes de ômega 3 na alimentação (óleos e sementes de chia e linhaça) torna-se importante, podendo-se também optar por fazer suplementação por meio de cápsulas de DHA de algas em doses que variam de 100 a 600 mg.[12,15] O consumo de cálcio, ferro e zinco pela lactante deve ser estimulado[6], embora a dieta da mãe não interfira de forma importante nos níveis destes minerais no leite materno.[15]

Na impossibilidade de aleitamento materno, deve-se utilizar uma fórmula infantil.[25] Nem o leite de vaca (*in natura*, integral, pó ou fluido)[25] nem os leites vegetais (industrializados ou preparados em casa)[6] devem ser oferecidos antes de 1 ano de idade. Na impossibilidade do aleitamento materno, fórmulas infantis à base de proteína hidrolisada de arroz ou de proteína isolada de soja, próprias para lactentes, são alternativas.[6]

As fórmulas infantis à base de soja não são recomendadas pela SBP para bebês menores de 6 meses,[25] entretanto, a AAP sugere que fórmulas à base de soja podem ser usadas em lactentes nascidos a termo de mães vegetarianas estritas, desde o nascimento.[34] As fórmulas infantis à base de soja são nutricionalmente adequadas e capazes de promover o crescimento e o desenvolvimento normais de lactentes a termo e de maneira semelhante às fórmulas infantis convencionais à base de leite de vaca.[15]

As fórmulas à base de proteína hidrolisada do arroz próprias para lactentes podem ser utilizadas a partir do nascimento.[25]

Todas as fórmulas infantis para lactentes disponíveis no Brasil são consideradas seguras, pois seguem as recomendações da ANVISA pautadas nas quantidades de nutrientes do leite materno.[25]

Para as crianças que utilizam fórmula infantil, assim como para as crianças em aleitamento materno exclusivo, a introdução alimentar também só deve ocorrer a partir do 6º mês de vida.[25]

Introdução alimentar da criança vegetariana

A orientação quanto à introdução da alimentação complementar é a mesma para lactentes vegetarianos e não vegetarianos.[6,15] A alimentação do bebê pode conter frutas nos lanches intermediários, mas é importante que as refeições principais contenham todos os grupos alimentares.[15] Na introdução alimentar vegetariana, as carnes e possivelmente ovos e derivados não serão incluídos, sendo necessário aumentar as porções de leguminosas (feijão, ervilha, lentilha, grão de bico), responsáveis pela oferta principal de proteínas, e adequar a porção de cereais para que a recomendação nutricional seja atingida (Figura 1).[15] A adição de azeite de oliva e óleo de linhaça após o prato montado garante a complementação das necessidades calóricas, lipídicas e de ômega 3 da refeição.[15]

Junto à refeição principal, é interessante oferecer uma fruta com maior teor de vitamina C (acerola, tangerina, mamão, goiaba, manga, morango, laranja), fator que auxiliará na absorção do ferro.[15,29]

Não se pode esquecer que, antes do cozimento, as leguminosas devem permanecer de molho em água por pelo menos 12 horas, e essa água deve ser desprezada.[12,15] Essa prática garante melhora na absorção de nutrientes como ferro e zinco.[12]

A amamentação deve ser mantida e estimulada e, caso necessário, o uso de fórmula deve ser orientado pelo profissional.[15]

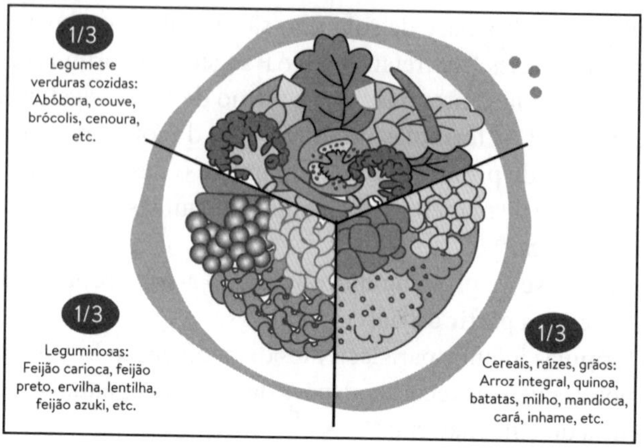

Figura 1 Esquema sugerido de distribuição do prato da criança vegetariana.
Fonte: Vieira, 2018.[15]

Suplementações de rotina

Todos os cuidados com a suplementação de vegetarianos são iguais aos de não vegetarianos. O único nutriente que deve ser incorporado às prescrições para vegetarianos é a vitamina B12.[15]

- Vitamina K: é administrada em todas as crianças, vegetarianas ou não, no momento do nascimento, na dose de 1 mg por via intramuscular.[25]
- Vitamina D: iniciada a partir de 1 semana de vida até 2 anos de idade para todas as crianças, vegetarianas ou não, na dose de 400 UI até 1 ano e 600 UI de 1 a 2 anos. Para crianças vegetarianas, pode-se utilizar a forma vegetal (vitamina D2 ou vitamina D3 de líquen).[6]
- Vitamina A: só é recomendada a suplementação, para crianças vegetarianas ou não, em regiões de alta prevalência de deficiência conforme orientação de OMS, MS e SBP.[15]
- Vitamina B12: é a única vitamina que deve ser prescrita além do que é indicado para crianças não vegetarianas.[15] Todas as crianças vegetarianas, independentemente da opção pelo uso de ovos ou laticínios, devem receber B12 na dose de 5 mcg 1 vez/dia, por via oral.[9] Em adolescentes, a dose de B12 passa a ser 50 mcg 1 vez/dia.[9]
- Ferro: a recomendação de suplementação de ferro é a mesma para crianças vegetarianas e não vegetarianas. Segundo a SBP, 1 mg/kg/dia, de 3 meses até 2 anos de vida.[25]

DESAFIOS ATUAIS

Na atualidade, um dos grandes desafios de mães e pais vegetarianos tem sido encontrar o apoio e a orientação necessários de profissionais na condução dos seus filhos. Inúmeras publicações já trazem embasamento científico que permitem manter dietas vegetarianas adequadamente planejadas em crianças, gestantes e lactantes, caso esta seja a escolha da família. Diante disso, famílias vegetarianas precisam ser respeitadas e acolhidas, além de orientadas no sentido de buscarem as melhores escolhas alimentares.

ORIENTAÇÕES AOS PAIS

- Crianças vegetarianas (com ou sem consumo de leite, ovos e derivados) sempre devem receber suplementação de vitamina B12.[15]
- Todas as suplementações recomendadas para crianças em geral também devem ser orientadas para crianças vegetarianas (ferro, vitamina D, vitamina K ao nascimento e vitamina A em regiões endêmicas para deficiência).[15]
- Atentar para o consumo adequado de calorias por meio de alimentos com alta densidade nutricional, como azeites, castanhas, pastas de oleaginosas e feijões.[5,6]
- Atentar para o consumo adequado de proteínas, cujas fontes principais são as leguminosas (feijões, ervilhas, lentilhas, grão de bico, soja).[26]
- Otimizar a absorção de ferro e zinco colocando as leguminosas de molho por período maior que 12 horas antes de realizar o cozimento, e consumindo alguma fruta rica em vitamina C junto às refeições principais.[12]
- Priorizar a oferta adequada de cálcio, disponível no leite materno, em vegetais verdes escuros com baixo teor de oxalato (couve, brócolis, agrião, rúcula), na chia, no gergelim/tahine e em leites vegetais fortificados.[12,15]
- Adicionar óleo de linhaça na refeição da criança como fonte de ômega 3 ou suplementar DHA.[9]
- O uso de leites vegetais caseiros ou leite de vaca in natura em substituição ao aleitamento materno está contraindicado antes de 1 ano de idade. Na impossibilidade de aleitamento materno, fórmulas lácteas próprias para lactentes, à base de arroz e soja, estão indicadas nos bebês de mães vegetarianas estritas.[15]

✓ CONCLUSÃO

As dietas vegetarianas podem satisfazer os requisitos nutricionais e ser uma escolha apropriada para todas as etapas da vida, incluindo gravidez, lactação e infância, desde que sejam bem planejadas. O planejamento adequado significa garantir o consumo de todos os grupos alimentares e ter atenção aos nutrientes potencialmente críticos, e aqueles que não podem ser naturalmente fornecidos pela variedade dos alimentos consumidos, como a vitamina B12, por exemplo.[12] Os nutrientes que devem receber maior atenção são proteínas, ômega 3, ferro, zinco, iodo, cálcio e vitamina B12,[12] além do consumo calórico total.[6] As mulheres grávidas, as lactantes vegetarianas e os cuidadores de crianças vegetarianas devem estar cientes das fontes alimentares desses nutrientes e das técnicas de preparo de alimentos e práticas culinárias que aumentam sua biodisponibilidade. Vale lembrar que a suplementação de vitamina B12 deve ser prescrita para todos os vegetarianos.[9]

Inúmeros benefícios à saúde na prevenção e no tratamento de doenças crônicas mais comuns, como redução do risco de doença cardíaca isquêmica, diabetes tipo 2, hipertensão, certos tipos de câncer e obesidade e menores níveis de colesterol, já são conhecidos.[1] Diante disso, toda criança vegetariana e sua família devem ser acolhidos e orientados pelo profissional de saúde.

REFERÊNCIAS BIBLIOGRÁFICAS

1. Slywitch E. Guia alimentar de dietas vegetarianas para adultos. São Paulo: Sociedade Vegetariana Brasileira; 2012.
2. The Vegan Society. Definition of veganism. Disponível em: https://www.vegansociety.com/go-vegan/definition-veganism. Acesso em: 22/8/2020.
3. Gomes SC, Pinho JP, Borges C, Santos CT, Santos A, Graça P. Linhas de orientação para uma alimentação vegetariana saudável. Programa Nacional para a Promoção da Alimentação Saudável. Lisboa: Direção-Geral da Saúde; 2015.
4. Craig WJ, Mangels AR. Position of the American Dietetic Association: vegetarian diets. J Acad Nutr Diet. 2009;109(7):1266-82.
5. Kleinman RE, Greer FR (eds.). Nutritional aspects of vegetarian diets. In: Pediatric Nutrition. 7.ed. Illinois: American Academy of Pediatrics; 2014. p.241-64.
6. Sociedade Brasileira de Pediatria (SBP). Departamento Científico de Nutrologia. Vegetarianismo na infância e adolescência. Rio de Janeiro: Sociedade Brasileira de Pediatria; 2017. p.1-10.
7. Melina V, Craig W, Levin S. Position of the Academy of Nutrition and Dietetics: vegetarian diets. J Acad Nutr Diet. 2016;116(12):1970-80.
8. Amit M. Vegetarian diets in children and adolescents. Paediatr Child Health. 2010;15(5):303-14.
9. Baroni L, Goggi S, Battino M. Planning well-balanced vegetarian diets in infants, children, and adolescents: The VegPlate Junior. J Acad Nutr Diet. 2018;6:1-8.
10. Desmond MA, Sobiecki J, Fewtrell M, Wells JCK. Plant-based diets for children as a means of improving adult cardiometabolic health. Nutr Rev. 2018;:1-14.
11. Huang T, Yang B, Zheng J, Li G, Wahlqvist ML, Li D. Cardiovascular disease mortality and cancer incidence in vegetarians: a meta-analysis and systematic review. Ann Nutr Metab. 2012;60:233-40.

12. Baroni L, Goggi S, Battaglino R, Berveglieri M, Fasan I, Filippin D, et al. Vegan nutrition for mothers and children: Practical tools for healthcare providers. Nutrients. 2019;11(1):1-16.
13. Schürmann S, Kersting M, Alexy U. Vegetarian diets in children: a systematic review. Eur J Nutr. 2017;56(5):1797-817.
14. Sociedade Vegetariana Brasileira (SVP). Pesquisa do IBOPE aponta crescimento histórico no número de vegetarianos no Brasil. Vol. maio, Sociedade Vegetariana Brasileira. 2018. Disponível em: https://www.svb.org.br/2469-pesquisa-do-ibope-aponta-crescimento-historico-no-numero-de-vegetarianos-no-brasil. Acesso em: 23/8/2020.
15. Vieira A (coord.). Guia alimentar para bebês e crianças vegetarianas até 2 anos de idade. Sociedade Vegetariana Brasileira. 2018; 1:1-56. Disponível em: https://svb.org.br/images/livros/alimentacao-para-bebes-vegetarianos.pdf. Acesso em: 22/8/2020.
16. Oussalah A, Levy J, Berthezène C, Alpers DH, Guéant JL. Health outcomes associated with vegetarian diets: An umbrella review of systematic reviews and meta-analyses. Clin Nutr. 2020;1-24.
17. Rinaldi S, Campbell EE, Fournier J, O'Connor C, Madill J. A comprehensive review of the literature supporting recommendations from the Canadian Diabetes Association for the use of a plant-based diet for management of type 2 diabetes. Can J Diabetes. 2016;40(5):471-7.
18. Yokoyama Y, Nishimura K, Barnard ND, Takegami M, Watanabe M, Sekikawa A, et al. Vegetarian diets and blood pressure – A meta-analysis. JAMA Intern Med. 2014;174(4):577-87.
19. Kahleova H, Levin S, Barnard N. Cardio-metabolic benefits of plant-based diets. Nutrients. 2017;9(8):1-13.
20. Sabaté J, Wien M. Vegetarian diets and childhood obesity prevention. Am J Clin Nutr. 2010;91(5):1525-9.
21. Weder S, Hoffmann M, Becker K, Alexy U, Keller M. Energy, macronutrient intake, and anthropometrics of vegetarian, vegan, and omnivorous children (1-3 years) in Germany (VeChi diet study). Nutrients. 2019;11(4):1-18.
22. Wang F, Zheng J, Yang B, Jiang J, Fu Y, Li D. Effects of vegetarian diets on blood lipids: A systematic review and meta-analysis of randomized controlled trials. J Am Heart Assoc. 2015;4(10):1-14.
23. Koeth RA, Wang Z, Levison BS, Buffa JA, Org E, Sheehy BT, et al. Intestinal microbiota metabolism of l-carnitine, a nutrient in red meat, promotes atherosclerosis. Nat Med. 2013;19(5):576-85.
24. World Health Organization (WHO). Q & A on the carcinogenicity of the consumption of red meat and processed meat; 2015. Disponível em: http://www.who.int/features/qa/cancer-red-meat/en. Acesso em: 23/8/2020.
25. Sociedade Brasileira de Pediatria (SBP). Manual de alimentação: orientações para alimentação do lactente ao adolescente, na escola, na gestante, na prevenção de doenças e segurança alimentar. 4.ed. São Paulo: Sociedade Brasileira de Pediatria; 2018.
26. Baroni L, Goggi S, Battino M. VegPlate: A Mediterranean-based food guide for Italian adult, pregnant, and lactating vegetarians. J Acad Nutr Diet. 2018;118(12):2235-43.
27. Fisberg M, Lyra I, Weffort V, de Sousa Maranhão H, Rocha Barretto J, Ramos da Silva V, et al. Consenso sobre anemia ferropriva: mais que uma doença, uma urgência médica! Sociedade Brasileira de Pediatria, 2018. Disponível em: https://www.sbp.com.br/fileadmin/user_upload/21019f-Diretrizes_Consenso_sobre_anemia_ferropriva-ok.pdf. Acesso em: 10/8/2020.

28. Greer FR, Krebs NF, Baker RD, Bhatia JJS, Heyman MB, Lifshitz F, et al. Optimizing bone health and calcium intakes of infants, children, and adolescents. Pediatrics. 2006;117(2):578-85.
29. Slywitch E. Alimentação sem carne: guia prático: o primeiro livro brasileiro que ensina como montar sua dieta vegetariana. 2.ed. São Paulo: Alaúde; 2015.
30. Buzinaro EF, De Almeida RNA, Mazeto GMFDS. Biodisponibilidade do cálcio dietético. Arq Bras Endocrinol Metabol. 2006;50(5):852-61.
31. Agência Nacional de Vigilância Sanitária (ANVISA). Relatório Ano: 2014 Resultado do monitoramento do teor de iodo no sal para consumo humano. Brasília: ANVISA; 2014. p.1-13.
32. BRASIL. Ministério da Saúde. Secretaria de Atenção à Saúde. Departamento de Atenção Básica. Manual de Condutas Gerais do Programa Nacional de Suplementação de Vitamina A. 2.ed. Pinto HA (ed.). Brasília: Ministério da Saúde; 2013. p.1-38.
33. Sociedade Brasileira de Pediatria (SBP). Departamento de Nutrologia. Deficiência de vitamina D em crianças e adolescentes. São Paulo: Sociedade Brasileira de Pediatria; 2014. p.1-8.
34. Bhatia J, Greer F, American Academy of Pediatrics Committee on Nutrition. Use of soy protein-based formulas in infant feeding. Pediatrics. 2008;121(5):1062-8.

10

AVALIAÇÃO DO CRESCIMENTO

Leda Amar de Aquino

OBJETIVOS

- ✓ Apresentar o processo de crescimento normal da criança e os diversos fatores que podem interferir nele (intrínsecos e extrínsecos).
- ✓ Expor os diferentes aspectos do crescimento em relação a faixas etárias específicas, desde a fase pré-natal até a adolescência, e suas peculiaridades.
- ✓ Discutir sobre a importância da monitoração e da avaliação do crescimento.
- ✓ Instrumentalizar o pediatra para acompanhar, avaliar o crescimento e reconhecer os seus desvios.

INTRODUÇÃO

O crescimento é um processo biológico, dinâmico e contínuo de multiplicação (hiperplasia) e aumento do tamanho (hipertrofia) das células, que ocorre desde a concepção até o final da vida, considerando-se os fenômenos de substituição e regeneração celulares e teciduais. De modo geral, o crescimento é entendido como o aumento do tamanho corporal, cessando com o término do aumento do crescimento linear (altura).[1]

O crescimento é considerado um dos melhores indicadores de saúde da criança, uma vez que, ao longo desse processo, pode sofrer influência direta de fatores ambientais, como alimentação, condições de habitação e saneamento básico, assim como de doenças, cuidados de higiene, acesso aos serviços de saúde e a relação estabelecida entre a mãe e o bebê.

Assim, tornam-se fundamentais na atenção integral à saúde da criança medidas de promoção, proteção e recuperação da saúde que incluam a monitoração e a avaliação permanentes do crescimento.

Mediante o acompanhamento do crescimento e do pleno conhecimento dos fatores envolvidos nesse processo, o pediatra pode não só apoiar a promoção e a manutenção de um crescimento saudável, mas também intervir, o mais precocemente possível, nos casos de desvio, possibilitando, assim, que o processo de crescimento se concretize na plenitude do potencial genético da criança.[1,2]

Embora, em 2014, o Brasil tenha saído do mapa da fome da ONU, alcançando índices menores que 5%, a desnutrição é uma realidade encontrada em regiões específicas do nosso país e, nos últimos 2 anos, essa situação vem se agravando. Por outro lado, o excesso de peso, nas formas de sobrepeso e obesidade, está se elevando rapidamente. Estudos nacionais representativos demonstram que o país está passando para as repercussões patológicas de hábitos alimentares deletérios e/ou excessivos em boa parte da população, constituindo um processo denominado transição nutricional.[3,4]

Portanto, a avaliação do crescimento e, consequentemente, do estado nutricional das crianças e adolescentes é elemento essencial de toda consulta pediátrica.

O CRESCIMENTO[1]

Todo indivíduo nasce com um potencial ou alvo genético de crescimento, o qual está relacionado com a energia hereditária e o sistema neuroendócrino. Poucas funções biológicas dependem tanto do potencial genético quanto o crescimento.

$$\text{Alvo genético de meninos: } \frac{\text{estatura da mãe} + 13 \text{ cm} + \text{estatura do pai}}{2} \pm 8 \text{ cm}$$

$$\text{Alvo genético de meninas: } \frac{\text{estatura da mãe} + \text{estatura do pai} - 13 \text{ cm}}{2} \pm 8 \text{ cm}$$

No entanto, esse alvo pode ou não ser atingido, dependendo fortemente de questões ambientais, relacionadas à alimentação, condições socioeconômicas, geofísicas, de urbanização e da relação mãe-filho.[1]

A influência do fator genético no crescimento

Existem grandes variações individuais no potencial de crescimento dado pela herança genética. Pode-se observar, de imediato, a diferença de altura entre os sexos masculino e feminino. A influência do fator genético também está presente na velocidade de crescimento das diferentes partes do corpo, como mostra a Figura 1.[1,5]

É no período de maior velocidade de crescimento que o organismo está mais exposto às agressões externas e, por conseguinte, as lesões a elas atribuídas podem ser mais extensas e mais graves.

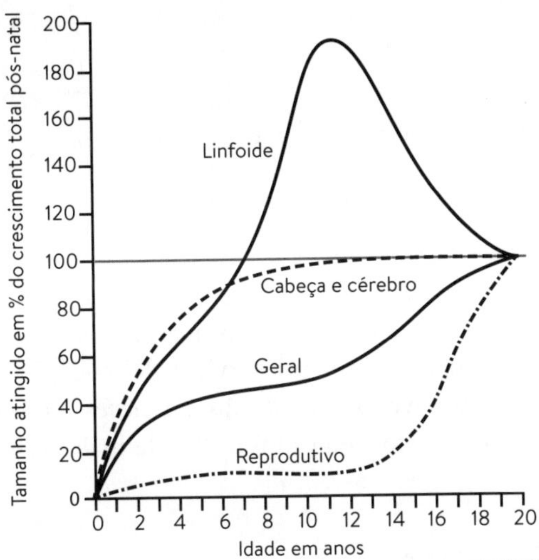

Figura 1 Curvas de crescimento de diferentes partes e tecidos do corpo.
Fonte: extraído de BRASIL, Ministério da Saúde, 2002;[1] figura de Tanner, 1978.[5]

A influência do meio ambiente

Desde a concepção, existe uma relação estreita entre o crescimento fetal e o ambiente, a ponto de, a partir de determinado momento, o crescimento fetal ser limitado pelo espaço da cavidade uterina. A influência do meio ambiente no processo de crescimento se dá até a idade adulta, porém é importante enfatizar que, quanto menor a criança, mais dependente e vulnerável ela é em relação ao ambiente. Nas crianças com menos de 5 anos, a influência dos fatores ambientais é muito mais importante do que a dos fatores genéticos, os quais apresentam a sua influência marcada nas crianças maiores, nos adolescentes e jovens.

Habicht, em 1974, demonstrou que crianças menores de 5 anos, de diversas nacionalidades, crescem num ritmo semelhante, desde que submetidas a boas condições de vida.[6] O mesmo não acontece com crianças da mesma nacionalidade, porém sob condições socioeconômicas diferentes, como mostra a Figura 2.[1,7]

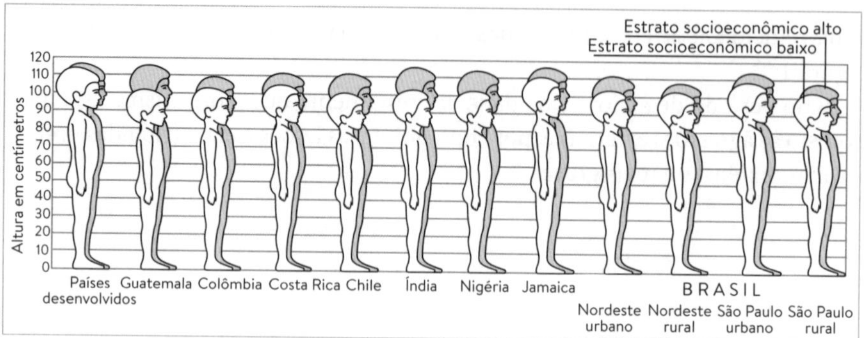

Figura 2 Altura média de meninos de 5 anos de idade de países desenvolvidos e de estratos socioeconômicos altos e baixos de países em desenvolvimento.
Fonte: BRASIL, Ministério da Saúde, 2002;[1] e IBGE, 1974-75.[7]

É importante ressaltar que as condições favoráveis ao crescimento vão além de recursos materiais e institucionais com os quais a criança deve contar, como boa alimentação, moradia, saneamento, serviços de saúde, creches, pré-escola; para crescer de forma saudável, a criança também necessita de cuidados gerais, como atenção, estímulo e afeto, dedicados a ela pela mãe, pela família e seu entorno.

O crescimento intrauterino e o peso ao nascer

O período de crescimento intrauterino é de vital importância para o ser humano. O 1º trimestre da gestação é o de maior risco em relação às injúrias, com repercussões mais graves e mais generalizadas. Vale citar os agentes infecciosos, a desnutrição materna, o tabagismo e o uso de outras drogas, lícitas ou ilícitas, a insuficiente irrigação placentária, algumas enfermidades maternas, entre outras. O acompanhamento do crescimento intrauterino é realizado pelo obstetra.[8]

O peso ao nascer é o indicador que retrata melhor o que ocorre durante a fase fetal. O recém-nascido (RN) com peso ao nascer menor que 2.500 g é classificado genericamente como de baixo peso ao nascer (BPN). O BPN pode advir de prematuridade (< 37 semanas completas de gestação) e/ou retardo de crescimento intrauterino (RCIU). Os bebês que apresentam BPN são considerados bebês de risco, com maior chance de adoecer e morrer, requerendo atenção especial dos serviços de assistência.

Embora todo bebê com peso < 2.500 g necessite de atenção especial, os bebês prematuros que apresentam o peso adequado para a idade gestacional (AIG) exibem melhor prognóstico em relação ao crescimento pós-natal compensatório do que aqueles classificados como pequenos para a idade gestacional (PIG), mesmo sendo bebês a termo (> 37 semanas de gestação), em decorrência de RCIU. Pode haver também prematuros PIG ou bebês grandes para a idade gestacional (GIG), como os recém-nascidos de mães diabéticas.[1,2]

O crescimento pós-natal

A velocidade de crescimento pós-natal é especialmente elevada nos 2 primeiros anos de vida, com declínio acentuado até o final da fase pré-escolar (5 a 6 anos de idade). No 1º ano, a criança cresce em torno de 24 cm e ganha em torno de 6 kg; no 2º ano, cresce em torno de 12 cm e ganha mais ou menos 2,5 kg. Esse é o período mais vulnerável aos distúrbios de crescimento quando, frente a situações adversas, a velocidade de crescimento pode diminuir ou até mesmo ser interrompida. Contudo, a capacidade de recuperação também é grande. Logo, a vigilância em relação à saúde da criança, ao seu crescimento e à situação nutricional, no período que vai do nascimento até os 5 anos de idade, deve ser constante e englobar questões relativas às condições e à qualidade de vida da criança.

A partir da fase escolar, a velocidade de crescimento é praticamente constante, de 5 a 6 cm/ano, até o início do estirão da adolescência, que, nas meninas, ocorre em torno dos 11 anos e, nos meninos, em torno dos 13 anos.[8]

Tendência secular do crescimento

Trata-se de uma mudança importante na velocidade de maturação e, em menor grau, no tamanho final alcançado pelos indivíduos. Os principais achados revelam que a tendência secular do crescimento (TSE) tem sido atribuída, sobretudo, a influências ambientais, em particular a melhorias nas condições sanitárias, econômicas e sociais.

A avaliação do crescimento

A avaliação do crescimento é parte fundamental de toda consulta pediátrica. É o eixo integrador de outras intervenções estratégicas na saúde da criança, como a promoção do aleitamento materno, a orientação quanto à introdução dos alimentos complementares, a alimentação saudável, a imunização, o manejo das doenças respiratórias e alérgicas, a prevenção contra acidentes, entre outras. O Quadro 1 apresenta os objetivos primordiais para o acompanhamento e a avaliação do crescimento.[4,5]

Quadro 1 Objetivos primordiais para o acompanhamento e a avaliação do crescimento

Promover o processo de crescimento para que se dê na plenitude do potencial da criança e do adolescente
Sinalizar precocemente as anormalidades, propiciando uma intervenção imediata nos casos de desvio
Impedir a progressão de agravos já instalados

Fonte: Madeira, Aquino e Resegue, 2014;[8] BRASIL, Ministério da Saúde, 2004.[9]

Para o acompanhamento e a avaliação do crescimento, é necessária a tomada de medidas do tamanho do corpo, denominadas medidas antropométricas. As medidas antropométricas básicas são peso, estatura (comprimento ou altura) e perímetro cefálico.

O peso, inicialmente, foi um índice priorizado no nível de atenção básica de saúde por ser de fácil aferição e também porque, por sua variação, pode refletir rapidamente diversos tipos de problemas que podem estar afetando a saúde da criança. O aumento de tamanho linear (comprimento/altura) é relativamente mais lento que o peso, e a diminuição da velocidade de ganho estatural pode refletir problemas recorrentes, como desnutrição crônica, doenças crônicas como mucoviscidose, asma brônquica grave, artrite idiopática juvenil, aids etc. A medição do perímetro cefálico deve ser feita, prioritariamente, nas crianças de 0 a 24 meses, tendo em vista que esse é o período de maior crescimento pós-natal da cabeça e do cérebro.[1,2] Atualmente, há o entendimento de que todas as medidas antropométricas são importantes para uma melhor avaliação global. É importante saber que a antropometria é um dos componentes da avaliação clínica, mas não deve ser utilizada de maneira isolada para diagnóstico e/ou acompanhamento de puericultura.

A avaliação do crescimento deve ser realizada periodicamente. O Ministério da Saúde (MS) preconiza pelo menos 7 consultas no 1º ano de vida (iniciando-se na 1ª semana de vida), 2 consultas no 2º ano e 1 consulta/ano até os 10 anos.[1,2]

A coleta das medidas antropométricas deve ser realizada com metodologia padronizada, com pessoal capacitado, com instrumentos de boa qualidade e calibrados.

O Quadro 2 apresenta os procedimentos que devem ser realizados na coleta dessas medidas.

Quadro 2 Procedimentos necessários para a coleta adequada das medidas antropométricas

- Antes da pesagem, tarar a balança. As crianças devem ser pesadas sem roupa
- A medição do comprimento da criança menor de 2 anos é feita com a criança deitada, utilizando-se um antropômetro horizontal
- A medição da altura da criança maior de 2 anos é feita com a criança em pé, utilizando-se a balança-plataforma ou o antropômetro vertical

Fonte: BRASIL, Ministério da Saúde, 2002.[1]

Após a coleta das medidas, relacioná-las com os valores de referência: peso para a idade (P/I), estatura (comprimento ou altura) para a idade (E/I), perímetro cefálico para a idade (PC/I) e índice de massa corporal (IMC = P/E^2). Verificar se os valores encontrados estão dentro dos limites estabelecidos, fazendo-se necessária, para isso, a utilização de padrões de referência.[10,11]

Em 2006 e 2007, a Organização Mundial da Saúde (OMS) lançou as novas curvas de crescimento como referência internacional para crianças de 0 a 5 anos e de 5 a 19 anos, consecutivamente. O MS adotou as novas curvas de crescimento, e elas fazem parte da Caderneta da Criança.[10,12] A Figura 3 traz como exemplo a curva de crescimento P/I de meninos de 0 a 2 anos de idade.

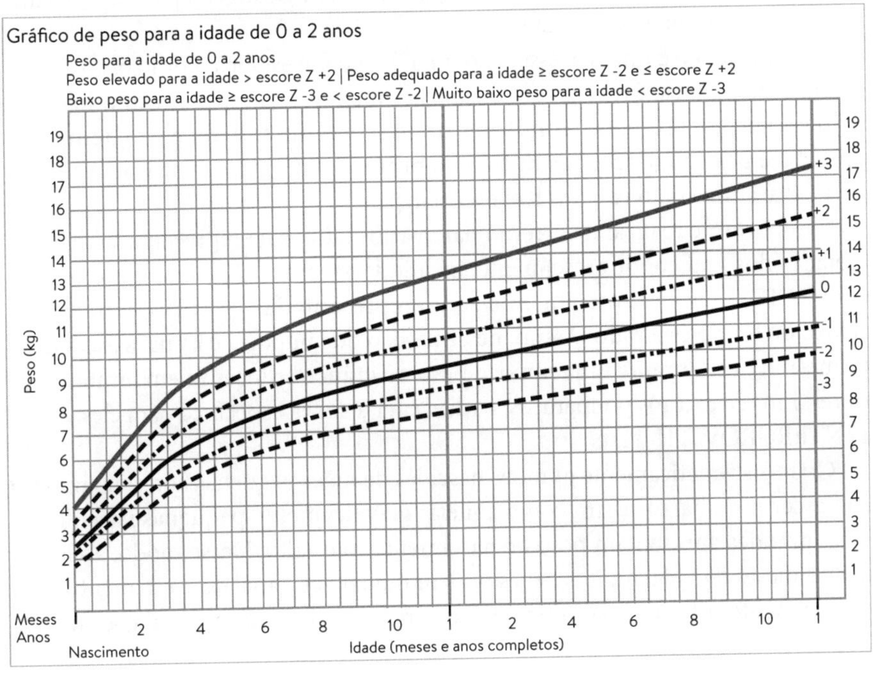

Figura 3 Curva de crescimento P/I.

Fonte: BRASIL, Ministério da Saúde, 2020.[10]

A análise dos parâmetros antropométricos de uma criança deve ser feita levando-se em conta a variabilidade individual em uma população saudável. Isso permite que o melhor critério para a normalidade seja um intervalo de valores situados entre o escore Z +2 e o escore Z -2.

O escore Z é a terminologia mais atual utilizada para representar a variabilidade de um determinado parâmetro entre indivíduos e representa a distância, medida em unidades de desvio-padrão, que os vários valores daquele parâmetro podem assumir na população em relação ao valor médio.

$$\text{Escore Z} = \frac{\text{(valor observado para o indivíduo)} - \text{(valor da média do referencial)}}{\text{(desvio-padrão do referencial)}}$$

Várias medidas de crescimento colocadas como pontos no gráfico ao longo do tempo e unidas entre si formam uma linha. Esta linha representa o canal de crescimento da criança, que sinaliza se a criança está crescendo adequadamente ou não. A curva de crescimento de uma criança que está crescendo adequadamente tende a seguir um traçado paralelo ao escore Z 0, que, na Caderneta da Criança, representa a linha verde. Qualquer mudança rápida nessa tendência (desvio da curva para cima ou para baixo) deve ser investigada para se determinar a causa e orientar a conduta.

O crescimento é um processo, não uma qualidade estática. Por isso, ao avaliá-lo em uma criança, é fundamental realizar uma boa anamnese, incluindo história da gestação, pré-natal, condições do nascimento, tipo de parto, tempo de gestação e peso ao nascer, assim como a história alimentar e a relação estabelecida entre a mãe ou o responsável e a criança.

É importante realizar a correção para vários fatores na representação e interpretação dos gráficos de crescimento, incluindo as crianças prematuras e aquelas com RCIU, pois elas inicialmente serão representadas na curva com o peso abaixo do limite esperado. Assim, nesse caso, o que importa é a curva ascendente, mesmo que, durante um tempo, o peso no gráfico se localize em limites inferiores. Em relação aos prematuros, o ideal é ter a curva específica para eles, como a INTERGROWTH-21st.[10]

Crianças geneticamente grandes nascidas de mães pequenas apresentam peso ao nascer mais baixo, assim como aquelas geneticamente pequenas nascidas de mães grandes apresentam peso de nascimento mais alto. Desse modo, ao longo dos 18 meses de vida, muitos bebês podem mudar seu canal de crescimento para comprimento/altura, mesmo sem a ocorrência de doenças ou alterações na nutrição.

✓ CONCLUSÃO

A monitoração e a avaliação do crescimento da criança e do adolescente são indispensáveis em toda consulta pediátrica, pois podem apoiar o pediatra na promoção e na manutenção de um crescimento saudável, como também ajudá-lo a intervir o mais precocemente possível nos casos de desvio. Quanto mais baixa a idade, mais vulnerável é a criança e mais importante é a influência dos fatores ambientais sobre o crescimento.

As curvas contidas na Caderneta da Criança são fundamentais para a interpretação correta das medidas antropométricas coletadas.

REFERÊNCIAS BIBLIOGRÁFICAS

1. BRASIL. Ministério da Saúde. Secretaria de Políticas de Saúde. Departamento de Atenção Básica. Secretaria de Atenção à Saúde. Saúde da criança: acompanhamento do crescimento e desenvolvimento infantil. Série Cadernos de Atenção Básica n. 11. Brasília: Ministério da Saúde; 2002. Disponível em: http://bvsms.saude.gov.br/bvs/publicacoes/crescimento_desenvolvimento.pdf. Acesso em: 2/4/2021.
2. BRASIL. Ministério da Saúde. Secretaria de Políticas de Saúde. Departamento de Atenção Básica. Secretaria de Atenção à Saúde. Saúde da criança: crescimento e desenvolvimento. Cadernos de Atenção Básica, n. 33. Brasília: Ministério da Saúde; 2012. Disponível em: http://bvsms.saude.gov.br/bvs/publicacoes/saude_crianca_crescimento_desenvolvimento.pdf. Acesso em: 2/4/2021.
3. Sociedade Brasileira de Pediatria (SBP). Departamento de Nutrologia. Obesidade na infância e adolescência: manual de orientação. 2.ed. Rio de Janeiro: Sociedade Brasileira de Pediatria; 2012. Disponível em: https://www.sbp.com.br/fileadmin/user_upload/publicacoes/14297c1-man_nutrologia_completo.pdf. Acesso em: 2/4/2021.
4. Camargos ACR, Azevedo BNS, Silva D, Mendonça VA, Lacerda ACR. Prevalência de sobrepeso e de obesidade no primeiro ano de vida nas Estratégias Saúde da Família. Cad Saúde Colet. 2019;27(1):32-8.
5. Tanner JM. Foetus into man: physical growth from conception to maturity. London: Open Books; 1978.
6. Habicht JP, Martorell R, Yarbrough C, Malina RM, Klein RE. Height and weight standards for preschool children. How relevant are ethnic differences in growth potencial? Lancet. 1974;1(7858):661-4.
7. Instituto Brasileiro de Geografia e Estatística (IBGE). Perfil estatístico de crianças e mães no Brasil; aspectos nutricionais. 1974-1975. [S.I.: s.n.], [1976].
8. Madeira IR, Aquino LA, Resegue RM. Acompanhamento do crescimento e desenvolvimento. In: Campos Júnior D, Rabelo DA (Orgs.). Tratado de pediatria – Sociedade Brasileira de Pediatria. 3.ed. Barueri: Manole; 2014.
9. BRASIL. Ministério da Saúde. Secretaria de Atenção à Saúde. Departamento de Ações Programáticas Estratégicas. Agenda de compromissos para a saúde integral da criança e redução da mortalidade infantil. Brasília: Ministério da Saúde; 2004. Disponível em: http://bvsms.saude.gov.br/bvs/publicacoes/agenda_compro_crianca.pdf. Acesso em: 2/4/2021.

10. BRASIL. Ministério da Saúde. Caderneta da Criança. 2.ed. Brasília: Ministério da Saúde; 2020. Disponível em: http://bvsms.saude.gov.br/bvs/publicacoes/caderneta_crianca_menina_2ed.pdf e http://bvsms.saude.gov.br/bvs/publicacoes/caderneta_crianca_menino_2ed.pdf. Acesso em: 2/4/2021.
11. World Health Organization (WHO). Child growth standards. Disponível em: https://www.who.int/childgrowth/en/. Acesso em: 2/4/2021.
12. Onis M, Onyango AW, Borghi E, Siyam A, Nishida C, Siekmann J. Development of a WHO growth reference for school-aged children and adolescents. Bull World Health Organ. 2007;85(9):660-7.

11

AVALIAÇÃO DO DESENVOLVIMENTO DE 0 A 6 MESES

Luciana Gonçalves Azevedo de Vasconcelos
Marcio Moacyr Vasconcelos

OBJETIVO

✓ Familiarizar o leitor com as habilidades básicas que lhe permitirão avaliar a adequação do desenvolvimento de crianças de 0 a 6 meses de idade.

INTRODUÇÃO

A monitoração do crescimento e do desenvolvimento provavelmente é a tarefa preventiva mais importante do pediatra. Nas consultas regulares de puericultura e mesmo durante o acompanhamento de crianças maiores e adolescentes, a medição dos parâmetros do crescimento e a verificação do desenvolvimento são medidas cruciais. A exploração de determinados aspectos do desenvolvimento infantil e a avaliação de sua adequação à idade do paciente podem fazer toda a diferença na detecção precoce das dificuldades do desenvolvimento. O pediatra geral deve chamar para si essa responsabilidade, a qual ganha nova dimensão quando se considera que 12 a 16% da população pediátrica têm alguma dificuldade do desenvolvimento.[1]

O que se convenciona chamar de desenvolvimento é o resultado final de um grande número de processos complexos e multifacetados que são influenciados direta e indiretamente por uma gama de fatores biológicos, genéticos, psíquicos, socioeconômicos e ambientais. A despeito dessa complexidade, a prática pediátrica permite formular um método de avaliação do desenvolvimento infantil. Por exemplo, o uso de instrumentos de triagem, como o teste de Triagem do Desenvolvimento de Denver II (TTDT), tem seus defensores.[2] O TTDT classifica o desenvolvimento em 4 grandes áreas ou esferas: motor grosseiro, linguagem, motor refinado e pessoal-social. Neste capítulo, a preferência é pela conceituação mais abrangente proposta por Lissauer e Clayden no livro *Illustrated Textbook of Paediatrics*:[3]

- Motor grosseiro.
- Motor refinado e visão.
- Fala, linguagem e audição.
- Social, emocional e comportamental.

Essa conceituação ressalta a importância da visão e da audição, as quais devem ser examinadas rotineiramente em todos os lactentes e crianças, e torna mais óbvia a relevância das questões emocionais e comportamentais.

Também vale a pena mencionar que o pediatra atento às sutilezas e aos mecanismos do desenvolvimento infantil está numa posição única para atuar na prevenção de uma variedade de distúrbios do comportamento, transtornos mentais e outras afecções. O ideal é cultivar uma atitude de vigilância contínua a fim de identificar e intervir nos fatores potencialmente precursores dos problemas do desenvolvimento.

O objetivo deste capítulo é expor ao leitor os recursos básicos que lhe permitirão avaliar o desenvolvimento de crianças de 0 a 6 meses de idade. Tais recursos são os parâmetros do crescimento, que abrangem o perímetro cefálico, os reflexos primitivos, os marcos do desenvolvimento – incluindo uma avaliação minuciosa do tônus muscular –, a triagem de visão e audição, os padrões de sono e os instrumentos de triagem do desenvolvimento.

PARÂMETROS DO CRESCIMENTO

A monitoração dos parâmetros do crescimento é relevante porque o atraso do crescimento pode denunciar um distúrbio que também afetará o desenvolvimento. O perímetro cefálico deve ser medido a cada consulta nos lactentes sadios. É fundamental registrar a medida encontrada em um gráfico do crescimento apropriado. Se o perímetro cefálico estiver abaixo do percentil 2 para a idade do paciente, uma explicação possível é deficiência do crescimento cerebral secundária a lesão prévia, ou seja, trata-se de uma evidência de problemas neurológicos futuros. Naturalmente, é preciso considerar outras causas de microcefalia, como infecções congênitas, microcefalia *vera*, síndromes genéticas, sequelas de infecção do sistema nervoso central (SNC) e síndrome do álcool ou da hidantoína fetal.

Por outro lado, um perímetro cefálico acima do percentil 98, ou o crescimento acelerado da cabeça determinando elevação rápida do seu percentil, pode decorrer de hidrocefalia, portanto, requer investigação imediata.[4]

Se o lactente apresentar atraso do crescimento, os distúrbios neurológicos integram o diagnóstico diferencial, por exemplo, as doenças neuromusculares e neurodegenerativas, a paralisia cerebral e os tumores do SNC.

REFLEXOS PRIMITIVOS

A presença dos reflexos primitivos, com atenção especial às idades em que eles aparecem e desaparecem, é uma boa medida da integridade do SNC no 1º semestre de vida e uma demonstração do estágio de desenvolvimento do recém-nascido e do lactente. Ao longo do processo de mielinização e formação da circuitaria do SNC, os reflexos primitivos surgem em idades previsíveis e, após um determinado período, são suprimidos pela maturação da função dos níveis cerebrais superiores. Os autores citam idades de desaparecimento divergentes, o que, às vezes, confunde o estudante. Aqui, serão adotadas as idades citadas no livro *Child Neurology*, por Menkes.[4]

Muitos reflexos foram descritos, mas este capítulo descreverá apenas os mais importantes.

Reflexo de sucção

Está bem estabelecido com 34 semanas de idade gestacional e, para pesquisá-lo, basta colocar um dedo limpo na boca do recém-nascido. Complementar a este é o reflexo dos pontos cardeais, ou de voracidade: ao estimular delicadamente a região perioral com um dedo, o bebê procura abocanhá-lo.

Reflexo de Moro

Surge com 28 a 32 semanas de idade gestacional, mas só é completo a termo. A idade limite para seu desaparecimento é aos 5 meses, porém muitas crianças deixam de tê-lo mais cedo. Para suscitá-lo, mantém-se o tronco do bebê numa posição semiereta e, em seguida, permite-se que a cabeça caia, aparando a queda com a mão. A resposta completa consiste em extensão e abdução dos dedos das mãos e dos braços, seguidas por flexão dos braços. Alguns bebês emitem um som agudo no início da resposta, e a maioria chora com o susto. A ausência de resposta em um dos braços significa mais provavelmente paralisia do plexo braquial por tocotraumatismo. A ausência do reflexo de Moro no recém-nascido a termo em geral reflete disfunção acentuada do SNC.

Reflexo tônico-cervical (RTC)

O RTC (Figura 1) mais pesquisado é o assimétrico, pois também existe o RTC simétrico, suscitado na posição sentada. O RTC assimétrico começa a surgir por volta de 35 semanas de idade gestacional, mas só está completo ao 1º mês de vida. Com o bebê em decúbito dorsal, gira-se a cabeça para um dos lados. A resposta consiste em extensão do braço e da perna ipsilaterais e flexão dos membros contralaterais. Costuma desaparecer aos 6 a 7 meses, mas mesmo quando presente, o lactente deve ser capaz de sair da "postura de esgrimista" que caracteriza sua resposta. No paciente que apresenta este reflexo em apenas um dos lados do corpo, a interpretação da anormalidade depende da idade. Assim, no 1º semestre de vida, o hemisfério cerebral contralateral ao lado em que o RTC está ausente é anormal. Em crianças maiores, porém, o hemisfério cerebral contralateral ao lado em que o RTC persiste é anormal.

Reflexos de preensão

O reflexo de preensão palmar surge com 28 semanas de idade gestacional e desaparece até 4 a 5 meses de idade. É pesquisado estimulando-se a palma aberta do bebê com um dedo. A resposta normal é a flexão dos dedos. O reflexo de preensão plantar aparece ao nascimento e desaparece aos 9 a 12 meses. A estimulação da planta, próximo aos dedos, produz flexão plantar.

Reflexo de paraquedas

Começa a surgir aos 6 meses de idade e jamais desaparece. A partir da posição em decúbito ventral, o lactente é suspenso e então projetado em direção ao solo. A resposta normal consiste na extensão dos braços e abdução dos dedos das mãos. Este reflexo existe para proteger a face durante quedas, e é fundamental para a deambulação.

Reflexo de extensão cruzada

Está presente ao nascimento e desaparece aos 7 a 12 meses. Com o bebê em decúbito ventral, estimula-se a planta de um membro inferior em extensão total. A resposta normal consiste em flexão e adução seguidas de extensão da outra perna.

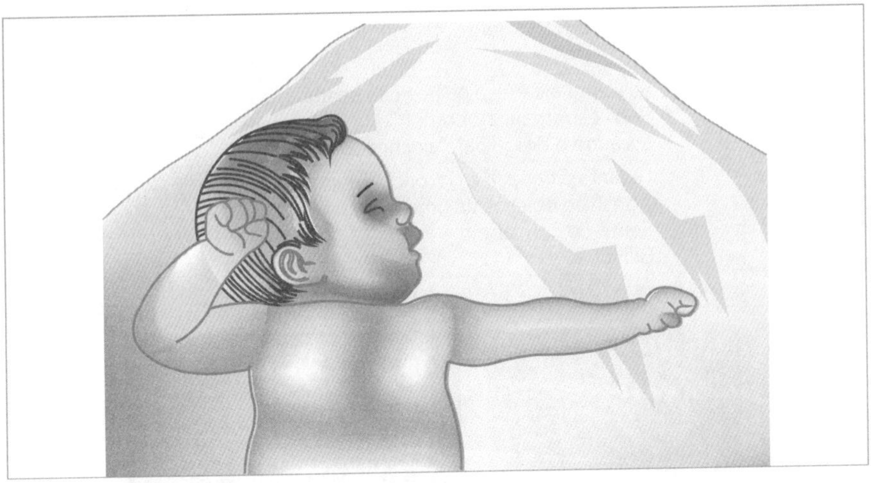

Figura 1 Reflexo tônico-cervical assimétrico.

MARCOS DO DESENVOLVIMENTO

Os marcos do desenvolvimento são adquiridos em idades aproximadamente similares. Nas crianças que nasceram pré-termo, é preciso descontar o período de prematuridade ao analisar a adequação dos marcos adquiridos, no mínimo até 1 ano de idade. Um marco do desenvolvimento é considerado adquirido quando os pais relatam sua ocorrência ou quando ele é demonstrado ao exame físico. O Quadro 1 apresenta alguns marcos do desenvolvimento que poderão ser úteis nas consultas de puericultura.

A Figura 2 exemplifica a aquisição de diferentes marcos do desenvolvimento ao longo do primeiro semestre.

Quadro 1 Marcos do desenvolvimento clinicamente relevantes de 0 a 6 meses de idade

Período neonatal	Sobressalto a ruídos altos Movimentos livres dos 4 membros Acalma-se ao ouvir a voz materna Preferência visual pela face humana
1-2 meses	Sorri em resposta Acompanha objetos com os olhos por um arco de 90° Começa a emitir sons isolados
3 meses	Mantém as mãos abertas na maior parte do tempo Levanta a cabeça em decúbito ventral Sorri em resposta a um comando Contempla as próprias mãos Dá gargalhadas Emite sons de vogais

(continua)

Quadro 1 Marcos do desenvolvimento clinicamente relevantes de 0 a 6 meses de idade *(continuação)*

4 meses	Sustenta a cabeça na posição sentada Sorri espontaneamente Estende o braço para alcançar um objeto
5-6 meses	Levanta a cabeça e o tronco em decúbito ventral Transfere objetos de uma mão para outra Senta-se com apoio Balbucia

Fonte: baseado em Lissauer e Clayden, 2017;[3] e Menkes e Moser, 2006.[4]

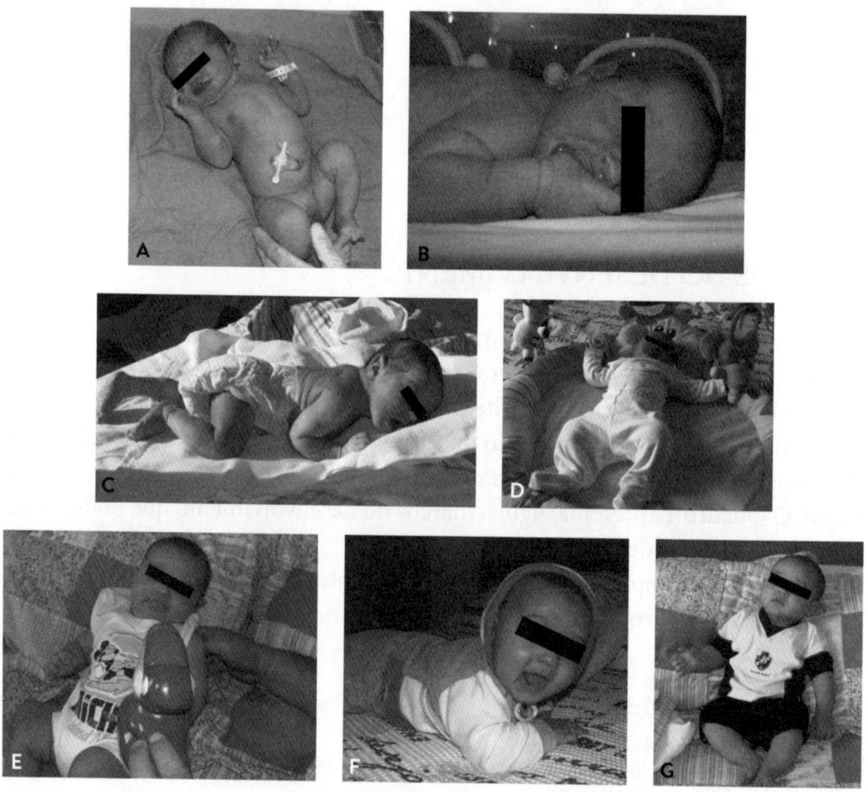

Figura 2 Aspectos importantes do desenvolvimento de 0 a 6 meses de idade. A. Ao nascimento, o recém-nascido a termo sadio exibe atitude de flexão dos 4 membros. B. Reflexo primitivo de sucção presente ao nascimento. C. Com dias de vida, o recém-nascido acordado é capaz de girar a cabeça para evitar sufocamento em decúbito ventral. D. Ao 1,5 mês de vida, o lactente olha para um objeto com interesse (observe a manifestação do reflexo tônico-cervical à rotação da cabeça para a esquerda). E. Aos 3 meses, é capaz de acompanhar um objeto visualmente em todas as direções do olhar. F. Aos 4 meses, levanta a cabeça na posição em decúbito ventral. G. Aos 5 a 6 meses, senta-se com apoio.

Fonte: arquivo pessoal dos autores.

Boa parte da avaliação no 1º semestre de vida baseia-se no desenvolvimento da função motora, fruto da complexa interação do processo de mielinização, formação de sinapses, apoptose, nutrição, experiências e brincadeiras. A simples atitude do recém-nascido no leito já assinala eventuais insultos ao SNC. Assim, é importante inspecionar a postura e os movimentos espontâneos antes de realizar manobras de avaliação do tônus muscular. O tônus muscular é definido como a resistência que os músculos oferecem à movimentação passiva em repouso (componente estático) ou o grau de contração durante um dado movimento (componente fásico) e provavelmente é a melhor medida da integridade do SNC nos primeiros 6 meses de vida. Os seguintes testes avaliam o tônus muscular do recém-nascido e do lactente:

1. Teste de tração – O bebê em decúbito dorsal é tracionado até a posição sentada pelas mãos (Figura 3A). Avalia-se o grau de retardo da cabeça em relação ao plano do tronco durante a ascensão do paciente. É comum que o lactente apresente algum retardo da cabeça até 4 meses de idade, mas um retardo acentuado denuncia a presença de hipotonia axial (Figura 3B).
2. Teste de suspensão vertical – O bebê é suspenso pelas axilas (Figuras 3C e 3D). A resposta normal consiste em manutenção de alguma flexão dos 4 membros. Se o paciente escorregar entre as mãos do examinador, detecta-se hipotonia das cinturas escapulares. Por outro lado, se o lactente mostra posição "em tesoura" das pernas, detecta-se hipertonia dos membros.
3. Teste de suspensão ventral – O examinador suspende o lactente em decúbito ventral segurando-o pelo abdome (Figuras 3E e 3F). O bebê normal mantém a cabeça no plano de tronco e os 4 membros em flexão ou extensão, mas próximo ao tronco. O lactente hipotônico dobra-se "em U invertido" sobre a mão do examinador.

TRIAGEM DE VISÃO E AUDIÇÃO

A avaliação da visão e audição deve ser rotineira em todos os recém-nascidos e lactentes. A detecção precoce de deficiência visual ou auditiva é fundamental para reduzir o dano associado.

Visão

A visão é formalmente avaliada a partir da idade pré-escolar, mas o pediatra tem a incumbência de realizar um exame físico dos olhos à procura de anormalidades que, se presentes, devem motivar encaminhamento imediato ao especia-

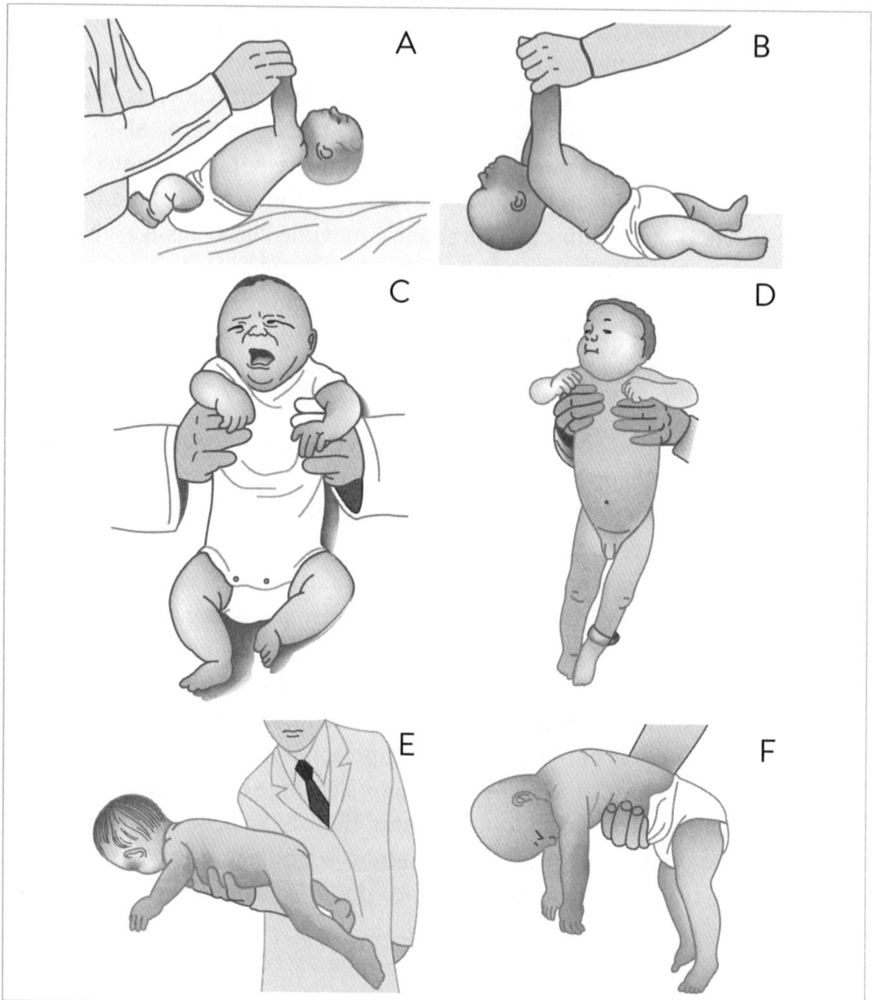

Figura 3 Manobras de avaliação do tônus muscular. A. Teste de tração normal. B. Teste de tração com hipotonia. C. Suspensão vertical normal. D. Suspensão vertical anormal. E. Suspensão ventral normal. F. Suspensão ventral com hipotonia.

lista. Por exemplo, a leucocoria (pupila de cor branca) pode estar associada a catarata congênita, retinopatia da prematuridade, retinoblastoma e larva *migrans* ocular.

É possível inspecionar a integridade das principais estruturas oculares com um simples oftalmoscópio. A reação direta e consensual das pupilas à luz também é importante. O recém-nascido a termo é capaz de fixar os olhos e acompanhar um objeto interessante.

A pesquisa do reflexo vermelho, ou teste do olhinho, deve ser uma parte essencial do exame físico no 1º semestre de vida. O examinador utiliza um oftalmoscópio para detectar o reflexo vermelho da retina através da pupila a cerca de 30 cm do paciente.[5]

Os movimentos oculares tornam-se suaves e contínuos aos 3 meses de idade.

Audição

Se testes de triagem não forem realizados, a perda auditiva pode passar despercebida até 2 anos de idade. Por outro lado, se a perda for identificada logo, uma intervenção como o uso de aparelhos de amplificação dará à criança uma chance de recuperação da função no período crítico de desenvolvimento do córtex cerebral auditivo – o 1º ano de vida. Um programa de triagem neonatal da audição constatou que se os lactentes com perda auditiva forem tratados em até, no máximo, 6 meses de idade, eles desenvolverão a linguagem de maneira similar às demais crianças.[6]

Existem três formas principais de triagem da audição no 1º semestre de vida: emissões otoacústicas, potenciais evocados auditivos do tronco encefálico (BERA) e audiometria comportamental. As emissões otoacústicas são utilizadas na triagem neonatal, e se o resultado mostrar ausência de emissões, o lactente deve ser avaliado à procura de patologias e, em seguida submetido ao BERA. Este é um teste eletrofisiológico que avalia a integridade do sistema auditivo, e seus resultados independem da cooperação do paciente, pois pode ser realizado sob sedação. O BERA permite identificar limiares precisos das frequências sonoras de 1 a 4 kHz, e seus achados podem discriminar entre perda auditiva neurossensorial e condutiva. Na audiometria comportamental, avalia-se a reação do lactente a diferentes estímulos sonoros, como o som de instrumentos musicais e a voz materna. Uma reação de sobressalto a um som alto e a redução dos movimentos dos membros ao ouvir a voz materna são indícios de audição normal.

PADRÕES DE SONO

Prechtl definiu 6 estados da consciência, ou de vigília e sono, no recém-nascido. A observação cuidadosa do bebê geralmente permite definir o estado em que ele se encontra.[7] São eles:

1. Alerta quieto – Olhos abertos, não há atividade motora, atenção ao ambiente.
2. Alerta ativo – Movimentos frequentes dos membros e dos olhos, pouca atenção à face humana.
3. Choro – Costuma ocorrer em momentos de fome, desconforto ou solidão.

4. Sonolência – Movimentos esparsos, olhos semicerrados, às vezes, irritabilidade.
5. Sono quieto – Não há movimentos corporais, respiração regular, face relaxada.
6. Sono ativo – Os olhos continuam fechados, mas podem mostrar movimentos rápidos (REM); também pode haver movimentos corporais, e a respiração é irregular.

Os padrões de sono nos primeiros meses de vida são claramente distintos daqueles em crianças maiores e adultos. O sono ativo, ou sono REM, responde por 50% do período de sono e, no 1º trimestre, o lactente adormece em sono REM. Após 3 meses de idade, o sono normal sempre começa no estágio I do sono não REM (NREM). Os ciclos de sono do lactente também são mais breves, com duração de 50 a 60 minutos (*versus* 90 a 100 minutos em crianças maiores e adultos), o que ajuda a explicar os despertares mais frequentes.

Os períodos de sono REM e NREM alternam-se de maneira equânime durante toda a noite, ao passo que nas crianças maiores o sono NREM predomina na metade inicial da noite, enquanto o sono REM, aquele no qual sonhamos, concentra-se na metade final.

O processo de consolidação do sono à noite começa por volta de 3 meses e, se os pais deixarem, estará mais ou menos concluído aos 6 meses. A influência dos pais é fundamental na definição do padrão de sono que o lactente terá, porque adormecer sozinho é um marco do desenvolvimento que só será adquirido se os pais submeterem o bebê a essa experiência. Do ponto de vista da qualidade do sono, o ideal é que o bebê seja colocado para dormir em um quarto separado dos pais com o mínimo de iluminação e ruídos. Após 3 a 6 meses de idade, a alimentação noturna deve ser suspensa e a interação dos pais com o bebê durante os despertares noturnos deve ser restrita. Se os pais mantiverem o hábito nocivo de deixá-lo adormecer no colo ou na cama do casal, um resultado frequente é o distúrbio de associação do sono, quando o lactente só consegue adormecer na presença de um dos pais.

Se o lactente for encorajado a adormecer sozinho, o sono noturno se consolidará mais cedo, ou seja, haverá menores despertares no meio da noite, e o sono se tornará cada vez mais reparador.

INSTRUMENTOS DE TRIAGEM DO DESENVOLVIMENTO

O instrumento de triagem mais conhecido é o TTDD, que avalia crianças de 0 a 6 anos de idade. Nesse teste, os marcos do desenvolvimento emocional são menosprezados, mas a fácil aplicação e interpretação explicam sua popularidade. A triagem é considerada positiva se a criança tiver atraso, isto é, se não tiver adquirido 1 marco que 90% das crianças já adquiriram, dentre 2 ou mais marcos em 2 ou mais das 4 categorias. A triagem é considerada suspeita se a criança mostrar atraso de 2 ou mais marcos em uma categoria.[1]

É importante esclarecer que os instrumentos de triagem não definem diagnósticos. Sua utilidade está em ajudar a escolher quais pacientes necessitarão de investigação adicional. Logo, é um equívoco afirmar que o paciente apresenta atraso do desenvolvimento com base apenas na triagem positiva.

DESAFIOS ATUAIS

Um estudo de revisão evidenciou descaso em relação à vigilância do desenvolvimento infantil na atenção básica de saúde, além da dificuldade no encaminhamento dos atrasos detectados para estimulação precoce.[8] A intervenção precoce pode mudar a vida de uma criança com atraso do desenvolvimento, por isso, este panorama precisa ser melhorado.

ORIENTAÇÕES AOS PAIS

Esta fase é muito importante para o desenvolvimento da criança. O modo como os pais brincam, cuidam e interagem com a criança auxilia no desenvolvimento da parte social e emocional.

É fundamental criar uma rotina, fazer o bebê se sentir seguro e amado, observar suas reações e evoluções, sorrir, conversar com ele (bebês adoram a voz humana, principalmente dos pais), cantar, ler, imitar seus gestos e brincar bastante. O brincar também ajuda no desenvolvimento, pois, desde o nascimento, eles usam essa atividade para explorar o mundo.[9]

Os pais também devem cuidar de si física e emocionalmente.

✓ CONCLUSÃO

O pediatra atento ao crescimento e desenvolvimento dos lactentes saberá manter-se vigilante aos primeiros indícios de anormalidades que exigirão investigação. Para tal, ele lança mão dos padrões biológicos e comportamentais que evoluem segundo um programa razoavelmente constante em seres humanos. Desse modo, a pesquisa dos reflexos primitivos em correlação com a idade cronológica da criança, a medição e a análise dos parâmetros do crescimento, a verificação da aquisição dos marcos do desenvolvimento, a aplicação de manobras para avaliar o tônus muscular, a realização de triagem da visão e audição e a atenção aos padrões de sono do lactente são recursos de grande valor para as consultas de puericultura.

REFERÊNCIAS BIBLIOGRÁFICAS

1. Sand N, Silverstein M, Glascoe FP, Gupta VB, Tonniges TP, O'Connor KG. Pediatricians's reported practices regarding developmental screening: do guidelines work? Do they help? Pediatrics. 2005;116(1):174-9.
2. Glascoe F, Robertshaw NS. New AAP Policy on Detecting and Addressing Developmental and Behavioral Problems. Journal of Pediatric Health Care. 2007;21:407-12.
3. Lissauer T, Clayden G. Illustrated Textbook of Paediatrics. 5.ed. Edinburgh: Elsevier; 2017.
4. Menkes JH, Moser FG. Neurologic examination of the child and infant. In: Menkes JH, Sarnat HB, Maria BL. Child neurology. 7.ed. Philadelphia: Lippincott Williams & Wilkins; 2006. p.1-27.
5. BRASIL. Ministério da Saúde. Diretrizes de Atenção à Saúde Ocular na Infância: detecção e intervenção precoce para prevenção de deficiências visuais. Brasília: Ministério da Saúde; 2013.
6. Nelson HD, Bougatsos C, Nygren P. Universal newborn hearing screening: systematic review to update the 2001 US Preventive Services Task Force Recommendation. Pediatrics. 2008;122(1):266-76.
7. Prechtl HFR. The behavioural states of the newborn infant (a review). Brain Research. 1974;76(2):185-212.
8. Caminha MFC, Silva SL, Lima MC, Azevedo PTACC, Figueira MCS, Filho MB. Vigilância do desenvolvimento infantil: análise da situação brasileira. Rev Paul Pediatr. 2017;35(1):102-9.
9. Yogman M, Garner A, Hutchinson J, Hirsh-Pasek K, Golinkoff RM. APP Committee on Psychosocial Aspects of Child and Family Health, Council on Communications and Media. The power of play: a pediatric role in enhacing development in young children. Pediatrics. 2018;142(3):e20182058.

12

AVALIAÇÃO DO DESENVOLVIMENTO DE 6 MESES A 5 ANOS

Juliana Ribeiro Constante
Eliane Maria Garcez Oliveira da Fonseca

OBJETIVOS

- ✓ Destacar a importância da avaliação do desenvolvimento infantil dentro de um contexto biopsicossocial.
- ✓ Descrever as principais características do desenvolvimento normal de crianças de 6 a 60 meses de idade.
- ✓ Instrumentalizar o pediatra para a avaliação do desenvolvimento nesta faixa etária, destacando os sinais de alerta e as orientações para pais e responsáveis.
- ✓ Atualizar os pediatras quanto aos principais testes de triagem e instrumentos de vigilância do desenvolvimento recomendados pelo Ministério da Saúde (MS), pela Sociedade Brasileira de Pediatria (SBP) e pela Academia Americana de Pediatria (AAP).

INTRODUÇÃO

Desenvolvimento é o aumento da capacidade do indivíduo na realização de funções cada vez mais complexas. É um processo dinâmico com mudanças nos aspectos físico, social, emocional, de linguagem e cognitivo.

A pediatria é a medicina do ser humano no seu período de crescimento e desenvolvimento, e o pediatra tem papel fundamental na sua supervisão. Este profissional tem a oportunidade de orientar os pais em relação aos marcos esperados para cada faixa etária, instrumentando-os para auxiliar a criança a conquistar tais marcos. Além disso, durante a avaliação feita na consulta, pode detectar precocemente seus desvios, possibilitando que a intervenção necessária ocorra em tempo hábil para um resultado satisfatório.

Com este objetivo, a avaliação do desenvolvimento deve fazer parte de todas as consultas pediátricas, e não apenas das de puericultura. Isto porque, na maioria das vezes, a ida da criança ao médico é motivada por queixa específica e determinada pelos pais. Muitos têm dificuldade de se ausentar do trabalho para levar o filho ao médico, fazendo-o apenas na presença de doença. Assim, restringir a avaliação do desenvolvimento às consultas de puericultura, previamente agendadas, implicaria numerosas oportunidades perdidas de diagnóstico precoce dos desvios do desenvolvimento durante o contato da criança.

CARACTERÍSTICAS DO DESENVOLVIMENTO

Para acompanhar o desenvolvimento infantil, orientar às mães e detectar precocemente seus desvios, é necessário conhecer suas etapas e características em cada faixa etária.

O objetivo deste capítulo é descrever o desenvolvimento de crianças de 6 a 60 meses de idade. O desenvolvimento de 0 a 6 meses foi abordado no Capítulo 11 – Avaliação do desenvolvimento de 0 a 6 meses.

As faixas etárias e as aquisições de habilidades correspondentes estão descritas no Quadro 1.

Quadro 1 Marcos do desenvolvimento infantil de 6 a 60 meses

Idade	Marcos do desenvolvimento
6 meses	Rola da posição deitada de costas para de bruços, tirando os dois braços de baixo do tronco Mantém-se sentado sem apoio Leva o pé à boca Agarra o cubo com a mão toda, sacode um chocalho Transfere objeto de uma mão para outra Balbucia (monossílabos)
7 meses	Sustenta peso nas pernas e faz menção de pular Arrasta-se Inibe-se com "não"; compreende comando gestual: "venha"
8 meses	Inicia a posição de engatinhar Preensão palmar Brinca com o objeto antes de levá-lo à boca Bate dois cubos Joga objetos no chão e, se alguém o pega, torna a jogá-lo repetidamente Estranha as pessoas Lalação

(continua)

Quadro 1 Marcos do desenvolvimento infantil de 6 a 60 meses *(continuação)*

Idade	Marcos do desenvolvimento
9 meses	Engatinha Puxa-se para ficar em pé Descobre objetos escondidos, brinca de esconde-esconde Preensão feita com o polegar, o indicador e o médio Come com a mão Mostra um brinquedo com alegria, provocando o sorriso do interlocutor
10 meses	Fica em pé com apoio e anda ao longo dos móveis (marcha lateral) Agacha Dá tchau, bate palmas Obedece a comando verbal
12 meses	Anda com ou sem apoio Pinça – oposição do polegar com o indicador Uma palavra com sentido real Atende pelo nome Compreende ordens simples Aponta com o dedo Entrega um brinquedo, se solicitado Ajuda a colocar e a retirar a roupa
15 meses	Anda sozinho e raramente cai Constrói torre de 3 cubos, faz uma linha com giz de cera Jargões, obedece a comandos simples, pode nomear objetos familiares Expressa seus desejos ou necessidades apontando, abraça os pais
18 meses	Corre, sobe escada com o apoio de uma mão Constrói torre de 4 cubos Linguagem: 10 palavras, nomeia figuras, identifica uma ou mais partes do corpo Leva os alimentos à boca com a sua mão, começa a reclamar que a fralda está suja ou molhada
24 meses	Corre bem, sobe e desce escada, abre portas, sobe nos móveis Constrói torre de 7 cubos, risca em padrão circular Linguagem: usa frase Ajuda a tirar a roupa, conta experiências imediatas, escuta histórias quando são mostradas figuras
30 meses	Sobe escada alternando os pés Constrói torre de 9 cubos, imita círculos Refere-se a si mesmo pelo pronome "eu", diz seu nome e nomeia objetos como seus Controle esfincteriano
36 meses	Pedala, apoia-se momentaneamente em um pé só Constrói torre de 10 cubos, copia círculos Sabe idade e sexo, conta 3 objetos Joga jogos simples, lava a mão, ajuda a se vestir

(continua)

Quadro 1 Marcos do desenvolvimento infantil de 6 a 60 meses *(continuação)*

Idade	Marcos do desenvolvimento
48 meses	Mantém-se em um pé só, joga bola, usa tesoura para cortar Copia cruz e quadrado, desenha uma pessoa com 2 a 4 partes além da cabeça Conta histórias Brinca com várias outras crianças, vai ao banheiro sozinho
60 meses	Consegue saltar Copia triângulo, distingue o mais pesado de 2 objetos Nomeia 4 cores Veste-se e despe-se, pergunta sobre significado das palavras

Fonte: BRASIL, Ministério da Saúde, 2002;[1] e BRASIL, Ministério da Saúde, 2020.[2]

Primeiro ano de vida

No 1º ano de vida, ocorrem as maiores modificações no desenvolvimento neuropsicomotor da criança. Este será determinado por condições biológicas, congênitas ou perinatais e, em grande parte, pelas relações de troca, estímulo e afeto com os responsáveis pelos seus cuidados, especialmente os pais.

A maturação neurológica se dá por etapas pré-determinadas, no sentido cefalocaudal e do centro para a periferia (Figura 1).

Aos 6 meses, a criança já rola no berço e se mantém sentada. Os membros superiores tornam-se cada vez mais capazes de alcançar, segurar e manipular objetos. Inicialmente, o lactente agarra o objeto com a mão (preensão palmar); depois, usa os dedos e finalmente o movimento de pinça (polegar e indicador). Aos 12 meses, já imita gestos, por exemplo: bater palmas, jogar beijo e dar tchau. A progressão do desenvolvimento permite que ele engatinhe, ande com apoio e, em torno do 1º ano de vida, dê os seus primeiros passos.

O mesmo acontece com a aquisição da linguagem, que se inicia pelas trocas sonoras, ritmadas e afetivas com sua mãe e vai evoluindo até as primeiras palavras no final do 1º ano de vida.

Na segunda metade do 1º ano de vida, o lactente descobre a possibilidade de separação da mãe. Esta descoberta lhe possibilita buscar o seu próprio desejo. Brincar de esconde-esconde, um marco do desenvolvimento que deve estar presente aos 9 meses, é uma forma de elaborar esta possibilidade de separação.

Segundo ano de vida (12 a 24 meses)

Nesta fase, a criança dá seus primeiros passos, ganhando progressivamente uma maior mobilidade. As habilidades de manipulação adquiridas, somadas a esta maior mobilidade, permitem a exploração do ambiente. Assim, a criança aprende a caminhar, alcançar e manipular objetos desejados.

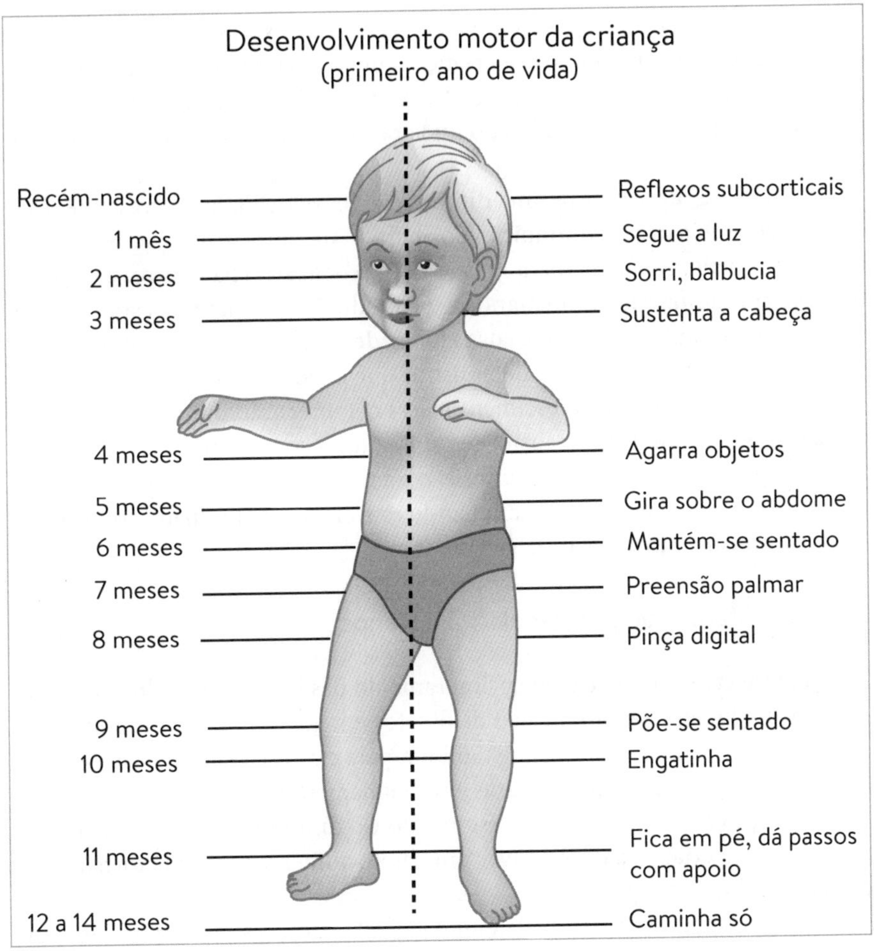

Figura 1 Desenvolvimento motor da criança.
Fonte: adaptado de BRASIL, Ministério da Saúde, 2002.[1]

Esta maior mobilidade contribui também para a percepção do eu e do outro. Já pode separar-se da mãe e começa a descobrir o mundo. Entretanto, nesta fase, ainda sente necessidade da segurança proporcionada pela presença da mãe. Assim, distancia-se dela sem perdê-la de vista, retornando com frequência.

A linguagem evolui até a criança poder falar de si mesma, fazer escolhas e se afirmar dizendo "não". Neste período, imitar os pais ou irmãos mais velhos torna-se um importante modo de aprendizagem.

A consciência crescente da possibilidade de separação leva à acentuação da angústia da separação, em torno dos 18 meses. A criança volta a apresentar dificuldade em separar-se dos pais, o que muitas vezes se expressa como dificuldade na hora de dormir. Nesta fase, a criança, que já dormia bem, volta a acordar durante a noite e buscar pelos pais. Outra característica desta fase é a dificuldade na consulta médica, sendo indicado iniciar a consulta e o exame físico no colo da mãe.

Durante o 2º ano, ocorre uma diminuição da velocidade do crescimento e, em consequência desta, diminuição do apetite. Apesar de fisiológica esta diminuição do apetite frequentemente é causa de preocupação para os pais. O pediatra deve tranquilizá-los informando que a redução do apetite é esperada, em virtude da diminuição fisiológica da velocidade do crescimento. A utilização do gráfico de crescimento ajuda a demonstrar que a redução de apetite é normal e não é prejudicial para seu crescimento. Esta compreensão diminui a ansiedade dos pais e ajuda a prevenir transtornos alimentares comuns nos pré-escolares.

Neste período, ocorre fase de transição e amadurecimento do controle esfincteriano, e o lactente pode reclamar quando estiver sujo ou molhado (ver Capítulo 16 – Controle esfincteriano).

Segunda infância ou pré-escolar: 2 a 5 anos

Esta fase caracteriza-se pelo aprimoramento das habilidades adquiridas: comunicação, locomoção, manuseio de objetos e jogos simbólicos. É a idade do explorar e brincar. Caracteriza-se também pela exposição a uma esfera social maior, com adaptação a novas regras e relacionamentos.

A redução da velocidade de crescimento e a diminuição do apetite, muitas vezes, levam a criança a desenvolver um hábito alimentar seletivo, tornando-se exigente e "difícil de agradar".

Aos 3 anos, desenvolve-se a lateralidade, e frustrações podem ocorrer com tentativas de mudar a preferência de mão da criança.

O desenvolvimento motor fino depende de estímulos do ambiente e oportunidades de aprendizagem, como a utilização de giz de cera, por exemplo.

O controle esfincteriano ocorre neste período, apesar de sofrer grandes variações individuais e culturais. O controle esfincteriano está detalhado no Capítulo 16.

A linguagem desenvolve-se rapidamente nesta fase. O vocabulário aumenta de 50 a 100 palavras aos 2 anos para 2.000 palavras aos 5 anos. Como regra geral, de 2 a 5 anos de idade, o número de palavras numa frase é igual a idade em anos. Por exemplo: 2 anos = 2 palavras; 3 anos = 3 palavras, etc.

O desenvolvimento da linguagem depende muito do estímulo recebido do ambiente. Os principais determinantes incluem a quantidade e a variedade de falas dirigidas à criança, a frequência com que os adultos fazem perguntas e encorajam a criança a falar. Os livros ilustrados têm um papel importante no desenvolvimento da linguagem.

A capacidade de elaboração simbólica aumenta progressivamente, permitindo que a criança fale de si, seja criativa na linguagem e pense sobre si. A capacidade de representação permite que a criança pense e fale sobre a mãe e dos objetos na sua ausência.

A criança percebe o que é o "eu" e "o outro", o que é "meu" e "do outro". Aparecem as perguntas sobre as diferenças sexuais e a curiosidade sobre a origem dos bebês.

Nesta fase, as expectativas dos pais a respeito dela são muito importantes para a criança. Ela passa a se interrogar sobre isso e a perceber os desejos parentais. Destaca-se que, no funcionamento psíquico das crianças, prevalece o desejo muitas vezes inconsciente dos pais. Entretanto, o desejo dos pais é uma referência para as crianças, e não um determinante absoluto. A criança pode fazer suas próprias escolhas diferentes dos desejos dos pais. Surgem os sentimentos ambivalentes em relação aos pais. As proibições muitas vezes resultam em birras e choro. Esta fase pode ser difícil para os pais, mas é fundamental para o desenvolvimento da criança em direção à independência e à socialização. Ela aprende a respeitar os limites necessários para participar da vida social. A percepção dos limites e de que ela não pode tudo, costuma gerar manifestações de medo (escuro, animais, etc.) neste período.

Aos 3 anos, a criança reconhece o outro e a alteridade, sabe esperar sua vez, gosta de brincar com outras crianças e também sozinha. Estas aquisições e a sedimentação das funções motoras e sociais permitem a ampliação do campo de trocas da criança do domínio exclusivo da família em direção à escola.

Implicações para pais e pediatras

Os pediatras devem:

- Tranquilizar os pais em relação à preocupação com a diminuição do apetite e da ingestão alimentar.
- Esclarecer os pais sobre a angústia da separação. Orientar sobre rotinas e dificuldades na hora de dormir, na entrada na creche, etc. Sempre que possível, examinar a criança no colo da mãe.
- Valorizar a conquista progressiva da independência pela criança, alertando sempre sobre medidas de segurança e prevenção de acidentes.
- Orientar sobre a importância dos limites e da disciplina. Salientar a importância de tratar a criança com paciência, evitando a violência desnecessária e prejudicial na sua educação.

- Estimular um ambiente positivo para o desenvolvimento infantil.
- Perguntar e orientar sobre treinamento esfincteriano.

AVALIAÇÃO DO DESENVOLVIMENTO: QUANDO E COMO?

A avaliação do desenvolvimento deve ocorrer em todas as oportunidades de contato com a criança e deve ser feita durante toda a consulta médica.[1-4]

Se o paciente está no colo, observar: Quem a carrega? Como está sendo segura? Como é a sua postura?

Se a criança está andando, como é sua marcha? Como é seu relacionamento com pais ou cuidadores? E destes entre si?

No desenrolar da consulta, o desenvolvimento é avaliado por meio de anamnese, exame físico e verificação da presença dos marcos do desenvolvimento para a faixa etária.

História

Na anamnese, é sempre importante perguntar aos pais sobre o desenvolvimento da criança e valorizar suas queixas. Na maioria das vezes, suas observações são acuradas e as preocupações, procedentes. Devem-se obter informações sobre o dia da criança, suas atividades e cuidadores. Além disso, deve-se buscar identificar os fatores de risco para atraso no desenvolvimento, que são:

- Falta de amor e de afeto nos primeiros anos de vida.
- Problemas na gestação, parto, nascimento ou período neonatal.
- Doenças graves, como meningite, traumatismo craniano ou convulsões.
- Parentesco entre os pais.
- História de deficiência ou doença mental na família.
- Ambiente: violência doméstica, drogas ou alcoolismo entre os moradores da casa, suspeita de abuso sexual, etc.

Em relação aos distúrbios emocionais e comportamentais, estimativas mostram que aproximadamente 11 a 20% das crianças nos Estados Unidos têm alguns desses distúrbios, e entre 37 e 39% das crianças terão um distúrbio comportamental ou emocional diagnosticado até os 16 anos de idade.[5]

Exame físico

O exame físico deve ser completo, observando-se a interação com o meio, alterações de tônus muscular, postura, sinais sugestivos de anomalias genéticas ou malformações congênitas. O peso, a estatura e o perímetro cefálico devem ser sempre avaliados. O exame neuropsicomotor deve ser feito observando-se os marcos esperados para a faixa etária.

Alguns sinais de alerta para atraso no desenvolvimento são:

- Ausência ou diminuição de interesse da criança pelo ambiente.
- Choro excessivo e estridente, irritabilidade.
- Ausência de sorriso social e da sustentação da cabeça aos 3 meses.
- Mãos persistentemente fechadas após os 4 meses.
- Hipertonia de membros e hipotonia do tronco após o 6º mês.
- Dificuldade de se manter nas posturas adequadas para a faixa etária (não se mantêm sentado após os 7 meses de idade).
- Preensão inadequada, ausência de preensão tipo pinça na idade adequada.

UTILIZAÇÃO DE INSTRUMENTOS DE VIGILÂNCIA DO DESENVOLVIMENTO

Triagem sensorial

Triagem auditiva neonatal sensorial

Os problemas decorrentes da deficiência auditiva na vida de uma criança são muitos, dentre eles: dificuldades na integração social, atrasos no desenvolvimento da linguagem oral e na escolarização.

A triagem auditiva neonatal, popularmente conhecida como teste da orelhinha, é uma estratégia para identificar, diagnosticar e intervir na vida de uma criança portadora de deficiência auditiva.[6] A SBP recomenda que esta triagem seja realizada em todo recém-nascido preferencialmente antes da alta hospitalar. Caso isso não ocorra, a triagem deve ser feita idealmente até 1 mês de vida.[7,8] Aqueles que não passarem no teste da orelhinha devem ter uma avaliação de resposta auditiva de tronco encefálico (potencial evocado auditivo de tronco encefálico – PEATE ou BERA) até no máximo 3 meses de idade.[8] Os lactentes com perda auditiva devem ser avaliados por um otorrinolaringologista pediátrico e receber uma intervenção apropriada, com no máximo 6 meses de vida. Independentemente dos resultados de triagem auditiva prévios, todos os bebês com ou sem fatores de risco devem receber vigilância contínua do desenvolvimento comunicativo, começando ao 1º mês de idade e durante as consultas de puericultura.[7,8]

Todas as crianças com perda auditiva confirmada devem ter pelo menos um exame de acuidade visual. Além disso, uma avaliação genética deve ser oferecida às suas famílias.

Triagem visual

Segundo a AAP e o Ministério da Saúde, o exame dos olhos e do sistema visual deve começar no alojamento conjunto e continuar durante toda a infância e adolescência.[9,10] Recém-nascidos devem ser examinados usando testes de inspeção e de reflexo vermelho para detectar anormalidades oculares estruturais, como catarata, opacidade da córnea, vítreo e ptose, antes da alta hospitalar e 2 a 3 vezes/ano antes dos 3 anos de vida.[9] Crianças com anormalidade ocular ou que não tenham uma avaliação da visão devem ser encaminhadas a um oftalmologista pediátrico.

É importante destacar que, além das triagens recomendadas para neonatos e lactentes, exames para testar a visão e a audição das crianças nos primeiros anos de vida devem ser realizados regularmente nos serviços de saúde. Esses exames devem ser repetidos quando a criança começar a frequentar a escola.

Se a criança não acorda nem reage a barulhos do ambiente, como portas batendo ou vozes enquanto dorme; não reage a sons de brinquedos, chocalhos e instrumentos musicais; não atende quando se fala com ela, ou só o faz quando está olhando para a pessoa; fala pouco ou não fala, deve-se suspeitar de deficiência auditiva.[2]

Quando a criança tem grande dificuldade em fixar os olhos nos objetos ou pessoas; parece desinteressada pelos brinquedos ou ambiente; traz muito perto dos olhos os objetos que deseja ver; tem dificuldade em iniciar sua mobilidade, como rolar, engatinhar ou andar; apresenta comportamentos como apertar ou esfregar os olhos, franzir a testa ou fixar o olhar em pontos luminosos, deve-se suspeitar de deficiência visual.[2]

Avaliação do desenvolvimento e comportamento

Testes de triagem do desenvolvimento

A utilização destes testes de triagem (p. ex., teste do desenvolvimento de Denver II para crianças de 0 a 6 anos) aumenta a sensibilidade para a detecção dos desvios do desenvolvimento, pela comparação dos resultados da avaliação da criança com outras da mesma idade. A aplicação do teste permite:

- Rastrear crianças assintomáticas para possíveis problemas.
- Monitorar crianças com fatores de risco para problemas do desenvolvimento (p. ex., problemas perinatais).
- Confirmar uma suspeita intuitiva por meio de medida objetiva.

As áreas funcionais avaliadas são:

- Social = capacidade de se relacionar com as pessoas e cuidar de si.
- Motora-adaptativa fina = habilidade em manipular objetos e desenhar.
- Linguagem = capacidade de entender e se expressar.
- Motora grosseira = habilidade de andar, correr e saltar.

A aplicação do teste de Denver II requer aprendizagem específica e material específico para a testagem com cada instrumento (p. ex., lã, garrafa, chocalho, etc.).

Caderneta da Criança

A Caderneta da Criança possui numerosas vantagens como instrumento de acompanhamento do desenvolvimento infantil. É disponibilizada gratuitamente em maternidades, para todas as crianças, pelo Ministério da Saúde, sendo utilizada tanto pelos profissionais de saúde quanto pelas famílias, permanecendo sob a guarda destas; é de fácil compreensão, e sua utilização não requer treinamento ou material especial.

Nela são registradas importantes informações sobre as condições de saúde durante a gravidez, o parto e sobre o recém-nascido. Numa primeira parte, dedicada aos pais, existem orientações sobre as etapas do desenvolvimento e os estímulos adequados em cada faixa etária da criança. Numa segunda, para uso dos profissionais de saúde, há um excelente instrumento para acompanhamento do desenvolvimento, no qual, ao lado de cada marco, há a informação de como pesquisá-lo e um espaço para marcar o resultado da verificação (ausente, presente e não verificado) de acordo com a faixa etária. Na página seguinte, há a orientação sobre a conduta a ser adotada de acordo com esta avaliação, especialmente na presença de atrasos. O Quadro 2 descreve a conduta de acordo com as alterações encontradas.[2]

A utilização da Caderneta estimula a participação de pais ou responsáveis no monitoramento de crescimento e desenvolvimento de seu filho e permite que os registros destas informações fiquem sob a posse da família, facilitando atendimentos futuros.

Triagem para transtorno do espectro autista

O termo transtorno do espectro autista (TEA) reflete um amplo espectro de características clínicas do desenvolvimento neurológico e, embora tenha fortes bases genéticas, sua etiologia exata é desconhecida.[11]

O lactente pode demonstrar sinais de autismo já nos primeiros meses de vida, e estes sinais devem ser observados pelo pediatra. São eles, por exemplo, a ausência de sorriso social e de contato visual, falta de interesse na figura humana e desapego aos pais.[12] Toda criança deve ser submetida a uma triagem para o TEA

Quadro 2 Avaliação do desenvolvimento e orientação para tomada de decisão

Dados da avaliação	Impressão diagnóstica	Conduta
Perímetro cefálico < -2 escores Z ou > +2 escores Z ou presença de 3 ou mais alterações fenotípicas ou ausência de 2 ou mais marcos para a faixa etária anterior	Provável atraso no desenvolvimento	Encaminhar a criança para uma avaliação neuropsicomotora
Ausência de um ou mais marcos para a sua faixa etária	Alerta para o desenvolvimento	Orientar mãe/cuidador sobre a estimulação da criança e marcar retorno em 30 dias
Todos os marcos para a faixa etária estão presentes, mas existe um ou mais fatores de risco	Desenvolvimento adequado com fatores de risco	Informar a mãe/cuidador sobre os sinais de alerta
Todos os marcos para a faixa etária estão presentes	Desenvolvimento adequado	Elogiar mãe/cuidador Orientar mãe/cuidador para que continue estimulando a criança Retornar para acompanhamento conforme a rotina do serviço de saúde Informar a mãe/cuidador sobre os sinais de alerta

Fonte: BRASIL, Ministério da Saúde, 2020.[2]

entre 18 e 24 meses de idade, o que pode ser feito pela aplicação do teste Modified Checklist for Autism in Toddlers (M-CHAT).[11,12] Este teste está disponível online, em português, pela SBP em parceria com o site Autismo & Realidade.[12]

De acordo com a Lei n. 13.438/2017, o Sistema Único de Saúde (SUS) deve realizar protocolos para a avaliação de riscos para o desenvolvimento psíquico das crianças até 18 meses de idade. É importante destacar que a identificação do risco para o TEA não significa que a criança tenha o transtorno. Este é um teste de triagem e pode apresentar resultados falso-positivos, como, por exemplo, aqueles decorrentes da presença de distúrbios de linguagem. Dessa maneira, uma vez identificado risco para TEA, a criança deve ser encaminhada para uma avaliação neuropsicológica mais ampla.

Avaliação comportamental e psicossocial

Estima-se que 11 a 20% das crianças nos Estados Unidos tenha algum distúrbio comportamental ou emocional, conforme definido na 5ª edição do Manual Diagnóstico e Estatístico de Transtornos Mentais (DSM-V); esta é a 5ª principal doença pediátrica crônica.[5]

O que tem sido observado é que exposições constantes a eventos estressantes, como violência, abuso sexual, álcool, drogas e negligência, comprometem a capacidade das crianças em regular seu sistema de resposta ao estresse de forma eficaz, podendo levar a mudanças estruturais e funcionais adversas de longo prazo no cérebro e em outras partes do corpo. A esse estresse constante chama-se estresse tóxico.[5,13] A desvantagem econômica está entre os riscos mais potentes para problemas comportamentais e emocionais decorrentes do aumento da exposição a riscos ambientais, familiares e psicossociais.[13] Possíveis consequências do estresse tóxico no comportamento infantil devem chamar a atenção do pediatra e são, por exemplo, hiperatividade, agressividade, personalidade introspectiva, distúrbio do sono, enurese, mudanças de comportamento, sentimento de incompetência, déficit de atenção e transtorno obsessivo compulsivo.[13,14] Uma vez identificadas essas alterações, é fundamental que haja uma rede de apoio bem estruturada, composta por psicólogos, assistentes sociais, médico de família e escola, a fim de que a criança seja abordada no seu todo: aspectos psíquicos, familiares e sociais.[13]

A Academia Americana de Pediatria sugere que sejam aplicados testes de triagem em relação ao comportamento infantil. Infelizmente, existem poucos testes validados em português e eles ainda não fazem parte da prática diária da maioria dos pediatras. Alguns desses testes foram traduzidos para português:[14]

- *Ages and Stages Questionnaire*, 3.ed. (ASQ-3), que avalia os domínios de coordenação motora ampla e fina, comunicação, capacidade de resolução de problemas e relação pessoal/social. Informações sobre o material podem ser encontradas em www.brookespublishing.com.
- *Denver Developmental Screening Test II*, 2.ed. (DDST-II), que avalia 4 campos do desenvolvimento: motricidade grossa e fina, linguagem e competência pessoal-social. Informações sobre o material podem ser encontradas em www.denverii.com.
- *Swanson, Nolan and Pelham Scale* (SNAP-IV), versão abreviada, que avalia a gravidade da desatenção e hiperatividade/impulsividade por meio de escores quantitativos. Informações sobre o material podem ser encontradas em www.tdah.org.br.
- *Strengths and Difficulties Questionnaire* (SDQ), que rastreia 4 áreas de dificuldade da criança (sintomas emocionais, problemas de conduta, hiperatividade/desatenção e problemas no relacionamento com pares) e 1 área de capacidades da criança (comportamento pró-social). Informações sobre o material podem ser encontradas em http://www.sdqinfo.com.

Rastreamento para depressão materna

A depressão perinatal é uma complicação obstétrica frequentemente subdiagnosticada. Nos EUA, todos os anos, mais de 400 mil bebês nascem de mães deprimidas.[15] A depressão pós-parto leva a um aumento dos custos de assistência médica, cuidados médicos inadequados, abuso e negligência de crianças, descontinuação da amamentação e disfunção familiar, afetando negativamente o desenvolvimento cerebral.[15]

A depressão tem seu pico em 6 semanas (depressão maior), 2 a 3 meses (depressão menor) e 6 meses após o nascimento.[15] A Academia Americana de Pediatria propõe que um rastreamento de depressão materna seja aplicado no 1º, 2º 4º e 6º mês de vida da criança. Uma das escalas que pode ser usada é a escala de depressão pós-parto de Edimburg (EPDS), que se caracteriza por escala simples de 10 perguntas, preenchida pela própria mãe. Uma pontuação de ≥ 10 indica risco de depressão. Esta escala foi validada para o português por Santos et al.[16] Uma vez identificado o risco de depressão materna, é fundamental que esta mãe seja acolhida pela equipe de saúde que inclui médico generalista, obstetra, psicólogo e assistente social.

✓ CONCLUSÃO

O pediatra tem papel fundamental no acompanhamento e na promoção do desenvolvimento infantil no seu sentido global. Conhecer etapas do desenvolvimento normal, reconhecer fatores de risco para sua alteração, saber orientar os pais, aplicar os principais instrumentos de rastreamento, diagnosticar e intervir precocemente em seus desvios são habilidades fundamentais para uma boa prática pediátrica.

REFERÊNCIAS BIBLIOGRÁFICAS

1. BRASIL. Ministério da Saúde. Secretaria de Políticas de Saúde. Departamento de Atenção Básica. Saúde da criança: acompanhamento do crescimento e desenvolvimento infantil / Ministério da Saúde. Secretaria de Políticas de Saúde. Brasília: Ministério da Saúde; 2002. Disponível em: http://bvsms.saude.gov.br/bvs/publicacoes/crescimento_desenvolvimento.pdf. Acesso em: 2/04/2021.
2. BRASIL. Ministério da Saúde. Caderneta da Criança. 2020. Disponível em: http://bvsms.saude.gov.br/bvs/publicacoes/caderneta_crianca_menina_2ed.pdf e http://bvsms.saude.gov.br/bvs/publicacoes/caderneta_crianca_menino_2ed.pdf. Acesso em: 2/04/2021.
3. Pessoa JHL. Desenvolvimento da criança uma visão pediátrica. Sinopse de Pediatria. 2003;9(3):72-7. Disponível em: https://silo.tips/download/desenvolvimento-da-criana-uma-visao-pediatrica. Acesso em 2/04/2021.

4. Hagan JF, Shaw JS, Duncan PM (eds.). Bright futures: guidelines for health supervision of infants, children, and adolescents [pocket guide]. 4.ed. Elk Grove Village: American Academy of Pediatrics; 2017. Disponível em: https://brightfutures.aap.org/materials-and-tools/guidelines-and-pocket-guide/Pages/default.aspx. Acesso em: 2/04/2021.
5. Weitzman C, Wegner L. Promoting optimal development: screening for behavioral and emotional problems. Pediatrics. 2015;135(2):384-95.
6. Conselho Federal de Fonoaudiologia. Triagem auditiva neonatal universal. Disponível em: https://www.fonoaudiologia.org.br/publicao/triagem-auditiva-neonatal-universal/. Acesso em: 2/04/2021.
7. Joint Committee on Infant Hearing. American Academy of Pediatrics. Year 2007 Position Statement: Principles and Guidelines for Early Hearing Detection and Intervention Programs. Pediatrics. 2007;120(4):898-921.
8. BRASIL. Ministério da Saúde. Secretaria de Atenção à Saúde. Departamento de Ações Programáticas Estratégicas e Departamento de Atenção Especializada. Diretrizes de Atenção da Triagem Auditiva Neonatal. Brasília: Ministério da Saúde; 2012. Disponível em: http://bvsms.saude.gov.br/bvs/publicacoes/diretrizes_atencao_triagem_auditiva_neonatal.pdf. Acesso em: 2/04/2021.
9. Committee on Practice and Ambulatory Medicine, Section on Ophthalmology, American Association of Certified Orthoptists, American Association for Pediatric Ophthalmology and Strabismus, American Academy of Ophthalmology. Visual System Assessment in Infants, Children, and Young Adults by Pediatricians. Pediatrics. 2016;137(1):e20153596.
10. BRASIL. Ministério da Saúde. Secretaria de Atenção à Saúde. Departamento de Ações Programáticas Estratégicas. Diretrizes de Atenção à saúde Ocular na Infância: detecção e intervenção precoce para prevenção de deficiências visuais. Brasília: Ministério da Saúde; 2013. Disponível em: http://bvsms.saude.gov.br/bvs/publicacoes/diretrizes_atencao_saude_ocular_infancia.pdf. Acesso em: 2/04/2021.
11. Johnson C, Myers S. Identification and evaluation of children with autism spectrum disorders. Pediatrics. 2007;120(5):1183-215.
12. Sociedade Brasileira de Pediatria (SBP). Departamento Científico de Pediatria do Desenvolvimento e Comportamento. Documento Científico: triagem precoce para o autismo/transtorno do espectro autista. 2017. Disponível em: http://www.sbp.com.br/fileadmin/user_upload/2017/04/19464b-DocCient-Autismo.pdf. Acesso em: 2/04/2021.
13. Sociedade Brasileira de Pediatria (SBP). Departamento Científico de Pediatria do Desenvolvimento e Comportamento. Manual de orientação: o papel do pediatra na prevenção do estresse tóxico na infância. Disponível em: https://www.sbp.com.br/fileadmin/user_upload/2017/06/Ped.-Desenv.-Comp.-MOrient-Papel-pediatra-prev-estresse.pdf. Acesso em: 2/04/2021.
14. Eickmann S, Emond A, Lima M. Evaluation of child development: beyond the neuromotor aspect. Jornal de Pediatria. 2016;92(3):S71-S83.
15. Earls M. Incorporating recognition and management of perinatal and postpartum depression into pediatric practice. Pediatrics. 2010;126(5):1032-9.
16. Santos I, Matijasevich A, Tavares B, Barros A, Botelho I, Lapolli C, et al. Validation of the Edinburgh Postnatal Depression Scale (EPDS) in a sample of mothers from the 2004 Pelotas Birth Cohort Study. Cadernos de Saúde Pública. 2007;23(11):2577-88.

13

BENEFÍCIOS DO CONTATO DA CRIANÇA COM A NATUREZA

Daniel Becker
Maria Isabel Amando de Barros

OBJETIVOS

- ✓ Chamar a atenção dos pediatras sobre o fenômeno do "déficit de natureza", que atinge muitas crianças atualmente.
- ✓ Apresentar evidências sobre os benefícios que a natureza traz para a saúde física, mental e emocional das crianças.
- ✓ Apresentar ferramentas de que o pediatra pode lançar mão para ajudar as famílias a proporcionar mais contato com a natureza no dia a dia das crianças.

INTRODUÇÃO

O mundo mudou – e continua mudando – rapidamente, e a infância também. É preciso refletir sobre a forma como o mundo atual, sobretudo urbano, está acolhendo as novas gerações. Há diversas conquistas e avanços relacionados à infância em nosso país, como o aumento da escolaridade e o combate à exploração do trabalho infantil, mas não se pode deixar de considerar que os efeitos da urbanização, entre eles o distanciamento da natureza, a redução das áreas naturais e a falta de segurança e qualidade dos espaços públicos ao ar livre, levam adultos e crianças a passar a maior parte do tempo em ambientes fechados e isolados, criando um cenário que cobra um preço muito alto para a saúde e o bem-estar de todos, especialmente das crianças.

Esse contexto vem se agravando nos últimos anos com novos riscos ao bem-estar na infância: violência e publicidade dirigida à criança na internet, poluição ambiental e, em especial, o forte impacto, cada vez mais documentado, da intoxicação digital. Tanto crianças quanto seus responsáveis passam cada vez mais tempo imersos no mundo digital, resultando em impressionantes efeitos na convivência, na educação, na saúde física e mental, na exposição à propaganda e a conteúdos tóxicos e inadequados, além da inatividade física e da perda de contato com o mundo real e as relações presenciais.

A chegada da pandemia da COVID-19 no início de 2020 trouxe um aumento da consciência da importância dos espaços abertos na vida das crianças e das famílias também. Pediatras e profissionais de saúde relatam os impactos do isolamento social e do confinamento na saúde física e mental das crianças – e as consequências deles no bem-estar das famílias. Por outro lado, muitas crianças com sintomas de mal-estar emocional e transtornos do comportamento mostraram melhora imediata quando as famílias conseguiram buscar um acesso seguro ao ar livre e ao verde.

Simultaneamente, a pandemia tornou mais evidente a desigualdade no acesso a espaços naturais, evidenciando a necessidade de políticas públicas que garantam que todas as crianças possam usufruir de seus benefícios.

A CRIANÇA E A NATUREZA

O jornalista especialista em *advocacy* pela infância, Richard Louv, foi preciso quando cunhou o termo "transtorno do déficit de natureza" para descrever a perda do contato autônomo e diário entre as crianças e a natureza. A metáfora com a terminologia médica foi uma forma eficaz de chamar a atenção para uma questão emergente que seu livro "A Última Criança na Natureza"[1] analisou com competência e amplitude, despertando, assim, o interesse de diversos setores da sociedade – educação, saúde, planejamento urbano e conservação da natureza – para um desafio da nossa época: o distanciamento atual entre as crianças e a natureza.

Especialmente no contexto urbano, independentemente do tamanho da cidade, o mundo natural tem deixado de ser visto como elemento essencial da infância. Não existe mais o quintal, a rua, o terreno baldio, o campinho do bairro e a praça como espaços onde a criança deixa o conforto e a segurança do lar e se expande para, nesse espaço externo, desenvolver aspectos fundamentais do seu desenvolvimento, como:

- A movimentação física livre, subordinada aos desejos da criança e não às regras dos esportes.

- O desenvolvimento da força física e de habilidades motoras num ambiente que propicia movimentos naturais e múltiplos do corpo, favorecendo o desenvolvimento saudável e funcional de músculos, ossos e coordenação motora.
- O encontro entre pares num ambiente sem a regulamentação dos adultos, num exercício de convivência saudável e necessária à construção da sua individualidade na referência essencial da presença do outro.
- A vivência da autonomia na tomada de decisão em relação a riscos, de forma a aprender a reconhecê-los e responder a eles protegendo-se e desenvolvendo seu próprio repertório de avaliação.
- A capacidade de autoestimulação e autorregulação, de busca e exploração, estimulando imaginação e criatividade e desenvolvendo coragem e habilidades de resolução de problemas.
- A possibilidade de momentos de solitude e introspecção.
- A empatia e o respeito para com todas as outras formas de vida com as quais compartilham o planeta.

Os sintomas e efeitos dessa desconexão compõem um problema sistêmico que está levando a profundos impactos em todas as gerações, especialmente crianças e idosos, afetando a qualidade de vida em todos os territórios. Os fatores responsáveis por esse cenário, como saúde, planejamento urbano, mobilidade, uso de eletrônicos, desenvolvimento econômico e social, violência, conservação da natureza e educação, são complexos e estão inter-relacionados. Esse contexto, no entanto, varia de intensidade dependendo da classe social e da realidade específica de cada um, e seus impactos são mais agudos e presentes nas cidades e bairros densamente habitados e de alta vulnerabilidade social, onde as condições para uma infância saudável e plena estão muito ameaçadas.

As consequências são significativas: obesidade, hiperatividade, déficit de atenção, distúrbios do sono, desequilíbrio emocional, baixa motricidade (falta de equilíbrio, agilidade e habilidade física) e miopia são alguns dos problemas de saúde mais evidentes causados por esse contexto.[2]

Simultaneamente, nos últimos anos, surgiram muitas pesquisas[3] que sugerem o que alguns especialistas atestam há décadas: o convívio com a natureza na infância, especialmente por meio do brincar livre, ajuda a fomentar a criatividade, a iniciativa, a autoconfiança, a capacidade de escolha, de tomada de decisões e de solução de problemas, o que, por sua vez, contribui para o desenvolvimento integral da criança. Isso sem falar nos benefícios mais ligados aos campos da ética e da sensibilidade, como encantamento, empatia, humildade e senso de pertencimento.

Há ainda benefícios físicos comprovados, demonstrados nos estudos muito conhecidos de Roger Ulrich, mostrando como pacientes se recuperam melhor quando têm contato – mesmo que só visual – com áreas naturais.[4]

O Quadro 1 apresenta evidências dos principais benefícios da natureza para a saúde da criança.

Quadro 1 Benefícios da natureza para a saúde das crianças

O tempo do lado de fora, em contato com a luz do sol, pode reduzir a miopia[5] e aumentar o nível de vitamina D[6]
Acesso a parques e outras áreas naturais pode favorecer o aumento da atividade física,[7] fortalecer o sistema musculoesquelético e reduzir o risco de obesidade[8]
A presença de natureza no ambiente escolar pode melhorar a relação interpessoal entre as crianças, reduzir o estresse e melhorar a cooperação[9]
Passar tempo em ambientes naturais pode contribuir para a redução dos sintomas de TDAH[10]
A proximidade da natureza e a brincadeira ao ar livre melhoram a concentração e, consequentemente, têm impactos nas habilidades cognitivas[11]
Benefícios documentados no padrão de sono e no fortalecimento da imunidade

TDAH: transtorno de déficit de atenção/hiperatividade.
Fonte: adaptado de Institute at the Golden Gate, 2018.[12]

Assim como o convívio com a natureza, também o brincar livre tem sido cada vez mais objeto de pesquisas, demonstrando sua importância capital para o bom desenvolvimento infantil. Em setembro de 2018, a Academia Americana de Pediatria publicou uma diretriz[13] que ressalta o papel dos pediatras no sentido de enfatizar, junto a famílias e escolas, a importância do livre brincar na promoção de um desenvolvimento infantil saudável, reduzindo o estresse tóxico e contribuindo para desenvolver habilidades fundamentais, como autorregulação, linguagem, cognição e interação social.

O brincar livre na natureza, que condensa em uma expressão todos os potenciais benefícios relatados, é, portanto, um antídoto potencial contra os muitos males causados a crianças e adolescentes pela vida moderna, urbanização desordenada, confinamento e excesso de eletrônicos e exposição à internet. Torna-se, portanto, uma "prescrição" necessária na prevenção de doenças (do nível primário ao quaternário) e na promoção da qualidade de vida de crianças e suas famílias em nosso país.

ORIENTAÇÕES AOS PAIS

O pediatra tem um papel fundamental no sentido de alertar famílias e cuidadores sobre a importância do brincar ao ar livre na infância. As principais orientações sugeridas são:

- As crianças devem ter acesso diário, no mínimo por 1 hora, a oportunidades de brincar, aprender e conviver com e na natureza para que possam se desenvolver em plena saúde física, mental, emocional e social.
- As escolas têm um papel importante no sentido de oferecer oportunidades de brincadeiras e aprendizados ao ar livre no cotidiano da criança. Dentro desse contexto, avaliar com os pais como são as rotinas e os espaços da escola que a criança frequenta. Orientar sobre a importância do tempo destinado ao recreio e ressaltar que a criança precisa ter muito tempo para brincar com liberdade em espaços abertos durante o período que passa na escola, para que possa se concentrar durante as atividades acadêmicas.
- As famílias devem priorizar atividades de lazer a céu aberto. Avaliar junto aos pais quais são as principais barreiras que limitam o acesso a essas atividades (falta de tempo, falta de transporte, desconhecimento sobre onde ir e o que fazer, dificuldades financeiras) e sugerir alternativas para que a família tenha acesso à natureza de forma cotidiana e frequente.
- É fundamental avaliar hábitos e estilos de vida que possam ser referências prejudiciais para as crianças, como o sedentarismo, a escolha de atividades de lazer em espaços fechados e ligados ao consumo (*shopping centers*) e o uso excessivo de aparelhos digitais (*smartphones*, *tablets*, computadores e *videogames*) em detrimento de passeios e brincadeiras ao ar livre, a pé ou de bicicleta, piqueniques ou o cultivo de plantas. Os pais são modelos para os filhos, e os valores e experiências familiares tendem a se perpetuar nas gerações seguintes.

O programa Criança e Natureza, do Instituto Alana, desenvolveu diversas ferramentas que mostram, de forma clara e atraente, os benefícios do contato entre a criança e a natureza e ajudam o pediatra a orientar as famílias sobre esse tema:

- Transtorno do déficit de natureza: o que é isso? – Nessa entrevista, o jornalista e especialista em *advocacy* pela infância Richard Louv traz uma reflexão sobre as consequências de manter crianças e adolescentes sentados e fechados em ambientes escolares ou domésticos, privados do contato direto com a natureza e de seus benefícios para a saúde física e mental. Disponível em: http://bit.ly/2FKHrOl.
- Natureza é saúde na infância – entrevista com Dr. José Martins Filho, médico pediatra e ex-presidente da Academia Brasileira de Pediatria, que reforça a importância do brincar ao ar livre para as crianças e suas famílias e destaca que fatores externos, ambientes e a sociedade são fundamentais para a garantia e a qualidade desse brincar. Disponível em: http://bit.ly/2Si8YIm.

- Brincando com a natureza na cidade – Correr, brincar, explorar, imaginar, vivenciar, sujar-se. Ser criança, ser livre. Este pequeno filme mostra que, mesmo nos maiores centros urbanos brasileiros, não é necessário ir muito longe de casa para brincar com a natureza. Disponível em: http://bit.ly/2RmfGNy.
- GPS da Natureza – Motor de busca que traz sugestões de locais para ir e atividades, em função do tempo disponível de quem está no grupo, do clima e de onde a pessoa está. O usuário ainda pode opinar sobre os locais que visitou, obter dicas de quem já foi e sugerir atividades e locais que conhece. Disponível em: http://bit.ly/2I0mj6O.
- Grupo Natureza em Família – Guia passo a passo para incentivar a reunião de pessoas interessadas em proporcionar às crianças tempo ao ar livre, em contato com a natureza. Disponível em: http://bit.ly/2H5xYRX.
- Receita médica para brincadeiras e passeios ao ar livre (Quadro 2).
- Manual de Orientação sobre Benefícios da Natureza no Desenvolvimento de Crianças e Adolescentes, desenvolvido pelo Instituto Alana em parceria com a Sociedade Brasileira de Pediatria. Disponível em: http://bit.ly/manual_sbp_cen.

Quadro 2 Receita médica para brincadeiras e passeios ao ar livre

Para: ______________________________ Data: ________________________

Esta receita sugere que você:
Brinque ao ar livre e explore mais a natureza à sua volta.
Faça passeios ao ar livre e, sempre que possível, ande a pé ou de bicicleta.
Adote hábitos saudáveis em relação ao uso de tecnologias digitais.

Dosagem:
- Divertir-se na natureza várias vezes ao dia.
- Ingerir o conteúdo desta receita com muita água, sucos naturais e alimentos saudáveis.

Advertência:
- Se persistirem os sintomas de desânimo, falta de curiosidade ou de amigos, reforçar as doses de brincadeiras e passeios ao ar livre.

Dr. ____

CRM: ______________________

Fonte: Children & Nature Network, 2010.[3]

CONCLUSÃO

A relação da criança com a natureza no dia a dia e as oportunidades que ela tem para brincar livremente do lado de fora são aspectos relevantes para a prática de uma pediatria ampliada, cujo objetivo é cuidar da saúde e do desenvolvimento pleno da criança dos tempos atuais. O pediatra deve buscar ampliar o olhar e o cuidado, não apenas tratar e prevenir doenças, mas promover o bem-estar físico, emocional, mental, social e espiritual da criança e da família. Portanto, ao procurar ver a criança em seu contexto mais amplo, pensando em como contribuir para sua saúde, traz para o centro da reflexão a família, a cidade e o bairro onde vivem, o grupo social, a educação, o consumo, a mídia, o meio ambiente, a cultura e o planeta.

REFERÊNCIAS BIBLIOGRÁFICAS

1. Louv R. A última criança na natureza: resgatando nossas crianças do transtorno do déficit de natureza. São Paulo: Aquariana; 2016.
2. Chawla L. Benefits of nature contact for children. J Plan Lit. 2015;30(4):433-52.
3. Children & Nature Network. Health benefits to children from contact with the outdoors & nature. 2010. Disponível em: https://www.childrenandnature.org/wp-content/uploads/2015/04/CNNHealthBenefitsSynthesisMarch2010FINALAS.pdf. Acesso em: 30/9/2020.
4. Ulrich RS, Simons RF, Losito BD, Fiorito E, Miles MA, Zelson M. Stress recovery during exposure to natural and urban environments. J Environ Psychol. 1991;11(3):201-30.
5. Rose KA, Morgan IG, Ip J, Kifley A, Huynh S, Smith W, et al. Outdoor activity reduces the prevalence of myopia in children. Ophthalmology. 2008;115(8):1279-85.
6. McCurdy LE, Winterbottom KE, Mehta SS, Roberts JR. Using nature and outdoor activity to improve children's health. Curr Probl Pediatr Adolesc Health Care. 2010;40(5):102-17.
7. Sallis JF, Prochaska JJ, Taylor WC. A review of correlates of physical activity of children and adolescents. Med Sci Sports Exerc. 2000;32(5):963-75.
8. Wolch J, Jerrett M, Reynolds K, McConnell R, Chang R, Dahmann N, et al. Childhood obesity and proximity to urban parks and recreational resources: a longitudinal cohort study. Health Place. 2011;17(1):207-14.
9. Chawla L, Keena K, Pevec I, Stanley E. Green schoolyards as havens from stress and resources for resilience in childhood and adolescence. Health Place. 2014;28:1-13.
10. Taylor AF, Kuo FE. Children with attention deficits concentrate better after walk in the park. J Atten Disord. 2009;12(5):402-9.
11. Wells NM. At home with nature: effects of 'greenness' on children's cognitive functioning. Environ Behavior. 2000;32(6):775-95.
12. Institute at the Golden Gate. Healthy parks healthy people: bay area. A roadmap and case study for regional collaboration. 2018. Disponível em: https://instituteatgoldengate.org/sites/default/files/documents/HPHPRoadmap_report.pdf. Acesso em: 30/9/2020.
13. Yogman M, Garner A, Hutchinson J, Hirsh-Pasek K, Golinkoff RM. The power of play: a pediatric role in enhancing development in young children. Pediatrics. 2018;142(3): e20182058.

14

ATIVIDADES FÍSICAS: COMO E QUANDO INDICAR

Ricardo do Rêgo Barros

OBJETIVOS

✓ Conduzir uma anamnese que permita indicar atividades físicas recreacionais para crianças e adolescentes.
✓ Avaliar como idade, crescimento e maturação podem influenciar na inclusão ou exclusão do jovem em determinado esporte.
✓ Solicitar exames laboratoriais visando à prática saudável de esportes.
✓ Orientar portadores de doenças crônicas em atividades físicas.

INTRODUÇÃO

A rapidez de evolução da tecnologia virtual, o crescimento desordenado das redes sociais e a comunicação interligada globalmente estão gerando um fenômeno clínico e psicológico que atinge principalmente crianças e adolescentes do mundo atual, a chamada geração "D" (digital): transtornos de ansiedade e fobias sociais. Esses fatores implicam aumento do número de horas gastas em frente às telas (*smartfones*, *tablets*, jogos eletrônicos),[1] contribuindo para o aumento da obesidade mundial e surgimento precoce de diversas outras doenças da vida adulta.[1]

Os transtornos de ansiedade estão associados a:

- Superproteção dos pais.
- Dúvidas sobre a própria competência (esportiva, escolar, pessoal).
- Isolamento social (excesso de jogos e atividades virtuais, impedindo uma relação real com seus pares e convivência com a natureza).

FASES DO DESENVOLVIMENTO[2,3]

Visando a entender os conceitos envolvidos na indicação de atividades físicas, é preciso ter noções mínimas das fases de desenvolvimento de crianças e adolescentes, que ocorrem com ampla variação em cada indivíduo.

Assim, a aquisição de habilidades específicas ocorre segundo faixas etárias:[3,4]

- Dos 2 a 5 anos: habilidade motora limitada, pouca reação de equilíbrio, pequena coordenação e orientação espaço-temporal. Indicar atividades lúdicas, como praticar corrida, natação, chute na bola de borracha visando principalmente à socialização, podendo ser iniciadas as escolinhas para conhecer as diversas modalidades esportivas.
- Dos 6 a 9 anos: julgamento da velocidade, seguimento de objetos em movimento, aquisição de habilidades de equilíbrio e postura. As atividades físicas devem ter poucas instruções e regras.
- Dos 10 a 12 anos: atenção seletiva e uso de estratégias complexas da memória, com compreensão dos componentes do rendimento esportivo, força, resistência, velocidade, flexibilidade e orientação (noção de distância).
- Dos 13 a 16 anos: interesse por esportes especializados, treinamento aeróbico e treinamento de força com sobrecarga.

A Tabela 1 apresenta as indicações de esportes de acordo com a idade.

Tabela 1 Indicações de esportes de acordo com a idade

Requisito	Idade	Valência física	Esporte
Sociabilização	2-5 anos	Habilidade motora limitada, pequena reação de equilíbrio	Escolinhas esportivas
Julgar velocidade, seguir objetos em movimento, equilíbrio e postura	5-10 anos	Habilidade, agilidade, coordenação olhos/membros, flexibilidade, memória motora	Natação, futebol, capoeira, surfe, *skate*, danças, ginástica, lutas, Tai Chi Chuan, ioga
Atenção seletiva e uso de estratégias complexas	10-12 anos	Velocidade, sem uso de força	Ciclismo, atletismo, futsal, saltos e corridas curtas, muay thai
Readaptação ao novo corpo	Puberdade 13-16 anos	Resistência/força, sem atividades anaeróbicas/explosão	Vôlei, basquete, handebol, musculação com supervisão, judô, polo aquático, tênis, remo

Fonte: Barros, 2018;[3] e Greydanus, Patel e Luckstead, 2006.[4]

ANAMNESE, EXAMES FÍSICO E LABORATORIAIS[3-7]

Anamnese

A história clínica continua a ser o padrão-ouro da avaliação pré-participação, podendo identificar mais de 70% das doenças que exijam encaminhamentos a outros profissionais.[2,7]

Com relação à anamnese, é possível resumi-la em 5 questões básicas que dizem respeito à saúde familiar e à história de lesões.[3,5,6]

1. Algum familiar já sofreu infarto do miocárdio ou faleceu por problemas cardíacos antes dos 50 anos (ou teve morte súbita não explicada)?
2. Você já teve que interromper algum exercício de baixa intensidade por dispneia, dor torácica, tosse? (A tosse é um indicador de asma induzida pelo exercício.)
3. Já perdeu a consciência ou teve "sensação de desmaio" enquanto praticava esportes? (Síncope, palpitação, astenia; a perda de consciência pode ser um indicador de gravidade e deve ser sempre avaliada por cardiologista.)
4. Você usa algum remédio regularmente? (Diabetes, asma, febre reumática, epilepsia.)
5. Já teve alguma doença ou lesão que o impedisse de praticar esportes, que o tivesse levado ao hospital ou requisitasse cirurgia?

Exame físico

O exame físico mínimo inclui a avaliação das acuidades visual e auditiva, ausculta cardiopulmonar básica, aferição da pressão arterial, palpação abdominal, classificação do grau de maturidade de Tanner (nos adolescentes) e exame dos aparelhos musculoesquelético e geniturinário. Deve ser sempre pesquisada a ausência de algum órgão, como olho, mama, rim e testículo, visando à prevenção do órgão remanescente por meio da indicação de esportes adequados e rigorosas medidas de segurança.

O achado de quaisquer sintomas cardíacos (alterações de pulsos femorais, sopros, extrassístoles, hipertensão arterial) ou musculoesqueléticos (lordoses, assimetrias) deve receber uma avaliação específica, antes da liberação para atividades esportivas.

Adolescentes com alta estatura devem ser investigados, visando a afastar o diagnóstico de síndrome de Marfan, sendo fundamental solicitar eletrocardiografia e ecocardiografia naqueles que apresentem sinais marfanoides.[5,6]

Exames laboratoriais[2,3]

Exames básicos

- Hemograma completo.
- Parasitológico de fezes.
- Elementos anormais e sedimentoscopia (EAS) na urina.
- Ferro sérico.
- Ferritina.
- Teste falcêmico (eletroforese de hemoglobina).
- Teste para doença de Chagas.

Exames específicos de acordo com a anamnese

- Glicemia.
- Hemoglobina glicosilada.
- Hepatograma completo.
- Marcadores virais para hepatites.
- Perfil renal (ureia, creatinina, ácido úrico).

ATIVIDADE FÍSICA E PATOLOGIAS[9]

Indicações com supervisão periódica

Diabetes

- Doença crônica que não contraindica o esporte.
- O exercício deve ser diário, gradativo e após as refeições, evitando-se a hipoglicemia, que é a complicação mais temida. A dose de insulina deve ser reduzida de 25 a 50% e recomenda-se o aumento da ingestão calórica, com a utilização de carboidratos de absorção rápida.
- Manter nível sanguíneo de glicose pré-exercício entre 120 e 180 mg/dL.
- Evitar exercícios com glicemia acima de 250 mg/dL ou inferior a 100 mg/dL.
- Atentar para sintomas de cetoacidose diabética, como sede, hipotensão postural, hiperventilação e sonolência.

Epilepsia

- Epilepsia controlada = período de 6 meses com medicação e sem crises permite a prática esportiva.
- Esportes aquáticos (natação, surfe, *bodyboarding*) podem ser liberados sob supervisão.
- Esportes de risco (VAP) são contraindicados:
  - Velocidade: automobilismo, motociclismo.

- Altitude: alpinismo, montanhismo, paraquedismo, escalada.
- Profundidade: mergulho autônomo.

Asma

- Atividade esportiva liberada.
- Asma induzida pelo exercício (AIE): ocorre após 5 a 8 minutos do início da atividade física.
- Utilizar salbutamol em aerossol 15 a 30 minutos antes do exercício.
- Optar por ambiente quente e úmido.
- Esportes que podem desencadear AIE: basquete, ciclismo, corrida de longa distância, futebol.

Hipertensão arterial

- Na prática, considerar 140/85 mmHg como níveis limítrofes.
- Contraindicar em níveis acima de 230 mmHg.
- Todos os portadores de hipertensão devem ser submetidos ao teste ergométrico.
- Exercícios isométricos (p. ex., musculação) não são recomendados, pois produzem aumento das pressões sistólica e diastólica.
- Liberar os exercícios isotônicos, como ciclismo, corridas e caminhadas.

Como medidas preventivas, crianças e adolescentes com diabetes, asma, epilepsia e hipertensão arterial devem ser orientados a usar uma plaqueta de identificação e comunicar sua doença a um professor ou colega de escola, visando a optimizar o socorro médico, em caso de emergência.

Contraindicações absolutas

Pneumonias, tuberculose, infecções urinárias, hepatites, febre reumática em atividade, icterícias e doenças hemorrágicas (púrpuras, hemofilia) são contraindicações absolutas à prática esportiva.

Doenças osteoarticulares[8,9]

As lesões osteoarticulares devem ser corretamente diagnosticadas e adequadamente tratadas para evitar possíveis danos à placa fisária na criança e prejuízos à estatura final. As causas associadas às lesões ortopédicas são:

- Coordenação motora menor que dos adultos.
- Tempo de reação mais lento aos estímulos.

- Baixo nível de desenvolvimento de habilidades motoras.
- Cartilagem de crescimento mais vulnerável do que o osso completamente formado.

Doença de Osgood-Schlatter

- Apofisite do tubérculo tibial, hoje já considerada como fratura de estresse.
- Diagnóstico diferencial com condromalácia de patela.
- Causa mais comum de dor no joelho em crianças e adolescentes e também a queixa mais frequente em atletas jovens menores de 16 anos.
- Esportes associados: futebol (meninos), ginástica e dança (meninas).

Doença de Séver

- Apofisite do calcâneo posterior.
- Dor crônica no calcanhar, piorando ao correr/pular.
- Comum em ginastas.
- Idade: 9 a 14 anos (pico entre 10 e 12 anos).

Lombalgias: espondilólise, espondilolistese, traumas (discites)

- A espondilólise é a causa mais frequente de dor crônica nas costas nos atletas jovens (15 a 32%).
- Defeito no espaço interarticular, com sintomas predominantes na junção lombossacral.
- Associada a ginástica, vôlei, danças e mergulho.
- Repouso por 6 semanas a 3 meses.

CONSIDERAÇÕES SOBRE NUTRIÇÃO E SUPLEMENTOS[10]

Os diversos suplementos nutricionais existentes no mercado prometem aumento da força muscular, aumento da massa corporal magra, rápida perda de gordura, diminuição da fadiga e rápida recuperação muscular.

A autoimagem dos adolescentes está diretamente associada não só à autoestima como também à inserção social em seus grupos e, assim, estimulados por essa massiva propaganda, utilizam diversas substâncias ditas ergogênicas com a intenção de rápidas mudanças estéticas e visuais, sem se preocupar com os efeitos nocivos ou a legalidade delas.

Os pediatras devem sempre analisar o perfil dos pacientes, realizar um inquérito alimentar e investigar os motivos para uso de suplementos visando a transformar a atividade física em fator protetor e evitando, assim, problemas clínicos que surgem com a ingestão excessiva ou exagerada de algumas dessas substâncias ditas ergogênicas.

Entre os achados clínicos mais frequentes, vale citar: hipertensão arterial de difícil manejo com elevação tanto da pressão sistólica quanto diastólica, hiperuricemia e aumento dos níveis de ureia e creatinina, podendo causar doenças renais.

Os médicos devem também ajudar os pais e professores de educação física a entenderem os limites individuais de cada criança/adolescente, pois uma alimentação balanceada proporciona crescimento normal e maturação adequados, propiciando também a aquisição de habilidades específicas para as diversas atividades físicas.

DESAFIOS ATUAIS[7]

O termo *overtraining*, antes restrito ao universo de atletas jovens e adultos, vem ganhando espaço nos consultórios pediátricos e se apresenta com uma série de sintomas, muitas vezes desvalorizados pelos pediatras: cansaço, excesso de lesões, dor generalizada nas pernas, dificuldade para acordar, mudança no humor, perda de apetite, recusa em ir à aula. Todas essas queixas podem ser interpretadas como doenças clínicas comuns da infância e adolescência, como anemias, verminoses, infecção urinária, entre outras. Assim, cabe aos pediatras analisar as atividades físicas praticadas para evitar diagnósticos errados.

ORIENTAÇÕES AOS PAIS[11]

- Participar ativamente da vida dos filhos. Conversar com o pediatra e o professor de Educação Física da escola do filho sobre como ajudá-lo e orientá-lo a aumentar a prática de atividade física e ser fisicamente ativo.
- Tornar o final de semana da família ativo e saudável. O exemplo dos pais é fundamental para que o filho se mantenha ativo por toda a vida.
- Estimular os filhos a brincarem ao ar livre, sozinhos ou com amigos, sempre que possível. Brincar faz parte da infância e é fundamental para o crescimento e o desenvolvimento saudável, incluindo aspectos cognitivos.
- Estimular e permitir que os filhos participem de jogos e esportes da escola e da comunidade onde vivem. As regras de cada modalidade esportiva propiciam que as crianças aprendam a se relacionar com os outros, a ouvir o outro e ser ouvido, trabalhar em grupo, tomar decisões, gerenciar frustrações e solucionar problemas.
- Atentar para o tempo que os filhos passam em atividades sedentárias. Evitar que eles passem mais que 2 horas/dia sentados, seja assistindo à televisão, jogando *videogames*, manipulando *smartphones* ou no computador.

✓ CONCLUSÃO

Os pediatras devem:

- Estimular a participação de crianças e adolescentes em esportes, de acordo com suas habilidades, com ênfase no aprendizado dos fundamentos de cada esporte.
- Evitar a especialização em um único esporte antes de 13 anos.
- Monitorar seriadamente crescimento, composição corporal, peso e maturação sexual (estágios de Tanner).
- Orientar sobre os riscos de doenças pelo calor e importância de boa hidratação.
- Questionar o jovem sobre a escolha do esporte e seus objetivos.
- Indicar dias de lazer, mínimo de 1 a 2 dias para descanso em outras atividades recreativas que não o esporte escolhido.
- Nunca fornecer atestado médico sem examinar paciente.

REFERÊNCIAS BIBLIOGRÁFICAS

1. Sociedade Brasileira de Pediatria (SBP). Departamento de Adolescência. Saúde de crianças e adolescentes na era digital. Manual de orientação, nº 1, Outubro de 2016. Disponível em: https://www.sbp.com.br/fileadmin/user_upload/2016/11/19166d-MOrient-Saude-Crian--e-Adolesc.pdf. Acesso em: 20/8/2020.
2. Barros R. Indicações e contraindicações de atividades físicas em crianças e adolescentes: guia prático. In: Lopez FA, Campos Junior D. Tratado de pediatria: Sociedade Brasileira de Pediatria. 4.ed. Barueri: Manole; 2017. p.2433-6.
3. Barros R. Atividade física em crianças e adolescentes: recomendações práticas. In: Leone C, Cabral AS. PROPED – Programa de Atualização em Terapêutica Pediátrica: ciclo 5. Sociedade Brasileira de Pediatria. Porto Alegre: Artmed Panamericana; 2018. p.43-58.
4. Greydanus DE, Patel DR, Luckstead EF. Sports preparticipation evaluation. In: Essential Adolescent Medicine. United States: McGraw-Hill; 2006. p.669-75.
5. Oliveira MAB, Leitão MB. Morte súbita no exercício e esporte. Diretriz da Sociedade Brasileira de Medicina do Esporte. Rev Bras Med Esporte. 2005;11(supl 1):S1-S8.
6. Leite MF. Avaliação cardiovascular do adolescente atleta. In: Lopez FA, Campos Junior D. Tratado de pediatria: Sociedade Brasileira de Pediatria. 4.ed. Barueri: Manole; 2017. p.2429-32.
7. Brenner JS, Council on Sports Medicine and Fitness. Overuse injuries, overtraining and burnout in child and adolescent athletes. Pediatrics. 2007;119(6):1242-5. Disponível em: www.pediatrics.org/cgi/doi/10.1542/peds.2007-0887. Acesso em: 20/8/2020.
8. Patel DR, Greydanus DE. Sport participation by physically and cognitively challenged young athletes. Pediatr Clin North Am. 2010;57(3):795-817.
9. Patel DR, Greydanus DE, Calles JL, Pratt HD. Developmental disabilities across the lifespan. Dis Mon. 2010;56(6):319-32.

10. Barros R. Nutrição, hidratação e suplementação esportiva para crianças e adolescentes. In Lopez FA, Campos Junior D. Tratado de pediatria: Sociedade Brasileira de Pediatria. 4.ed. Barueri: Manole; 2017. p.2420-8.
11. Sociedade Brasileira de Pediatria (SBP). Grupo de Trabalho em Atividade Física. Promoção da atividade física na infância e adolescência. Manual de Orientação, nº 1, 2017. Disponível em: https://www.sbp.com.br/fileadmin/user_upload/19890d-MO-Promo_AtivFisica_na_Inf_e_Adoles.pdf. Acesso em: 20/8/2020.

15

PREVENÇÃO DE ACIDENTES: CUIDANDO DA SEGURANÇA DE CRIANÇAS E ADOLESCENTES

Adriana Rocha Brito
Orli Carvalho da Silva Filho

OBJETIVOS

- ✓ Ressaltar a importância da atuação do pediatra na promoção do cuidado com a segurança de crianças e adolescentes.
- ✓ Apresentar os principais agravos não intencionais e as medidas para evitá-los.
- ✓ Auxiliar o pediatra na identificação de fatores de riscos e no esclarecimento da família em relação às ações de prevenção e de socorro imediato à vítima.

INTRODUÇÃO

A Organização Mundial da Saúde (OMS) define acidente como "um acontecimento fortuito, geralmente danoso" ou ainda como "um acontecimento independente da vontade humana provocado por uma força exterior que atua rapidamente e que se manifesta por um dano corporal ou mental".[1] Estudos da organização não governamental Criança Segura, que atua no Brasil desde 2001 e faz parte da rede internacional conhecida como *Safe Kids Worldwide*, mostraram que 90% dos acidentes podem ser evitados com medidas simples de proteção.[2] Sendo assim, a educação para prevenção é primordial para que as famílias e a sociedade protejam suas crianças e adolescentes. Embora o termo "acidentes" seja consagrado no dia a dia do pediatra, atualmente prefere-se a expressão "agravos (terminologia adotada pelo Ministério da Saúde) ou injúrias não intencionais".[3]

Os agravos não intencionais são responsáveis por alta morbidade e mortalidade entre crianças e adolescentes. É fundamental saber reconhecer a etapa do desenvolvimento na qual se encontra cada indivíduo para uma avaliação adequada dos seus potenciais riscos.[4] Crianças compõem um grupo particularmente vulnerável a acidentes, e deve-se reconhecer a necessidade de vigilância constante por parte de um adulto (e não por outra criança mais velha), além de adequação do ambiente que ela frequenta. É essencial advertir os responsáveis de que a maioria dos acidentes é prevenível e que a segurança da criança depende do cuidado adequado do adulto para com ela, envolvendo a tomada de providências antes que os fatos ocorram.[4]

A melhor maneira de prevenir os acidentes e assegurar um crescimento saúdavel e seguro é a informação e o comprometimento dos responsáveis.

ASPECTOS EPIDEMIOLÓGICOS

Atualmente, os acidentes são a principal causa de mortes entre 1 e 14 anos de idade em nosso país.[2] Os acidentes de trânsito são a principal causa de óbito entre 5 e 14 anos de idade. Em menores de 1 ano, a principal etiologia é a sufocação, e entre 1 e 4 anos, o afogamento.[2] Queda é o principal motivo de hospitalização de crianças até os 14 anos por causas acidentais.[2]

AVALIAÇÃO DE POTENCIAIS RISCOS

A avaliação do desenvolvimento é o primeiro e mais importante passo para a identificação das potenciais ameaças.

Até os 6 meses, as habilidades motoras são ainda muito reduzidas; nesta fase, recém-nascidos e lactentes são totalmente dependentes dos responsáveis[4,5] e estão especialmentes expostos a riscos impostos pela pessoa responsável por seu cuidado.[4,6] Entre 7 e 12 meses, a capacidade motora se desenvolve rapidamente, favorecendo o deslocamento independente no ambiente, seja pelo engatinhar ou pela marcha.[7] Além disso, a conquista da competência na habilidade da pega em pinça com os dedos polegar e indicador por volta do 9º mês de vida torna a criança capaz de segurar pequenos objetos[7] e colocá-los na boca ou no nariz, podendo causar engasgo e ampliando os contextos perigosos.

No período compreendido entre 1 e 2 anos, as crianças adquirem maior capacidade de locomoção, são muito ativas e curiosas, mas não têm nenhuma noção de perigo.[3,4,7] Podem apresentar momentos de teimosia e birra, comportamentos considerados normais nesta fase, em que testam os limites dos pais, buscam se autoafirmar, expressar suas vontades e demonstrar alguma independência, o que as torna vulneráveis aos acidentes.

Na fase pré-escolar, há um aumento da autonomia com aumento das áreas de exploração dentro e especialmente fora da casa. É a idade dos "porquês"[7] e o estágio em que as crianças imitam os adultos. Apresentam pensamento mágico[6] associado a um comportamento autocentrado[5] e, por isso, é tão comum acharem que podem voar como os super-heróis.[3] Nesta etapa, a criança necessita de supervisão e proteção, pois ainda não há o desenvolvimento de julgamento crítico.[3]

Na idade escolar, a criança começa a se tornar capaz de pensar de forma lógica[5] e de entender noções de segurança,[3] portanto, deve-se estimular que ela assuma alguma responsabilidade por sua própria segurança. No entanto, elas também começam a sofrer influência dos amigos;[3] por isso, é importante que os pais sempre conversem com seus filhos e os ajudem a identificar as situações de perigo.

O adolescente já apresenta um pensamento mais organizado, porém está exposto às pressões sociais que, junto ao sentimento de onipotência e a impulsividade, característicos desta fase, frequentemente levam a muitos riscos, conscientes ou não.[3,6]

Não se pode deixar de mencionar que, nas crianças que apresentam atraso do desenvolvimento, independentemente da causa, as habilidades e os comportamentos aqui descritos podem não ocorrer ou surgir tardiamente, e é a avaliação cuidadosa e detalhada do desenvolvimento que vai apontar para os potenciais riscos de acidentes nestes casos, e não a idade cronológica.

É necessário também conhecer detalhadamente os ambientes que a criança frequenta, assim como o estilo de vida da família, possibilidades econômicas, fatores sociais, suas crenças e valores e a dinâmica familiar, que podem favorecer a alguns riscos específicos.

Vale lembrar que, em famílias desfavorecidas ou quando há apenas um único responsável pelos filhos, esse cuidador pode não ser capaz de supervisionar adequadamente seus filhos, muitas vezes pela necessidade de trabalhar e "precisar deixar" o filho menor com um irmão mais velho, ainda que menor de idade, situação adversa rotineiramente vivida por muitas crianças. Outro detalhe é que algumas famílias vivem em condições precárias de moradia e muitas podem não ter como comprar equipamentos de segurança ou até proporcionar um ambiente minimanente seguro para brincadeiras, ou seja, a pobreza se configura num agravante importante quando se considera a segurança e exposição a riscos. Condições socioambientais inadequadas são o fator de risco mais importante para os agravos na infância.[6]

PRINCIPAIS ACIDENTES E MEDIDAS DE PREVENÇÃO

Queda

- Nunca deixar um bebê sozinho em lugares de onde ele possa cair, inclusive no trocador de fraldas, nem mesmo por instantes.[2,4,7] A partir dos 4 meses, lactentes já podem rolar e cair até mesmo da cama.
- Não permitir que uma criança carregue um bebê no colo.
- Usar trava de segurança no carrinho do bebê ou na cadeira de rodas.
- Instalar portões de segurança nas escadas,[2,7] tanto na parte superior, quanto na inferior, impossibilitando uma criança de subir ou descer sem supervisão.
- Instalar redes ou grade de proteção nas janelas[2,4,7] e nas varandas e fazer inspeções periódicas.
- Manter cadeiras longe de móveis e janelas, impedindo que crianças as utilizem como degraus para alcançar lugares de risco.[2]
- Abaixar o estrado do berço tão logo a criança se coloque sentada, uma vez que em breve será capaz de colocar-se de pé, podendo se projetar sobre a grade e cair. A altura da grade deve estar acima do nível das axilas do bebê.
- Retirar móveis com arestas duras ou proteger as quinas dos móveis com protetor.[7]
- O uso de andador deve ser enfaticamente contraindicado pelos pediatras. A comercialização de andadores é proibida no Brasil, mas infelizmente ainda é possível encontrar para venda via internet. A Sociedade Brasileira de Pediatria (SBP) vem alertando constantemente sobre os perigos do uso de andador, como quedas graves, além de suas consequências negativas para o desenvolvimento, reiterando veementemente sua posição contrária ao uso.[8]

Queimadura

- Não segurar nem manusear alimentos quentes com uma criança no colo.[4,7]
- Materiais quentes devem ser colocados no centro da mesa e nunca na extremidade, pois a criança pode puxar a toalha.[2]
- Testar a temperatura da água do banho[7] com a região do antebraço[4] antes de colocar o bebê na água.
- Cigarros devem ser proibidos em ambientes com criança.
- Não deixar copos com líquidos quentes próximos de bebês.[7]
- Não permitir a entrada desassistida de crianças na cozinha, pois é uma área de alto risco para acidentes.[4] Colocar obstáculos bloqueando a passagem para a cozinha,[7] de preferência portões de segurança. Nunca deixar uma criança brincando na cozinha enquanto um adulto prepara a comida.[2]

- Cozinhar os alimentos nas bocas de trás do fogão.[4,7] Deixar os cabos das panelas virados para a parte de trás.[4,7] Crianças devem ser mantidas longe do fogão.[2]
- Guardar fósforos, isqueiro e substâncias inflamáveis longe do alcance de crianças.[2,7]
- O uso de álcool em gel só deve ser feito com a supervisão de um adulto e quando não for possível o acesso a água e sabão para higienização das mãos.[9,10]
- Não ter álcool 70% líquido em casa, nem utilizá-lo para nenhum fim, pois é altamente inflamável, com risco de queimaduras gravíssimas e de incêndio.[7]
- Manter crianças longe de aquecedores, lareira, fogueira e fogos de artifício.[2,7]
- Não se deve permitir que crianças brinquem com fogo.[7]
- Evitar exposição prolongada ao sol entre 10 e 16 horas.

Choque elétrico

- Usar protetores de tomada em todas as que não estão sendo usadas.[4,7,12]
- Manter aparelhos elétricos desligados das tomadas.
- Dentro do possível, encostar os móveis nas paredes de modo a esconder as tomadas.
- Manter fios fora do alcance das crianças.[4,7,12]
- Não deixar uma criança brincar com objetos metálicos que possam ser introduzidos em tomadas elétricas.[2,12]
- Não permitir brincadeiras com pipas próximo à rede elétrica[2,7] ou, muito menos, que retirem fios enroscados nos fios elétricos.

Sufocação/aspiração de corpo estranho

- Não dar alimentos em pedaços grandes e duros para um bebê.[2]
- Não dar amendoim, pipoca, goma de mascar ou balas para crianças pequenas.
- O berço e o cercadinho devem ter grades altas com intervalos pequenos para evitar que o bebê introduza e prenda a cabeça. As grades do berço devem ter no máximo 6 cm entre elas,[2,7] e todos os berços devem ter o selo do Inmetro.[2,11]
- Nunca deixar objetos pequenos ou brinquedos com partes pequenas ao alcance de uma criança que já é capaz de fazer a pinça.[2]
- Também não deixar ao alcance sacos plásticos, cordões e fios.[2,7]
- Roupas de cama devem ser adequadamente embutidas, evitando-se que a criança se enrole nelas.[7] Não usar cobertores pesados e travesseiros fofos.
- Nunca deixar um bebê sozinho na banheira.
- Não colocar cordão de chupeta em torno do pescoço de um bebê.[4]
- Não usar e não deixar crianças brincarem com lata de talco.[7]

- Atenção às brincadeiras, pois as crianças podem se esconder em armários ou lugares com pouca ventilação.
- Nunca deixar uma criança sozinha em um carro.[2]

Injúrias por submersão (afogamento)[3]

- Nunca deixar um bebê sozinho na banheira.[4,7,12]
- Não deixar crianças próximas de piscinas, lagos, tanques, poços de água, cisternas ou espelhos d'água. A vigilância deve ser permanente durante banhos de piscina, rios, lagos e idas à praia.[7,12]
- Baldes e vasos sanitários também podem representar perigo. Os baldes devem ficar com a boca para baixo, e as tampas dos vasos, fechadas com trava de segurança.[2,11]
- Iniciar aulas de natação a partir dos 4 anos de idade.[3,6]
- Bloquear o acesso a áreas de risco com barreiras físicas, inclusive ao banheiro da casa.[12]
- Instalar grades ao redor das piscinas com, no mínimo, 1,5 m de altura e portões, mantidos sempre fechados.[2,11]
- Os responsáveis devem procurar saber se há fiscalização rigorosa de esportes e transportes aquáticos.

Ferimentos

- Proteger os cantos dos móveis.[7]
- Colocar obstáculos na porta da cozinha e banheiro para impedir a circulação da criança por estes ambientes.
- Manter a máquina de lavar roupas travada e desligada da tomada.
- Usar pratos e copos de plástico.
- Objetos cortantes ou pontiagudos devem ser resguardados do acesso.[7]
- As portas devem ser travadas para evitar esmagamentos.
- Colocar decalque colorido em portas de vidro para sinalizar.
- Armas devem estar bem acomodadas fora da possibilidade de alcance das crianças[4] e descarregadas. A munição deve ser guardada separadamente. A segurança efetiva se dá apenas em ambientes sem armas.[2]
- Ficar longe de fogos de artifício.

Intoxicação/envenenamento

- Verificar com atenção a dose e as vias dos medicamentos administrados para crianças.[2]

- Nunca fornecer remédios que não tenham sido prescritos ou recomendados por médico.[7]
- Manter remédios e produtos de limpeza fora da visão e do alcance.[2,4,7,12] Devem ser trancados em local seguro, pois alguns medicamentos podem ser facilmente confundidos com balas. Nunca dizer que um remédio é doce e nunca transferir produtos tóxicos para garrafas de refrigerante, que são atrativas para os jovens; manter tais produtos sempre em suas embalagens originais.[12]
- Verificar se os brinquedos coloridos são pintados com tintas atóxicas.
- Cuidado com plantas tóxicas ou venenosas.[12]

Segurança no tráfego e transporte seguro

- Desde a saída da maternidade, o bebê deve ser transportado em assento apropriado.
- Jamais carregar um bebê no colo dentro do automóvel.
- Transportar as crianças no banco traseiro do carro, em assentos apropriados. Bebês devem ser transportados no bebê conforto no banco traseiro, de costas para a frente do carro.[2,4,7] A indicação dos assentos se dá de acordo com o peso e/ou altura da criança, e todos os modelos de assentos devem ser certificados pelo Inmetro.[13] Entre 9 e 18 kg, as crianças devem ser transportadas na cadeira infantil voltadas para a frente para o carro. Crianças entre 15 e 36 kg, devem ser transportadas em um *booster* ou assento auxiliar até que atinja 145 cm de altura.[2,6] Usar as travas de segurança da parte de trás dos carros, impedindo que a criança abra a porta por dentro.
- Aproveitar a viagem para conversar sobre as regras do trânsito e respeitar a sinalização.
- Segundo o Novo Código de Trânsito Brasileiro, crianças com menos de 10 anos que não tenham atingido 1,45 m de altura devem ser transportadas no banco traseiro, em dispositivo de retenção adequado para cada idade, peso e altura,[2] mas a SBP orienta o transporte no banco de trás até os 13 anos de idade.[3,13]
- O Novo Código de Trânsito também proíbe o transporte de crianças menores de 10 anos de idade em motocicletas. Somente a partir dos 10 anos as crianças poderão ser conduzidas na garupa de motos.[2]
- Em viagens de avião, o Departamento de Segurança da SBP recomenda que crianças de qualquer idade sejam transportadas em assento individual e da mesma forma como ocorre nos deslocamentos de automóvel, ou seja: menores de 1 ano e com menos de 10 kg – usar assento de segurança tipo bebê-conforto voltado para trás; entre 10 e 20 kg, usar o assento de segurança

voltado para a frente; e as crianças com mais de 20 kg podem usar o cinto de segurança regular do avião.[14]

Segurança de pedestres/atropelamento

- Não permitir que crianças brinquem na rua.
- Crianças devem andar acompanhadas por adultos na rua[4] e sempre devem ser seguradas pelo punho (e não pelas mãos).[7,11]
- Ensinar a atravessar o sinal na faixa de pedestre somente com o sinal fechado.[2,4,11] O mais importante aqui é os pais evitarem saída atrasada de casa e darem o exemplo.
- Ao andar pela rua, não usar celulares, pois podem distrair a atenção.
- Estar atento aos locais de entrada e saída de veículos.[13]

Segurança na bicicleta

- Usar bicicletas de tamanho apropriado e com equipamentos de segurança.[4,13] Devem apresentar o selo do Inmetro.[11]
- Verificar se o freio da bicicleta está funcionando e se os pneus estão cheios.[2]
- Só permitir andar de bicicleta em locais seguros, como praças e parques, longe do tráfego de carros.[2,7,13]
- O capacete é item de uso obrigatório[2,7] e deve ser adequado ao tamanho e à idade do ciclista.[13]
- Usar sapatos fechados e verificar se o cadarço está firme.[2]
- Usar cotoveleira e joelheira.[2,13]
- Não usar fones de ouvido.[13]
- Não transportar passageiro na bicicleta.[13]

Prática de esportes

- Supervisão adequada para a prática esportiva.
- Utilizar equipamentos de segurança.

Autossegurança

- Desencorajar o consumo de cigarros, bebidas alcoólicas e drogas ilícitas nos adolescentes. Nunca pegar carona com motorista alcoolizado.
- Os pais devem ensaiar os trajetos necessários com os seus filhos e ensinar os códigos de trânsito, por exemplo, atravessar somente na faixa de pedestres após verificar se o sinal está fechado para os veículos e olhar para os dois lados.

- Orientar os filhos a nunca entrar em águas perigosas nem "bancar o valente" no mar. Cuidado com os lugares desconhecidos.
- Não permitir saltos de trampolim.
- Só frequentar parques de diversão seguros.
- Instruir os filhos a não falar com estranhos, muito menos aceitar comida de pessoas estranhas.
- Saber onde o filho está e conhecer os lugares que ele costuma frequentar, bem como os pais dos seus colegas.
- Conversar com os filhos sobre os riscos do uso da internet e supervisioná-los nesta tarefa.
- Sempre andar com documentos.

Mordedura de animais

- Ensinar o filho a não acariciar animais estranhos, tampouco provocar qualquer animal.
- Ensinar o filho a não se aproximar de animais que estão se alimentando[7] ou dormindo; também não devem se aproximar de animais acompanhados de filhotes.[2]
- Manter os animais de casa vacinados.[2]

Uso de brinquedos

- Avaliar com atenção se o brinquedo oferecido para a criança está indicado para a idade dela[12] e, principalmente, para seu nível de desenvolvimento.
- Verificar se o brinquedo é certificado pelo Inmetro, ler as instruções do fabricante e ensinar a criança a usar.[11] Observar constantemente se os brinquedos mantêm-se em bom estado.
- Comprar brinquedos somente em lojas legalizadas.[11]
- As brincadeiras devem ser supervisionadas por adultos.
- Não deixar os brinquedos espalhados.[2]

DESAFIOS ATUAIS

Não é incomum deparar-se com notícias, nos diferentes meios de comunicação, de acidentes envolvendo especialmente crianças pequenas, como quedas das janelas ou varandas dos apartamentos, crianças encontradas asfixiadas esquecidas dentro dos carros, afogamentos envolvendo crianças que deveriam estar sob a supervisão constante de um adulto responsável, pais desesperados correndo em busca de socorro com o filho engasgado, entre outros. Torna-se, assim, prioridade reforçar as orientações aos responsáveis com o objetivo de evitar essas injúrias não intencionais.

Em março de 2020, em virtude da pandemia de COVID-19, o Brasil adotou medidas de isolamento social e impôs uma mudança nos hábitos de higiene com o objetivo de conter a rápida propagação do novo coronavírus (SARS-CoV-2), que incluiu o uso frequente de álcool 70%, produto altamente inflamável. No dia 19 de março de 2020, a Agência Nacional de Vigilância Sanitária (ANVISA) revogou a Resolução que limitava o acesso ao álcool etílico líquido 70%, flexibilizando sua fabricação e liberando a comercialização no Brasil, que estava proibida desde 2002 em razão do grande número de queimaduras documentadas em crianças. O produto está atualmente disponível para venda, tanto na forma líquida como em gel, nos diversos estabelecimentos comerciais e, desde então, há vários relatos de injúrias por combustão de álcool, assim como casos de intoxicação por álcool.[9,10]

A atuação do pediatra é fundamental na promoção da segurança de crianças e adolescentes.[3] É necessário que sejam apresentadas aos pais, em todas as consultas de acompanhamento, as possíveis soluções para a promoção de um ambiente seguro para seus filhos,[7] não esquecendo de que, até a idade escolar, as crianças necessitam de supervisão rigorosa e disciplina firme, pois são incapazes de perceber as consequências advindas dos seus atos.[6] É preciso estar bastante atento e desencorajar fortemente o uso de drogas lícitas e ilícitas entre os adolescentes,[4] especialmente o álcool – principal fator de risco associado a agravos violentos e por causas externas nesta faixa etária.[3,6]

É importante também a presença de campanhas educativas na mídia para conscientizar a sociedade sobre a necessidade de prover um cuidado sensível e protetor aos jovens, assim como estimular o treinamento de leigos em procedimentos de suporte básico de vida.

ORIENTAÇÕES AOS PAIS

Em primeiro lugar, é essencial alertar os pais sobre a poderosa influência do exemplo pessoal sobre os filhos. Deve-se praticar o cumprimento das demandas do dia com atenção no que se está fazendo e sem correria, pois pessoas apressadas tendem a se expor a maiores riscos. Os pais devem ser modelos de comportamento seguro.[4,13]

Orientar os pais a manter o acompanhamento médico pediátrico regular dos seus filhos e estimulá-los a acompanhar o desenvolvimento da criança por meio da Caderneta da Criança do Ministério da Saúde do Brasil, preenchendo os dados à medida que ela for se desenvolvendo.[7]

Brincar é a atividade mais importante da vida de uma criança e propicia seu desenvolvimento em todos os aspectos, além de contribuir para ricas experiências sociais e permitir a expressão dos seus sentimentos, porém pode envolver riscos. O dito popular "Com criança, todo cuidado é pouco" aponta para a importância da responsabilidade dos pais em verificar se seus filhos estão seguros e, para isso, eles devem se manter alertas e conscientes dos prováveis riscos diante das habilidades desenvolvidas pelos seus filhos.[12] Reforçar para que os pais nunca deixem uma criança sob os cuidados de outra criança.[4,7]

Uma vez acontecido o acidente, é essencial minorar seus efeitos em tempo oportuno e com cuidados adequados.[6] É aconselhado que os responsáveis disponham sempre de informações úteis para o socorro imediato. O pediatra deve recomendar que os pais carreguem sempre consigo os documentos da criança e também tenham anotados os números de telefones de emergência, como o dos bombeiros, do resgate e dos centros de controle de intoxicações locais. Devem também ter sempre em mãos o contato do pediatra responsável pelo acompanhamento do menor. É importante que saibam informar a idade e o peso da criança que se acidentou, os sinais e sintomas que apresentam e, em caso de intoxicação, o tempo de exposição e o produto envolvido (se possível, ter a embalagem em mãos para esclarecer detalhes da substância).

Orientar os responsáveis a ensinar seus filhos, a partir da fase pré-escolar, a telefonar e pedir socorro em caso de necessidade.

Ensinar os familiares a fazer a manobra de Heimlich – método de desobstrução das vias aéreas superiores para socorrer uma criança vítima de engasgo que está consciente. Recomendar que assistam a vídeos, como os do Ministério da Saúde para bebês de colo, disponível em: https://www.youtube.com/watch?v=rGf3-IjW7KI, e para crianças, disponível em: https://www.youtube.com/watch?v=iTWB38HNAcs, publicados em fevereiro de 2019.

Solicitar aos pais para que instruam seus filhos para, em caso de roupa pegando fogo, deitar e rolar no chão, se possível envolver a roupa com cobertor e jamais correr. No caso de queimaduras na pele, resfriar a superfície queimada com água corrente fria (e não gelada) por vários minutos, sem tocar na área lesada, protegê-la, com um pano limpo e buscar auxílio médico. Nunca colocar nenhuma substância ou produto na área queimada, como manteiga, pó de café, creme dental, gelo, etc., e jamais estourar/romper as bolhas, pois a função delas é ser um curativo natural.[9,10]

Outro ponto que vale mencionar é a importância de informar aos pais que sacudidas exageradas, afetando a cabeça com a criança contida pelos ombros, atitude de alguns responsáveis ao falar com uma criança tentando reprimir ou corrigir (inadequadamente), podem resultar na síndrome do bebê sacudido, considerado maus-tratos físicos e que, em geral, acomete crianças menores de 2 anos de idade. Muitos pais desconhecem que esses movimentos repetitivos podem ser de extrema gravidade e resultar em danos irreversíveis, até mesmo morte. É fundamental também que os pais testemunhem os cuidados que seus filhos recebem de outras pessoas, especialmente profissionais que passam boa parte do tempo com a criança. Portanto, deve-se orientar os pais a sempre observar a interação entre quem cuida e a criança.

Para finalizar, é preciso conversar sobre a situação lamentável dos responsáveis que permitem que a criança experimente o perigo ou a dor, com o argumento de estarem "ensinando", por exemplo, pais que encostam o dedo do filho no ferro ou na panela quente para ele sentir dor e "perceber o perigo" de que pode se queimar. Isto é agressão física e deve ser notificado ao Conselho Tutelar.[7]

✓ CONCLUSÃO

Os acidentes na infância e na adolescência são causas de significativa morbimortalidade, e muitos deles ocorrem por falta de informação ou ainda pela dificuldade de os responsáveis perceberem as ameaças dentro da própria casa. Inúmeras vezes deixam sequelas físicas e/ou psicológicas, lesões incapacitantes, quando não são fatais. Prevenir é sempre a melhor opção. O pediatra, como profissional promotor da saúde, tem a missão de ajudar os pais a reconhecer os potenciais riscos para os agravos não intencionais na infância e adolescência, investir na sua prevenção e orientar as ações.

REFERÊNCIAS BIBLIOGRÁFICAS

1. BRASIL. Ministério da Saúde. Prevenção de acidentes com crianças e adolescentes. 2017. Disponível em: http://www.saude.gov.br/saude-de-a-z/acidentes-e-violencias/41894-prevencao-de-acidentes-com-criancas-e-adolescentes. Acesso em: 4/9/2020.
2. Criança Segura Brasil. Disponível em: https://criancasegura.org.br. Acesso em: 17/04/2021.
3. Waksman RD, Blank D. Prevenção de acidentes: um componente essencial da consulta pediátrica. Residência Pediátrica. 2014;4(3)(Supl.1):S36-S44.
4. Sociedade Brasileira de Pediatria (SBP). Departamento Científico de Segurança. Os acidentes são evitáveis e na maioria das vezes, o perigo está dentro de casa. Abril de 2020. Disponível em: https://www.sbp.com.br/fileadmin/user_upload/_22337c-ManOrient_-_Os_Acidentes_Sao_Evitaveis__1_.pdf. Acesso em: 4/9/2020.
5. BRASIL. Ministério da Saúde. Secretaria de Atenção à Saúde. Departamento de Atenção Básica. Saúde da criança: crescimento e desenvolvimento. Brasília: Ministério da Saúde; 2012. 272p.: il. – (Cadernos de Atenção Básica, nº 33).
6. Blank D, Waksman RD. Segurança. In: Troster EJ (ed.). Pediatria essencial. São Paulo: Atheneu; no prelo.
7. BRASIL. Ministério da Saúde. Secretaria de Atenção Primária à Saúde. Caderneta da Criança. 2.ed. Brasília: Ministério da Saúde; 2020. Disponível em: http://bvsms.saude.gov.

br/bvs/publicacoes/caderneta_crianca_menina_2ed.pdf e http://bvsms.saude.gov.br/bvs/publicacoes/caderneta_crianca_menino_2ed.pdf. Acesso em: 4/9/2020.
8. Sociedade Brasileira de Pediatria (SBP). Departamento de Segurança. Andador: Perigoso e desnecessário. 2014. Disponível em: https://www.sbp.com.br/imprensa/detalhe/nid/andador-perigoso-e-desnecessario/. Acesso em: 4/9/2020.
9. Sociedade Brasileira de Pediatria (SBP). Departamento Científico de Segurança. Prevenção de Queimaduras em Tempos de COVID-19. Publicado em 15 de julho de 2020. Disponível em: https://www.sbp.com.br/fileadmin/user_upload/22630b-NA_-_Prevencao_Queimaduras_tempos_Covid19.pdf. Acesso em: 4/9/2020.
10. Brito AR, Abranches CD, Serra MCVF, Wasserten M, Klajman AB. Dolavale GL, Acidentes com álcool em tempos de pandemia de COVID-19. Rev Ped SOPERJ. 2020;20(3).
11. Instituto Nacional de Metrologia, Qualidade e Tecnologia (INMETRO). Segurança infantil. 2011. Disponível em: https://criancasegura.org.br/wp-content/uploads/2016/08/16-1.pdf. Acesso em: 4/9/2020.
12. Pastoral da criança. Segurança. 2019. Disponível em: https://www.pastoraldacrianca.org.br/seguranca. Acesso em: 4/9/2020.
13. Waksman RD, Gikas RMC, Blank D (orgs.). Departamento Científico de Segurança da Sociedade Brasileira de Pediatria. Crianças e adolescentes em segurança. Barueri: Manole; 2014.
14. Sociedade Brasileira de Pediatria (SBP). Departamento científico de Segurança da criança e do adolescente. Transporte seguro de bebês e crianças em viagens de avião. 2015. Disponível em: https://www.sbp.com.br/fileadmin/user_upload/2015/02/seguranca-no-aviao.pdf. Acesso em: 4/9/2020.

SEÇÃO II

DESAFIOS COMUNS NO CONSULTÓRIO

CONTROLE ESFINCTERIANO

Eliane Maria Garcez Oliveira da Fonseca

OBJETIVOS

- ✓ Promover a compreensão do controle esfincteriano como uma etapa do desenvolvimento neuropsicomotor de cada criança, que pode sofrer influências culturais e emocionais.
- ✓ Capacitar o profissional de saúde para orientar pais, professores e cuidadores sobre a retirada das fraldas com tranquilidade e segurança, sabendo identificar os sinais de maturidade da criança para o início do treinamento esfincteriano e reconhecer os problemas funcionais ou anatômicos que possam dificultar ou impedir a aquisição da continência.

INTRODUÇÃO

A aquisição do controle esfincteriano é um marco do desenvolvimento neuropsicomotor e sofre influência de fatores educacionais, ambientais, sociais, familiares, psicológicos e hereditários.

O controle esfincteriano é a capacidade de controlar voluntariamente a eliminação de fezes e urina, identificando a necessidade de urinar e/ou evacuar e iniciando o ato em hora e local socialmente aceitos. À medida que a criança cresce, seu sistema nervoso amadurece, permitindo a aquisição deste controle.

Muitas vezes, o início da retirada das fraldas é motivado por questões sociais, por exemplo, a entrada na escola ou o custo da fralda. Iniciar este processo sem considerar as características e os sinais de amadurecimento do sistema nervoso central (SNC) de cada criança pode ter consequências negativas, como dificuldade para completar o aprendizado, constipação intestinal, disfunção miccional, infecção urinária recorrente, conflitos familiares e violência contra a criança.

Por outro lado, alguns desses fatores, como a disfunção miccional e a constipação, podem estar presentes antes do início do treinamento esfincteriano e dificultá-lo.[1,2] O reconhecimento e a correção destes fatores antes do início da retirada das fraldas são necessários para que este processo ocorra de forma tranquila. Ao pediatra, cabe não só a orientação para a retirada tranquila das fraldas como também o reconhecimento de condições que podem dificultá-la.

O conhecimento pelo pediatra da fisiologia e função do trato urinário inferior, bem como seu progressivo amadurecimento, é necessário para que ele possa atuar na orientação aos pais e cuidadores, prevenir e reconhecer precocemente os distúrbios de função dos tratos urinário inferior e intestinal.

DESENVOLVIMENTO DO CONTROLE ESFINCTERIANO

A aquisição da continência urinária e fecal normalmente segue um padrão evolutivo. Inicialmente, a criança adquire o controle fecal noturno, seguido pelo controle fecal diurno, depois o urinário diurno e, finalmente, o urinário noturno. Por terem a mesma origem embriológica e inervação, além da proximidade anatômica, a coexistência de distúrbios do controle intestinal e urinário é bastante frequente e tem sido denominada disfunção vesical e intestinal, termo que substituiu a antiga denominação síndrome de disfunção das eliminações.[3]

Os tratos urinário e intestinal são controlados pelos sistemas nervosos somático e autônomo em complexa integração. O sistema simpático é responsável pelo armazenamento, e o parassimpático pelo esvaziamento da bexiga e do intestino. A ação de ambos está sob controle supraespinal.

Os padrões de armazenamento e esvaziamento vesicais modificam-se no lactente e pré-escolar até atingir o amadurecimento.

O desenvolvimento da continência envolve várias etapas:

- Aumento da capacidade vesical.
- Percepção da plenitude vesical e inibição da contração do detrusor (músculo da parede da bexiga), inicialmente quando acordado e depois durante o sono.
- Facilitação da micção, isto é, habilidade para iniciá-la antes de alcançar a capacidade vesical funcional.
- Inibição da micção, postergando-a, apesar da bexiga cheia, até um local e momento socialmente adequados, por meio da regulação cortical e da inibição do arco reflexo no nível da ponte.

No lactente, a bexiga se esvazia quando atinge sua capacidade funcional, que é de aproximadamente 30 mL no recém-nascido e 60 mL com 1 ano de idade. A micção ocorre a intervalos de aproximadamente 1 hora, não pode ser iniciada ou inibida voluntariamente e o esvaziamento vesical pode ser incompleto. Nesta fase, a micção ocorre por reflexo com controle do centro pontino da micção e pequena participação cortical.

Entre 1 e 3 anos de idade, a aquisição da continência depende de um aumento progressivo da capacidade vesical (em torno de 30 mL a cada ano até a puberdade) e do desenvolvimento da atuação reguladora do córtex cerebral sobre o centro pontino da micção. Esta última permitirá à criança o controle voluntário sobre os reflexos que controlam o detrusor e o esfíncter. A coordenação entre o detrusor e o esfíncter está desenvolvida e não há mais resíduo pós-miccional. Neste período, a criança passa a ter consciência da plenitude vesical e reconhece que a micção é iminente, mas inicialmente não é capaz de controlá-la. A maioria das crianças nesta idade começa a comunicar que quer urinar, mas o intervalo entre o aviso e a micção ainda é muito curto.

Progressivamente, a criança desenvolve a capacidade de inibição cortical do arco reflexo ao nível da ponte, o que lhe permite controlar a micção. A continência social resulta da soma desta habilidade adquirida com a percepção de que existem horas e locais socialmente aceitos para que as eliminações ocorram.

Durante a fase de transição do desenvolvimento, entre 18 meses e 3 anos de idade, a latência entre o desejo e a micção pode ser prolongada e a continência mantida pela contração voluntária da musculatura perineal. Nesta fase, a criança muitas vezes percebe a pressão exercida pelos pais e/ou cuidadores pela continência, sem ainda ter adquirido a capacidade de controle cortical da micção. Esta cobrança inadequada faz a criança contrair a musculatura do assoalho pélvico, responsável pelos esfíncteres uretral e anal externos. Esta contratura pode gerar incoordenação vesicoesfincteriana (disfunção miccional) e constipação intestinal, pela postergação das evacuações, ressecamento e endurecimento das fezes, tornando as evacuações dolorosas. As evacuações dolorosas causam mais adiamento da evacuação, o que desencadeia um círculo vicioso.

Por volta de 24 meses de idade, a maioria das crianças já está apta a controlar voluntariamente a eliminação de urina e fezes durante o dia. Os intervalos entre as micções já estão maiores, indicando o aumento da capacidade da bexiga, e o lactente permanece períodos mais longos com a fralda seca. Comumente, este acorda do sono da tarde com a fralda seca. Outro sinal de amadurecimento é que a criança passa a avisar que a fralda está molhada ou suja de fezes.

Aos 3 anos, a maioria das crianças está continente durante o dia. Após a continência, existe um período variável, em geral de até 6 meses, em que o escape urinário pode ocorrer.

Aos 4 anos, a capacidade vesical dobra em relação àquela aos 2 anos, e a criança adquire a habilidade de iniciar e parar a micção quando deseja. Este período caracteriza-se pela aquisição do controle voluntário do esfíncter. Nesta idade, 85 a 88% das crianças já alcançaram o controle completo. O controle urinário noturno ocorre em torno de 6 meses a 1 ano após a retirada de fraldas durante o dia.

Idealmente, o processo de retirada deve ser iniciado quando a criança for capaz de: falar, andar, sentar por 5 a 10 minutos, tirar sua roupa (de fácil manuseio, com elástico), compreender os termos utilizados para denominar urina e fezes e entender que existem locais apropriados, socialmente aceitos, para suas eliminações.

O pediatra deve inquirir sobre os sinais que indicam maturidade (Quadro 1) e orientar sobre o controle esfincteriano.[4] A Academia Americana de Pediatria recomenda que a orientação sobre a aquisição do controle esfincteriano seja feita antecipadamente, de preferência na consulta de 1 ano, evitando, assim, a retirada precoce ou inadequada das fraldas.[5] Este processo só deve ser iniciado quando a criança e os pais estiverem preparados.[6]

Quadro 1 Sinais de amadurecimento do trato urinário e intestinal

▪ Aumento do intervalo em que a fralda permanece seca
▪ Fralda seca durante o sono da tarde
▪ A criança reconhece a fralda molhada ou com fezes
▪ Evacuações regulares e previsíveis
▪ A criança comunica a necessidade de usar o banheiro

Fonte: baseado em Kaerts et al., 2012.[4]

Os pais e os cuidadores devem conversar com a criança e explicar para que ela peça para usar o banheiro. As fraldas muito absorventes podem fazer com que a criança nunca se sinta molhada, dificultando a aquisição do controle esfincteriano. O uso de cueca ou calcinha pode ajudar a acelerar este processo, mas os pais não devem repreender quando ocorrer um escape urinário. Deve-se secar e trocar a criança, lembrando, sem brigar, para que ela avise da próxima vez. Escapes são normais nesta fase.

O treinamento pode ser feito usando o penico ou o vaso sanitário com adaptador de assento para crianças e apoio para os pés.

DIFICULDADES NA AQUISIÇÃO DA CONTINÊNCIA

O pediatra deve também reconhecer os fatores de risco e obstáculos para a aquisição da continência. Toda queixa relativa ao controle esfincteriano deve ser valorizada e avaliada por meio de anamnese e exame físico, que indicarão se investigações adicionais e/ou intervenções terapêuticas são necessárias.

Diante de uma criança de 4 anos de idade ou mais que não conseguiu adquirir o controle esfincteriano, o médico deve investigar se ela tem algum distúrbio neurológico que possa alterar a motilidade e/ou controle esfincteriano dos tratos urinário e intestinal, se é constipada, se os pais estão muito ansiosos, se há muita pressão sobre a criança e se há discrepâncias entre o treino dos pais e dos cuidadores.

Os achados da anamnese e do exame físico de alerta podem ser vistos nos Quadros 2 e 3 respectivamente.[3,7]

Quadro 2 Sinais de alerta na anamnese para condições que dificultam ou impedem a aquisição da continência e necessitam de investigação diagnóstica

- Incontinência urinária contínua* em qualquer idade
- Necessidade de fazer força para urinar em qualquer idade
- Jato urinário fraco ou gotejamento urinário em qualquer idade
- Incontinência urinária diurna intermitente após os 4 anos
- Enurese após 5 anos
- Urgência após a aquisição do controle urinário ou após 5 anos, o que ocorrer antes
- Manobras de contenção urinária, como ficar na ponta dos pés, cruzar as pernas ou agachar com o calcanhar pressionando o períneo, após a aquisição do controle urinário ou após 5 anos, o que ocorrer antes
- Micção intermitente ou interrompida após os 3 anos de idade
- Infecção urinária em qualquer idade
- Constipação e/ou escape fecal em qualquer idade
- Urina pouco concentrada e em grande volume
- História de diabetes gestacional e asfixia neonatal

* Incontinência urinária contínua sugere a presença de ureter ectópico.

Fonte: baseado em Austin et al., 2015;[3] e McLellan e Bauer, 2004.[7]

Quadro 3 Sinais de alerta no exame físico para condições que dificultam ou impedem a aquisição da continência e necessitam de investigação diagnóstica

- Presença de estigma neurocutâneo* na região lombossacral: tufos de pelo, hemangiomas, manchas hipo ou hipercrômicas, *dimple*, lipoma
- Anomalias do sulco interglúteo: curto ou assimétrico
- Alteração no exame neurológico: reflexo bulbocavernoso e reflexos profundos dos membros inferiores
- Alterações ortopédicas de membros inferiores e/ou coluna
- Palpação de massa abdominal
- Alterações no exame da genitália
- Déficit de crescimento

* Estigmas neurocutâneos são sinais presentes na pele que indicam a possibilidade de malformação do SNC. Se presentes na região lombossacral, indicam a possibilidade de malformação da coluna e medula (disrafismo oculto).

Fonte: baseado em Austin et al., 2015;[3] e McLellan e Bauer, 2004.[7]

RECUSA PARA USAR O VASO SANITÁRIO OU PENICO

Algumas crianças se recusam a evacuar no vaso sanitário e no penico, pedindo para colocar a fralda sempre que desejam evacuar. Esta é uma situação comum logo após o início do treinamento esfincteriano e, em geral, é temporária. Quando a criança insiste em usar a fralda para evacuar, deve-se colocar a fralda, não forçar a utilização do vaso sanitário. Caso contrário, eles fazem manobras de retenção fecal, prendendo as fezes e causando ou agravando a constipação intestinal. Deve-se tratar a constipação quando existente e, gradualmente, mudar esse comportamento. A constipação intestinal e os transtornos de comportamento (como o transtorno de oposição desafiante) associam-se com a persistência deste comportamento.[8]

DESAFIOS ATUAIS

A compreensão da aquisição do controle esfincteriano como um processo do desenvolvimento, evitando cobranças inadequadas, estresse familiar e prejuízos para a criança, é o grande desafio. O estímulo ao aleitamento materno e ao desmame adequado, com alimentação rica em fibras e hidratação adequada, é fundamental para que a retirada das fraldas se dê com tranquilidade.

ORIENTAÇÕES AOS PAIS

- Não forçar a retirada das fraldas antes que a criança esteja pronta.
- Conversar com a criança, dar exemplos.
- A alimentação deve ser rica em fibras e água para evitar a constipação e a retenção fecal.
- Se houver constipação, isto é, dor ou dificuldade para evacuar, não iniciar a retirada da fralda. Esta condição deve ser tratada antes.
- Adiar, caso não haja condições familiares adequadas, por exemplo: mudança de residência, nascimento de irmão.
- Havendo condições, evitar postergar o início desnecessariamente. Começar o treinamento em idade avançada pode dificultar o processo.
- Ter paciência. Acidentes fazem parte do processo de aprendizagem e são normais nos primeiros 6 meses do processo de retirada das fraldas.
- Punição e castigo só atrapalham.
- Sempre utilizar redutor de assento no vaso sanitário e apoio para os pés. Os joelhos devem estar afastados e a calcinha ou cueca abaixada até os pés (Figura 1).
- Não dar descarga com a criança sentada no vaso, pois isto pode amedrontá-la.

- Ensinar a lavar as mãos após usar o banheiro.
- Se não houver sucesso no treinamento, suspendê-lo temporariamente.

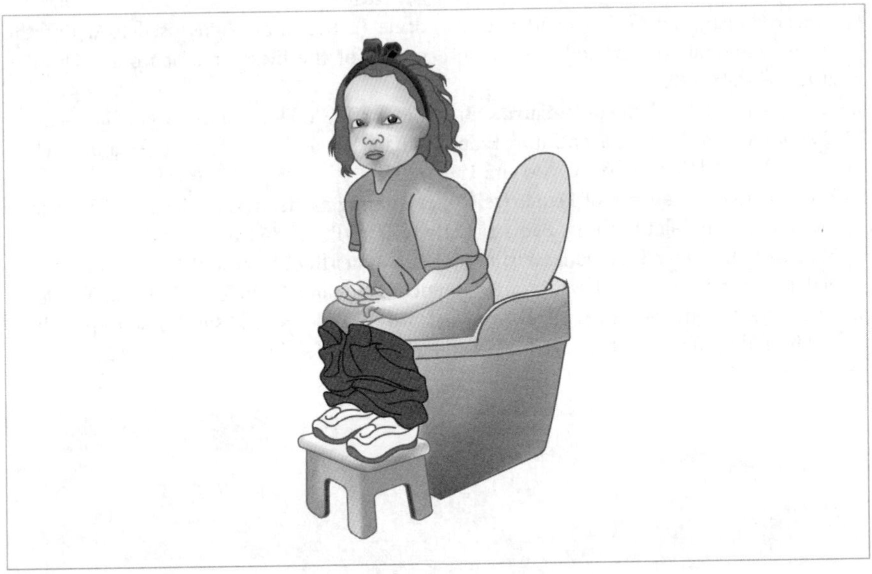

Figura 1 Posição no vaso sanitário.

CONCLUSÃO

A aquisição do controle esfincteriano é um marco do desenvolvimento que será alcançado sem dificuldades, em seu próprio tempo, de acordo com o amadurecimento do SNC, pela grande maioria das crianças. O pediatra deve estar preparado para orientar pais, professores e cuidadores, evitando a ansiedade e o estresse desnecessário para a criança e a família. Deve ainda estar alerta para as condições anatômicas (p. ex., ureter ectópico, disrafismo oculto) ou funcionais (p. ex., constipação, disfunção miccional) que, embora pouco frequentes, podem impedir a aquisição da continência.

REFERÊNCIAS BIBLIOGRÁFICAS

1. Fonseca EMGO, Santana PGR, Gomes FAPM, Bastos MA. Dysfunction elimination syndrome: is the age at toilet training a determinant? J Ped Urol. 2011;7:332-5.
2. Blum NJ, Taubman B, Nemeth N. During toilet training, constipation occurs before stool toileting refusal. Pediatrics. 2004;113(6):520.

3. Austin PF, Bauer SB, Bower W, Chase J, Franco I, Hoebeke P, et al. The standardization of terminology of lower urinary tract function in children and adolescents: Update report from the standardization committee of the International Children's Continence Society. Neurourology and Urodynamics. 2015;35(4):471-81.
4. Kaerts N, Van Hal G, Vermandel A, Wyndaele JJ. Readiness signs used to define the proper moment to start toilet training: a review of the literature. Neurourol Urodyn. 2012;31(4):437-40.
5. The American Academy of Pediatrics. Bright Futures Guidelines and Pocket Guide. 2017. Disponível em: https://brightfutures.aap.org/materials-and-tools/guidelines-and-pocket--guide/Pages/default.aspx. Acesso em: 13/11/2020.
6. The American Academy of Pediatrics. Toilet training guidelines: clinicians – The role of the clinician in toilet training. Pediatrics. 1999;103(6 Pt 2):1364-6.
7. McLellan DL, Bauer SB. Bladder dysfunction. In: Avner ED, Harmon WE, Niaudet P. (org.). Pediatric nephrology. 5.ed. Baltimore: Lippincott Williams & Wilkins; 2004. p.1077-90.
8. Niemczyk J, Equit M, El Khatib D, von Gontard A. Toilet refusal syndrome in preschool children: do different subtypes exist? J Pediatr Gastroenterol Nutr. 2014;58(3):303-6.

17

ENURESE

Eliane Maria Garcez Oliveira da Fonseca

OBJETIVOS

✓ Promover o reconhecimento da enurese como uma condição frequente e com impacto importante na vida da criança/adolescente e de sua família.

✓ Capacitar o profissional de saúde para avaliar as crianças e os adolescentes com enurese por meio de história, exame físico, diário miccional e exames complementares de primeira linha, reconhecendo os sinais de alerta para a necessidade de investigação complementar e avaliação especializada.

✓ Apresentar as recomendações atuais para o tratamento de crianças e adolescentes com enurese na atenção primária.

INTRODUÇÃO

Enurese é definida como perda involuntária e intermitente de urina, durante o sono, a partir de 5 anos de idade.[1] Esta é uma condição prevalente na infância e na adolescência, com repercussões psicossociais importantes tanto para a criança como para a família.[2] Adicionalmente, algumas vezes, tal condição pode sinalizar diagnósticos até então despercebidos.[3] Sua alta prevalência, possíveis repercussões e sua compreensão como um sinal de alerta para diferentes condições chamam a atenção para a importância do tema.

A definição de enurese leva em conta o estado de vigília, pois ocorre durante o sono, independentemente do período do dia. Assim, se a criança perde urina durante o sono da tarde, ela apresenta enurese. O termo enurese diurna é considerado ambíguo, obsoleto e não deve mais ser utilizado.[4]

A enurese pode ser classificada de acordo com seu início ou com as manifestações clínicas.[1] De acordo com o início, esta é classificada como primária, quando a criança nunca permaneceu continente por um período superior a 6 meses, e secundária, quando se inicia após um período igual ou superior a 6 meses de continência. A última associa-se a maior risco de comorbidade psiquiátrica e orgânica.

A classificação também pode basear-se nas manifestações clínicas, ou seja, enurese monossintomática ou não monossintomática. Esta classificação é a mais importante para orientar quanto à necessidade de investigação complementar e quanto à melhor opção de tratamento. A enurese é classificada como monossintomática quando a criança não apresenta nenhum outro sinal do trato urinário inferior (exceto noctúria) e não há história prévia de disfunção vesical. Estas crianças conseguem controlar confortavelmente a urina durante o dia. Quando a criança enurética apresenta outros sinais do trato urinário inferior, a enurese é não monossintomática.

ASPECTOS EPIDEMIOLÓGICOS

Estudos em diferentes países revelaram uma prevalência de enurese em torno de 10% entre crianças e adolescentes, variando de 15% aos 5 anos a 1 a 2% no final da adolescência.[5-7] Pesquisa realizada em uma comunidade brasileira encontrou percentuais semelhantes aos da literatura internacional, com prevalência de enurese igual a 10% de 5 a 18 anos, variando de 17,5% entre 5 e 9 anos a 1,6% aos 15 a 18 anos.[7]

Apesar da tendência de resolução espontânea numa taxa de 15% ao ano, a enurese persiste na adolescência em 1 a 3% dos casos. Além disso, possui um importante impacto psicossocial, justificando a necessidade do tratamento. Ela causa perda da autoestima, isolamento social, estresse e violência familiar na infância e na adolescência. Além da sobrecarga de trabalho com pijamas, roupas de cama e colchões decorrente da perda urinária noturna, há também um gasto financeiro com fraldas, reposição de colchões, sofás, etc.

A enurese é uma causa frequente de violência contra crianças.[2,7] No Rio de Janeiro, em pesquisa realizada com 296 crianças e adolescentes, constatou-se que 53,3% dos enuréticos sentiam-se excluídos ou já haviam sido ridicularizados por causa do "xixi na cama" e 46,7% haviam sido punidos. Ressalte-se que 42,9% daqueles punidos por fazer xixi na cama eram filhos de pais que também urinaram na cama quando crianças.[7]

FISIOPATOLOGIA

A enurese tem etiologia multifatorial, com diferentes fatores predominando em cada criança.[8] A compreensão da fisiopatologia e da sua expressão clínica é importante para a escolha adequada do tratamento.

A história familiar frequentemente positiva nestas crianças aponta para herança genética. O risco de enurese na população geral é de 15%. Se um dos pais foi enurético, o risco para a criança passa a ser de 44%; se ambos os pais foram enuréticos, o risco aumenta para 77%. Esta herança é importante nos diferentes tipos de enurese, mas não há boa correlação entre o fenótipo (tipo de enurese) e o genótipo. Também não há correlação estabelecida entre padrão genético e evolução da enurese.[9]

As investigações sobre a fisiopatologia enfatizam a interação entre três fatores principais: redução funcional da capacidade vesical por hiperatividade do detrusor, poliúria noturna que, em alguns pacientes, deve-se à ausência de elevação noturna na concentração plasmática do hormônio antidiurético (ADH) e alteração no padrão de sono levando à dificuldade para despertar mesmo com a bexiga cheia ou na presença de contrações detrusoras. Na ausência da dificuldade de despertar, não há enurese, e sim noctúria, ou seja, a criança acorda durante a noite para urinar.[1]

A enurese também pode ser causada por apneias obstrutivas do sono decorrentes de hipertrofia adenotonsilar, considerada um sintoma de distúrbios respiratórios do sono. Algumas crianças com enurese e apneia do sono tornam-se continentes no pós-operatório de remoção da obstrução de vias aéreas. Há duas explicações possíveis, não exclusivas, para isso: primeiro, os estímulos de excitação constante das vias aéreas obstruídas causariam aumento do limiar de despertar e, segundo, a pressão negativa intratorácica causaria poliúria via aumento da secreção do peptídeo natriurético atrial.[8,10]

A constipação também se associa à enurese noturna, especialmente à enurese não monossintomática. Os tratos gastrintestinal e geniturinário têm a mesma origem embriológica, a mesma inervação e controle autonômico, e a mesma localização anatômica. Esta associação deve-se provavelmente ao desencadeamento de contrações detrusoras involuntárias pelo reto cheio. Diferentes estudos mostraram a melhora e, em alguns casos, até a resolução da enurese com o tratamento adequado da constipação.[11]

Comorbidades neuropsiquiátricas, como o transtorno do déficit de atenção/hiperatividade (TDAH), são comuns entre as crianças enuréticas. Estudos epidemiológicos mostram que 20 a 30% de todas as crianças com enurese apresentam problemas comportamentais clinicamente relevantes em taxas que são 2 a 4 vezes maiores do que em crianças sem enurese. Possíveis explicações seriam um distúrbio de sono ou um distúrbio do sistema nervoso central (SNC) comum aos dois grupos.

Os distúrbios psicológicos são mais frequentes em crianças com enurese secundária (até 75%) e subgrupos não monossintomáticos. As crianças com enurese noturna monossintomática são o subgrupo com as menores taxas destas comorbidades. O TDAH é a comorbidade mais frequente, com uma taxa de 28,3%. Os transtornos de oposição desafiante (TOD) e da conduta, bem como transtornos emocionais, como transtornos depressivos e de ansiedade, também podem coexistir com a enurese. Essas comorbidades precisam ser diagnosticadas e tratadas, pois têm um efeito negativo na adesão e no resultado do tratamento da enurese e da incontinência urinária. Entretanto, o tratamento isolado destes transtornos não leva à melhora ou à resolução da enurese ou incontinência urinária.[12]

QUADRO CLÍNICO

A enurese é um sintoma e, como tal, deve ser sempre avaliado. A queixa de "xixi na cama" deve ser sempre valorizada e investigada, inicialmente via anamnese e exame físico, que indicarão se outros exames são necessários e qual a melhor opção terapêutica. Deve-se proceder a uma anamnese detalhada (Quadro 1) e exame físico minucioso. Os principais achados do exame físico alterado e seus significados estão descritos no Quadro 2.

Quadro 1 Tópicos da anamnese da criança ou adolescente enurético

Avaliação global	Problemas de crescimento e desenvolvimento?
	Emagrecimento, sede excessiva?
Controle esfincteriano	Em que idade ocorreu o desfralde durante o dia?
	Como foi o processo do desfralde?
Características da enurese	Enurese primária ou secundária?
	Qual a frequência de perda por noite e de noites por semana?
Padrão do sono	Número de horas de sono? Que horas deita e acorda?
	Há dificuldade para acordar?
Sintomas do trato urinário inferior durante o dia	Frequência urinária ≤ 3 vezes/dia ou ≥ 8 vezes/dia?
	Urgência?
	Incontinência urinária diurna intermitente? Antes ou após a micção?
	Incontinência urinária diurna contínua por gotejamento durante 24 horas?
	Manobras de contenção para evitar a perda urinária?
	Hesitação ao iniciar a micção, esforço para urinar, jato urinário fraco, sensação de esvaziamento incompleto, jato urinário intermitente?
	Dor na genitália ou no trato urinário inferior?

(continua)

Quadro 1 Tópicos da anamnese da criança ou adolescente enurético *(continuação)*

História prévia de ITU	História de ITU febril?
Função intestinal	Constipação intestinal?
	Incontinência fecal? Suja a roupa íntima de fezes?
Distúrbios de comportamento, psiquiátricos ou psicológicos	Problemas de relacionamento em casa ou na escola? Evidências de TDAH, TOD, autismo, etc.?
	História de atraso do desenvolvimento ou dificuldade de aprendizagem?
	Qual a repercussão da enurese na vida da criança e da família?
História patológica pregressa	Malformações dos rins e vias urinárias?
	História de refluxo vesicoureteral?
	Malformações da coluna ou membros inferiores?
Tratamento prévio	A criança já foi tratada para enurese?
	Qual o tratamento utilizado?
	Foi executado corretamente?
	Quais os resultados?
Ingesta hídrica	Quantidade e tipo de líquido ingerido? Distribuição da ingesta ao longo do dia?
Hábitos de uso do banheiro	Urina antes de dormir?
História familiar	História familiar de enurese, incontinência ou doença renal?
História gestacional e perinatal	Fatores de risco para sofrimento fetal? Diabetes gestacional?

ITU: infecção do trato urinário; TDAH: transtorno do déficit de atenção/hiperatividade; TOD: transtornos de oposição desafiante.

Fonte: baseada em Vande Walle et al., 2012;[3] e Nevéus et al., 2010.[13]

Quadro 2 Aspectos importantes do exame físico de crianças e adolescentes com enurese

Achado do exame físico	Significado
Peso, altura, pressão arterial	Atraso no crescimento e hipertensão arterial podem indicar doença subjacente Obesidade pode estar associada à incontinência urinária
Padrão respiratório	Respirador bucal?
Palpação abdominal	Presença de globo vesical (pré e pós-miccional), cíbalos fecais e massa por impactação fecal (fecaloma)
Inspeção da região lombossacral, sulco interglúteo e membros inferiores	Disrafismo oculto e medula ancorada: presença de hemangiomas, manchas hipo ou hipercrômicas, tufos de pelos, fosseta (*dimple*), lipoma, assimetria do sulco interglúteo Assimetria ou atrofia dos membros inferiores e/ou deformidade dos pés (p. ex., metatarso varo) Agenesia sacral: sulco interglúteo curto

(continua)

Quadro 2 Aspectos importantes do exame físico de crianças e adolescentes com enurese *(continuação)*

Achado do exame físico	Significado
Exame neurológico	Marcha, força e simetria dos membros inferiores, pesquisa de reflexos
Genitália externa	Perda contínua de urina ou aos movimentos e/ou palpação abdominal Fimose ou epispádia nos meninos Estenose do meato uretral nos meninos Sinéquia Sinais sugestivos de abuso sexual

Fonte: baseada em Vande Walle et al., 2012;[3] e Nevéus et al., 2010.[13]

A criança com enurese noturna monossintomática não apresenta outros sintomas do trato urinário inferior e seu exame físico é usualmente normal. Na criança com história de outros sintomas do trato urinário inferior ou infecção do trato urinário (ITU), deve-se considerar a presença de disfunção do trato urinário inferior (bexiga hiperativa, disfunção miccional, etc.). Jato fraco, esforço para urinar e micções interrompidas sugerem alteração anatômica ou neurológica e indicam gravidade e necessidade de avaliação especializada com urgência. A incontinência urinária contínua por gotejamento durante 24 horas sugere ureter ectópico, e a criança deve ser encaminhada para avaliação.

Mesmo quando a queixa é só de "xixi na cama", é preciso estar atento para a busca de outras manifestações do trato urinário inferior na anamnese dirigida. Os pais muitas vezes não as relatam espontaneamente por desconhecê-las ou por considerá-las normais. Outras vezes, atribuem a urgência e a incontinência à preguiça da criança que brinca até o último minuto em vez de ir ao banheiro tão logo sinta vontade.[14]

A constipação também passa despercebida na história com frequência. É o que se chama de constipação oculta. Depois que a criança adquire autonomia para utilizar o banheiro, os pais, em geral, têm pouca informação sobre o hábito intestinal da criança. A constipação caracteriza-se pela dificuldade em evacuar, e o simples relato de achar que a criança evacua quase todos os dias não é suficiente para afastar o diagnóstico. A utilização dos critérios de Roma IV para o diagnóstico de constipação funcional é recomendada (ver Capítulo 24 - Constipação intestinal).[15] Muitas vezes, é necessário pedir ao paciente e aos pais que observem e preencham um diário da função intestinal. A importância da pesquisa e do tratamento da constipação nestes casos é que pode melhorar a resposta ao tratamento da enurese.[11]

A anamnese deve abordar o relacionamento da criança na escola, com amigos e familiares. A criança que apresenta problemas significativos de relacionamento deve ser avaliada quanto à possibilidade de doença psiquiátrica.

A avaliação global da criança enurética permite o diagnóstico diferencial com doenças sistêmicas, como diabetes melito, diabetes insípido ou doença renal. Embora estas correspondam a um pequeno percentual dos casos de enurese, é importante afastá-las. História de emagrecimento, sede, poliúria e enurese secundária indicam a possibilidade de diabetes melito. Baixa estatura, poliúria e desidratação sugerem doença renal.

Na história de gestação, parto e nascimento, devem-se pesquisar os fatores de risco para anóxia perinatal. Estas condições estão associadas a disfunção do trato urinário inferior, muitas vezes sem outros sinais neurológicos evidentes. A história de diabetes gestacional relaciona-se com agenesia sacral e bexiga neurogênica. Na história do desenvolvimento neuropsicomotor, a presença de atraso pode indicar disfunção do SNC, que também afeta o trato urinário. Muitas vezes, este não é percebido ou valorizado.

No exame físico, a presença de estigmas neurocutâneos na região lombossacral sinaliza um possível disrafismo oculto e bexiga neurogênica secundária a este. Isto se deve à origem embrionária comum da pele e do SNC.

Após a anamnese e o exame físico excluírem qualquer das alterações citadas, é possível classificar a criança como portadora de enurese noturna monossintomática, que pode ser tratada em nível primário. Alterações detectadas na anamnese ou no exame físico indicam a necessidade de avaliação mais completa, realizada por profissional com experiência na área.

PROPEDÊUTICA

Diário miccional

As anotações em um diário miccional são recomendadas na enurese noturna, pois constituem uma documentação objetiva da frequência urinária e volume urinado. A análise das anotações realizadas durante o dia permite afastar a possibilidade de redução da capacidade vesical. O maior volume urinado (excluindo-se a primeira urina da manhã) deve ser comparado à capacidade vesical estimada (CVE) para a idade. Esta última deve ser calculada pela seguinte fórmula: CV = 30 × idade em anos + 30 mL. A capacidade é considerada reduzida quando é igual ou menor a 65% da estimada e aumentada quando maior ou igual a 130% do valor estimado.[1]

A medida e a anotação do volume urinado durante a noite, por meio da pesagem da fralda, pode ser útil para documentar ou afastar a presença de poliúria noturna. Na maioria das vezes, o diário noturno é utilizado em casos resistentes ou em pesquisas.

Na enurese noturna não monossintomática e na enurese resistente ao tratamento de primeira linha, este registro do volume urinário é obrigatório. O diário miccional inclui também a anotação da ingestão hídrica e da presença de outros sintomas urinários, como urgência, incontinência e hesitação. A anotação da ingestão pode contribuir para a detecção de polidipsia.

Exames complementares

1. Exame de urina (testes com tiras reagentes): pesquisar a presença de glicose, leucócitos, proteína, eritrócitos e bactérias na urina. Na presença de glicosúria e/ou proteinúria, deve-se excluir doença renal e diabetes prontamente.
2. Ultrassonografia (USG) do trato urinário: a avaliação por USG pode fornecer informações valiosas nas crianças com enurese e/ou sintomas do trato urinário inferior. Destaca-se que este exame depende do operador, que precisa avaliar o trato urinário de forma dinâmica, visando a obter informações não apenas sobre a sua anatomia, mas também sobre seu funcionamento. São achados e informações importantes: malformação renal ou de vias urinárias, presença de cistos, dilatação da pelve, cálices e ureteres, volume vesical quando a criança refere vontade intensa de urinar, medida da espessura da parede vesical, presença de trabeculação e divertículos vesicais, volume de resíduo pós-miccional.
3. Fluxometria: é uma avaliação urodinâmica não invasiva que fornece informações sobre a capacidade de armazenamento e a fase de esvaziamento vesical. Está indicada na enurese não monossintomática.
4. Avaliação urodinâmica completa, exame de sangue, radiografias: não há indicação na fase inicial da investigação da enurese noturna. Caso os exames citados anteriormente estejam alterados, a avaliação subsequente deve ser individualizada.

TRATAMENTO

Medidas gerais

O tratamento da enurese sempre deve começar com explicação aos pais e pacientes sobre a enurese e seus mecanismos. Deve-se esclarecer que a enurese é involuntária, que a criança não perde urina por provocação e que nem o paciente nem seus pais são culpados. O conhecimento da alta frequência de enurese e de que seus pais ou familiares também a tiveram ajuda a tranquilizar a criança, diminuir a sua vergonha e fortalecê-la.

A ingestão hídrica deve ser suficiente durante o dia e reduzida durante a noite; a dieta deve ser pobre em cafeína e rica em fibras.

Deve-se orientar sobre a importância da ida regular ao banheiro durante o dia, com intervalos de até 3 horas, e de evitar postergar a ida ao banheiro quando sentir vontade. Reforçar também a importância de urinar antes de dormir.

Se houver constipação, esta deve ser tratada como uma etapa inicial do tratamento. Da mesma forma, na presença de sintomas urinários diurnos (Quadro 1), estes devem ser tratados por especialistas, antes da enurese. Muitas vezes, a enurese melhora ou resolve com o tratamento da constipação e da disfunção do trato urinário inferior. Caso contrário, procede-se então o tratamento da enurese.[3,13,16]

Tratamento da enurese monossintomática

O tratamento ativo para enurese deve ser oferecido às crianças com idade 5 anos de idade ou mais e que estejam incomodadas, desejando o tratamento.

O tratamento difere de acordo com a classificação da enurese em monossintomática ou não monossintomática. O tratamento da enurese não monossintomática deve ser realizado por especialista com experiência na avaliação e no tratamento de portadores de disfunção do trato urinário inferior.

No caso da enurese monossintomática, o pediatra pode iniciar o tratamento e, se necessário, encaminhar a criança ao especialista. Os consensos internacionais recomendam o uso do alarme ou da desmopressina como as primeiras opções para o tratamento da enurese monossintomática.[3,13,16] A escolha entre as duas opções deve ser feita com base na preferência e na motivação da criança e da família. O diário miccional pode ajudar na decisão quando a diminuição da capacidade vesical é documentada.

O fluxograma inicial do tratamento da enurese pode ser visto na Figura 1.

Alarme

O uso do alarme no tratamento da enurese monossintomática resulta em cura da enurese em dois terços dos pacientes e tem nível de evidência Ia. Este aparelho possui um sensor de umidade que, em contato com a roupa íntima, faz o alarme disparar na presença de urina. Presume-se que tenha ação na reação de despertar e/ou aumente a capacidade funcional noturna da bexiga.

Este tratamento é relativamente barato, sua utilização é segura, tem potencial de cura em mais de 70% dos casos, mas requer tempo, compromisso e motivação por parte da criança e da família. A criança deve manter o uso contínuo do alarme e ir ao banheiro para completar a micção quando ele disparar. Após a troca de roupas, o alarme deve ser reinstalado. No início do tratamento, é comum a criança não acordar com o ruído do alarme. Os pais devem participar ativamen-

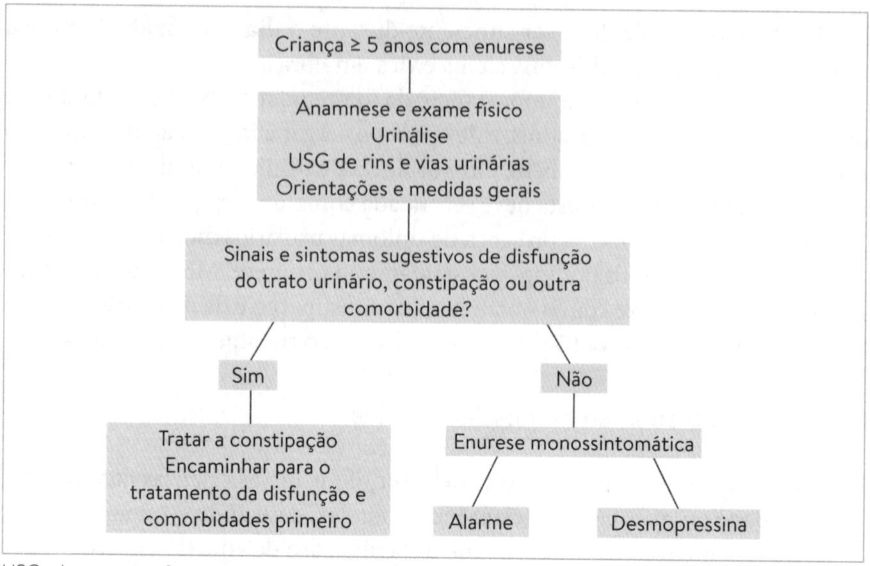

USG: ultrassonografia.

Figura 1 Fluxograma da abordagem inicial da enurese.
Fonte: baseada em Vande Walle et al., 2012;[3] Nevéus et al., 2010;[13] e Nevéus et al., 2020.[16]

te, ajudando a acordar a criança nas primeiras 2 semanas. O resultado não é imediato, e o uso deve ser mantido até 14 noites consecutivas sem enurese. Caso não haja resposta após 2 a 3 meses de tratamento, sua utilização deve ser descontinuada. As dificuldades relacionam-se ao incômodo muitas vezes causado aos irmãos e familiares. Não deve ser recomendado quando os pais têm problema de sono ou usam medicação para dormir. Irmãos dormindo no mesmo quarto também pode limitar o uso do alarme.

Desmopressina

A desmopressina é um análogo do hormônio antidiurético. É uma terapia com nível de evidência Ia. É fácil de usar, tem efeito rápido e é segura, desde que não combinada com taxa hídrica excessiva. Em torno de 30% dos pacientes apresentam resposta completa e 40%, uma resposta parcial. O potencial de cura é baixo, com taxa de recaída elevada após o término do tratamento. O melhor resultado é obtido nas crianças com poliúria noturna, e a redução da capacidade vesical indica pior resposta.

Dado o seu efeito antidiurético, sua utilização não pode ser acompanhada de ingestão de líquidos, pois há risco de intoxicação hídrica com hiponatremia e convulsão. Os pais devem ser alertados sobre a necessidade de restringir líquidos à noite e não ingerir nenhum líquido até a manhã seguinte.

O início imediato do efeito antidiurético torna esta medicação interessante nas situações em que se deseja o controle rápido da enurese, como em viagens e acampamentos com amigos. O custo elevado do tratamento pode ser um fator limitante para sua utilização.

Enurese monossintomática resistente ao tratamento de primeira linha

A criança que não responde ao tratamento com alarme e/ou desmopressina deve ser avaliada por um especialista. A história deve ser refeita verificando se o tratamento prévio foi feito corretamente. Devem-se excluir constipação e obstrução respiratória alta.

A avaliação destes pacientes deve incluir também um diário miccional, medida da produção de urina noturna, USG do trato urinário e urofluxometria.

O tratamento de primeira linha da enurese resistente inclui a possibilidade de associação de alarme e desmopressina, tratamento da constipação e correção da obstrução de vias aéreas.

O tratamento de segunda linha inclui o uso de anticolinérgicos associados ou não à desmopressina, e o de terceira linha inclui o uso de imipramina associada ou não à desmopressina.[3,13] Deve-se ter atenção ao risco de superdosagem e cardiotoxicidade com uso de imipramina. Há relatos de cardiotoxicidade e óbito causados pela ingestão acidental por irmãos menores.

DESAFIOS ATUAIS

Apesar da alta prevalência da enurese e de seu impacto na vida da criança e de sua família, esta ainda é uma condição pouco diagnosticada e tratada. As razões para o não diagnóstico e tratamento podem ser o treinamento e a capacitação insuficiente dos profissionais de saúde nesta área, a não consideração da enurese como um problema médico por alguns pais ou responsáveis, que culpam a criança pelo xixi na cama e/ou desconhecem a existência de tratamento para enurese, além das dificuldades socioeconômicas.[3,7]

O desafio atual é disseminar o conhecimento sobre a enurese e facilitar o acesso ao tratamento para milhares de crianças e adolescentes enuréticos de diferentes classes socioeconômicas.

ORIENTAÇÕES AOS PAIS

- O filho não é culpado pela enurese.
- Este é um problema para o qual existe tratamento.
- Não punir ou humilhar o filho, e não permitir que outras pessoas o façam.

- O filho precisa de ajuda para resolver este problema.
- Explicar ao filho que a enurese é uma condição bastante frequente. Dar exemplos. Se houver história familiar, não esconder dele. Afirmar que, apesar de ele não saber, outros coleguinhas da escola têm o mesmo problema, mas ninguém gosta de falar sobre xixi na cama.
- Buscar ajuda. Oferecer ao filho a oportunidade de tratamento médico.

✓ CONCLUSÃO

A enurese é uma condição bastante prevalente e com consequências psicossociais importantes. A anamnese e o exame físico são a base de sua avaliação, sendo mais importantes que muitos exames complementares. O tratamento deve começar com medidas gerais e orientações, seguidas de tratamento da constipação e dos sintomas diurnos, quando presentes. Para a enurese monossintomática, há várias opções de tratamento com bons resultados, sendo o alarme e a desmopressina (ambos com nível de evidência Ia) considerados de primeira linha nos consensos internacionais.

REFERÊNCIAS BIBLIOGRÁFICAS

1. Austin PF, Bauer SB, Bower W, Chase J, Franco I, Hoebeke P, et al. The standardization of terminology of lower urinary tract function in children and adolescents: update report from the Standardization Committee of the International Children's Continence Society. J Urol. 2014;191(6):1863-5.
2. Soares AH, Moreira MC, Monteiro LM, Fonseca EM. A enurese em crianças e seus significados para suas famílias: abordagem qualitativa sobre uma intervenção profissional em saúde. Rev Bras Saude Mater Infant. 2005;5:301-11.
3. Vande Walle J, Rittig S, Bauer S, Eggert P, Marschall-Kehrel D, Tekgul S. Practical consensus guidelines for the management of enuresis. Eur J Pediatr. 2012;171(6):971-83.
4. Nevéus T, von Gontard A, Hoebeke P, Hjälmås K, Bauer S, Bower W, et al. The standardization of terminology of lower urinary tract function in children and adolescents: report from the Standardization Committee of the International Children's Continence Society. J Urol. 2006;176(1):314-24.
5. Bower WF, Moore KH, Shepherd RB, Adams RD. The epidemiology of childhood enuresis in Australia. Br J Urol. 1996;78(4):602-6.
6. von Gontard A, Heron J, Joinson C. Family history of nocturnal enuresis and urinary incontinence: results from a large epidemiological study. J Urol. 2011;185(6):2303-6.
7. Fonseca EG, Bordallo AP, Garcia PK, Munhoz C, Silva CP. Lower urinary tract symptoms in enuretic and nonenuretic children. J Urol. 2009;182(4Supl):1978-83.
8. Nevéus T. Pathogenesis of enuresis: towards a new understanding. Int J Urol. 2017;24(3):174-82.

9. Loeys B, Hoebeke P, Raes A, Messiaen L, De Paepe A, Vande Walle J. Does monosymptomatic enuresis exist? A molecular genetic exploration of 32 families with enuresis/incontinence. BJU Int. 2002;90(1):76-83.
10. Umlauf MG, Chasens ER. Sleep disordered breathing and nocturnal polyuria: nocturia and enuresis. SleepMed Rev. 2003;7:403-11.
11. Borch L, Hagstroem S, Bower WF, Siggaard Rittig C, Rittig S. Bladder and bowel dysfunction and the resolution of urinary incontinence with successful management of bowel symptoms in children. Acta Paediatr. 2013;102(5):e215-20.
12. von Gontard A, Baeyens D, Hoecke EV, Warzak WJ, Bachmann C. Psychological and Psychiatric Issues in Urinary and Fecal Incontinence. J Urol. 2011;185(4):1432-7.
13. Nevéus T, Eggert P, Evans J, Macedo A, Rittig S, Tekgül S, et al. Evaluation of and treatment for monosymptomatic enuresis: a standardization document from the International Children's Continence Society. J Urol. 2010;183(2):441-7.
14. Fonseca EMGO, Monteiro LMC. Diagnóstico clínico de disfunção vesical em crianças e adolescentes enuréticos. J Pediatr. 2004;80(2):147-53.
15. Hyams JS, Di Lorenzo C, Sapo M, Shulman RJ, Staiano A, van Tilburg M. Childhood functional gastrointestinal disorders: child/adolescents. Gastroenterology. 2016;150:1456-68.
16. Nevéus T, Fonseca E, Franco I, Kawauchi A, Kovacevic L, Nieuwhof-Leppink A, et al. Management and treatment of nocturnal enuresis-an updated standardization document from the International Children's Continence Society. J Pediatr Urol. 2020;16(1):10-9.

18

DISFUNÇÃO DO TRATO URINÁRIO INFERIOR

Eliane Maria Garcez Oliveira da Fonseca

OBJETIVOS

- ✓ Promover o reconhecimento da disfunção do trato urinário inferior como uma condição frequente e com impacto importante na vida da criança ou adolescente e de sua família.
- ✓ Capacitar o pediatra e/ou médico da atenção primária para avaliar crianças e adolescentes com sintomas de disfunção do trato urinário inferior por meio de história, exame físico, diário miccional e exames complementares de primeira linha.
- ✓ Capacitar o pediatra e/ou médico da atenção primária para o reconhecimento dos sinais de alerta para a necessidade de investigação adicional e avaliação especializada.
- ✓ Apresentar as recomendações atuais para o tratamento de crianças e adolescentes com disfunção do trato urinário inferior.

INTRODUÇÃO

Disfunção do trato urinário inferior (DTUI) é um termo amplo que engloba diferentes alterações de função do trato urinário inferior no armazenamento e/ou eliminação de urina. Esta é uma condição bastante frequente na infância e na adolescência, acometendo cerca de 10 a 25% das crianças em idade escolar.[1-4]

O trato urinário inferior é composto pela bexiga, uretra e complexo esfincteriano uretral. Os três principais componentes da bexiga são o músculo liso detrusor, o tecido conectivo e o urotélio. O complexo esfincteriano é composto pelos esfíncteres interno e externo. O interno (colo vesical) é de músculo liso. O externo é formado por uma camada interior de músculo liso cercado por músculo estriado.

A micção normal envolve a função coordenada do trato urinário inferior sob o controle do sistema nervoso central (SNC, encéfalo e medula espinal), autônomo (SNA) e somático. Os sistemas simpático e somático promovem o armazenamento de urina e o parassimpático promove o esvaziamento vesical.

As funções da bexiga são o armazenamento da urina produzida pelo rim e a expulsão periódica desta. Em condições normais, o detrusor permanece relaxado durante a toda a fase de enchimento vesical e o complexo esfincteriano mantém o conduto uretral fechado. A bexiga acomoda volumes crescentes de urina, mantendo a pressão vesical baixa (0 a 10 cmH_2O), o que permite a drenagem de urina do rim por gradiente de pressão. Na fase de esvaziamento vesical, ocorre o relaxamento do complexo esfincteriano, coordenado com a contração detrusora, levando à eliminação completa da urina.

A DTUI ocorre quando há alguma alteração em um dos componentes do processo normal de micção e, consequentemente, este não funciona de forma integrada. Alterações em córtex, tronco cerebral, medula espinal, detrusor ou complexo esfincteriano podem resultar em armazenamento inadequado da urina e/ou esvaziamento incompleto da bexiga.

As DTUI podem ser secundárias a doenças neurológicas ou funcionais. Os distúrbios miccionais secundários a doenças neurológicas (bexiga neurogênica) resultam mais frequentemente dos disrafismos espinais (p. ex., mielomeningocele, agenesia sacral, lesões ocultas e ancoramento medular), paralisia cerebral e traumatismo raquimedular. Os distúrbios funcionais são aqueles que ocorrem em crianças nas quais não se detectam evidências de doenças neurológicas, são os mais frequentes e serão foco deste capítulo.

A importância do conhecimento e diagnóstico precoce das DTUI se deve à possibilidade de instituição de tratamento que, além de diminuir as repercussões sociais e psicológicas da incontinência urinária, evita a recorrência de infecção urinária, a lesão progressiva e a perda de função renal, que ocorrem nos casos mais graves.

SINTOMAS DO TRATO URINÁRIO INFERIOR

Em crianças e adolescentes, a DTUI manifesta-se, em geral, por meio de incontinência urinária de urgência, enurese e infecção urinária de repetição. Os sintomas são classificados de acordo com sua relação com a fase de armazenamento e/ou esvaziamento vesical. Entretanto, a presença de sintomas tanto da fase de armazenamento quanto de esvaziamento vesical num mesmo paciente é comum. A seguir, serão descritos os sintomas do trato urinário inferior de acordo com as fases da micção. A nomeclatura utilizada é a recomendada pela Sociedade Internacional de Continência em Crianças (*International Children's Continence Society* - ICCS).[5]

Manifestações clínicas de alterações no armazenamento vesical

1. Aumento da frequência urinária: a frequência urinária normal em escolares é de 4 a 7 micções/dia e é considerada aumentada quando é maior ou igual a 8 micções/dia.
2. Incontinência urinária: perda involuntária de urina que pode ser contínua ou intermitente. A incontinência pode também ser subdividida em incontinência diurna ou enurese, de acordo com o estado de vigília (Figura 1).
   - Incontinência urinária contínua: perda urinária constante e, na maioria das vezes, secundária a malformações congênitas, por exemplo, ureter ectópico.
   - Incontinência urinária intermitente: a perda urinária que ocorre quando a criança está acordada é chamada incontinência urinária diurna. Quando a incontinência intermitente ocorre durante os períodos de sono, em crianças com idade maior que 5 anos, é chamada de enurese. Quando ocorre durante os períodos de vigília e sono, a criança tem incontinência urinária diurna e enurese.
3. Urgência: sensação súbita e inesperada de uma necessidade imediata e imperiosa de urinar. O termo não é aplicável antes da aquisição do controle esfincteriano. O sintoma de urgência é um sinal de hiperatividade detrusora.
4. Manobras de contenção: são realizadas na tentativa de evitar a perda de urina (Figura 2).

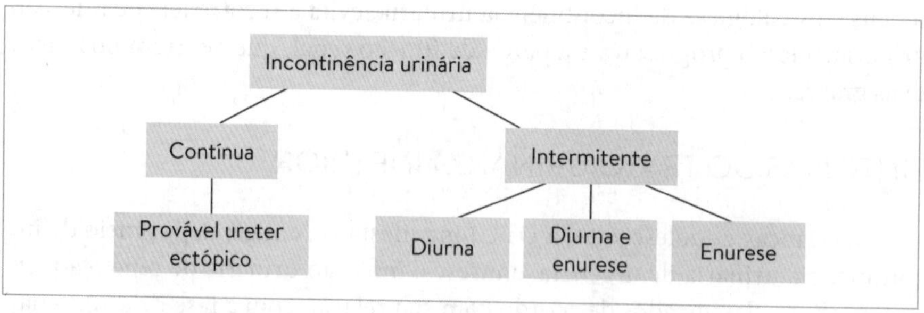

Figura 1 Classificação da incontinência urinária.
Fonte: baseada em Austin et al., 2014.[5]

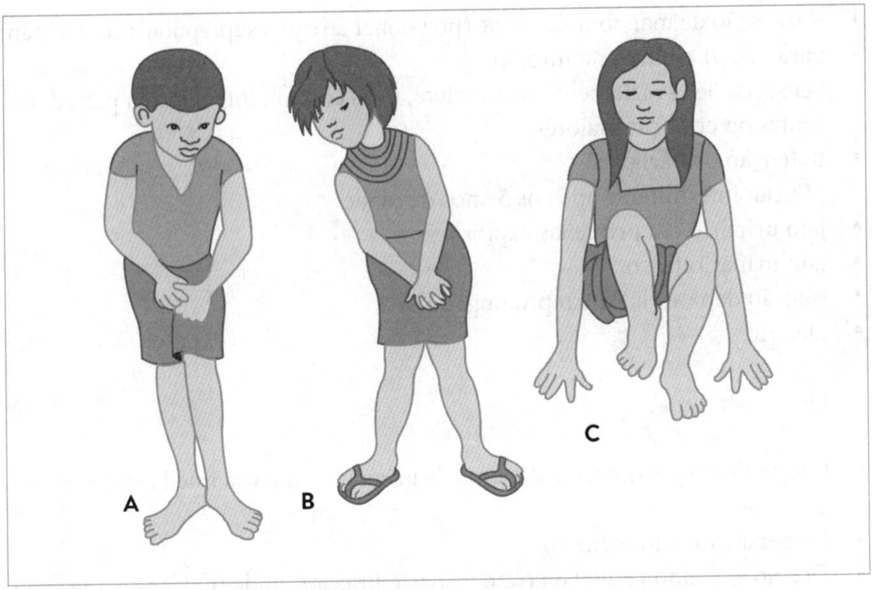

Figura 2 Manobras de contenção realizadas para evitar a perda urinária. A. Menino segura o pênis para evitar a perda de urina. B. Menina comprime as coxas, parecendo dançar para evitar a perda urinária. C. Manobra de Vincent: compressão do calcanhar no assoalho pélvico para evitar a perda urinária.

5. Noctúria: é a queixa de que a criança tem de acordar à noite para urinar. Noctúria é comum entre escolares, e não é necessariamente indicativo de DTUI ou de uma condição patológica. Ao contrário da enurese, a noctúria não resulta em incontinência.

Manifestações clínicas de alterações no esvaziamento vesical

Os sintomas da fase de esvaziamento vesical são mais sutis e, muitas vezes, não são percebidos ou valorizados. Entretanto, as situações de dificuldade de esvaziamento vesical associam-se a maior risco de infecção urinária e lesão renal. Os dados na história que sugerem dificuldade de esvaziamento vesical são:

- Diminuição da frequência urinária (1 a 2 micções/dia). Nos lactentes, observam-se longos intervalos de fralda seca.
- Hesitação ou dificuldade para iniciar a micção.
- Esforço para iniciar ou manter a micção, com utilização da musculatura abdominal.

- Realização de manobra de Credé (pressionar a região suprapúbica com a mão) para iniciar e manter a micção.
- Sensação de esvaziamento incompleto, mais comumente referida por adolescentes ou crianças maiores.
- Retenção urinária.
- Micção intermitente após os 3 anos de idade.
- Jato urinário em pequenas explosões.
- Jato urinário fraco.
- Micção demorada (fluxo prolongado).
- Disúria.

Outros sintomas:

- Gotejamento pós-miccional: perda de urina involuntária imediatamente após a micção.
- Dispersão do jato urinário.
- Dor no aparelho genital ou trato urinário inferior: pode indicar disfunção do trato urinário. Entretanto, na prática pediátrica, a queixa de dor nesta área é inespecífica e difícil de localizar.

CONDIÇÕES

A seguir, serão descritas as condições ou subtipos de DTUI. Muitas vezes, os sintomas são comuns a diferentes subtipos, causando uma sobreposição destes. Outras vezes são únicos para determinados subtipos.[5]

Enurese

A enurese é um sintoma e uma condição de incontinência intermitente que ocorre exclusivamente durante os períodos de sono. Para ser uma condição, requer uma idade mínima de 5 anos, pelo menos 1 episódio/mês e uma duração mínima de 3 meses.

A enurese pode ser classificada em monossintomática ou não monossintomática, de acordo com as manifestações clínicas, ou em primária ou secundária, conforme a forma de início (ver Capítulo 17 – Enurese, para aprofundamento no tema).

Condições diurnas

A classificação das condições diurnas de disfunção do trato urinário inferior é complexa, por causa da heterogeneidade dos sintomas de DTUI e da sobreposição considerável entre as condições. Além disso, casos limítrofes são comuns.

Para fornecer uma estrutura para classificar as condições de DTUI diurnas, a ICCS recomenda que a avaliação e a documentação sejam baseadas nos seguintes parâmetros:

1. Incontinência urinária (presença ou ausência, e a frequência de sintomas).
2. Frequência miccional.
3. Urgência miccional.
4. Volume urinado.
5. Ingesta hídrica.

A documentação destes parâmetros é mais importante do que classificar a criança nas condições reconhecidas e listadas a seguir. Embora formalmente 5 anos de idade seja a idade de referência para os sintomas e condições do trato urinário inferior, estas condições, incluindo a incontinência, são aplicáveis para a idade na qual o controle esfincteriano já foi alcançado.

Disfunção vesical e intestinal

Disfunção vesical e intestinal (DVI) é um termo abrangente que descreve as disfunções combinadas da bexiga e intestino.[5] Esta é uma associação frequente em pediatria. Koff et al. criaram o termo síndrome da disfunção das eliminações (SDE), em 1984, para descrever a associação de manifestações do trato urinário inferior como incontinência e urgência urinárias, infecções urinárias de repetição, refluxo vesicoureteral e micção infrequente com constipação.[6] Recentemente, a ICCS recomendou o termo disfunção vesical e intestinal (DVI) em substituição ao anterior.[5]

A DVI grave, também conhecida como síndrome de Hinman, tem características da disfunção vista em crianças com condições neurológicas, ainda que não haja nenhuma anormalidade neurológica identificável ou reconhecível.[5]

Bexiga hiperativa

É uma condição caracterizada pela presença de urgência miccional, geralmente acompanhada de aumento da frequência urinária, com ou sem incontinência urinária, na ausência de infecção do trato urinário (ITU) ou outra doença óbvia. Bexiga hiperativa é, portanto, um diagnóstico clínico. Esta é a forma mais comum de DTUI na infância e adolescência. As crianças com bexiga hiperativa geralmente têm hiperatividade detrusora caracterizada pelo registro de contrações involuntárias do detrusor e redução da capacidade vesical na cistometria (avaliação urodinâmica invasiva). Na maioria das vezes, porém, o diagnóstico clínico de bexiga hiperativa é suficiente, não sendo necessária a realização da cistometria.

Incontinência de urgência

Incontinência de urgência é a queixa de perda involuntária de urina associada à urgência e é, portanto, um termo que se aplica a muitas crianças com bexiga hiperativa.

Postergação da micção

As crianças que habitualmente adiam a micção usando manobras de contenção são ditas postergadoras da micção. Este comportamento é bastante associado com uma frequência de micção baixa e urgência, e a incontinência urinária pode decorrer de uma bexiga excessivamente cheia. Este adiamento da micção é um fator de risco para infecção do trato urinário. É importante observar que a urgência e a incontinência ocorrem com a bexiga cheia, após um longo intervalo da última micção. Algumas crianças aprendem a simultaneamente restringir ingesta de líquidos, de modo a reduzir a incontinência. Estas crianças muitas vezes sofrem de comorbidade psicológica ou transtornos de comportamento, como o transtorno de oposição desafiante (TOD).[5]

Bexiga hipoativa

Termo clínico reservado para crianças com necessidade de aumentar a pressão intra-abdominal para iniciar, manter a micção ou para o esvaziamento completo da bexiga. As crianças podem ter baixa frequência miccional na vigência de uma hidratação adequada, mas também podem ter frequência aumentada em razão do esvaziamento incompleto da bexiga com o rápido reenchimento desta. Essas crianças muitas vezes produzem um padrão de curva de fluxo interrompido, mas também pode ser platô. Quando realizam avaliação urodinâmica completa, geralmente apresentam hipoatividade detrusora. O estudo de fluxo de pressão ajuda a distinguir a hipoatividade detrusora da obstrução da saída da bexiga (OSB).

Micção disfuncional

As crianças com micção disfuncional contraem habitualmente o esfíncter uretral externo ou assoalho pélvico durante a micção. Associa-se com infecção urinária de repetição e constipação intestinal. O exame de fluxo demonstra um padrão *staccato*, com ou sem um fluxo interrompido em mais de um fluxo, com atividade na eletromiografia (EMG) de assoalho pélvico concomitante.

Obstrução da saída da bexiga

É uma condição anatômica ou funcional que impede o fluxo normal de urina durante o esvaziamento vesical. A observação do jato urinário deve fazer parte do exame físico do recém-nascido e do lactente. Nesta faixa etária, a criança deve urinar facilmente, sendo possível observar o jato urinário quando se abre a fralda. Fralda seca por longos períodos, força para urinar, jato urinário fraco ou gotejamento urinário são sinais de alerta para investigação e tratamento imediatos.

Válvula de uretra posterior (VUP) é a causa mais comum de obstrução uretral congênita em crianças. A obstrução anatômica da uretra pela presença da VUP é uma condição grave, na qual elevado percentual de crianças evolui com insuficiência renal crônica. Com a obstrução uretral causada pela VUP, é necessária uma pressão vesical elevada para o esvaziamento da bexiga. Esta combinação resulta em alterações da parede da bexiga e disfunção vesical (bexiga de válvula), refluxo vesicoureteral, hidronefrose e perda da função renal. Idealmente, a suspeita deve ser feita por ultrassonografia (USG) no pré-natal, e o tratamento, o mais precocemente possível. Por causa da bexiga de válvula, o acompanhamento e o tratamento devem ser mantidos mesmo após a fulguração da válvula.

Incontinência de esforço

A incontinência de esforço é a perda involuntária de pequenas quantidades de urina com o aumento da pressão intra-abdominal, por exemplo, ao tossir ou espirrar.

Refluxo vaginal

O refluxo vaginal caracteriza-se por incontinência diurna em meninas logo após a micção normal e deve-se ao aprisionamento vaginal de urina. Não há associação com outros sintomas do trato urinário inferior ou enurese. É uma consequência de urinar com as pernas fechadas, levando à retenção de urina dentro do introito vaginal. Pode ser visto em meninas com sinéquia de pequenos lábios.

Incontinência do riso (*giggle incontinence*)

A incontinência do riso é uma condição rara em que o esvaziamento vesical completo ocorre especificamente durante ou imediatamente após o riso. A função da bexiga é normal quando a criança não está rindo.

Frequência urinária diurna extraordinária

Este termo se aplica a crianças que já adquiriram o controle esfincteriano e apresentam início súbito de polaciúria, somente durante o dia. A frequência urinária é de 1 vez/hora e a média dos volumes urinados é menor do que 50% da capacidade vesical estimada para a idade (normalmente muito menor). Em geral, não há incontinência e a noctúria está ausente. Comorbidades, como polidipsia, diabetes melito, ITU ou síndrome viral, devem ser excluídas.

Disfunção do colo vesical

A disfunção do colo vesical refere-se à condição em que a abertura do colo vesical é deficiente ou retardada, resultando num fluxo prejudicado, apesar de uma adequada ou elevada contração do detrusor. O tempo de abertura, ou seja, o tempo entre o início de uma contração do detrusor e o início do fluxo de urina (*lag time*) está aumentado. Este aumento pode ser visto na videourodinâmica ou alternativamente, de forma não invasiva, com a urofluxometria associada à EMG, em que se observa o aumento do *lag time*, ou seja, do intervalo de tempo entre o início do silêncio eletromiográfico do assoalho pélvico e o início do fluxo.[7]

PROPEDÊUTICA

A avaliação da função e DTUI em pediatra pode ser feita por anamnese, exame físico, utilização de diários, questionários, exame de USG e avaliação urodinâmica.

A avaliação urodinâmica pode ser classificada em não invasiva ou invasiva. Na primeira, a avaliação é feita sem a necessidade de cateterização uretral. É realizada principalmente por urofluxometria, de preferência associada à EMG de assoalho pélvico, e por medida de resíduo pós-miccional via USG. A urodinâmica invasiva (cistometria, videourodinâmica) exige a colocação do cateter uretral para sua realização e fica reservada para os casos mais graves ou de origem neurológica. A avaliação urodinâmica completa inclui as duas fases, urofluxometria e cistometria.

Anamnese

A anamnese é a parte fundamental da avaliação de crianças com queixas relacionadas à função do trato urinário inferior.

Na maior parte dos casos, a incontinência urinária diurna após o treinamento esfincteriano e/ou noturna (enurese) constitui a queixa principal na consulta médica da criança com DTUI. Em lactentes, a apresentação mais frequente é a infecção urinária febril com ou sem história de refluxo vesicoureteral.[8,9] O Quadro 1 contém os principais dados da anamnese que alertam para a DTUI em pediatria.

Quadro 1 Dados da anamnese que alertam para disfunção do trato urinário inferior

- Incontinência urinária após os 4 ou 5 anos de idade
- Enurese noturna após os 5 anos de idade
- Urgência para urinar após o controle esfincteriano ou os 5 anos de idade, o que ocorrer antes
- Manobras de contenção após o controle esfincteriano ou os 5 anos de idade, o que ocorrer antes
- Hesitação ou dificuldade para urinar
- Infecção do trato urinário
- Constipação intestinal
- Dor na genitália

Fonte: baseado em Austin et al., 2014.[5]

A história da doença atual deve ser obtida de informações da criança e dos pais, sempre que possível. Devem-se buscar ativamente os sinais e sintomas tanto da fase de armazenamento quanto de esvaziamento vesical, descritos anteriormente. Para uma boa anamnese, é preciso estar consciente de que nem sempre os sintomas diurnos são evidentes e informados pelos pais. Muitas vezes, estes não são relatados espontaneamente por desconhecimento ou falta de observação.[1] Muitos pais consideram normal frequência urinária aumentada ou a noctúria do filho por também apresentarem estes sintomas. Outras vezes, atribuem a urgência e a incontinência de urgência à preguiça da criança que brinca até o último minuto em vez de ir ao banheiro logo que sente vontade. Neste caso, deve-se explicar-lhes que, de fato, a bexiga hiperativa é que contrai antes do volume adequado para a idade. As próprias crianças aprendem a evitar o aumento da frequência urinária e a incontinência realizando manobras de contenção ou evitando a ingesta de líquidos. Com a realização de manobras de contenção, a contração pode ser inibida, a sensação de urgência cede e a criança nega o desejo miccional. A hipo-hidratação voluntária também deve ser pesquisada. Nas crianças que já procuraram por atendimento médico, as investigações diagnósticas e os tratamentos anteriores devem ser revistos.

Na história clínica, devem ainda ser pesquisadas as comorbidades mais frequentes, como: infecção urinária, refluxo vesicoureteral, constipação, incontinência fecal, obesidade, distúrbios do sono, transtorno de déficit de atenção/hiperatividade (TDAH), TOD, depressão e ansiedade.[5]

Na história da gestação, parto e nascimento, devem ser pesquisadas situações de risco para lesão do SNC, como: prematuridade, asfixia, infecções congênitas, *kernicterus*, sepse, convulsões e diabetes gestacional. A última associa-se a agenesia sacral e disrafismo oculto. Deve-se também questionar sobre hidronefrose pré-natal e oligodrâmnio. As malformações anorretais associam-se com disrafismo oculto e medula ancorada e, consequentemente, com bexiga neurogênica. O pé torto congênito associa-se com luxação de quadril e disrafismo oculto.

O desenvolvimento psicomotor deve ser avaliado e informações sobre o treinamento e controle esfincteriano obtidas, caracterizando o início primário ou secundário das manifestações.

Na história familiar, deve-se investigar a presença de enurese, incontinência urinária, sintomas do trato urinário inferior, hipercalciúria, litíase renal, outras uropatias e doença renal.

Exame físico

O exame físico permite identificar os pacientes que possuem uma causa orgânica, neurogênica ou anatômica, para o seu DTUI. Ainda que este grupo represente uma minoria dos pacientes, a identificação é importante.

O exame físico deve ser realizado com ênfase nos seguintes aspectos:

1. Exame da coluna, região lombossacral, região glútea e membros inferiores, observando a presença de:
   - Estigma neurocutâneo na região lombossacral: tufos de pelo, hemangiomas, manchas hipo ou hipercrômicas, *dimple* ou fosseta, lipoma (Figura 3). Esses sinais associam-se com disrafismo oculto, estando presentes em 75% dos casos. Na presença desses sinais, deve-se solicitar USG de coluna até os 3 meses ou ressonância magnética (RM) da coluna após essa idade.
   - Anomalias ou assimetria do sulco interglúteo.
   - Sulco interglúteo curto e nádegas achatadas, achado clássico nos casos de agenesia sacral (Figura 4).
   - Assimetria dos glúteos ou pregas glúteas (Figura 5).

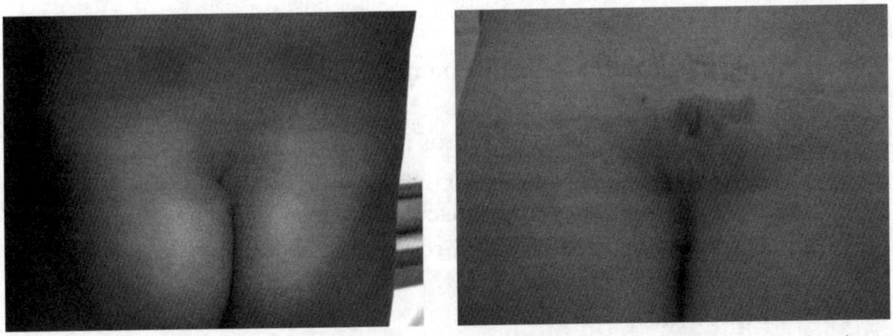

Figura 3 Estigmas neurocutâneos. Observar os *dimples* ou fossetas na região lombossacral destas duas crianças. A segunda apresenta ainda hemangiona e pelos grossos e longos na região.
Fonte: arquivo pessoal da autora.

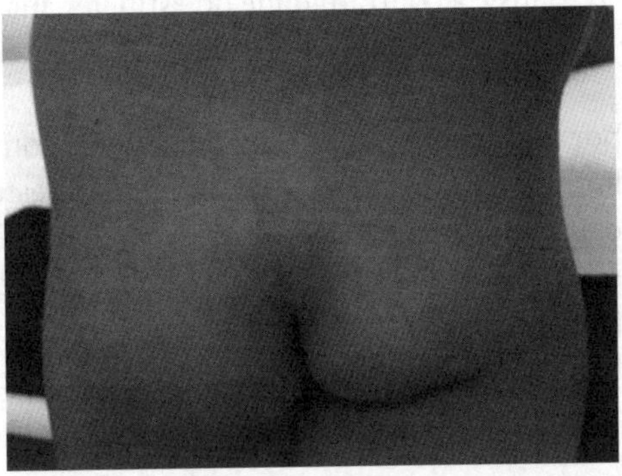

Figura 4 Sulco interglúteo curto em lactente com agenesia sacral e história de diabetes gestacional.
Fonte: arquivo pessoal da autora.

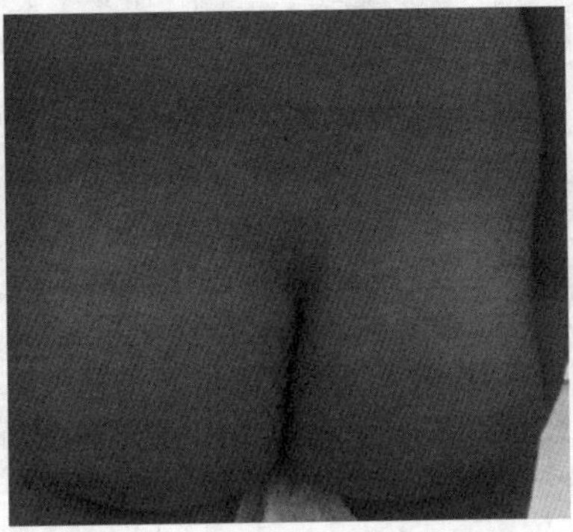

Figura 5 Estigmas neurocutâneos. Observar o hemangioma na região lombossacral e a assimetria do sulco interglúteo.
Fonte: arquivo pessoal da autora.

- Escoliose.
- Dificuldade de dobrar a coluna no nível da cintura (sugestivo de ancoramento medular).
- Assimetria ou atrofia dos membros inferiores.
- Deformidade dos pés (p. ex., metatarso varo). Esta deformidade indica uma lesão da inervação dos músculos intrínsecos do pé ao nível de S1, adjacente aos segmentos S2-S4 responsáveis pela invervação do trato urinário inferior (Figura 6).

2. Exame neurológico:
   - O exame neurológico é feito com ênfase na pesquisa de sensibilidade do períneo e da região perianal e dos seguintes reflexos: bulbocavernoso, anal e reflexos profundos dos membros inferiores. A avaliação da marcha deve ser sempre realizada.
   - Toque retal: o tônus e a contratilidade do esfíncter anal informam sobre a integridade dos reflexos S2 e S4, os mesmos segmentos que controlam os esfíncteres.
   - Reflexo bulbocavernoso: sua pesquisa é feita pela compressão da glande ou clitóris durante o toque retal. Quando o reflexo está presente, há uma contração do esfíncter anal. Quando o reflexo bulbocavernoso está normal, é uma forte indicação de que o reflexo sacral está normal. Um reflexo negativo, entretanto, não dá a certeza de lesão no reflexo sacral.
   - Reflexo anal: presença de contração do esfíncter anal em consequência do estímulo da pele próxima.

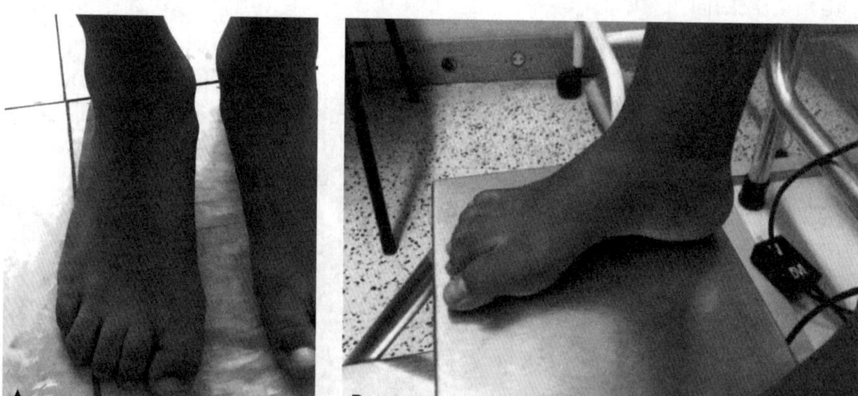

Figura 6 Dedos em garra. A. Flexão dos pododáctilos secundária ao ancoramento medular. B. Nota-se também a presença de pé cavo.

Fonte: arquivo pessoal da autora.

3. Exame da genitália, observar:
   - Perda de urina contínua, com movimentos ou palpação abdominal.
   - Epispádia nos meninos.
   - Estenose do meato uretral.
   - Clitóris bífido nas meninas, sugerindo epispádia.
   - Sinéquia.
   - Fimose.
   - Presença de implantação ectópica do óstio ureteral.
   - Sinais sugestivos de abuso sexual.
4. Exame abdominal, observar:
   - Presença de massa abdominal palpável.
   - Cíbalos fecais.
   - Globo vesical palpável.

Diários

A utilização dos diários e questionários permite transformar queixas subjetivas em informações objetivas. Seu uso é recomendado para fins de diagnóstico, pesquisa e controle de tratamento.

Diário vesical

A anotação das micções e dos sintomas relacionados, feita em casa, sob condições normais é uma ferramenta muito útil na avaliação de crianças que já adquiriram o controle esfincteriano ou após a idade de 5 anos. No diário, devem ser anotados durante 2 dias: horário e volume das micções, episódios de urgência, incontinência e dificuldade para urinar, além da ingesta hídrica.[5]

A capacidade vesical estimada para a idade é calculada pela fórmula: idade em anos × 30 + 30. A frequência urinária considerada normal é de 4 a 7 micções durante o dia. Estes valores devem ser utilizados na interpretação das anotações do diário vesical e para interpretação da capacidade de armazenamento na USG e fluxometria.[5]

Diário intestinal

Em virtude da associação de DVI, a realização de um diário intestinal por no mínimo 7 dias é recomendada nos pacientes com DTUI. A utilização da Escala de Fezes de Bristol ajuda a caracterizar o aspecto das fezes e é especialmente útil para utilização com crianças.[5] Os critérios diagnósticos de Roma IV são os mais recomendados para o diagnóstico de constipação funcional (ver Capítulo 24 – Constipação intestinal).[10]

Ultrassonografia dos rins e vias urinárias

A avaliação por USG é uma ferramenta útil na avaliação de crianças com sintomas do trato urinário inferior. A USG deve ser considerada como uma avaliação inicial a ser realizada em todas as crianças. O exame deve dar informações relativas ao funcionamento do trato urinário inferior, conforme descrito a seguir.[11-14] A USG deve ser realizada antes e imediatamente após a micção. Na primeira fase, com a criança adequadamente hidratada e a bexiga confortavelmente cheia, podem-se obter informações sobre:

- Parede da bexiga: espessamento, trabeculação e divertículos.
- Dilatação da pelve, cálices e ureteres.
- Aparência do colo vesical.
- Volume de enchimento vesical na presença de forte desejo miccional.
- Medida do diâmetro transverso do reto.

A avaliação por USG imediatamente após a micção permite:

- Detectar e medir o resíduo pós-miccional.
- Medir a espessura da parede vesical.
- Reavaliar as dilatações detectadas com a bexiga cheia.

A medida do resíduo pós-miccional pode indicar esvaziamento vesical incompleto por incoordenação vesicoesfincteriana, detrusor hipoativo ou obstrução anatômica. Para este fim, esta aferição deve ser feita com um intervalo de até 5 minutos após a micção Em exames de crianças com até 6 anos de idade, um resíduo pós-miccional repetidamente maior que 20 mL ou 10% da capacidade vesical é considerado significativamente elevado. Para crianças com 7 anos de idade ou mais, os valores acima de 10 mL ou 6% da capacidade vesical em mais de uma aferição são considerados significativamente elevados.[5,11]

Em lactentes e crianças pequenas, o esvaziamento completo da bexiga pode não ocorrer em todas as micções em razão da imaturidade do controle esfincteriano. Entretanto, o esvaziamento completo ocorrerá pelo menos 1 vez durante um período de 4 horas de observação.[15] Resíduos muito elevados e associados a alterações no jato urinário, na avaliação clínica ou por imagem devem ser valorizados.

O espessamento da parede vesical pode alertar para a presença de DTUI de longa duração. Na USG abdominal, o diâmetro retal maior que 30 mm correlaciona-se positivamente com o achado de impactação fecal no exame de toque retal. A impressão pelo reto na base da bexiga, deslocando-a, também indica constipação intestinal.[14]

Fluxometria

O estudo do fluxo urinário é um método não invasivo, bastante simples e útil na avaliação da função do trato urinário inferior. Esta é a técnica de avaliação urodinâmica mais utilizada em pediatria.

A urofluxometria pode indicar objetivamente uma dificuldade de esvaziamento vesical, servir para monitorar a resposta ao tratamento e indicar os pacientes que necessitam de uma avaliação urodinâmica completa. Quando associada à medida de resíduo pós-miccional por USG, aumenta a sensibilidade para a detecção de problemas no esvaziamento vesical. Preferencialmente, deve ser associada à EMG de assoalho pélvico, para avaliação da coordenação vesicoesfincteriana. A utilização da EMG abdominal permite registrar o esforço com a utilização da musculatura abdominal durante a micção.

A fluxometria deve ser realizada em ambiente privado, com paciente relaxado, quando o mesmo referir desejo miccional. A criança irá urinar sentada numa cadeira de fluxo (Figura 7), e a informação sobre o volume urinado e o tempo dará origem a um gráfico.

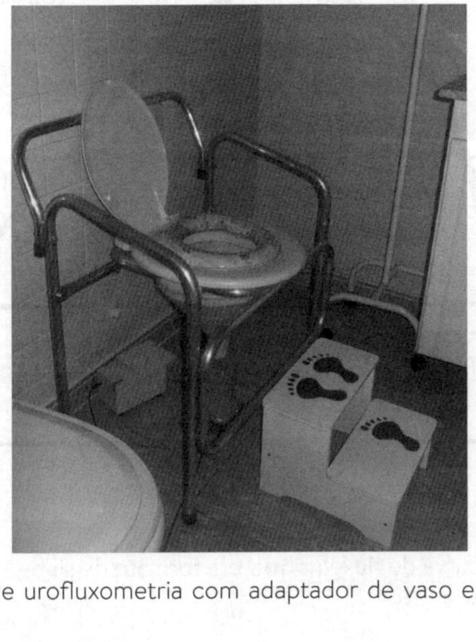

Figura 7 Cadeira de urofluxometria com adaptador de vaso e suporte para os pés para crianças.

Fonte: arquivo pessoal da autora.

A medida do fluxo depende de vários fatores, destacando-se: contratilidade detrusora, reforço abdominal, atividade do esfíncter interno e externo. O padrão ou formato da curva de fluxo é o dado mais importante para análise da curva de fluxo em pediatria. A curva de fluxo urinário na criança saudável tem o formato de sino, independentemente de idade, sexo ou volume urinado (Figura 8). Os padrões anormais de curva de fluxo são descritos como torre, platô, flutuante ou *staccato* e interrompido (Figura 9). O primeiro é sugestivo de bexiga hiperativa, e os demais, de dificuldade de esvaziamento.

Avaliação urodinâmica invasiva

A investigação urodinâmica é dita invasiva quando inclui a necessidade de cateterismo vesical para a realização da cistometria com medida da pressão intravesical. A sua principal indicação é a avaliação de crianças com bexiga neuropática. Está indicada sempre que houver a suspeita de bexiga neuropática para confirmação diagnóstica, indicação do tratamento e acompanhamento.[5,8]

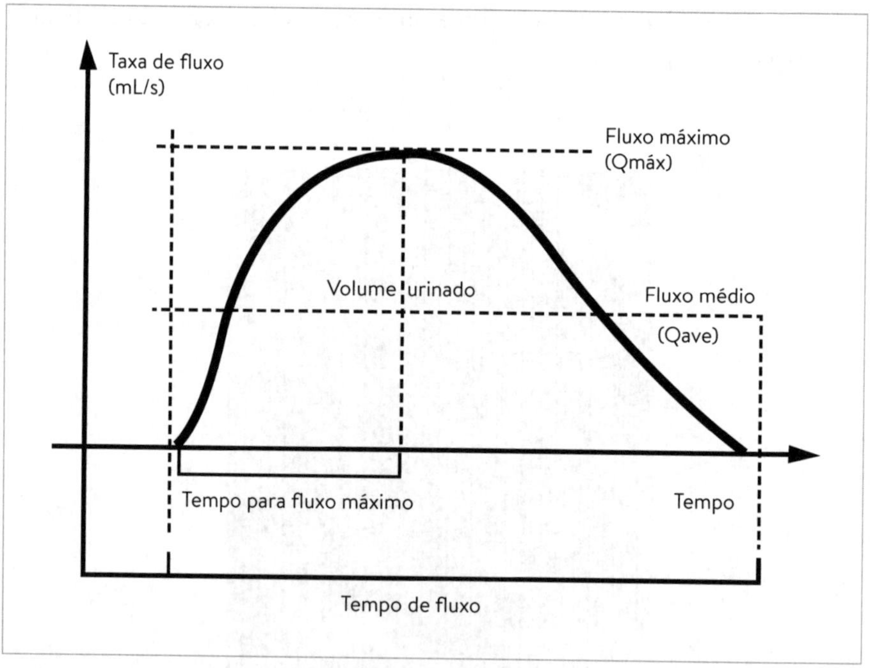

Figura 8 Padrão de curva de fluxo normal em formato de sino.
Fonte: baseada em Austin et al., 2014.[5]

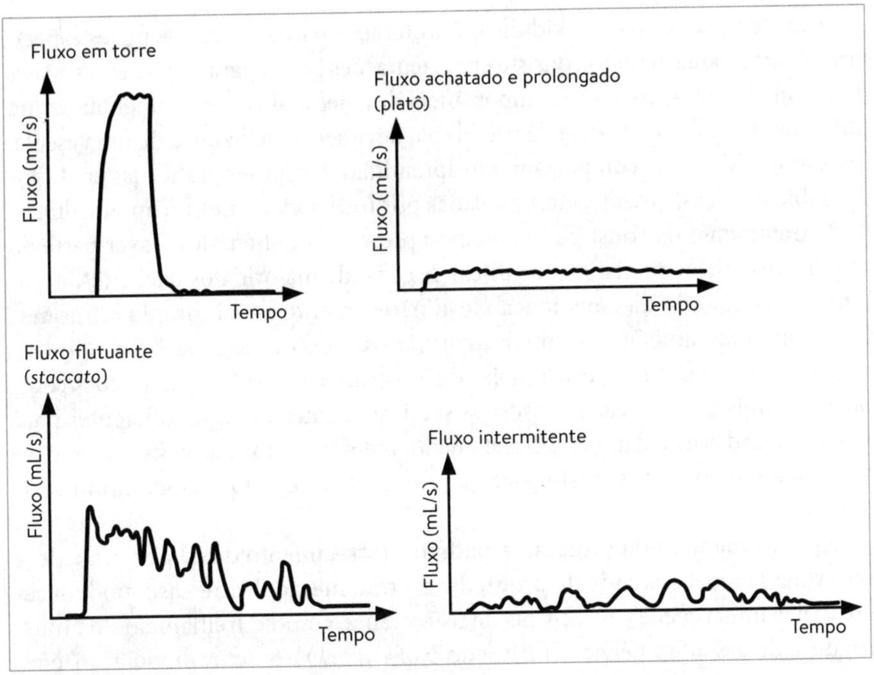

Figura 9 Padrões anormais de curva de fluxo.
Fonte: baseada em Austin et al., 2014.[5]

TRATAMENTO

O tratamento da criança com disfunção deve sempre começar com a explicação para os pais e as crianças sobre a função normal do trato urinário inferior e sobre a alteração de função que a criança apresenta.

Em seguida, devem ser dadas orientações sobre alimentação, hidratação, atividade física e hábitos de utilização do banheiro. Deve-se destacar a importância de prestar atenção no desejo miccional e evacuatório, não postergar a micção e a evacuação, além de utilizar o reflexo gastrocólico para facilitar as evacuações. Os intervalos entre as micções não devem ultrapassar 3 horas. Os pacientes devem ser orientados quanto à posição de sentar no vaso sanitário, e crianças pequenas devem utilizar redutor de assento e apoio para os pés.[16]

O tratamento não cirúrgico ou farmacológico da DTUI em crianças e adolescentes chama-se uroterapia. A uroterapia deve ser sempre utilizada como tratamento de primeira linha nas DTUI, personalizada para cada criança, família e tipo de DTUI. A farmacoterapia é a segunda linha de tratamento e deve ser sempre combinada com a uroterapia.[16]

A uroterapia pode ser dividida em uroterapia-padrão e intervenções específicas. A uroterapia-padrão consiste em orientações gerais para os pacientes e seus pais e/ou responsáveis sobre a importância das medidas comportamentais como forma de tratamento. A ideia da uroterapia deve ser semelhante à de uma escola, onde as mudanças de comportamento aprendidas devem ser praticadas em todos os ambientes (casa, escola, etc.) e levadas por toda a vida, mesmo após a alta.

O tratamento da constipação, quando presente, também deve fazer parte do tratamento inicial da disfunção vesical. Na grande maioria dos pacientes, o tratamento adequado da constipação leva não somente à melhora dos sintomas intestinais, mas também dos sintomas urinários, como a urgência e a incontinência, além de diminuir as recorrências de infecção urinária.[17] As alterações comportamentais e dietéticas já descritas são importantes, mas insuficientes para serem utilizadas isoladamente. O tratamento medicamentoso da constipação deve ser feito em duas etapas: desimpactação e manutenção pelo período mínimo de 6 meses.

Após as medidas da uroterapia-padrão e o tratamento da constipação, deve ser avaliada a necessidade de progredir no tratamento. Neste caso, podem ser prescritas intervenções específicas de fisioterapia, como o treinamento da musculatura do assoalho pélvico (incluindo *biofeedback*) e a neuromodulação, e/ou iniciar o tratamento medicamentoso.

Uroterapia específica (fisioterapia)

As crianças com micção disfuncional e/ou constipação que apresentam padrão inadequado de relaxamento do assoalho pélvico durante as eliminações devem receber treinamento no desenvolvimento da percepção/consciência desta musculatura e para o relaxamento da musculatura do assoalho pélvico. Os aparelhos com telas animadas são mais bem aceitos pelas crianças.[18]

A neuromodulação é uma modalidade de terapia que vem sendo aplicada no tratamento da DTUI, em especial na bexiga hiperativa. Atua na modulação da atividade nervosa por meio de estimulação elétrica central e/ou periférica. O mecanismo de ação ainda não está estabelecido, mas acredita-se que há um efeito mediado a nível central, provavelmente no lobo frontal.[19] A eletroestimulação transcutânea (TENS) é a modalidade mais utilizada em crianças. Consiste na aplicação de correntes elétricas de baixa frequência transmitidas pela superfície intacta da pele, podendo ser aplicada por via sacral ou tibial. A TENS está indicada no tratamento da hiperatividade vesical e seus resultados incluem o aumento da capacidade vesical, diminuição da urgência e da incontinência urinária. O uso de eletroestimulação para tratamento de hiperatividade detrusora demonstrou a diarreia como um dos principais efeitos adversos, o que despertou o interesse de alguns pesquisadores para o seu efeito benéfico no tratamento de constipação intestinal.[20]

Tratamento farmacológico

Os anticolinérgicos são as medicações mais utilizadas no tratamento medicamentoso da DTUI, estando indicados no tratamento da hiperatividade vesical. O uso destas medicações deve ser cauteloso, evitando o início em pacientes com dificuldade de esvaziamento vesical e constipação intestinal. A oxibutinina é o anticolinérgico mais utilizado em pediatria. A dose inicial deve ser baixa e seu aumento, lento e progressivo. Entre os efeitos adversos estão: boca seca (mais comum), constipação, *flushing* (vermelhidão), refluxo gastresofágico, visão turva, taquicardia e retenção urinária. Em pacientes com constipação intestinal, esta deve ser tratada antes do anticolinérgico. O uso de anticolinérgicos é contraindicado para pacientes com glaucoma.

O uso *off-label* de alfabloqueadores no tratamento de crianças e adolescentes com disfunção primária do colo vesical, bexiga de válvula e bexiga neurogênica tem sido descrito, mas o nível de evidência ainda é baixo. Esses medicamentos não são liberados para o uso em pediatria. Os alfabloqueadores podem causar hipotensão postural, devendo ser utilizados com precaução e prescritos por especialistas experientes.

Nos casos de comorbidade emocional ou comportamental acompanhando a incontinência, as crianças devem ser avaliadas e tratadas por psicólogos ou psiquiatras infantis com psicoterapia. Algumas situações, como TDAH e TOD, podem nescessitar de tratamento medicamentoso específico. O tratamento destas comorbidades não só ajuda a aliviar o sofrimento da criança e sua família, como também aumenta a adesão ao tratamento da DTUI.[16]

DESAFIOS ATUAIS

O principal desafio é a divulgação e a promoção dos conhecimentos sobre a função e a disfunção dos tratos urinário e intestinal entre pais, crianças e profissionais de saúde da atenção primária ajudando a minimizar o impacto da DTUI na vida das crianças e suas famílias.

ORIENTAÇÕES AOS PAIS

- A criança não faz xixi na roupa ou na cama de propósito. Ela precisa de ajuda para melhorar.

- Punição, castigo e deboche não ajudam. Só atrapalham, isolam e diminuem a autoestima da criança.
- Ensinar o filho a observar o desejo miccional e ir ao banheiro logo que sentir vontade, sem postergar e realizar manobras de contenção.
- O filho deve urinar em intervalos de até 3 a 4 horas. É preciso ajudá-lo a se lembrar, associando a ida ao banheiro com os horários de atividades da rotina do dia a dia, por exemplo, na hora que chegar na escola, na hora do recreio, etc.
- Um relógio vibratório para lembrar o horário da micção pode ser utilizado.
- Lembrar a criança de ir ao banheiro antes de sair de casa, assistir a filme, etc.
- A postura adequada durante a micção é com a coluna lombar em posição neutra e o tronco levemente inclinado para frente. Os pés devem estar apoiados e os joelhos afastados. As crianças pequenas devem utilizar o banheiro com adaptador de vaso sanitário e apoio para os pés.
- A criança deve sentar no vaso sanitário 10 a 20 minutos após as refeições para aproveitar o reflexo gastrocólico, evacuar sem fazer força, isto é, sem utilizar a musculatura abdominal, não postergar a evacuação, etc.
- Estimular a ingesta regular de líquidos, dieta equilibrada com ingesta regular de verduras, legumes e frutas, sem excesso de leite de vaca.
- A prática regular de atividade física é importante tanto na prevenção quanto no controle da constipação, da obesidade e do estresse.
- Seguimento regular, apoio e incentivo são fundamentais para a manutenção do tratamento e dos resultados alcançados.
- Os novos hábitos adquiridos devem ser mantidos por toda a vida. É importante saber que eventuais escapes urinários ou falhas durante o tratamento podem acontecer e não devem ser motivos para punição ou desânimo.

CONCLUSÃO

As DTUI são condições bastante frequentes em pediatria e causam consequências que vão desde as repercussões psicossociais até a insuficiência renal crônica. O pediatra deve estar preparado para atuar na prevenção orientando o desfralde, a alimentação, a atividade física e o uso adequado do banheiro. Deve também reconhecer a presença dos sinais e sintomas da DTUI, iniciar a investigação e estar alerta para os sinais de gravidade, de doença neurológica e os possíveis diagnósticos diferenciais. O início do tratamento com as orientações gerais e o tratamento da constipação deve ser feito na atenção primária e, muitas vezes, será suficiente para a melhora dos sintomas.

REFERÊNCIAS BIBLIOGRÁFICAS

1. Fonseca EMGO, Monteiro LMC. Diagnóstico clínico de disfunção miccional em crianças e adolescentes enuréticos. J Pediatr. 2004;80(2):147-53.
2. Mota DM, Victora CG, Hallal PC. Investigação de disfunção miccional em uma amostra populacional de crianças de 3 a 9 anos. J Pediatr. 2005;81(3):225-32.
3. Kyrklund K, Taskinen S, Rintala RJ, Pakarinen MP. Lower urinary tract symptoms from childhood to adulthood: a population based study of 594 Finnish individuals 4 to 26 years old. J Urol. 2012;188(2):588-93.
4. Vaz GT, Vasconcelos MM, Oliveira EA, Ferreira AL, Magalhães PG, Silva FM, et al. Prevalence of lower urinary tract symptoms in school-age children. Pediatr Nephrol. 2012;27(4):597-603.
5. Austin P, Bauer S, Bower W, Chase J, Franco I, Hoebeke P, et al. The standardization of terminology of lower urinary tract function in children and adolescents: Update Report from the Standardization Committee of the International Children's Continence Society. J Urol. 2014;191(6):1863-5.
6. Koff SA, Wagner TT, Jayanthi VR. The relationship among dysfunctional elimination syndromes, primary vesicoureteral reflux and urinary tract infections in children. J Urol. 1998;160(3 Pt 2):1019-22.
7. Combs AJ, Grafstein N, Horowitz M, Glassberg KI. Primary bladder neck dysfunction in children and adolescents I: pelvic floor electromyography lag time – a new noninvasive method to screen for and monitor therapeutic response. J Urol. 2005;173(1):207-10.
8. Drzewiecki BA, Bauer SB. Urodynamic testing in children: indications, technique, interpretation and significance. J Urol. 2011;186(4):1190-7.
9. Fonseca EM, Santana PG, Gomes FA, Bastos MD. Dysfunction elimination syndrome: is age at toilet training a determinant? J Pediatr Urol. 2011;7(3):332-5.
10. Hyams JD, Di Lorenzo C, Saps M, Shulman RJ, Staiano A, van Tiburg M. Functional disorders: children and adolescents. Gastroenterology. 2016;150(6):1456-68.
11. Chang SJ, Chiang IN, Hsieh CH, Lin CD, Yang SS. Age-and gender-specific nomograms for single and dual post-void residual urine in healthy children. Neurourol Urodyn. 2013;32(7):1014-8.
12. Yeung CK, Sreedhar B, Leung YF, Sit KY. Correlation between ultrasonographic bladder measurements and urodynamic findings in children with recurrent urinary tract infection. BJU Int. 2007;99:651.
13. Filgueiras MFT, Lima EM, Sanchez TM, Goulart EM, Menezes AC, Pires CR. Bladder dysfunction: diagnosis with dynamic US. Radiology. 2003;227:340-4.
14. Joensson IM, Siggaard C, Rittig S, Haegstroem S, Djurhuus JC. Transabdominal ultrasound of rectum as a diagnostic tool in childhood constipation. J Urol. 2008;179(5):1997-2002.
15. Holmdahl G, Hanson E, Hanson M, Hellström AL, Hjälmås K, Sillén U. Four-hour voiding observation in healthy infants. J Urol. 1996;156(5):1809-12.
16. Chang SJ, Laecke EV, Bauer SB, von Gontard A, Bagli D, Bower WF, et al. Treatment of daytime urinary incontinence: a standardization document from the International Children's Continence Society. Neurourol Urodyn. 2017;36(1):43-50.
17. Loening-Baucke V. Urinary incontinence and urinary tract infection and their resolution with treatment of chronic constipation of childhood. Pediatrics. 1997;100(2 Pt 1):228-32.

18. Kaye JD, Palmer LS. Animated biofeedback yields more rapid results than nonanimated biofeedback in the treatment of dysfunctional voiding in girls. J Urol. 2008;180:300-5.
19. Kavia R, Dasgupta R, Critchley H, Fowler C, Griffiths D. A functional magnetic resonance imaging study of the effect of sacral neuromodulation on brain responses in women with Fowler's syndrome. BJU Int. 2010;105:366-72.
20. Chase J, Robertson VJ, Southwell BR, Hutson J, Gibb S. Pilot study transcutaneous electrical stimulation (interferencial current) to treat chronic treatment-resistant constipation and soiling in children. J Gastroenterology and Hepatology. 2005;20:1054-61.

INFECÇÃO DO TRATO URINÁRIO

Marcia de Sá Fortes Gullino de Faria
Claudia Najar Gonzales Mariz
Luiz Afonso Henriques Mariz

OBJETIVOS

- ✓ Reconhecer os principais sinais e sintomas nas diferentes idades que sugerem infecção do trato urinário (ITU).
- ✓ Identificar os pacientes com ITU e alto risco de leão renal.
- ✓ Identificar os sintomas de disfunções miccionais e intestinais.
- ✓ Realizar corretamente o diagnóstico de ITU na infância.
- ✓ Realizar o tratamento adequado de acordo com a idade e o quadro clínico-laboratorial.
- ✓ Avaliar criteriosamente a realização de exames de imagens para o diagnóstico morfológico e funcional do trato urinário.

INTRODUÇÃO

A infecção do trato urinário (ITU), um problema frequente na prática pediátrica, caracteriza-se pela multiplicação bacteriana em qualquer segmento do aparelho urinário.[1] É descrita como uma das doenças bacterianas de maior risco na infância, principalmente em recém-nascidos (RN) e lactentes menores de 6 meses, pelo fato de o risco de lesão renal ser pior neste grupo etário e porque o diagnóstico é frequentemente difícil de ser estabelecido (a apresentação clínica é inespecífica e há dificuldade de obtenção de amostras de urina sem os métodos invasivos).

Nas crianças que já adquiriram o controle esfincteriano diurno, a ITU frequentemente pode estar associada a disfunções miccionais e intestinais (*bladder bowel dysfunction* – BBD).[2] A pronta identificação e a correção simultânea desses sintomas reduz a recorrência da ITU e suas sequelas.

A abordagem da criança com ITU não se restringe ao tratamento clínico com a prescrição de antimicrobianos, mas implica na investigação do trato urinário por meio de exames de imagens em busca de anomalias renais que podem levar a insuficiência renal progressiva e hipertensão arterial.[3]

É importante que o pediatra geral tenha um conhecimento básico sobre o diagnóstico, a interpretação de exames de imagens e a conduta, identificando a criança com maior risco para lesão do parênquima renal.

EPIDEMIOLOGIA

A ITU prevalece em caucasianos e predomina no sexo feminino. Em torno de 3% das meninas e 1,5% dos meninos apresentam pelo menos um episódio de ITU sintomática durante a infância. Há uma maior incidência no 1º ano de vida nos meninos em relação às meninas (3,7 e 2%, respectivamente). Após essa idade, diminui a incidência em meninos, porém mantém-se relativamente alta nas meninas, com pico de incidência por volta dos 3 e 4 anos, coincidindo com a retirada da fralda. A taxa de recorrência é elevada, principalmente nas meninas, atingindo 30% no 1º ano após o episódio inicial de ITU e 50% no período de 5 anos. Nos meninos, as recidivas variam de 15 a 20%, sendo raras após o 1º ano de vida.[4]

Nos serviços de pronto atendimento, nos lactentes com febre acima de 38,5 °C sem causa definida, a prevalência de ITU varia de 3,3 a 7,7%.5 Em metanálise realizada por Shaikh et al.,[6] a prevalência de ITU em lactentes febris foi de 7,5% em meninas < 3 meses e 5,7% nas meninas de 3 a 6 meses; já em meninos, variou de 2,4% quando circuncidados a 20,1% quando não circuncidados.

A ITU febril é uma infecção bacteriana grave nos lactentes, portanto, deve ser investigada em todos os casos que apresentam febre > 38,5 °C, por mais de 48 horas, sem sinais de localização. Nessa faixa etária, a mortalidade associada a sepse é alta.[4]

ETIOPATOGENIA

O trato urinário é estéril, com exceção da uretra anterior. São vários os mecanismos responsáveis por garantir a esterilidade deste trato, e o principal deles é o esvaziamento completo da bexiga a intervalos regulares. Alterações anatômicas e funcionais do trato urinário interferem neste esvaziamento, facilitando a fixação bacteriana nos tecidos, como as uropatias congênitas, as disfunções miccionais e a constipação intestinal.[1] A grande quantidade de fezes no reto causa um deslocamento da bexiga e da uretra posterior, levando a estase urinária e interferindo na micção. A formação de resíduo pós-miccional facilita a colonização e a multiplicação bacteriana.[2]

As bactérias uropatogênicas são, na grande maioria, bacilos Gram-negativos aeróbicos provenientes da flora intestinal, sendo as enterobactérias do gênero *Escherichia coli* (*E. coli*) responsáveis por 80 a 90% das infecções urinárias em crianças. Essas bactérias apresentam na sua superfície estruturas denominadas fímbrias, responsáveis pela sua aderência às células uroepiteliais, migrando até a pelve renal, constituindo o principal fator de virulência bacteriana.[1] Em meninos, as bactérias do gênero *Proteus* são encontradas em 30% das ITU[7] e, em meninas adolescentes, o *Staphylococcus saprophyticus* é responsável por 1/3 das ITU, sobretudo nas sexualmente ativas. Quando estão presentes alterações anatômicas do trato urinário, aumenta a ocorrência de infecções por germes menos comuns, como *Klebsiella*, *Enterobacter*, *Serratiae* e outros. Agentes mais raros, como fungos, especialmente a *Candida*, e espécimes atípicos são mais encontrados em pacientes com cateterização vesical prolongada, imunodeprimidos, crianças com alterações anatômicas congênitas graves e múltiplas manipulações cirúrgicas.[1]

MANIFESTAÇÕES CLÍNICAS

Os sintomas variam de acordo com a faixa etária, a localização da infecção e a presença de alterações anatômicas e funcionais do trato urinário. A gravidade e as complicações da ITU dependem da virulência da bactéria causadora da infecção e a suscetibilidade do paciente.[1,4]

Quanto menor a idade, mais inespecíficos são os sintomas e maior o risco de lesão renal, principalmente quando ocorre retardo no diagnóstico e, portanto, no seu tratamento adequado.[8] Febre sem sinais de localização constitui o principal sintoma nos menores de 2 anos.

No período neonatal, o quadro clínico se confunde muitas vezes com o de sepse, com alta frequência de mortalidade. Os sintomas incluem: febre ou hipotermia, hipoatividade, sucção débil, vômitos, icterícia, diminuição da perfusão periférica e convulsões.[9,10]

Nos lactentes, a febre elevada é o principal – e muitas vezes o único – sintoma presente e o que mais frequentemente motiva a procura do atendimento médico.[10,11] Pode estar associada à irritabilidade, hiporexia, vômitos e distensão abdominal. Em um estudo epidemiológico no pronto atendimento do Hospital Universitário da Universidade de São Paulo (USP), a febre sem sinais de localização foi o principal sintoma em 77% de lactentes menores de 3 meses com diagnóstico de ITU.[12] O ganho de peso inadequado como sintoma de ITU nesta faixa etária deve ser avaliado com cautela. Vale ressaltar que, antes da coleta de urina para investigar ITU, deve-se detalhar a história alimentar e as condições socioeconômicas para que não ocorram erros diagnósticos.

Nos pré-escolares e escolares, principalmente acima de 3 anos, a febre também é um sinal frequente, mas predominam sintomas relacionados mais diretamente com o trato urinário: disúria (emissão dolorosa e difícil da urina), polaciúria (aumento da frequência miccional sem aumento do volume urinário), urgência miccional (necessidade imperativa de urinar), enurese (perda involuntária de urina durante o sono), incontinência ou retenção urinária. Febre associada à dor em região lombar ou flanco e presença de sinais sistêmicos levam a pensar em pielonefrite aguda.[9,10]

Nos adolescentes, os sintomas são semelhantes aos escolares, lembrando que o início da atividade sexual nas adolescentes do sexo feminino pode vir acompanhada de episódios repetidos de ITU.

É interessante ressaltar a diferença marcante entre a ITU nos primeiros meses de vida (quando o predomínio é nos meninos e há ocorrência frequente de evolução para sepse) com as crianças maiores (quando a ITU passa a ser significativamente mais frequente nas meninas e o risco de sepse é mais raro).

Algumas condições que se manifestam com queixas exclusivamente urinárias não estão relacionadas à infecção urinária. Na época em que se inicia o controle esfincteriano, é comum um padrão de micção que pode ser confundido com polaciúria e urgência, muitas vezes não se associando a ITU. História de aumento repentino da frequência de micções em escolares e pré-escolares pode representar uma manifestação de reações de ansiedade diante de situações vivenciadas pela criança e ser confundida com ITU. Vulvovaginite, balanopostite, oxiuríase e dermatites perineais podem ser a causa de disúria, sendo fundamental o exame da região perineal e o tratamento do processo inflamatório local previamente à investigação de ITU.[1,4]

A ITU pode ser classificada, de acordo com o local da inflamação, em cistite ou pielonefrite.

Na cistite, o processo inflamatório está restrito à mucosa vesical, causando sintomas mais localizados ao trato urinário baixo (disúria, urgência miccional, polaciúria, enurese, incontinência diurna), podendo estar ou não associada à febre.[9,10] Raramente, a cistite é diagnosticada em RN e lactentes jovens.

A pielonefrite aguda (PNA), infecção do trato urinário alto, representa o quadro mais grave, associado a uma maior frequência de lesão renal, e o tratamento precoce pode reduzir a incidência de dano renal.[8] Sua sintomatologia inclui febre elevada, comprometimento do estado geral (palidez, vômitos, astenia) e dor em região lombar. Até o momento, o único exame que permite identificar a presença de PNA é a cintilografia renal com ácido dimercaptosuccínico

(DMSA). Deve ser realizada nos primeiros dias de infecção, com a criança hidratada, pois o tempo de resolução do processo inflamatório é variável.[9,10] Sua limitação está no alto custo e disponibilidade em apenas alguns serviços de saúde.[9,10]

ABORDAGEM SEMIOLÓGICA DA CRIANÇA COM SUSPEITA DE ITU

Anamnese

Além dos sintomas sugestivos de ITU já mencionados, é importante obter informações sobre:

- Hábito miccional: idade do início do treinamento esfincteriano, frequência das micções, intensidade e duração do jato urinário, presença de perda urinária em roupas íntimas, controle esfincteriano noturno e posturas adotadas pela criança para reter a urina. Esta caracterização é importante nos pré-escolares e escolares para detectar disfunção miccional como causa da ITU. Queixas de perda constante e incontrolável de urina sugerem ureter ectópico.[1,2,4,7]
- Hábito intestinal: presença de constipação e/ou incontinência fecal. Crianças com constipação intestinal crônica são geralmente retentoras de urina, levando a estase e resíduo vesical pós-miccional.[1,2,4,7]
- A identificação e a correção dos hábitos urinários e intestinais na criança são fundamentais para o sucesso no tratamento e diminuição dos surtos de ITU.[1,4]
- Pesquisar, na história pregressa, episódios anteriores de ITU, se associados ou não a febre, como foram feitos o diagnóstico laboratorial e o tratamento.[9] Com a prática corrente de tratar com antibióticos episódios febris sem diagnóstico preciso, é possível que, muitas vezes, o primeiro episódio de ITU seja difícil de ser diagnosticado.
- Verificar, na história gestacional, a realização de exames ultrassonográficos que possam evidenciar alterações renais (hidronefrose fetal e outros sinais de anomalias congênitas renais e do trato urinário – CAKUT, do inglês *congenital anomalies of the kidney and urinary tract*), alterações no tubo neural (mielomeningocele) relacionados com quadro de bexiga neurogênica e alterações do volume do líquido amniótico.[7,9]
- Avaliar presença de doenças renais na família, como litíase, insuficiência renal crônica e refluxo vesicoureteral (RVU).[4,7,9]

Exame físico

Deve ser o mais completo possível, com avaliação do estado nutricional (peso e estatura), medida de pressão arterial e avaliação do desenvolvimento psicomotor. Alguns dados devem ser destacados:[7]

- Avaliar, na palpação abdominal, a presença de massas (hidronefrose, globo vesical, bolo fecal).
- Observar presença de urina ou fezes nas roupas íntimas, bem como odores característicos e dermatites perineais.
- Examinar detalhadamente a região genital e perineal à procura de malformações (estenoses, ectopia do meato urinário, fimose, sinéquia de pequenos lábios, fístulas) e acometimentos externos (traumatismos, vulvovaginite, balanopostite, fissuras perianais).
- Diante de uma sintomatologia urinária baixa, lembrar sempre da possibilidade de abuso sexual, tão frequente nos dias atuais em todas as idades.
- Observar o jato urinário para afastar obstrução baixa (válvula de uretra posterior nos meninos).
- Avaliar cuidadosamente a região glútea e lombossacral para verificar sinais sugestivos de agenesia sacral e se estão presentes alterações cutâneas (*dimple*, lipomas, manchas hiperpigmentadas ou pilificadas) que indicam a necessidade de investigação de disrafismo oculto.
- Verificar alterações ortopédicas, tônus, força muscular e reflexos dos membros inferiores que podem estar alterados no comprometimento da medula espinal baixa.

Diagnóstico laboratorial

Mesmo com quadro clínico bem sugestivo, o diagnóstico de ITU só pode ser confirmado a partir de comprovação laboratorial. Os exames de urina tipo 1 (urinálise ou elementos anormais e sedimentoscopia – EAS) e a bacterioscopia pelo Gram de gota de urina não centrifugada, quando alterados, sugerem o diagnóstico de ITU. Contudo, a confirmação diagnóstica é feita pela urinocultura (URC), o único exame que evidencia a proliferação de microrganismos no trato urinário. A URC deve sempre ser solicitada para confirmar ITU, antes de ser iniciado o tratamento com antibióticos.[11]

O hemograma, a velocidade de hemossedimentação e a proteína C reativa (PCR) não são exames específicos, podendo ser encontradas anemia e leucocitose, principalmente nos casos de PNA, porém podem se apresentar normais. Lo et al.[12] avaliaram os aspectos clínicos e laboratoriais de lactentes menores de 3 meses que chegaram com febre em uma unidade de pronto atendimento em São Paulo. Nesse estudo, os exames de hemograma e PCR demonstraram pouca utilidade clínica para o diagnóstico de ITU, pois a maioria dos leucogramas realizados mostrou-se dentro dos valores de referência, assim como 30,5% dos exames de PCR.

O subdiagnóstico e o superdiagnóstico de ITU envolvem três aspectos: coleta adequada de amostra de urina, interpretação do resultado e diagnósticos errados entre bacteriúria assintomática e ITU febril sintomática.[9]

Coleta de urina

A coleta adequada da urina é essencial para a não ocorrência de resultados falsos-positivos ou duvidosos. Ao receber o resultado de um exame, é da responsabilidade do pediatra perguntar à mãe em quais condições foi coletada a urina antes de analisar o resultado. É importante a realização, previamente à coleta, de assepsia da genitália externa com água e sabão, não devendo ser utilizados antissépticos locais, que podem impedir o crescimento bacteriano nas culturas. Se a amostra de urina não puder ser analisada ou semeada imediatamente após a coleta, esta deve ser transportada a uma temperatura de 4 °C, e o exame ser realizado em até 4 horas, garantindo sua sensibilidade e especificidade.[4]

Nas crianças com controle esfincteriano, o jato médio é o método ideal para a coleta da urina, em ambos os sexos, tendo sempre o cuidado de orientar a coleta diretamente em um frasco estéril.[10]

Nas crianças sem controle esfincteriano, pode-se utilizar o saco coletor esterilizado, necessitando atenção redobrada com a higiene local; sua troca deve ocorrer a cada 30 minutos, sempre realizando nova assepsia até que a amostra de urina seja obtida. Essa técnica apresenta elevado resultado falso-positivo por causa da contaminação pela flora periuretral.[9]

O cateterismo vesical é um método invasivo, com baixo risco de contaminação, desde que realizado com assepsia adequada e por profissional treinado, pois pode lesar a mucosa uretral. Mais utilizado em meninas, que apresentam mais risco de contaminação, e quando exames anteriores apresentam resultados duvidosos. Durante a coleta, deve-se desprezar os primeiros 2 a 3 mL, a fim de evitar resultados falsos-positivos.

A punção suprapúbica é considerada o método mais sensível de amostra de urina não contaminada pela flora perineal. Seu uso é mais reservado em neonatos e lactentes menores de 1 ano com quadro infeccioso grave e necessidade de diagnóstico rápido e preciso,[10] ou por condições que impeçam a coleta de urina por via baixa, como alguma malformação ou infecções da genitália externa. Está contraindicada nos casos de íleo paralítico e abdome agudo.

A Academia Americana de Pediatria (AAP) recomenda que, em lactentes jovens (2 meses a 2 anos), nos quais os sintomas de ITU são inespecíficos e o risco de lesão renal é maior, necessitando de diagnóstico rápido e tratamento imediato, a coleta de urina seja feita por cateterismo vesical ou punção suprapúbica. Esta recomendação decorre da importância de se utilizar um método com boa sensibilidade e especificidade, de modo a confirmar ou afastar o diagnóstico de ITU. A AAP considera que a urina coletada por saco coletor pode apresentar um índice de falso-positivo de até 88%, sendo valorizada somente quando negativa, para exclusão de ITU.[11]

Interpretação dos resultados

No exame de urina tipo 1, as medições com tiras reagentes para detectar nitrito e esterase leucocitária revelam alta especificidade, porém baixa sensibilidade, quando analisados isoladamente. A positividade de ambos aumenta a sensibilidade no diagnóstico da ITU (sensibilidade de 88% para esterase leucocitária ou nitrito e especificidade de 96% para a concomitância de positividade de ambos). Leucocitúrias estéreis podem ocorrer na presença de processos infecciosos ou inflamatórios não associados a ITU, como febre decorrente de viroses, gastrenterites e pós-vacinas, desidratação, leucorreia, vulvovaginite e nefrites.[4]

A presença de piúria mostrou os menores índices de sensibilidade e especificidade, com variações dependendo do tipo de amostra avaliada, isto é, a sensibilidade e a especificidade foram de 67% e 79%, respectivamente, para leucócitos > 5 /campo em urina centrifugada, e de 77% e 89% para leucócitos > 10/mm^3 em urina não centrifugada.[12] Portanto, um achado de piúria isoladamente não confirma ITU, mas a ausência de piúria é rara em criança com ITU comprovada.

Na bacterioscopia feita em gota de urina não centrifugada e corada pelo Gram, a presença de 1 ou mais bactérias Gram-negativas correlaciona-se fortemente com URC positiva. Sua sensibilidade é de 94%, especificidade de 92%, com valor preditivo positivo de 85% quando associado à piúria.[7] É um exame útil que orienta o início da terapêutica, enquanto se aguarda o resultado da URC.

A identificação de bactérias na urina por meio da URC é o método de certeza do diagnóstico da ITU, considerado o padrão-ouro.[11-14] O número de UFC/mL considerado significativo varia com o método de coleta. O crescimento de 2 ou mais cepas de bactérias diferentes na amostra de urina é considerado contaminação. Os valores aceitos como diagnósticos estão na Tabela 1.

Na faixa etária de 2 a 24 meses, a AAP orienta, para o diagnóstico de ITU, a presença de piúria e o crescimento de pelo menos ≥ 50.000 UFC/mL, de um único uropatógeno em uma coleta de urina adequada. Apenas o exame de urina tipo 1 não fornece o diagnóstico, porém deve ser avaliado em conjunto com a urinocultura.[11]

Tabela 1 Interpretação da URC no diagnóstico de ITU

Método da coleta de urina	Diagnóstico de ITU
Aspiração suprapúbica	Qualquer número de UFC/mL (no mínimo 10 colônias idênticas)
Cateterização uretral	Entre 1.000 e 50.000 UFC/mL de um único patógeno urinário
Jato médio/Saco coletor	> 104 UFC/mL com sintomas > 105 UFC/mL sem sintomas

UFC: unidades formadoras de colônias.
Fonte: Silva e Oliveira, 2015.[9]

Bacteriúria assintomática

É definida como o crescimento de um número significativo (geralmente > 100.000 UFC/mL) de um único uropatógeno na urina em pacientes sem nenhuma sintomatologia relacionada à infecção urinária. Seu achado é ocasional e pode ser detectada em amostras sucessivas de urinoculturas. É mais predominante em meninas, com idade maior que 4 anos, em crianças com bexiga neurogênica e disfunção miccional.[1] Alguns estudos têm demostrado que a bacteriúria assintomática está associada a cepas de bactérias de baixa virulência, ou seja, incapazes de adesão ao uroepitélio. Há evidências de que essas cepas podem exercer um papel protetor contra cepas mais virulentas e que o tratamento antibiótico repetido levaria a um aumento da resistência bacteriana.[1,10] A ausência de esterase leucocitária e/ou piúria na urina de crianças com bacteriúria assintomática diferencia esta condição da ITU verdadeira.[11]

ABORDAGEM DA CRIANÇA COM DIAGNÓSTICO DE ITU

A abordagem das crianças com ITU confirmada envolve dois aspectos fundamentais: erradicação do agente infeccioso e prevenção da doença renal. O tratamento correto e o início precoce são cruciais para a prevenção de lesão renal. Alguns aspectos devem ser considerados nessa abordagem:

- Reconhecimento dos pacientes de alto risco para lesão renal e recorrência de ITU.
- Tratamento com antibióticos.
- Prevenção de recorrências.
- Identificação de anomalias anatômicas e funcionais do trato urinário por meio de exames de imagens.

Reconhecimento dos pacientes de alto risco

Recém-nascidos e crianças até 2 anos com febre sem sinais de localização devem ser investigados, em virtude do alto risco de envolvimento do trato urinário superior.[11] Crianças com diagnóstico prévio de RVU, hidronefrose pré-natal, CAKUT e BBD também são consideradas pacientes de risco. Meninos não circuncisados possuem uma chance maior de ITU que os circuncisados. Alguns estudos mostram que a presença de prepúcio íntegro eleva o risco de ITU entre 3,7 e 11 vezes.[13] A circuncisão deve ser considerada em meninos com alto risco de ITU recorrente.[14]

Tratamento com antibióticos

A antibioticoterapia deve ser iniciada o mais rápido possível após a coleta da urinocultura. Existe uma relação direta entre ITU febril, retardo na instituição do tratamento e formação de cicatriz renal.[8-11]

A escolha de um antimicrobiano deve se basear na prevalência conhecida dos agentes bacterianos, assim como a via e o tempo de administração, e depende da forma clínica de apresentação e da idade do paciente.

Crianças com febre alta, toxemiadas, com vômitos e desidratadas devem receber tratamento inicialmente parenteral, com internação hospitalar, até que as condições clínicas permitam a troca da medicação para via oral. Crianças maiores de 2 meses, sem sinais de toxemia, hidratadas e com estado geral conservado podem receber medicação oral, com acompanhamento ambulatorial. Os neonatos são considerados um grupo de alto risco de desenvolvimento de sepse, necessitando de tratamento em ambiente hospitalar, com associação de antibióticos por via parenteral e monitoração contínua.[9,10]

As enterobactérias são as responsáveis pela maioria das ITU. A escolha do antibiótico deve ser de espectro adequado, com boa concentração urinária, sem repercussão no trato gastrintestinal, não nefrotóxico e que possa ser administrado por via oral. As Tabelas 2 e 3 mostram os principais esquemas terapêuticos recomendados.

A duração do tratamento varia de 7 a 14 dias, dependendo da forma de apresentação clínica e do tempo necessário para erradicação da bactéria.[10] É desnecessária a realização de rotina da urinocultura durante o tratamento com a finalidade de avaliar a sensibilidade do germe à droga usada. Recomenda-se a utilização dos critérios clínicos para avaliação da resposta terapêutica. A melhora do estado geral e o desaparecimento da febre em 48 a 72 horas são indicativos de uma boa resposta. Deve ser realizada uma urinocultura de controle preferencialmente 4 a 7 dias após o término do tratamento.[7]

Tabela 2 Opções de antibióticos via oral para tratamento de ITU

Antibióticos	Dosagem (mg/kg/dia)	Intervalo
Amoxicilina + Clavulanato	40 + 5,7	A cada 12 h
Sulfametoxazol + Trimetoprim	40 + 8	A cada 12 h
Cefalexina	50 a 100	A cada 6 h
Cefadroxil	30 a 50	A cada 12 h
Axetilcefuroxima	20 a 30	A cada 12 h
Nitrofurantoína	5 a 8	A cada 6 h

Fonte: Silva e Oliveira, 2015;[9] AAP, 2011.[11]

Tabela 3 Opções de antibióticos via parenteral para tratamento de ITU

Antibióticos	Dosagem (mg/kg/dia)	Intervalo
Ceftriaxona	50 a 75	A cada 24 h
Cefotaxima	150	A cada 8 h
Ceftazidima	100 a 150	A cada 8 h
Gentamicina	7,5	A cada 8 h
Amicacina	15	A cada 12 h ou 24 h

Fonte: Silva e Oliveira 2015;[9] AAP, 2011.[11]

Prevenção de recorrências

O uso da profilaxia contínua com antibióticos (PCA), uma prática de muitas décadas prescrita para lactentes e crianças após a primeira ITU com objetivo de reduzir recorrências, é utilizada na tentativa de se manter concentrações de antimicrobiano na bexiga para impedir a proliferação bacteriana. As drogas devem ter alta concentração urinária e mínimo efeito sobre a flora intestinal.

Nos últimos anos, alguns estudos questionaram seu uso, demonstrando que não há benefício estatístico significativo, visto que, em algumas situações, ele não alcança seu objetivo e aumenta a possibilidade de resistência bacteriana.[15,16] No entanto, estudos recentes e bem elaborados mostraram que alguns grupos de pacientes são beneficiados com a PCA.[17-20] Um estudo sobre a Intervenção Randomizada em Crianças com Refluxo Vesicoureteral (RIVUR), realizado com 607 crianças menores de 6 anos com RVU grau I a IV, após a primeira ou segunda ITU febril, mostrou que a profilaxia antimicrobiana com sulfametoxazol + trimetoprim reduziu o risco de recidiva em 50%. Nas crianças que apresentavam ITU associada à BBD, a redução de recidivas foi de 80%.[20]

A BBD desempenha um fator importante na recorrência de ITU e está frequentemente associada ao RVU. Crianças com constipação crônica apresentam contração involuntária da musculatura pélvica. A distensão do reto pode comprimir o colo da bexiga e a região trigonal, levando a hiperatividade do detrusor, obstrução do fluxo urinário e resíduo vesical pós-miccional. O diagnóstico e a correção simultânea da BBD são fundamentais para prevenir os episódios de ITU recorrente.[1,2]

A profilaxia contínua com antibióticos deve ser considerada em situações de alta suscetibilidade à ITU e risco elevado de lesão renal no longo prazo. As principais indicações para seu uso são:[9]

- Lactentes com hidronefrose fetal, sugestiva de uropatias (diâmetro da pelve > 10 mm).
- Crianças com RVU graus III a V com alto risco de lesão renal.
- Crianças com CAKUT.
- Crianças com disfunção miccional associada a ITU recorrentes.
- Episódios de ITU recorrentes, principalmente em meninas com morbidade importante.

Os antibióticos de maior segurança na profilaxia antimicrobiana são o sulfametoxazol-trimetoprim, a nitrofurantoína e a cefalexina, preconizando sempre ¼ da dose habitual de tratamento, em dose única à noite. A cefalexina está indicada preferencialmente nos três primeiros meses de idade, não sendo recomendada para uso prolongado.[9]

Avaliação por exames de imagens do trato urinário

A investigação por imagens está indicada em todas as crianças, após o primeiro episódio bem documentado de ITU febril, em ambos os sexos. O objetivo principal é diagnosticar alterações morfofuncionais do aparelho urinário que predispõem a recorrência e aumentam o risco de lesão renal.[10,11] Não há um único exame capaz de fornecer todas as informações necessárias; eles são complementares e quase sempre há necessidade de dois ou mais exames para esclarecimento diagnóstico.

Ultrassonografia renal e de vias urinárias (US)

É o exame inicial em todas as crianças após um episódio confirmado de ITU. Não é invasivo, independe da função renal, não é radioativo, não utiliza contraste, mas é um exame operador-dependente. Permite avaliar o trato urinário alto (forma, tamanho, localização, diferenciação corticomedular, dilatações da pelve renal) em busca de malformações congênitas e uropatias obstrutivas. A avaliação do ureter e da bexiga (espessura da parede vesical, do volume pré-miccional com desejo miccional e do resíduo pós-miccional), bem como o diâmetro transverso do reto, auxiliam no diagnóstico das BBD.[4,7]

A utilização da US pré-natal ampliou a detecção precoce das CAKUT, possibilitando a investigação no período pós-natal imediato. Contudo, é importante lembrar que a qualidade desses exames é variável e que o laudo de US fetal normal não afasta a possibilidade de alterações morfológicas.[9,11]

A US dinâmica é uma técnica desenvolvida para a investigação funcional da bexiga e dinâmica da micção, com a avaliação do trato urinário superior durante o enchimento e o esvaziamento da bexiga. Possibilita avaliar a capacidade vesical, a presença de contrações do detrusor e de perdas urinárias associadas e medir o resíduo pós-miccional e o diâmetro transverso do reto. É um exame muito utilizado na abordagem das BBD,[6] porém demanda um tempo longo de avaliação e um profissional treinado, restringindo seu uso em alguns locais.

Uretrocistografia miccional (UCM)

É um exame invasivo, realizado com cateterização da uretra e infusão de contraste iodado na bexiga. Quando indicado, deve ser realizado com a criança sem ITU (urinocultura negativa) e em uso de quimioprofilaxia. É um método que avalia melhor a morfologia do trato urinário inferior, identificando anomalias da uretra (estenoses, válvula de uretra posterior), da bexiga (divertículos, ureterocele) e do ureter (RVU), sendo o único exame capaz de definir a graduação do RVU (grau I a V). Nos casos de disfunção miccional, pode-se encontrar a imagem de uretra em pião (Figura 1). Possui a desvantagem de ser doloroso e provocar grande irradiação sobre as gônadas.[4,7]

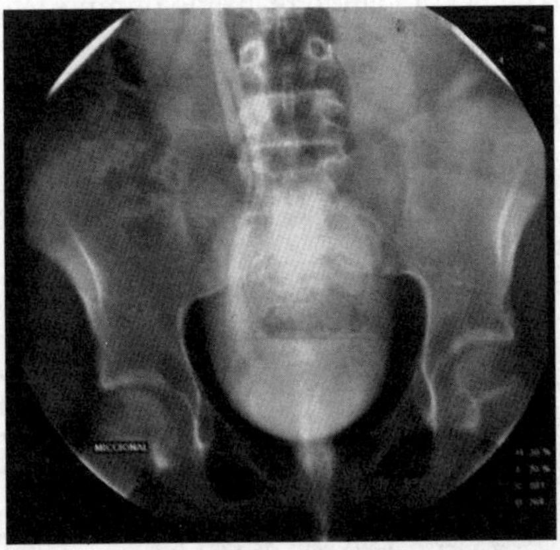

Figura 1 Paciente de 13 anos de idade, sexo feminino, história de infecção urinária de repetição, urgência, incontinência de urgência e manobra de contenção. A uretrocistografia miccional mostra uretra em pião, refluxo vesicoureteral e duplicidade ureteral à direita. Observa-se ainda aumento de resíduo fecal revelando constipação intestinal. Imagem cedida pela Dra. Eliane Garcez da Fonseca.

Urografia excretora (UE)

Atualmente, não é mais utilizado de rotina na abordagem da ITU. É um exame com alta carga de radiação e riscos de reações alérgicas por causa do uso venoso do contraste iodado. Indicado somente quando há necessidade de maiores detalhes anatômicos nas obstruções do trato urinário, principalmente as alterações ureterais, como duplicação, implantação anômala e ureter ectópico e nas uropatias obstrutivas com indicação cirúrgica (Figura 2). Não é utilizado nas crianças com insuficiência renal crônica e deve ser evitado em recém-natos e lactentes jovens. Sua indicação foi reduzida com o advento da cintilografia renal com ácido dietilenotriaminopentacético (DTPA) e a urorresonância.[4,7]

Os exames de medicina nuclear são seguros, com baixa dose de radiação e toxicidade farmacológica; porém, são exames de custos elevados, o que restringe seu uso em alguns locais. Apresentam boa avaliação do parênquima renal e da função renal individualizada. As informações obtidas dependem do radiofármaco utilizado.[4,7]

Cintilografia renal estática (DMSA)

Utiliza o ácido dimercaptosuccínico (DMSA) ligado ao tecnécio99, que é captado pelas células tubulares renais e excretado lentamente. Fixa-se no córtex renal fornecendo boa avaliação do parênquima renal funcionante, permitindo a avaliação da função quantitativa absoluta e relativa de cada rim. É o exame que apresenta maior sensibilidade (98%) e especificidade (100%) na detecção de cicatrizes renais (Figura 3), sendo recomendada, nestes casos, sua realização 3 a 6 meses após o episódio de ITU. Quando realizado durante o episódio de ITU febril, fornece o diagnóstico de PNA.[1]

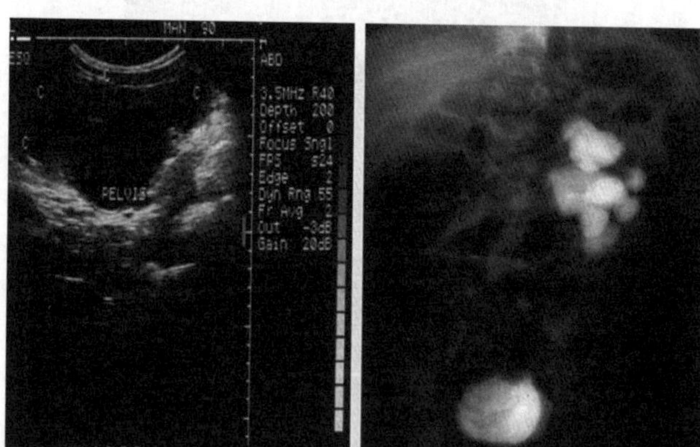

Figura 2 US com dilatação de pelve renal esquerda e UE com retardo de eliminação do contraste. Diagnóstico de uropatia obstrutiva e estenose de junção pieloureteral em lactente com ITU febril. Acervo pessoal da autora.

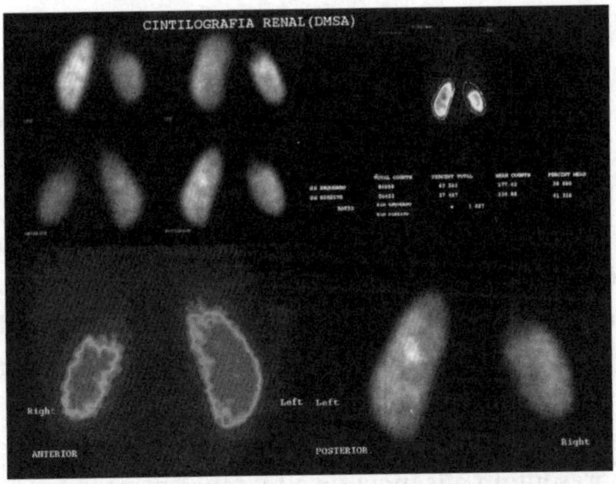

Figura 3 Cintilografia renal com DMSA mostrando cicatriz renal em polo superior direto. Criança de 2 anos com diagnóstico de RVU III e ITU febril recorrente. Acervo pessoal da autora.

Cintilografia renal dinâmica (DTPA)

Utiliza o ácido dietilenotriaminopentacético (DTPA) que, ligado ao tecnécio^{99}, permite a avaliação dos rins de uma forma dinâmica. Por meio de imagens sequenciais, avalia a capacidade de filtração glomerular e excreção renal. Está indicado nos pacientes com ITU associada ao diagnóstico ultrassonográfico de hidronefrose, permitindo fazer o diagnóstico diferencial das obstruções em qualquer nível do trato urinário. Nas obstruções altas, com o uso da furosemida venosa, permite diferenciar entre os processos obstrutivos funcionais e os anatômicos.[4]

Cintilografia radioisotópica direta com DTPA

Realizada de forma semelhante à UCM, detectando o RVU por medicina nuclear, porém não permite boa avaliação anatômica da bexiga e da uretra, nem estabelece os graus do RVU. Está indicada no acompanhamento da evolução do RVU, a fim de avaliar sua resolução espontânea ou o resultado após um tratamento cirúrgico. Pode ser realizada também na forma indireta, sem necessidade de cateterismo vesical, utilizada somente nas crianças com controle esfincteriano.[4]

A sequência de exames a serem realizados na investigação por imagens do trato urinário após um episódio de ITU bem documentado deve ser individualizada para cada caso, evitando-se, muitas vezes, exames invasivos desnecessários, onerosos e sem qualquer benefício. A idade da criança, os dados de anamnese e exame físico e a presença ou não de BBD são importantes para a tomada de decisão.

Há um consenso na literatura de que toda criança com ITU febril, bem documentada laboratorialmente, deve fazer uma US renal com avaliação da bexiga como investigação inicial. O momento de realização deste exame depende das condições clínicas da criança. Está indicado nos primeiros dias do quadro infeccioso, quando não está ocorrendo melhora clínica, com o objetivo de afastar complicações graves, como abscesso e uropatias obstrutivas. Lembrar que, durante o processo agudo, pode ocorrer uma dilatação da pelve transitória, decorrente da toxina bacteriana da E. *coli*, podendo confundir o diagnóstico com hidronefrose.[10] A avaliação do exame é melhor quando a criança está adequadamente hidratada.

Novas diretrizes da AAP (2011)[11] recomendam que as crianças menores de 2 anos, as quais apresentam ausência de alterações morfológicas e funcionais na US após o primeiro episódio de ITU febril, deverão ser acompanhadas clinicamente com coleta de urinocultura em todo episódio febril subsequente, garantindo o diagnóstico precoce e o tratamento imediato da ITU, com o objetivo de prevenir o dano renal. Aprofundar a investigação por imagens com UCM somente nos casos de recorrência da ITU e, se necessário, avaliar a cintilografia com DMSA e/ou DTPA. Os autores somente indicam a realização da UCM após o primeiro episódio de ITU febril, se a US revelar alterações que sugiram RVU de alto grau, uropatia obstrutiva ou anormalidades na bexiga.

Para crianças com US normal, alguns autores indicam a realização de DMSA na fase aguda da ITU com o objetivo de investigar PNA ou posteriormente (4 a 6 meses após a cura da ITU) para detectar cicatriz renal. Na ocorrência de alteração neste exame, avaliam a necessidade de UCM após a o primeiro episódio de ITU.[21]

Na faixa etária acima de 2 anos, principalmente nas crianças que já adquiriram o controle esfincteriano, é importante a pesquisa da BBD que, quando associada a ITU e RVU, exige uma investigação por imagens que não se restringe apenas a US renal com avalição da bexiga, mas também pede a realização de urofluxometria com eletromiografia e/ou urodinâmica.[4]

A avaliação por imagens das crianças com ITU febril vem sofrendo muitas discussões e debates. Nos últimos anos, foram apresentadas várias propostas de investigação da criança com ITU, com uma tendência de reduzir a propedêutica de imagens.[9] Entretanto, ainda não há um consenso com relação à melhor conduta. São necessários mais estudos prospectivos randomizados de longo prazo comparando as modalidades terapêuticas e diagnósticas adotadas, estabelecendo a relação entre riscos e benefícios.

Neste contexto, Silva e Oliveira[9] sugerem uma abordagem mais simples e direta, proposta por Williams et al.[14] a ser realizada nas crianças após a primeira ITU febril:

- US renal e bexiga em todas as crianças.
- Uretrocistografia miccional e/ou DMSA para aquelas com US anormal.

O seguimento clínico e o acompanhamento regular de todas as crianças com ITU febril e cicatriz renal são necessários para evitar recidivas de ITU. É fundamental que a abordagem dessas crianças seja realizada de uma maneira ampla, com avaliações periódicas nas consultas de puericultura, centrada no crescimento, no desenvolvimento global e na orientação nutricional. Neste aspecto, a função de pediatra geral é muito importante.

DESAFIOS ATUAIS

1. Diagnóstico de ITU: o principal desafio na pediatria é o diagnóstico correto da ITU em todas as idades. Para dar continuidade à investigação por imagem do trato urinário após o tratamento do quadro agudo, é necessário o diagnóstico com uma urinocultura positiva. Nesse aspecto, a coleta adequada de urina, a interpretação correta dos resultados e o diagnóstico diferencial entre bacteriúria assintomática e ITU febril sintomática são os pontos principais. Uma anamnese detalhada, investigando principalmente as queixas relacionadas a BDD, e um exame físico completo são fundamentais para o raciocínio clínico, diagnósticos diferenciais e orientação na solicitação dos exames de imagens. O tratamento correto e o início precoce são cruciais para a prevenção de lesão renal.
2. US renal com avaliação funcional da bexiga: na busca de alterações morfológicas e funcionais do aparelho urinário, o primeiro exame a ser solicitado é a US renal e de vias urinárias. É fundamental que o exame seja realizado por profissional capacitado, que tenha habilidade e paciência com a faixa pediátrica e que faça a avaliação funcional da bexiga, inclusive com a medida do resíduo miccional e do diâmetro transverso do reto. Um laudo de US normal, sem a avaliação funcional da bexiga, não será útil para o diagnóstico das BBD. A BBD desempenha um fator importante na recorrência de ITU e pode estar associada ao RVU.
3. Prevenção, diagnóstico e tratamento da constipação funcional: a constipação funcional está frequentemente associada a episódios de ITU recorrente. Seu diagnóstico correto inicia-se pela anamnese detalhada com avaliação dos critérios de Roma e da Tabela de Bristol. Um histórico alimentar incluindo a ingesta de água também é muito importante. Muitas vezes, com a correção do hábito intestinal, ocorre resolução da recorrência da ITU.

Na última década, a abordagem da criança com ITU sofreu várias atualizações. Reconhecer os pacientes de alto risco para lesão renal, erradicar o agente infeccioso e prevenir recorrências são medidas iniciais e importantes na pediatria geral. A sequência de exames a serem realizados posteriormente deve ser individualizada para cada caso, evitando muitas vezes exames invasivos desnecessários. A avaliação do nefrologista pediátrico é importante nesse momento.

ORIENTAÇÕES AOS PAIS

- Realização de US morfológica no pré-natal em busca de malformações renais congênitas.
- Aleitamento materno: melhora a imunidade e mantém uma flora intestinal saudável.
- Bons hábitos miccionais e intestinais dependem de uma alimentação saudável, sem consumo de ultraprocessados e com ingesta hídrica adequada.
- Iniciar a retirada de fralda somente quando a criança apresentar os marcos de desenvolvimento para o controle esfincteriano. Isto ocorre em momentos diferentes em cada criança. Importante usar redutor de assento sanitário e apoio dos pés, com o objetivo de relaxar o assoalho pélvico durante a micção e a evacuação.
- Observar a frequência urinária. O ideal é urinar a cada 3 ou 4 horas, necessitando, para isso, uma boa ingesta de água. Criança que acorda com a fralda seca antes de 12 meses pode estar sinalizando um distúrbio miccional, com esvaziamento incompleto da bexiga.
- Prevenir constipação funcional, principalmente na época de retirada da fralda (dieta saudável).

✓ CONCLUSÃO

A infecção urinária é uma doença comum na infância, podendo estar associada à lesão renal, principalmente nos lactentes jovens, nos quais o diagnóstico clínico e laboratorial apresenta maior dificuldade, retardando o início do tratamento. A febre é um marcador clínico de envolvimento do parênquima renal. Os sintomas variam de acordo com a faixa etária, a localização da infecção e a presença de alterações anatômicas e funcionais do trato urinário, sendo mais inespecíficos quanto menor a idade.

Nas crianças que já adquiriram o controle esfincteriano diurno, a ITU frequentemente pode estar associada a BBD.[2] A pronta identificação e a correção simultânea desses sintomas reduzem a recorrência da ITU e suas sequelas.

O diagnóstico da ITU requer a coleta adequada de uma amostra de urina não contaminada, para análise microscópica e urinocultura.

O tratamento deve ser iniciado o mais rápido possível após a coleta da urina. Existe uma relação direta entre ITU febril, retardo na instituição do tratamento e formação de cicatriz renal. As escolhas de um antimicrobiano, assim como a via e o tempo de administração, dependem da forma clínica de apresentação e da idade do paciente. A identificação e a correção dos hábitos urinários e intestinais na criança são fundamentais para o sucesso no tratamento e prevenção de recidivas.

Estudos atuais demonstram que, apesar das controvérsias com relação à eficácia da profilaxia antibacteriana na prevenção da recorrência, essa conduta deve ser avaliada para algumas situações clínicas.

A investigação por exames de imagem deve ser realizada em todas as crianças após o primeiro episódio bem documentado de ITU febril, em ambos os sexos. O objetivo principal é diagnosticar alterações morfofuncionais do aparelho urinário, que predispõem à recorrência e aumentam o risco de lesão renal. Dentre estas, alterações como o RVU e os distúrbios miccionais e intestinais são os mais frequentes. A sequência de exames a serem realizados deve ser individualizada para cada caso, evitando-se, muitas vezes, exames invasivos desnecessários, onerosos e sem qualquer benefício. A idade da criança, os dados de anamnese e exame físico são importantes para a tomada de decisão. A avaliação do nefrologista pediátrico se faz necessária nas ITU recorrentes e naquelas associadas com alterações renais estruturais ou funcionais.

REFERÊNCIAS BIBLIOGRÁFICAS

1. Guidoni EBM, Toporovsk J. Infecção do trato urinário na infância. In: Toporovsk J, Mello VR, Filho DM, Benini V, Andrade OVB. Nefrologia pediátrica. 2.ed. Rio de Janeiro: Guanabara Koogan; 2006. p.305-19.
2. Yang S, Chua ME, Bauer S, Wright A, Brandström P, Hoebeke P, et al. Diagnosis and management of bladder bowel dysfunction in children with urinary tract infections: a position statement from the International Children's Continence Society. Pediatr Nephrol. 2018;33(12):2207-19.
3. Jacobson SH, Eklöf O, Eriksson CG, Lins LE, Tidgren B, Winberg J. Development of hypertension and uraemia after pyelonephritis in childhood: 27 year follow up. BMJ. 1989;299:703.
4. Silva JMP, Oliveira EA, Cardoso LSB. Infecção do trato urinário In: Carnevale J, Miranda EG, Silveira AE, Tibúrcio MA. Tratado de urologia pediátrica. São Paulo: Sparta; 2013. p.147-62.
5. Shaw KN, Gorelick M, McGowan KL, Yakscoe NM, Schwartz JS. Prevalence of urinary tract infection in febrile young children in the emergency department. Pediatrics. 1998;102(2):e16.

6. Shaikh N, Morone NE, Bost JE, Farrell MH. Prevalence of urinary tract infection in childhood: a meta-analysis. Pediatr Infect Dis J. 2008;27:302-8.
7. Silva JMP, Cardoso LSB, Diniz JSS. Infecção do trato urinário. In: Lopez FA, Junior DC. Tratado de Pediatria. Barueri: Manole; 2007. p.1211-22.
8. Macedo CS, Riyuzo MC, Bastos HD. Renal scars in children with primary vesicoureteral reflux. J Pediatr (Rio J). 2003;79(4):355-62.
9. Silva ACS, Oliveira EA. Update on the approach of urinary tract infection in childhood. J Pediatr (Rio J). 2015;91(6):S2-S10.
10. Saadeh SA, Mattoo TK. Managing urinary tract infections. Pediatr Nephrol. 2011;26:1967-76.
11. American Academy of Pediatrics. Urinary Tract infection: clinical practice guideline for the diagnosis and management of the initial UTI in febrile infants and children 2 to 24 months. Pediatrics. 2011;128:595-610.
12. Lo DS, Rodrigues L, Koch VHK, Gilio AE. Clinical and laboratory features of urinary tract infections in young infants. J Bras Nefrol. 2018;40(1):66-72.
13. Koch VH, Zuccolotto SMC. Infecção do trato urinário. Em busca das evidências. J Pediatr (Rio J). 2003;79(1):S97-S106.
14. Williams GJ, Hodson EH, Isaacs D, Craig JC. Diagnosis and management of urinary tract infection in children. J Paediatr Child Health. 2012;48:296-301.
15. Conway PH, Cnaan A, Zaoutis T, Henry BV, Grundmeier RW, Keren R. Recurrent urinary tract infections in children, risk factors and association with prophylactic antimicrobials. JAMA. 2007;298:179-86.
16. Montini G, Rigon L, Zucchetta P, Fregonese F, Toffolo A, Gobber D, et al. Prophylaxis after first febrile urinary tract infection in children? A multicenter, randomized, controlled, noninferiority trial. Pediatrics. 2008;122:1064-71.
17. Brandström P, Hansson S. Long-term, low-dose prophylaxis against urinary tract infections in young children. Pediatr Nephrol. 2015;30:425-32.
18. Craig JC, Simpson JM, Williams GJ, Lowe A, Reynolds GJ, McTaggart SJ, et al. Antibiotic prophylaxis and recurrent urinary tract infection in children. N Engl J Med. 2009;361:1748-59.
19. Brandström P, Esbjörner E, Herthelius M, Swerkersson S, Jodal U, Hansson S. The Swedish reflux trial in children: III. Urinary tract infection pattern. J Urol. 2010;184:286-91.
20. RIVUR Trial Investigators, Hoberman A, Greenfield SP, Mattoo TK, Keren R, Mathews R, et al. Antimicrobial prophylaxis for children with vesicoureteral reflux. N Engl J Med. 2014;370(25):2367-76.
21. Quirino IG, Silva JM, Diniz JS, Lima EM, Rocha AC, Simões e Silva AC, et al. Combined use of late phase dimercapto-succinic acid renal scintigraphy and ultrasound as first line screening after urinary tract infection in children. J Urol. 2011;185:258-63.

20

HEMOGRAMA NA PEDIATRIA

Elaine Sobral da Costa
Paulo Ivo Cortez Araujo

OBJETIVO

✓ Auxiliar, de forma prática e objetiva, a interpretação do hemograma no dia a dia da prática pediátrica.

INTRODUÇÃO

O hemograma é um exame que quantifica os elementos corpusculares do sangue periférico (eritrócitos, leucócitos e plaquetas) num dado momento da vida de um indivíduo. Além disso, há algumas anotações relativas aos desvios qualitativos das várias células que também podem orientar no diagnóstico de várias condições clínicas. Os dados quantitativos presentes no hemograma costumam variar dentro de certos limites que devem ser estabelecidos como padrões normais. Na pediatria, é fundamental citar que estes valores variam conforme a idade em que é realizado o hemograma. Do ponto de vista didático, o hemograma é dividido em 3 partes: série vermelha, séria branca e plaquetária.[1]

SÉRIE VERMELHA

Hemoglobina (Hb)

É o componente do hemograma que melhor reflete a massa eritrocitária, portanto, é o melhor parâmetro para diagnosticar a presença de anemia. Quando há uma diminuição da hemoglobina, há anemia. Quando há aumento da hemoglobina acima dos valores de referência, há policitemia. Os valores de referência da dosagem de hemoglobina[2] no sangue periférico variam de acordo com as diferentes faixas etárias, conforme descrito na Tabela 1.

Tabela 1 Valores médios de hemoglobina (g/dL) e desvio padrão de acordo com a faixa etária

Idade	Hemoglobina (g/dL)	
	Média	-2 DP
Nascimento (sangue de cordão)	16,5	13,5
1-3 dias	18,5	14,5
1ª semana	17,5	13,5
2ª semana	16,5	12,5
1 mês	14	10
2 meses	11,5	9
3-6 meses	11,5	9,5
6 meses-2 anos	12	10,5
2-6 anos	13,5	11,5
12-18 anos (meninas)	14	12
12-18 anos (meninos)	14,5	13

Fonte: Orkin et al., 2014.[2]

Hematócrito (Ht)

É o volume em percentual a que corresponde a série eritrocitária. Valor relativo, ele depende do volume plasmático e do volume de anticoagulante utilizado na amostra. Quando há presença de hemácias com formas diferentes (poiquilocitose), o hematócrito torna-se falsamente mais alto, porque as hemácias não se empilham perfeitamente. Seu uso é muito restrito na avaliação da série vermelha. Os valores de hematócrito não definem anemia,[1,2] sendo utilizados apenas para cálculo do VCM e CHCM nos hemogramas manuais. Os aparelhos automatizados para realização do hemograma medem o volume de cada hemácia, calculam o VCM e estimam o hematócrito.

Contagem de hemácias (Hm)

É o número absoluto de hemácias. Não reflete a massa eritrocitária porque pode variar de acordo com o volume das hemácias. Por exemplo, nas talassemias, em que o volume das hemácias é reduzido, a contagem de hemácias é alta, inclusive quando há anemia. Utiliza-se apenas para cálculo do número absoluto de reticulócitos, além do cálculo de VCM e HCM.

Contagem de reticulócitos

É fundamental na análise do hemograma, porque reflete a produção medular dos eritrócitos. A contagem de reticulócitos deve sempre fazer parte de qualquer solicitação de hemograma.[1,2] Em pessoas sem anemia, os valores de reticulócitos variam entre 0,5 e 1,5%. Em pacientes com anemia, antes de se interpretar este valor, é preciso corrigi-lo: contagem de reticulócitos corrigida = (Hb encontrada × reticulócito encontrado)/Hb desejada. Contagens de reticulócitos corrigidas acima de 2% na ausência de sangramento são sugestivas de hemólise.

VCM (volume corpuscular médio)

Avalia o volume médio das hemácias. Nos hemogramas realizados manualmente, calcula-se da seguinte forma: Ht/Hm. Nos aparelhos automatizados, é calculado a partir da medida do volume de cada hemácia. Quando este valor é menor do que a referência para a idade, trata-se de microcitose. Se for maior, de macrocitose. Caso esteja dentro dos valores de referência, há normocitose. Na presença de anisocitose (hemácias de tamanhos distintos), o VCM pode ser normal. Vale ressaltar que os valores de referência para o VCM na infância variam amplamente: estão em torno de 100 fL ao nascimento, caem durante a lactância para valores entre 70 e 80 fL, depois sobem gradativamente para valores em torno de 80 a 90 fL e se estabilizam a partir da adolescência. Os valores de VCM variam com a idade,[2] conforme mostra a Tabela 2.

Tabela 2 Valores médios de VCM (fL) e desvio padrão de acordo com a faixa etária

Idade	VCM (fL)	
	Média	–2 DP
Nascimento (sangue de cordão)	108	98
1-3 dias	108	95
1ª semana	107	88
2ª semana	105	86
1 mês	104	85
2 meses	96	77
3-6 meses	91	74
6 meses-2 anos	78	70
2-6 anos	81	75
12-18 anos (meninas)	90	78
12-18 anos (meninos)	90	80

Fonte: Orkin et al., 2014.[2]

CHCM (concentração de hemoglobina corpuscular média)

Avalia a concentração de hemoglobina por hemácia, em média. Nos hemogramas realizados manualmente, calcula-se da seguinte forma: Hb/Ht. Correlaciona-se bem com a coloração das hemácias visualizadas ao microscópio. Valores diminuídos são referidos como hipocromia. Valores normais ou aumentados são referidos como normocromia.

HCM (hemoglobina corpuscular média)

Avalia a quantidade de hemoglobina que há em média em cada hemácia. Não se correlaciona bem com o que se visualiza ao microscópio, porque não leva em consideração o volume das hemácias. Em hemogramas realizados manualmente, calcula-se da seguinte forma: Hb/Hm.

RDW (do inglês *red blood cell distribution width* – largura da distribuição do volume das hemácias)

É um índice de variação do tamanho das hemácias (anisocitose). É calculado somente nos hemogramas automatizados, a partir da medida do volume corpuscular de cada hemácia. A distribuição destes volumes é representada graficamente em um histograma. A base deste histograma é o RDW.

VHS (velocidade de hemossedimentação)

Embora não se correlacione especificamente com nenhuma condição, é muito útil pela sua sensibilidade, porque está aumentada em estados inflamatórios, sejam infecciosos, neoplásicos ou autoimunes.

SÉRIE BRANCA

A contagem global de leucócitos geralmente varia entre 3.500 e 10.000/uL. Estes valores variam com a idade, especialmente no início da vida. Pacientes negros geralmente têm contagens de leucócitos mais baixas, por isso se aceita como limite inferior da normalidade valores de 3.000/uL. Valores abaixo da referência para a idade e etnia são ditos como leucopenia e valores acima, leucocitose. Há famílias que possuem uma contagem global de leucócitos marginalmente mais baixa que 3.000/uL, sem prejuízo da função leucocitária. Esta condição é mais frequente em negros, chama-se leucopenia constitucional e não significa doença. A contagem diferencial dos leucócitos é habitualmente expressa em percentuais. Pode ser feita manualmente por profissional com experiência em reconhecer os diversos subtipos celulares ou automaticamente pelos aparelhos que realizam o hemograma. Embora se considere que, para a contagem de alguns dos subtipos celulares, o olhar de um profissional experiente é superior à contagem automática, os aparelhos de hemograma de última geração já trabalham com registros fotográficos de todas as células, sendo possível revisar a análise, caso necessário.[3] Por fim, para cada subtipo celular, calcula-se o seu número absoluto a partir da contagem global de leucócitos e do percentual do subtipo desejado. Na Tabela 3, encontra-se uma descrição da distribuição dos subtipos leucocitários no sangue periférico e uma descrição de suas possíveis alterações.

Tabela 3 Distribuição dos subtipos leucocitários no sangue periférico e suas possíveis alterações

Subtipo leucocitário	Valores de referência	Possíveis alterações
Basófilos	0-2%	Aumento no número de basófilos significa basofilia. É um achado raro na infância e ocorre em síndromes mieloproliferativas, por exemplo, a leucemia mieloide crônica
Eosinófilos	2-4%	Eosinopenia significa diminuição do número de eosinófilos e pode ser encontrada nas infecções bacterianas graves. Eosinofilia, isto é, o aumento no número de eosinófilos, ocorre em parasitoses, alergias, síndromes mieloproliferativas, síndrome hipereosinofílica, reacional a uso de medicamentos, etc.
Neutrófilos	> 1.500/uL em > 1 ano ou > 1.000/uL em < 1 ano	Valores < 1.500/uL em crianças maiores de 1 ano ou < 1.000/uL em crianças menores de 1 ano são considerados neutropenia. O lactente tem, fisiologicamente, maior percentual de linfócitos que de neutrófilos. Em torno dos 5 a 6 anos de vida, esta proporção se inverte e o percentual de neutrófilos passa a ser maior que o de linfócitos. A contagem absoluta de neutrófilos (CAN) deve ser feita somente a partir das formas de neutrófilos segmentados e bastões. Promielócitos, mielócitos e metamielócitos não são considerados na CAN porque não possuem atividade fagocítica. Neutropenia pode ocorrer secundariamente a drogas, por aplasia medular, infiltração medular neoplásica, etc. Valores < 500/uL e 200/uL são ditos neutropenia grave ou muito grave, respectivamente. Implicam um risco elevado de infecções graves. Aumento na CAN é chamado neutrofilia. Pode estar associada a esplenectomia, asplenia funcional, uso de corticoesteroides, infecções bacterianas, síndrome mieloproliferativa, etc. Nas infecções bacterianas, nas síndromes mieloproliferativas, entre outras, pode-se encontrar, além da neutrofilia, uma mudança nas proporções de segmentados e bastões, com aumento dos bastões, além de formas mais jovens como metamielócitos ou mielócitos no sangue periférico

(continua)

Tabela 3 Distribuição dos subtipos leucocitários no sangue periférico e suas possíveis alterações *(continuação)*

Subtipo leucocitário	Valores de referência	Possíveis alterações
Linfócitos	Varia com a idade (valores descritos na Tabela 4)	Representam uma proporção maior do total de leucócitos na criança do que no adulto. Seu aumento, em números absolutos, é chamado linfocitose, que pode acontecer em infecções virais, coqueluche, síndrome linfoproliferativa, leucemia linfoblástica aguda, etc. Sua diminuição chama-se linfopenia e pode acontecer em pacientes com infecção por HIV, sepse, imunodeficiências primárias, etc.
Monócitos	4 a 8%	Seu aumento chama-se monocitose. Acontece em infecções virais, como pelo vírus Epstein-Barr, síndrome de recuperação medular, síndromes mieloproliferativas, leucemia mielomonocítica crônica e leucemia mielomonocítica juvenil

Fonte: Orkin et al., 2014.[2]

Tabela 4 Valores de referência da contagem linfocitária de acordo com a idade

Idade	Contagem linfocitária (células/uL)
0-3 meses	5.740 (4.054-7.048)
3-12 meses	5.690 (3.320-7.006)
1-2 anos	4.685 (3.873-6.141)
2-6 anos	3.800 (2.340-5.028)
6-12 anos	2.500 (1.662-3.448)
12-18 anos	2.285 (1.340-3.173)

Fonte: Tosato et al., 2015.[4]

SÉRIE PLAQUETÁRIA

A contagem global de plaquetas varia entre 150.000/uL e 550.000/uL. Diminuição da contagem plaquetária chama-se trombocitopenia ou plaquetopenia. Pode decorrer de destruição periférica de plaquetas (por anticorpo antiplaquetário na PTI, coagulação intravascular disseminada, etc.) ou a déficit de produção (aplasia medular, leucemias, infiltração medular por tumores sólidos, etc.).

Aumento na contagem plaquetária chama-se trombocitose. Acontece no uso de corticoesteroides, em doenças reumatológicas como artrite reumatoide juvenil e doença de Kawasaki, anemia ferropriva, anemias hemolíticas como a doença falciforme, síndrome mieloproliferativa com trombocitemia essencial, recuperação medular após infecções graves, etc. Quando se encontram macroplaquetas em sangue periférico, provavelmente a produção medular de plaquetas está aumentada. A contagem de plaquetas feita por aparelhos pode ser falsamente diminuída quando há microcoágulos na amostra ou quando o EDTA adere plaquetas em torno dos neutrófilos. Quando isto ocorre, a contagem deve ser refeita em citrato. Como opção, pode ser realizada câmara de Neubauer por profissional experiente ou a hematoscopia pode estimar a contagem plaquetária real.

HEMATOSCOPIA

A hematoscopia é a avaliação morfológica do sangue periférico em microscópio óptico. Faz parte do hemograma. Deve ser realizada por profissionais experientes na avaliação morfológica dos diversos subtipos celulares,[5] das diversas alterações possíveis na morfologia das hemácias e na avaliação plaquetária. Na avaliação da série branca, pode evidenciar granulações grosseiras em neutrófilos (quadros de infecção), depósitos intracitoplasmáticos (doenças metabólicas), grânulos gigantes (Chédiak-Higashi), acúmulo de formas imaturas (quadros infecciosos ou neoplásicos), presença de células blásticas (leucemias, mielodisplasias), atipia celular (infecções virais), etc. Na avaliação da morfologia plaquetária, macroplaquetas são plaquetas jovens e sugerem superprodução; plaquetas cinzentas e grandes na presença de plaquetopenia leve sugerem síndrome de Bernard-Soulier, etc. Na avaliação da série vermelha, é útil para confirmar micro, normo ou macrocitose, normo ou hipocromia, presença de anisocitose (hemácias de tamanhos distintos) ou poiquilocitose (hemácias de formas distintas) e presença de policromasia (achado que reflete reticulocitose).[5,6] No Quadro 1, encontra-se um resumo das principais alterações morfológicas na série vermelha.

Quadro 1 Descrição e imagens das principais alterações morfológicas na série vermelha

Alterações morfológicas	Descrição	Imagens	Circunstâncias nas quais podem ser encontradas
Drepanócitos	Hemácias em foice	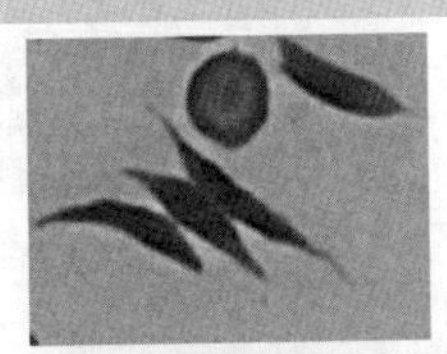	Doenças falciformes
Esferócitos	Hemácias pequenas com ausência do halo claro central	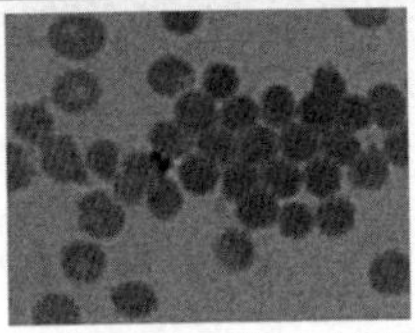	Esferocitose hereditária ou em outras anemias hemolíticas adquiridas (autoimune, deficiência de G6PD, etc.)

(continua)

Quadro 1 Descrição e imagens das principais alterações morfológicas na série vermelha

Alterações morfológicas	Descrição	Imagens	Circunstâncias nas quais podem ser encontradas
Eliptócitos	Hemácias em forma de elipse	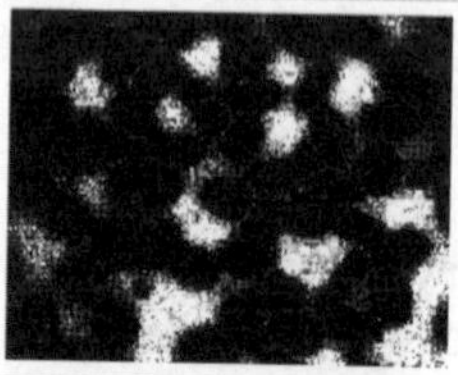	Eliptocitose hereditária, na anemia ferropriva grave, mielodisplasias, etc.
Dacriócitos	Hemácias em lágrimas	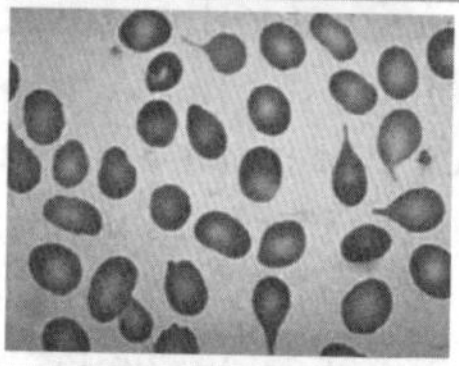	Anemia ferropriva, mielofibrose, talassemias, etc.
Hemácias em alvo	Hemácias em forma de alvo	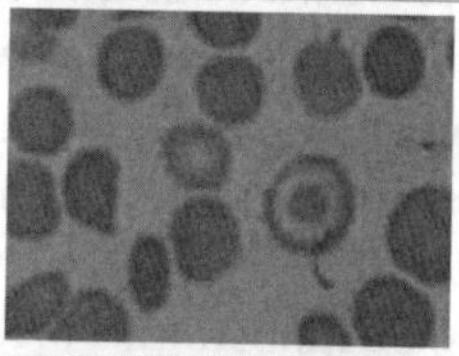	Talassemias, doença falciforme, hemoglobinopatia C, etc.
Pontilhado basofílico	Hemácias apresentando fino pontilhado azul escuro/ roxo	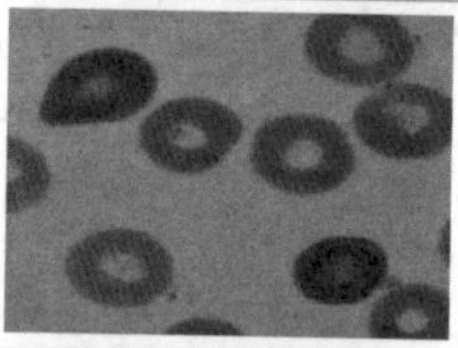	Talassemias, esplenectomizados
Esquizócitos	Hemácias disformes/ hemácias em capacete	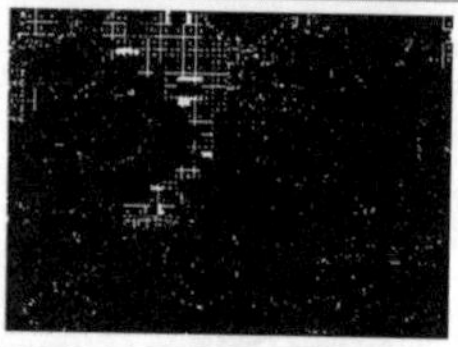	Anemias hemolíticas adquiridas (SHU, PTT)

SHU: síndrome hemolítico-urêmica; PTT: púrpura trombocitopênica trombótica.

Fontes: Orkin et al., 2014;[2] e Alcântara et al.[7]

Para ver estas figuras coloridas, utilize o QR code informado na p. XXIV desta obra.

✓ CONCLUSÃO

O hemograma é uma ferramenta extremamente útil para o pediatra em diversas condições clínicas. Sua interpretação depende da idade do paciente, do método utilizado para executá-lo (manual ou automático) e da experiência do profissional que o realizou (se feito manualmente). O pediatra deve estar atento a todos estes fatores e solicitar uma avaliação morfológica do esfregaço de sangue periférico por um profissional experiente sempre que houver qualquer dúvida na avaliação do hemograma. É fundamental lembrar que, por ser um exame laboratorial, ele não substitui uma boa e minuciosa anamnese e um exame físico cuidadoso e completo, elementos de grande importância na propedêutica médica.

REFERÊNCIAS BIBLIOGRÁFICAS

1. Hermiston ML, Mentzer WC. A practical approach to the evaluation of the anemic child. Pediatr Clin North Am. 2002;49(5):877-91.
2. Orkin SH, Nathan DG, Ginsburg D, Look AT, Fisher DE, Lux S. Nathan and Oskis's Hematology of infancy and childhood. 8.ed. Pennsylvania: Saunders; 2014.
3. Barnes PW, Eby CS, Shimer G. Blast flagging with the UniCel DxH 800 Coulter Cellular Analysis System. Lab Hematol. 2010;16:23-5.
4. Tosato F, Bucciol G, Pantano G, Putti MC, Sanzari MC, Basso G, et al. Lymphocytes subsets reference values in childhood. Cytometry A. 2015;87A:81-5.
5. La Gioia A, Fiorini F, Fumi M, Fiorini M, Pancione Y, Rocco L, et al. A prolonged microscopic observation improves detection of underpopulated cells in peripheral blood smears. Ann Hematol. 2017;96:1749-54.
6. Barnes PW, McFadden SL, Machin SJ, Simson E, International Consensus Group for Hematology. The International Consensus Group for Hematology Review: suggested criteria for action following automated CBC and WBC differential analysis. Lab Hematol. 2005;11(2):83-90.
7. Alcântara KC, Bueno VR, Oliveira GD, Farias DLC, Freire RVC, Almeida MP, et al. Atlas de hematologia UFG. Disponível em: https://hematologia.farmacia.ufg.br/. Acesso em: 30/9/2020.

21

INFECÇÕES RESPIRATÓRIAS AGUDAS

Elisabeth Maria de Souza Correia de Melo
Clemax Couto Sant'Anna

OBJETIVOS

- ✓ Atualizar o pediatra no diagnóstico e na conduta ambulatorial ante as principais infecções respiratórias agudas (IRA) em crianças.
- ✓ Divulgar normas oficiais adotadas no Brasil para assistência e controle das IRA.
- ✓ Apresentar medidas preventivas para IRA adotadas na prática.

INTRODUÇÃO

As infecções respiratórias agudas (IRA) são doenças de etiologia viral ou bacteriana que acometem qualquer segmento do trato respiratório e cujo início ocorreu a menos de 7 dias.[1] A incidência de IRA em crianças é semelhante em países desenvolvidos e em desenvolvimento, com média de 4 a 6 episódios/ano por criança. Dessas, apenas 2 a 3% evoluem para pneumonia.

Em crianças menores de 1 ano, pode haver de 6 a 8 episódios de IRA por ano.[1] No Brasil, as IRA, que são mais prevalentes entre crianças menores de 5 anos, representam 30 a 50% das consultas ambulatoriais e mais de 1/3 das internações hospitalares. Tem sido frequente a identificação de IRA mistas, isto é, causadas por vírus e bactérias.[2]

RESFRIADOS E GRIPES

Os resfriados são quadros caracterizados por início com manifestações de infecções de vias aéreas superiores (IVAS), como coriza, espirros e congestão nasal e que costumam evoluir com tosse pouco produtiva, febre, em geral baixa ou moderada, dores musculares, astenia e anorexia. Vários vírus podem estar envolvidos na etiologia dos resfriados. O principal é o rinovírus. Esses processos são benignos, autolimitados e seu tratamento é exclusivamente sintomático. Recomenda-se hidratação oral farta, antitérmicos, se for o caso, soro fisiológico nasal e observação do paciente quanto à possibilidade de aparecimento de sinais de gravidade, como dispneia, tiragem subcostal, prostração ou recusa a ingesta de líquidos em lactentes com menos de 2 meses. Nestes casos, a criança deve ser reavaliada, levando-se em consideração a possibilidade de quadros de maior gravidade, como as pneumonias.[1]

A gripe ou *influenza* corresponde à IRA de carater endêmico ou pandêmico, cujo agente etiológico é o vírus influenza. Os quadros são de maior gravidade, com febre elevada e prostração; às vezes, evoluem com sinais de gravidade, insuficiência ventilatória e podem necessitar de cuidados intensivos. O vírus Influenza A subtipo H1N1 ou A(H1N1), por meio de mutações, deu origem a pandemias como a gripe espanhola no início do século XX. Em 2009, foi detectado novo subtipo H1N1 do vírus influenza A de origem humana, inicialmente denominado de "gripe suína".

O Ministério da Saúde dá ênfase aos casos de gripe com evolução grave, os quais devem ser notificados, investigados laboratorialmente e tratados como síndrome respiratória aguda grave (SRAG). As pessoas mais vulneráveis a complicações da SRAG são: < de 2 e > 60 anos, gestantes, portadores de doenças crônicas, imunodeprimidos, dentre outros.[3]

São considerados casos de SRAG pessoas com febre, tosse, dispneia e saturação de O_2 < 95%. Podem evoluir para insuficiência ventilatória e choque.[3]

A partir do final de 2019, iniciou-se na China e propagou-se para o mundo a pandemia do novo coronavírus, denominada COVID-19. Trata de um agente altamente infeccioso que obrigou medidas de isolamento social em vários países. Embora crianças com COVID-19 desenvolvam quadros leves, em adultos e idosos, os quadros podem ser graves e até letais. Na infância, o comprometimento respiratório, em geral, é leve com febre (ou mesmo sem febre), com fadiga, tosse (produtiva ou não), anorexia, mal-estar, dor muscular, dor de garganta, congestão nasal ou cefaleia. Pode haver faringite, vômitos e diarreia. A anosmia também é referida. Os quadros mais graves se apresentam como infecção do trato respiratório inferior, com febre e tosse persistentes, polipneia e prostração. Podem evoluir para pneumonia e queda de saturação de O_2 configurando a SRAG. As alterações radiológicas em geral são discretas. Os casos graves podem se beneficiar de tomografia computadorizada (TC) de tórax, que mostra algumas alterações sugestivas. O diagnóstico é clínico e epidemiológico. A reação em cadeia da polimerase em tempo real (PCR-RT) de secreções de vias aéreas superiores (*swabs*) ou inferiores pode ser empregada.[4]

Para aprofundamento sobre COVID-19 na infância, o leitor deve se dirigir ao Capítulo 33.

Tratamento

O tratamento da gripe também subentende cuidados gerais, medicação sintomática, mas frequentemente são empregados antibióticos, seja porque os quadros simulam infecções bacterianas pela gravidade, seja porque há a potencial complicação com agentes bacterianos. O oseltamivir é o agente antiviral recomendado nos quadros confirmados ou com forte suspeita de gripe H1N1. A prevenção da gripe deve ser feita por meio de vacina anti-influenza. O Programa Nacional de Imunizações contempla a administração anual a crianças de 6 meses até 5 anos 11 meses e 29 dias de idade e prioritariamente a grupos de risco: pacientes com cardiopatias graves, imunodeficiências, broncopneumopatias crônicas, dentre outros.[3]

FARINGITES E TONSILITES

Estão frequentemente associadas e a queixa habitual é a "dor de garganta". Representam uma causa comum de febre alta no pré-escolar e no escolar. Nas crianças menores de 3 anos, na maioria dos casos, a etiologia é viral, cujos sintomas são obstrução nasal, coriza, tosse e rouquidão.

Nas crianças maiores, as tonsilites bacterianas são mais comuns: febre alta (39 °C), odinofagia, linfonodos cervicais dolorosos, tonsilas hipertrofiadas e hiperemiadas, com ou sem exsudato purulento. Pode ocorrer 1 a 2 episódios/ano. A tonsilite é frequente motivo de consulta da criança em unidades básicas de saúde e/ou unidades de emergência.

Os testes de detecção de antígenos podem ser considerados a critério clínico. São muito específicos na detecção de faringite estreptocócica e fornecem resultados rápidos.[1,5]

A febre reumática é uma complicação inflamatória da faringotonsilite bacteriana causada pelo estreptococo beta-hemolítico do grupo A de Lancefield. Sua prevenção é feita por meio do tratamento adequado desta afecção.[5]

Tratamento

1. Infecções virais: hidratação adequada, higiene nasal com soro fisiológico, antitérmicos quando houver necessidade.
2. Infecções bacterianas: a principal e primeira indicação de tratamento, pela eficácia (erradicação do estreptococo) e baixo custo, é a penicilina benzatina IM, em dose única:[5]
   - 600.000 UI para peso inferior a 20 kg.
   - 1.200.000 UI para peso superior a 20 kg.

As melhores opções por via oral são:[5,6]

- Amoxicilina, 50 mg/kg/dia, durante 10 dias.
- Penicilina V por via oral, 25.000 a 50.000 UI/kg/dia a cada 6 a 8 h, durante 10 dias.

Outras opções:

- Amoxicilina/ácido clavulânico, 50 mg/kg/dia, durante 10 dias.
- Macrolídeos – Eritromicina, 30 a 50 mg/kg/dia, a cada 6 h, durante 10 dias; e azitromicina, 10 mg/kg/dia, em dose única diária, durante 5 dias, em casos de alergia a penicilina.

ADENOIDITE

Afecção comum em crianças menores de 5 anos. O quadro clínico inicia-se com obstrução nasal aguda, associada a roncos intensos com repercussão no sono. Febre e rinorreia podem ser encontradas. A secreção retronasal abundante desce para a orofaringe e ocasiona tosse, principalmente noturna.

A adenoidite pode evoluir com complicações, como a otite média aguda (OMA).

Tratamento

Solução fisiológica nasal, elevação da cabeceira da cama, hidratação oral e antitérmico. Amoxicilina (50 mg/kg/dia, por 7 a 10 dias) é a primeira escolha em casos de infecção bacteriana. Macrolídeos, como a eritromicina e a azitromicina, em casos de hipersensibilidade à amoxicilina, estão indicados.[7]

OTITE MÉDIA AGUDA

OMA é uma inflamação da orelha média resultante de IVAS com sinais e sintomas característicos. Diversos vírus podem causar OMA, como rinovírus, coronavírus e parainfluenza. Vêm sendo descritas infecções por dois ou mais vírus. As bactérias mais envolvidas na OMA são: *Streptococcus pneumoniae, Moraxella catarrhalis* e *Haemophilus influenzae.*

Estima-se que 75% das crianças tenham pelo menos um episódio de OMA até os 3 anos de idade. São comuns os quadros recorrentes e podem ser mais graves em menores de 2 anos, com o potencial de levar a complicações supurativas e perdas auditivas. A flutuação da audição por causa da OMA pode determinar alterações comportamentais, como hiperatividade ou hipoatividade, atrasos no desenvolvimento da fala, redução das habilidades cognitivas e pouco uso da fala.[8,9]

Os principais fatores de risco de OMA são: manifestações alérgicas, uso de chupeta, duração e posição da amamentação, grande número de crianças dormindo no mesmo quarto, frequência e duração diária na creche e refluxo gastroesofágico.

Ao exame otoscópico, verifica-se inicialmente hiperemia da membrana timpânica, que evolui com transudação e exsudação da orelha média, com congestão, edema e abaulamento da membrana timpânica. Outro procedimento diagnóstico é a imitanciometria, ou seja, a medida da impedância acústica da orelha média por meio de equipamento próprio.

Tratamento

O antibiótico de escolha para tratamento da OMA é a amoxicilina (50 mg/kg/dia durante 7 a 10 dias). Em casos de falência terapêutica, está indicada amoxicilina-clavulanato (50 mg/kg/dia).

A princípio, o tratamento sintomático só deve ser feito com analgésicos. Não estão indicados anti-inflamatórios, gotas anestésicas otológicas ou descongestionantes sistêmicos.[8,9]

SINUSITE

Inflamação que decorre de infecção (ou processo alérgico) das cavidades paranasais. É comum na infância em consequência de resfriados, daí o termo rinossinusite aguda, que também é empregado como sinônimo. Em geral, a sinusite propriamente dita decorre de complicação de IVAS. Clinicamente, pode ser considerada quando há aumento dos sintomas do resfriado após 5 dias ou persistência desses sintomas após 10 dias.[10]

Nos lactentes, estão presentes os seios etmoidais. Os seios maxilares aparecem geralmente após os 2 anos e os frontais, após os 6 anos.

As bactérias mais encontradas são: *Streptococcus pneumoniae*, *Moraxella catarrhalis* e *Haemophilus influenzae*. O estafilococo e os fungos são mais raros na infância.

Na infância, o diagnóstico é clínico, na maioria das vezes. A interpretação da radiografia de seios da face em crianças é difícil na prática, pois os seios paranasais podem não estar ainda pneumatizados. Na sinusite crônica, pode ser valorizado o espessamento da mucosa ≥ 4 mm, a presença de nível hidroaéreo ou a opacificação completa.

Em condições especiais, em geral nos casos crônicos, pode ser empregada a nasofibroscopia ou a TC. Este último exame expõe o paciente à excessiva carga de radiação ionizante.[10]

Tratamento

O antimicrobiano de primeira escolha é a amoxicilina (50 a 75 mg/kg/dia, por 10 a 14 dias).

Como fármacos de segunda linha, quando a resposta inicial ao tratamento não for satisfatória, destacam-se: amoxicilina/ácido clavulânico (50 mg/kg/dia), macrolídeos (principalmente em caso de alergia a penicilina) ou cotrimoxazol.[10]

PNEUMONIA ADQUIRIDA NA COMUNIDADE

A pneumonia adquirida na comunidade (PAC) pode ser definida clinicamente como a presença de sinais e sintomas de pneumonia em uma criança previamente sadia em virtude de uma infecção que tenha sido adquirida fora do ambiente hospitalar.

A PAC é uma das IRA do trato respiratório inferior de maior gravidade. Há um processo inflamatório, que é a resposta do hospedeiro ao agente agressor. Condições socioeconômicas desfavoráveis, despreparo dos cuidadores e desnutrição podem ser considerados fatores de risco de PAC.

A história relatada pela mãe ou cuidador pode ser semelhante a de bronquite aguda, bronquiolite e outras afecções respiratórias. O quadro clínico dessas afecções é semelhante, independentemente do agente etiológico: tosse, febre e dificuldade respiratória.[11]

A possível etiologia das PAC, segundo a idade da criança, é sumarizada no Quadro 1.

Quadro 1 Pneumonias adquiridas na comunidade – possível etiologia segundo a faixa etária

Idade	Agentes etiológicos
Período neonatal	Estreptocococo do grupo B Enterobactérias Citomegalovírus *Listeria monocytogenes* *Staphylococcus aureus*
3 semanas-3 meses	*Chlamydia trachomatis* Vírus sincicial respiratório (VSR) Parainfluenza *Streptococcus pneumoniae* *Bordetella pertussis*
Lactentes e pré-escolares (< 5 anos)	VSR, parainfluenza, influenza, adenovírus, rinovírus *Streptococcus pneumoniae* *Haemophilus influenzae* *Staphylococcus aureus* *Mycoplasma pneumoniae* *Mycobacterium tuberculosis*
Escolares (> 5 anos) e adolescentes	*Streptococcus pneumoniae* *Mycoplasma pneumoniae* *Chlamydia pneumoniae* *Mycobacterium tuberculosis*

Fontes: Santanna BP et al., 2018;[12] e SBPT, 2007.[13]

Diagnóstico de PAC

A tosse é um dos sintomas mais encontrados nas doenças respiratórias, não sendo específica da PAC. No entanto, em crianças com tosse e dificuldade para respirar (taquipneia), é o sinal mais sensível para o diagnóstico. Os valores de frequência respiratória (FR) em incursões respiratórias por minuto (irpm) para caracterizar taquipneia variam de acordo com a idade:

- Até 2 meses – FR > 60 irpm.
- 2 a 12 meses – FR > 50 irpm.
- Acima de 12 meses – FR ≥ 40 irpm.

A FR demonstra relação com a gravidade da PAC e com a hipoxemia. A presença de retração intercostal (tiragem) sem sibilância em crianças até 5 anos é um sinal de gravidade da PAC, e seu achado é indicação de internação. É mais observado em crianças de até 2 anos de idade.[12,13]

A presença de taquipneia em crianças com história de febre e/ou tosse e dificuldade para respirar é sugestiva de PAC, cujo diagnóstico pode ser feito clinicamente com estes sintomas. A PAC na criança febril sem taquipneia ou tiragem não é frequente. A presença e o maior tempo de duração de febre (> 3 a 5 dias) e da tosse (> 10 dias) aumentam a chance de diagnóstico.[1,12,13]

Em crianças menores de 1 ano, a presença de batimentos de asa de nariz e gemência aumentam a chance de infecção das vias aéreas inferiores e, particularmente de PAC grave.

Sinais e sintomas inespecíficos, como dificuldade para alimentação, fácies de doença aguda, temperatura maior que 38 °C e distensão abdominal, associados a FR ≥ 60 irpm, aumentam a sensibilidade diagnóstica.

A presença de crepitações contribui para o diagnóstico de PAC. A ausculta pulmonar pode ser difícil em crianças, e a ausência de crepitações não deve excluir o diagnóstico de PAC. A ausculta pode ser prejudicada pelo choro e pela agitação, principalmente em lactentes, e deve ser realizada após a inspeção torácica.[1,12]

A dor abdominal pode estar presente em crianças com PAC em decorrência de irritação diafragmática nas PAC de base com ou sem derrame pleural.

Além da tiragem subcostal, outros sinais de gravidade são gemido, alteração do estado geral de moderado a grave e sonolência.[12,13]

A idade do lactente é um fator de risco para PAC grave. Os lactentes com < 2 meses representam um grupo especial de pacientes, nos quais é maior o risco de infecção respiratória por agentes Gram-negativos, estreptococos beta-hemolíticos e *S. aureus*, que estão associados à evolução mais grave. Nesses casos, a criança deve ser hospitalizada. Neste grupo de pacientes, tanto o aumento da FR quanto a presença de tiragem intercostal significam PAC grave e indicam internação hospitalar.[1,13]

A radiografia de tórax não deve ser considerada como de rotina na investigação de PAC que não necessite de internação. A avaliação da gravidade da PAC em crianças deve ser feita considerando achados clínicos.

Observação: a taquipneia pode estar ou não associada a PAC em lactentes sibilantes. A história de episódios repetidos de desconforto respiratório com sibilos leva ao possível diagnóstico de hiper-reatividade brônquica/asma.

A PAC complicada com derrame pleural, pneumotórax e pneumatoceles, bem como as pneumonias extensas, devem ser consideradas graves e receber tratamento hospitalar. Elas cursam com apresentação clínica que, em geral, evidencia sinais de gravidade e tem evolução mais demorada do que as PAC não complicadas.[1,12,13]

Tratamento

A antibioticoterapia inicial, em geral, é empírica, pois o isolamento do agente infeccioso raramente é realizado e, quando é feito, pode demorar.

O tratamento é baseado no conhecimento epidemiológico dos principais agentes infecciosos em cada faixa etária e a situação clínica de cada paciente.

Os sinais clínicos permitem, dependendo da gravidade, avaliar a necessidade ou não de internação, a saber: lactentes com menos de 2 meses com FR ≥ 60 irpm ou tiragem, derrame pleural volumoso, pneumatoceles e pneumotórax, incapacidade da família para tratar o paciente em domicílio e falha na terapêutica ambulatorial.[13]

Pacientes com derrames pleurais de pequeno volume (derrames parapneumônicos), em geral, não apresentam sinais de gravidade e, por isso, podem ser tratados ambulatorialmente.

Toda criança com PAC que tenha condições clínicas de ser tratada em casa deve ter uma consulta de reavaliação agendada em cerca de 48 a 72 horas. Caso apresente melhora clínica, o tratamento deve ser mantido até completar 7 a 10 dias. Por outro lado, se a criança estiver pior ou inalterada nessa consulta de revisão, cabe avaliar internação hospitalar.[13]

A amoxicilina é a primeira opção terapêutica no tratamento ambulatorial da PAC em crianças de 2 meses a 5 anos.[1,12,13]

O tratamento da PAC com macrolídeos em crianças < 5 anos não tem se mostrado mais eficaz que o tratamento convencional, especialmente nos casos com diagnóstico clínico e radiológico de PAC. Em crianças acima de 5 anos, o antibiótico de escolha também é amoxicilina. Por outro lado, quando houver casos de provável pneumonia atípica (pneumonia insidiosa com período de incubação de 2 a 3 semanas com quadro de traqueobronquite, tosse irritativa, relato de casos semelhantes na família e na escola e ausência de resposta clínica ao tratamento para PAC), pode-se optar pela introdução de macrolídeos, como azitromicina ou claritromicina. Estes antibióticos são ativos contra *Mycoplama pneumoniae* e *Chlamydia pneumoniae*, que podem causar PAC em adolescentes.[1,13]

A Organização Mundial da Saúde (OMS) estabelece como critérios de falha terapêutica para PAC: não normalização da FR e/ou aparecimento de tiragem subdiafragmática ou de qualquer outro sinal de gravidade no 3º dia de tratamento, porém, é possível que algumas crianças que venham a ter boa evolução ainda permaneçam com o mesmo grau de taquipneia nesta avaliação.

PREVENÇÃO

O aleitamento materno exclusivo durante 6 meses é um fator de prevenção de PAC na infância.

A vacinação conjugada contra o *S. pneumoniae*, disponível na rede pública no Brasil, previne IRA por sorotipos agressivos deste agente na infância. Do mesmo modo, a vacina anti-*Haemophilus influenzae* já é empregada há mais de uma década no Brasil como parte do calendário preconizado pelo Programa Nacional de Imunizações (PNI).

A vacinação contra o vírus *Influenza* é eficaz na prevenção da infecção por este agente em crianças. É recomendada para crianças a partir de 6 meses. O PNI contempla até 71 meses, e em pacientes com doenças crônicas de base, como asma, cardiopatias, imunodeficiências, etc.

O tabagismo passivo deve ser evitado, para diminuir o risco de PAC na infância.

A OMS e o Fundo de Emergência Internacional das Nações Unidas para a Infância (Unicef), no plano de ação global para prevenção e controle da pneumonia (GAPP), recomendam a implementação das seguintes estratégias para tratar, prevenir e proteger as crianças contra a PAC:[14]

- Processo de gestão nos níveis hospitalar, ambulatorial e comunitário.
- Vacinação contra sarampo, coqueluche, anti-*Haemophilus influenzae* e pneumococo (vacina conjugada).
- Prevenção e tratamento da infecção pelo HIV.
- Melhoria da nutrição e redução do baixo peso ao nascer.
- Promoção do aleitamento materno exclusivo durante os primeiros 6 meses de vida.
- Controle da poluição do ar em ambientes fechados.
- Incentivo da higiene das mãos.

DESAFIOS ATUAIS

- Implementar o diagnóstico etiológico das IRA, notadamente da PAC e das viroses respiratórias graves.
- Reconhecer sinais de gravidade nas IRA.
- Padronizar condutas terapêuticas para evitar o uso indiscriminado de antibióticos.
- Incentivar a imunização básica de todas as crianças em consultas de puericultura.

ORIENTAÇÕES AOS PAIS

A comunicação clara entre profissionais de saúde e as famílias, bem como a participação da família e das próprias crianças, segundo seu grau de entendimento, no tratamento e no cuidado das IRA deve ser sempre levada em conta na prática. A comunicação entre a equipe de saúde e os cuidadores/familiares diminui o estresse e ajuda na recuperação da criança, seja no nível ambulatorial ou hospitalar. O reconhecimento de sinais de perigo e a forma adequada de administrar medicamentos às crianças são reconhecidas estratégias para promover saúde e bem-estar dos pequenos pacientes. Neste sentido, os suportes nutricional, educacional e emocional são cada vez mais valorizados.[15,16]

- Sinais diagnósticos de PAC: tosse e dificuldade para respirar sem sibilância.
- Sinais de gravidade nas IRA: retração subcostal, batimentos de asa do nariz, gemência em lactentes, prostração e recusa de líquidos em lactentes.[1,13]

✓ CONCLUSÃO

IRA são infecções extremamente comuns na infância. Em geral, são quadros de pouca gravidade, como resfriados, que podem ser tratados no domicílio, apenas com sintomáticos e orientação aos familiares.

Os pediatras e outros profissionais de saúde devem distinguir, entre os quadros de IRA, os pacientes que devem ser internados (pneumonia ou PAC grave) e os que podem ser tratados ambulatorialmente com antibióticos, como faringites, otites e pneumonias (não graves). A distinção de processos graves de não graves baseia-se fundamentalmente em dados clínicos.

A prevenção de IRA pode ser obtida pelas imunizações do calendário vacinal adotado no Brasil e por medidas gerais, como aleitamento materno, combate à desnutrição, orientação e medidas de proteção.

REFERÊNCIAS BIBLIOGRÁFICAS

1. BRASIL. Ministério da Saúde. Manual de atenção às Infecções respiratórias agudas. 2002.
2. March MFBP, Sant'Anna CC, Brito FLC, Moraes PC. Infecções respiratórias agudas. In: Schettino CE. Bases da pediatria. Rio de Janeiro: Rubio; 2013. p.385-9.
3. BRASIL. Ministério da Saúde. Secretaria de Vigilância em Saúde. Informações técnicas e recomendações sobre a sazonalidade da influenza 2019. Disponível em: https://portalarquivos2.saude.gov.br/images/pdf/2019/marco/19/INFORMA----ES-T--CNICAS-E-RECOMENDA----ES-SOBRE-A-SAZONALIDADE-DA-INFLUENZA-2019-20-03-2019.pdf. Acesso em: 15/9/2020.
4. Sociedade Brasileira de Pediatria (SBP). Departamento Científico de Pneumologia. COVID-19 em crianças: envolvimento respiratório. Nota de alerta. 02/04/2020. Disponível em: https://www.sbp.com.br/fileadmin/user_upload/22430d-NA_-_COVID-19_em_criancas-_envolvimento_respiratorio.pdf. Acesso em: 15/9/2020.
5. Batista GS, Galdino M. Faringite estreptocócica. Residência Pediátrica. 2012;2(3):20-2.

6. Francesco RC, Moricz CZ, Marone S. Otite média aguda em pediatria. Pediatra atualize--se. Boletim da Sociedade de Pediatria de São Paulo. 2016; Ano 1, n. 3:4-6. Disponível em: https://www.spsp.org.br/site/asp/boletins/AT3.pdf. Acesso em: 8/10/2020.
7. Di Francesco RC. Amigdalite, faringite e adenoidite. In: Rodrigues JC, Adde FV, Silva Filho LVRS, Nakaie CMA. Doenças respiratórias. 3.ed. Barueri: Manole; 2019. p.237-46.
8. Saffer M, Miura MS. Otites: otite média aguda In: Lopez FA, Campos Jr. D. Tratado de pediatria. Barueri: Manole; 2007. p.1731-8.
9. Francesco RC. Otite média aguda de repetição. Pediatra atualize-se. Boletim da Sociedade de Pediatria de São Paulo. 2016; Ano 1, nº 3:8-9. Disponível em: https://www.spsp.org.br/site/asp/boletins/AT3.pdf. Acesso em: 8/10/2020.
10. American Academy of Pediatrics (AAP). Clinical practice guideline for the diagnosis and management of acute bacterial sinusitis in children aged 1 to 18 years. Pediatrics. 2013;132:e262-e280.
11. Dall'Olio CC, Lessa M, Aurilio RB, March MFBP, Sant'Anna CC. Bronquiolite viral aguda. In: Pastura G, Santos FN. Pediatria no dia a dia. Rio de Janeiro: Rubio; 2018. p.339-42.
12. Santanna BP, Araujo PA, March MFBP. Pneumonia adquirida na comunidade. In: Pastura G, Santos FN. Pediatria no dia a dia. Rio de Janeiro: Rubio; 2018. p.346-7.
13. Sociedade Brasileira de Pneumologia e Tisiologia (SBPT). Diretrizes brasileiras em pneumonia adquirida na comunidade em pediatria. J Bras Pneumol. 2007;33(Supl 1):S31-S50.
14. World Health Organization (WHO). Integrated management of childhood illness. Global survey report. 2017. Disponível em: https://www.who.int/maternal_child_adolescent/documents/imci-global-survey-report/en/. Acesso em: 15/9/2020.
15. Passos SD, Maziero FF, Antoniassi DQ, Souza LT, Feliz AF, Dotta E, et al. Doenças respiratórias agudas em crianças brasileiras: os cuidadores são capazes de detectar os primeiros sinais de alerta? Rev Paul Pediatr. 2018;36:3-9.
16. World Health Organization (WHO). Standards for improving the quality of care for children and young adolescents in health facilities. Geneva: WHO; 2018. 118p.

22

LACTENTE SIBILANTE

Andréa Lebreiro Guimarães Venerabile

OBJETIVOS

- ✓ Definir o conceito de lactente sibilante e descrever os diferentes fenótipos.
- ✓ Descrever os fatores de risco e os aspectos clínicos do lactente sibilante.
- ✓ Destacar os diferentes métodos para elucidação dos diagnósticos diferenciais.
- ✓ Elucidar o tratamento de acordo com a doença de base.

INTRODUÇÃO

A sibilância no lactente é uma apresentação comum na prática ambulatorial. Este capítulo visa a resumir as novas recomendações e os testes disponíveis para as etiologias mais comuns de sibilância, sendo um desafio diagnóstico para o pediatra em virtude da alta prevalência e escassez de ferramentas disponíveis para testes objetivos em lactentes com sibilância persistente. O quadro de sibilância recorrente em lactentes representa uma condição heterogênea que inclui doenças respiratórias e extrapulmonares.

Estudos de coorte de nascimentos produziram avanços significativos no sentido de compreender como os fatores genéticos e ambientais contribuem para o surgimento da sibilância no lactente. As doenças sibilantes foram classificadas em três fenótipos de sibilância:

1. Transitórios (sibilos nos primeiros 3 anos de vida, mas não após esta idade).
2. Início tardio (sibilância de início aos 3 anos).

3. Persistentes (sibilantes antes e após os 3 anos de idade).

Alguns lactentes apresentam sibilância transitória, geralmente desencadeada por infecções virais, que desaparece até a idade escolar. Em outros, esses sintomas podem fazer parte das primeiras manifestações da asma, que se caracteriza por sibilância recorrente, dispneia e tosse por inflamação das vias aéreas, com obstrução brônquica reversível com ou sem tratamento. Vários são os fatores desencadeadores do broncoespasmo, com destaque para infecções virais, mudanças climáticas, exercícios e alérgenos.

ASPECTOS EPIDEMIOLÓGICOS

Estima-se que 37 a 56% dos lactentes apresentam pelo menos um episódio de sibilância nos 3 primeiros anos de vida; a sibilância recorrente, definida como 3 ou mais episódios em um período de 6 meses, ocorre em 8 a 16% dos bebês.[1]

Estudo realizado na cidade de Curitiba/PR, por Chong et al., mostrou que um total de 1.364 lactentes (45,4%) apresentaram um ou mais episódios de sibilância nos primeiros 12 meses de vida, e 678 (22,6%) tiveram 3 ou mais episódios de chiado.[2] Dados de um estudo multicêntrico realizado em 17 centros europeus e latino-americanos, no qual foi aplicado um questionário padrão validado aos pais de 30.093 crianças, mostram que 45,2% apresentaram um episódio de sibilância no 1º ano de vida e 20,3% evoluíram com sibilância recorrente. No Brasil, o questionário foi aplicado em 7 centros distribuídos por todas as regiões do país, e a prevalência de sibilância recorrente variou entre 21,9% em Belém do Pará, e 36,3% em Porto Alegre, no Rio Grande do Sul.[2]

Estudo de coorte realizado na França, por Belhassen et al., envolvendo 171.392 lactentes de 6 a 24 meses, da base de dados nacional francesa, mostrou que 115.489 (67,4%) foram considerados lactentes sibilantes por terem recebido ≥ 2 medicações respiratórias como broncodilatadores ou corticosteroides, sendo que a segunda medicação foi dispensada em um período de 8 a 91 dias; destes, 62% eram do sexo masculino, com média de idade de 13,9 meses. Do total dos lactentes sibilantes, 44.984 (39%) foram incluídos no grupo grave; destes, 37.836 (84%) receberam ≥ 4 medicamentos inalatórios por um período de 6 meses, 13.554 (30%) receberam ≥ 4 cursos de corticosteroide oral por um período de 6 meses e 6.350 (14%) foram hospitalizados por asma, bronquiolite aguda ou falência respiratória. Durante o seguimento de 6 meses, 79.341 (68,7%) receberam corticosteroide inalatório. Estes resultados confirmaram uma elevada frequência de utilização de recursos de saúde por distúrbios sibilantes em lactentes.[3]

O vírus sincicial respiratório (VSR) foi identificado em torno de 70 a 80% dos casos de bronquiolite aguda, no outono e no inverno; já o rinovírus (RNV) acomete durante todo o ano.[2] O RNV foi detectado em 49% dos episódios de sibilância nos primeiros 3 anos.[4] O VSR é responsável por 160.000 mortes/ano e por 63% das infecções respiratórias agudas segundo a OMS; o RNV é um importante agente do trato respiratório inferior nos menores de 3 meses, e o adenovírus (sorotipos 3, 7 e 21) foi associado ao diagnóstico de bronquiolite obliterante.[5]

FATORES DE RISCO

Os fatores genéticos e ambientais somam-se como fatores de risco e podem influenciar no aparecimento ou desenvolvimento dos diversos fenótipos de sibilância.

Verificou-se que a exposição precoce a animais e alérgenos, como baratas, camundongos e gatos, no 1º ano de vida, estava inversamente associada à sibilância recorrente.[1] Por outro lado, a exposição fetal ao tabagismo materno aumenta o risco de sibilância em lactentes e é um fator associado à diminuição da função pulmonar na idade escolar.[2]

O VSR é uma das principais causas de infecção do trato respiratório inferior (ITRI) grave em lactentes e induz dano persistente nas vias aéreas e hiper-responsividade brônquica. A ITRI relacionada ao VSR em bebês prematuros tem sido associada a um aumento na prevalência de sibilância na primeira infância.[4]

Pneumonia, uso de corticosteroide oral, infecção do trato respiratório superior (ITRS), creche, pais com asma ou com doenças alérgicas, mãe trabalhando fora de casa, sexo masculino, falta de amamentação e presença de mofo em casa são os prinicpais fatores de risco associados aos quadros de sibilância no lactente. Índice preditivo positivo para diagnóstico de asma, exposição à fumaça ambiental e presença de atopia também foram associados à sibilância recorrente.

Nível reduzido de IFN-gama no sangue do cordão e no início da infância tem sido relacionado a risco de ITRI e sibilância recorrente em múltiplas coortes. Além disso, uma resposta regulatória diminuída de células T ao nascimento foi identificada como um fator de risco para sensibilização alérgica e sibilância.

A observação de que a vitamina D teve vários efeitos sobre as vias imunoinflamatórias tornou-a um alvo intrigante para futuras pesquisas científicas, considerando suas possíveis contribuições para a patogênese alérgica da doença do trato respiratório. Uma maior ingestão de vitamina D durante a gravidez mostrou-se associada a um menor risco de doenças sibilantes aos 3 e 5 anos de idade. Níveis mais baixos de 25-hidroxivitamina D no sangue do cordão umbilical foram relacionados à sensibilização alérgica.

A sensibilização aos ácaros tem sido identificada como um fator de risco para sibilância em climas com alta umidade, com broncoespasmo induzido por infecções virais, principalmente pelo RNV. Estudos de coortes de nascimento relatam que a sibilância nos 3 primeiros anos de vida, associada ao RNV, está significativamente associada à perda da função pulmonar durante a idade escolar precoce, sendo que tal perda não pôde ser associada às doenças sibilantes causadas pelo VSR. Por outro lado, a baixa função pulmonar durante a primeira infância pode predispor a sibilância por RNV ou VSR.[1]

Bisgaard et al. demonstraram a relação entre a colonização da região faríngea de neonatos por *Streptococcus pneumoniae*, *Haemophilus influenzae* ou *Moraxella catarrhalis* e o aumento do risco de sibilância recorrente até a idade pré-escolar.[2] As secreções nasais de recém-nascidos também foram analisadas para citocinas, e a detecção bacteriana foi associada ao aumento dos níveis de citocinas inflamatórias: IL-1 e fator de necrose tumoral (FNT).

No estudo de coorte longitudinal de crianças saudáveis, realizado no Canadá, com amostras de fezes obtidas aos 3 meses de idade com análise da composição microbiana e presença de atopia e sibilância aos 12 meses de vida, foi identificada, nos lactentes sibilantes, reduzida presença de certos gêneros bacterianos, como *Lachnospira*, *Veillonella*, *Faecalibacterium* e *Rothia*.[6]

FISIOPATOLOGIA

A sibilância decorre de obstrução do trato respiratório inferior, que pode acontecer em qualquer lugar, desde a traqueia intratorácica até os grandes bronquíolos. As crianças pequenas são mais suscetíveis a desenvolver sibilos porque suas vias aéreas são pequenas, exigindo menos obstrução para produzir um chiado audível. Suas vias aéreas também são mais complacentes, portanto, elas colapsam mais facilmente na expiração, resultando em fluxo de ar turbulento.

Está se tornando cada vez mais aparente que a composição do microbioma intestinal, que começa no útero, tem consequências na expressão das doenças inflamatórias e alérgicas. Vários fatores influenciam a colonização intestinal e o risco subsequente de doença, incluindo o tipo de parto, a prematuridade, a exposição a antibióticos perinatais e a amamentação.

O teste de função pulmonar em lactentes permitiu a investigação de distúrbio ventilatório obstrutivo e da hiper-responsividade das vias aéreas. A diminuição da função pulmonar aos 6 meses foi identificada, assim como se manteve aos 6 anos de vida naquelas crianças com sibilância persistente. Vários fatores podem influenciar negativamente o desenvolvimento da função pulmonar; um dos mais importantes é a exposição ao fumo passivo, tanto no útero quanto no início da vida. As doenças respiratórias virais, no início da vida, foram documentadas em várias coortes como estando associadas ao desenvolvimento subsequente de perda da função pulmonar. Parece provável que episódios agudos de infecções virais no início da vida causem danos nas vias aéreas e promovam o remodelamento brônquico, e que a prevenção do chiado viral possa preservar a função pulmonar.[6]

QUADRO CLÍNICO

A anamnese deve ser a mais detalhada possível e o exame físico pode ser normal. A presença de sinais de atopia, como xerodermia e dermatite atópica, estado nutricional comprometido, deformidade torácica, baqueteamento digital, sopro cardíaco ou insuficiência cardíaca apontam para outros diagnósticos. Quanto ao ciclo respiratório, a maior dificuldade observada na fase inspiratória indica obstrução das vias aéreas superiores e o contrário com as vias inferiores, cujo comprometimento maior acontece na fase expiratória, às vezes até sem a sibilância audível, apenas com o prolongamento do tempo expiratório, o que pode sugerir já a presença de distúrbio ventilatório obstrutivo.

PROPEDÊUTICA

Sibilância recorrente foi definida como a ocorrência de 3 ou mais episódios de sibilância em um período de 6 meses.[1] Outro conceito é a persistência da sibilância por um período superior a 1 mês de duração.[5] O diagnóstico diferencial da sibilância é bastante extenso, portanto, uma história cuidadosa e um exame físico minucioso são necessários antes de iniciar uma investigação direcionada aos diagnósticos mais prováveis (Quadro 1).[1]

Uma das causas mais comuns é a asma. Aspectos da história que sugerem asma incluem tosse, dispneia, chiado desencadeado por alérgenos ambientais, riso, choro e presença destes sintomas durante o sono na ausência de infecção. As ITRS são frequentes deflagradoras da sibilância, como pistas que reforçam o diagnóstico de asma.

Quadro 1 Diagnóstico diferencial de sibilância em lactentes

Mais comum
Asma
Refluxo gastroesofágico
Bronquiolite/displasia broncopulmonar
Apneia obstrutiva do sono
Aspiração de corpo estranho
Menos comum
Doença cardíaca (insuficiência cardíaca/cardiopatia congênita)
Pneumonia

(continua)

Quadro 1 Diagnóstico diferencial de sibilância em lactentes (*continuação*)

Traqueobroncomalácia
Rara
Fibrose cística
Anel vascular
Imunodeficiência
Discinesia ciliar
Atresia brônquica congênita
Epiglotite
Bronquiolite obliterante
Pneumopatias intersticiais

Fonte: adaptada de Muglia e Oppenheimer, 2017.[1]

A função pulmonar por compressão rápida toracoabdominal tem sua maior aplicabilidade em pesquisas científicas. Na prática clínica, há uma limitação para este procedimento, devido à necessidade de sedar o bebê e de conhecimento técnico. A maioria dos pediatras geralmente se baseia em ferramentas preditivas clínicas para auxiliar no diagnóstico da asma.

O índice preditivo de asma (IPA) continua sendo um dos melhores preditores clínicos para o diagnóstico de asma em lactentes. O IPA foi introduzido na literatura no ano 2000 e apresentou uma sensibilidade relativamente baixa para a previsão da asma (15% de previsão até aos 13 anos); por outro lado, a especificidade para a asma foi muito alta, 97%.

Um índice preditivo de asma modificado (IPAm) foi usado em 2004, porém com avaliação crítica desta ferramenta preditiva a partir de 2013. A análise concluiu que os pacientes com 4 episódios de sibilância que preencheram pelo menos um dos critérios principais ou dois menores para o IPAm, desde a infância até os 3 anos de idade, apresentaram 72% de probabilidade pós-teste para asma em populações não selecionadas e 90% de probabilidade pós-teste em populações de alto risco. O IPAm é um índice preditivo mais inclusivo e objetivo, pois inclui IgE positiva para aeroalérgenos e alimentos como critérios que não foram incluídos no IPA inicial (Quadro 2).

A medida da fração exalada de óxido nítrico (FeNO) é atualmente usada como um biomarcador para a inflamação das vias aéreas em adultos e crianças com avaliação limitada no lactente sibilante. As diretrizes da Iniciativa Global para a Asma (GINA) atualmente sugerem que o nível elevado de FeNO é um preditor de asma em crianças entre 1 e 5 anos.

Uma história de tosse após a alimentação associada à sibilância é fortemente sugestiva de refluxo gastroesofágico (RGE). A American Toracic Society (ATS), em 2016, recomendou a pHmetria em 24 horas naqueles lactentes que não apre-

Quadro 2 Critérios do índice preditivo de asma modificado[a]

Critérios maiores[b]
História parental de diagnóstico médico de asma
Dermatite atópica diagnosticada pelo médico
Sensibilização alérgica a pelo menos um aeroalérgeno
Critérios menores
Chiado sem relação com resfriados
Eosinófilos 4% no sangue
Sensibilização alérgica a leite, ovo ou amendoim

[a] Critérios do IPAm para uso em sujeitos ≤ 3 anos de idade com ≥ 4 episódios de sibilância por ano.

[b] Pelo menos 1 critério maior ou 2 menores são necessários.

Fonte: adaptada de Muglia e Oppenheimer, 2017.[1]

sentam melhora com a prova terapêutica à terapia broncodilatadora e anti-inflamatória, pois 67 a 100% terão RGE e melhorarão com o tratamento, evitando a necessidade de novos testes (recomendação condicional, evidência de qualidade muito baixa).[1] Portanto, deve sempre haver alta suspeita para a presença de RGE em lactentes com sibilância persistente, que não respondem a terapia da asma.

Os dados clínicos e epidemiológicos são suficientes para o diagnóstico de bronquiolite, que é a inflamação dos bronquíolos secundária a uma infecção viral. Um padrão sazonal de chiado, associada a febre baixa e rinorreia, sugere bronquiolite. O VSR é a causa mais comum de bronquiolite e pode ser detectado por cultura ou reação em cadeia da polimerase via transcriptase reversa (RT-PCR) de *swabs* nasais e/ou na garganta, embora a detecção do vírus não seja necessária para o diagnóstico. A radiografia de tórax apresenta resultados inconsistentes, portanto, não é essencial para o diagnóstico, embora possa ser útil para descartar outras etiologias, como pneumonia, complicações como atelectasias e pneumotórax, assim como no diagnóstico diferencial de:

1. Malformação congênita, por exemplo, no caso de um lactente sibilante, sexo masculino, que foi internado, aos 6 meses de vida, na Enfermaria de Pediatria do Hospital da Piedade, por broncoespasmo deflagrado por uma ITRS; a imagem da radiografia era muito sugestiva de enfisema lobar congênito, demonstrava aprisionamento aéreo de lobo superior esquerdo (LSE) e atelectasia em lobo inferior esquerdo (LIE) (Figura 1). No entanto, após o uso de broncodilatador inalatório, ele apresentou reversão da atelectasia do LIE e do aprisionamento aéreo do LSE após broncodilatador inalatório, afastando a hipótese desta malformação congênita.
2. Complicações, como uma variante rara de bronquiolite obliterante pós-infecciosa, por exemplo no caso de um lactente, sexo masculino, encaminhado aos

15 meses por apresentar pneumonias de repetição após a sua primeira internação aos 5 meses por bronquiolite aguda, evoluindo com sibilância recorrente. Ao exame físico, na sua primeira avaliação no ambulatório de Pneumologia Pediátrica do Serviço de Pediatria do Hospital da Piedade, estava eupneico, afebril e sem relato de febre no último mês, porém com estertores crepitantes difusos em todo HT direito. Nesta consulta, foi feita radiografia

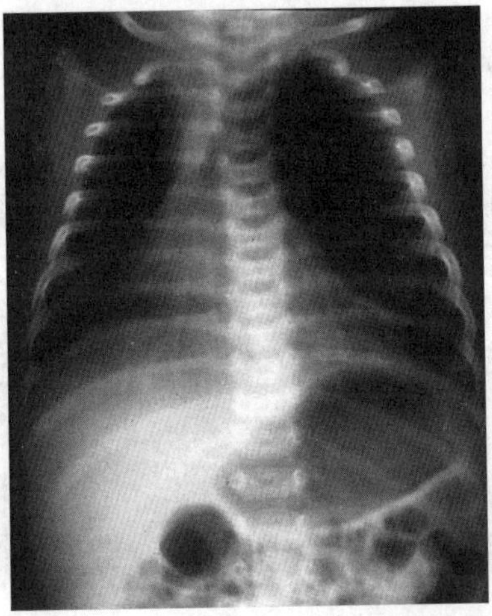

Figura 1 Apresentação radiológica de bronquiolite aguda mimetizando enfisema lobar congênito com aprisionamento aéreo de lobo superior esquerdo e atelectasia em lobo inferior esquerdo. Caso internado na Enfermaria de Pediatria do Hospital da Piedade.

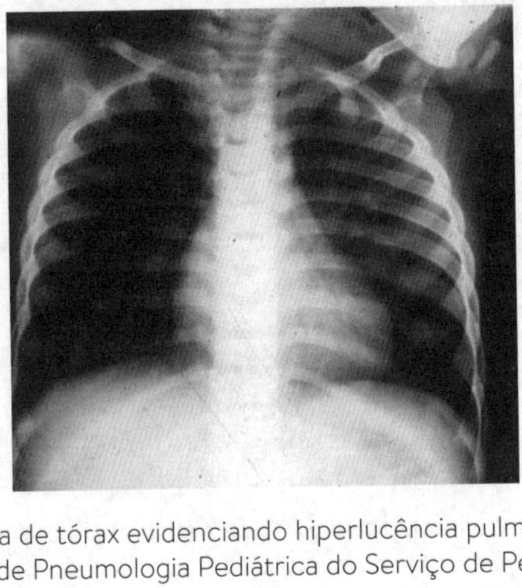

Figura 2 Radiografia de tórax evidenciando hiperlucência pulmonar direita. Caso encaminhado ao Setor de Pneumologia Pediátrica do Serviço de Pediatria do Hospital da Piedade.

de tórax que evidenciou hiperlucência pulmonar direita (Figura 2), tendo sido solicitada ecocardiografia, que afastou a hipótese de estenose do tronco da artéria pulmonar direita (Figura 3); a cintilografia demonstrou déficit perfusional de 80% do pulmão direito, o que também pode ser evidenciado por TCAR, sendo confirmado o diagnóstico da síndrome de Swyer-James-MacLeod (Figura 4).

Asfixia após tosse intensa é a apresentação mais comum de uma aspiração de corpo estranho, e o brônquio principal direito é o local mais comprometido.

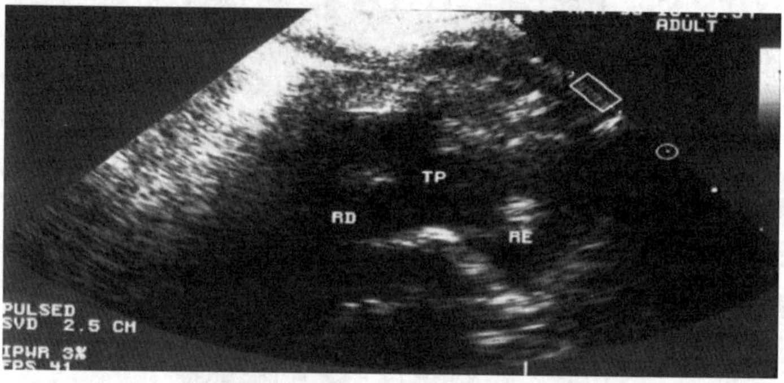

Figura 3 Ecocardiografia evidenciando preservação do calibre da artéria pulmonar direita. Caso encaminhado ao Setor de Pneumologia Pediátrica do Serviço de Pediatria do Hospital da Piedade.

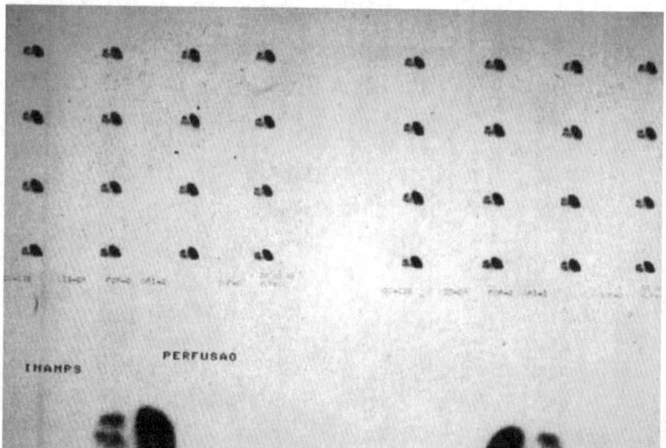

Figura 4 Cintilografia evidenciando 80% de déficit perfusional em pulmão direito. Caso encaminhado ao Setor de Pneumologia Pediátrica do Serviço de Pediatria do Hospital da Piedade.

Sibilância unilateral, dispneia, cianose e pneumonia crônica ou recorrente são outras manifestações clínicas que fortalecem a suspeita de aspiração de corpo estranho. Indicam-se também radiografias de pescoço e tórax, posteroanterior (PA) e perfil, dada a facilidade de acesso, sendo que a maioria dos corpos estranhos são radiotransparentes. O estudo em expiração pode ser feito no decúbito lateral direito e esquerdo; caso haja um corpo estranho à direita, há aprisionamento aéreo na expiração, no lado comprometido. Tomografia computadorizada de alta resolução (TCAR) e ressonância magnética (RM) são excelentes modalidades de imagem para a detecção de corpo estranho aspirado, enquanto a broncoscopia continua sendo o procedimento de escolha para o diagnóstico definitivo e tratamento.

Resultados anormais de células do lavado broncoalveolar (LBA) podem estar relacionados a vários distúrbios das vias aéreas, como bronquiolite, bronquite eosinofílica, bronquiectasia ou asma. Algumas citocinas, como IL-6, IL-10 e FNT estão envolvidas com o desenvolvimento da displasia broncopulmonar (DBP).

O colapso da via aérea pode advir de um defeito intrínseco da cartilagem da traqueia, compressão externa por estruturas cardiovasculares, como no anel vascular ou causas iatrogênicas, por uso prolongado de pressão positiva nas vias aéreas. A compressão da via aérea frequentemente causa sibilância expiratória, que pode ser indistinguível da asma, na ausculta.

A traqueomalácia é uma condição na qual o enfraquecimento da cartilagem da traqueia ocorre na via aérea e pode se originar de uma anomalia congênita ou adquirida. A maioria dos casos de traqueomalácia é intratorácica, resultando no colapso da via aérea na expiração. Traqueomalácia extratorácica ou cervical é menos comum e se apresenta como colapso da via aérea na inspiração. Quando os brônquios principais também estão envolvidos, a condição é conhecida como traqueobroncomalácia.

Quando a sibilância está associada a alterações posicionais, pode haver traqueomalácia, insuficiência cardíaca ou anomalias dos grandes vasos, sendo interessante a indicação de angiografia, broncoscopia, TCAR, angiotomografia, RM e/ou ecocardiografia para identificar outros diagnósticos que indiquem correção cirúrgica ou cuidados emergentes. O estudo do ciclo respiratório em TCAR com imagens 3D de vias aéreas demonstrou ter 100% de valor preditivo positivo para a identificação de traqueomalácia e requer apenas sedação leve.[1]

Com o advento da vacina para *Haemophilus influenzae* B, houve uma mudança na epidemiologia da epiglotite da população pediátrica para a população adulta. A epiglotite é rara, porém estridor, sialorreia, febre alta, aparência toxêmica, ingestão oral diminuída, voz abafada, irritabilidade e a preferência pela posição sentada sugerem o diagnóstico. Se estiver estável, a radiografia cervical lateral pode mostrar o "sinal do polegar", porém se há sinais de gravidade, a entubação traqueal deve ser realizada imediatamente.

No cenário de infecção recorrente, a investigação de fibrose cística se faz necessária, principalmente se há déficit de crescimento, como a pesquisa de imunodeficiência e da discinesia ciliar. A sibilância foi evidenciada em 25% dos pacientes com fibrose cística que foram diagnosticados antes dos 2 anos de idade.[1] Um estudo de 2014 constatou que crianças fibrocísticas com sibilância antes dos 3 anos de idade tiveram um VEF1 significativamente menor aos 6 anos do que as que nunca sibilaram.[1] Indicam-se dosagem de cloro no suor, níveis séricos de imunoglobulinas e avaliação da função ciliar, porém este com maior dificuldade no Brasil.

A atresia brônquica congênita representa uma malformação rara dos tubos brônquicos, que geralmente é assintomática, embora possam ocorrer infecções pulmonares recorrentes. Pneumonias de repetição de mesma localização associadas à sibilância localizada levantam a suspeita de atresia brônquica congênita. TCAR de tórax é o meio mais sensível para o diagnóstico. Embora a identificação de um brônquio com extremidade cega à broncoscopia seja menos sensível, é patognomônico para a malformação.

TRATAMENTO

Além da história, ferramentas preditivas clínicas e FeNO, o diagnóstco de asma pode ser confirmado após melhora clínica com prova terapêutica por um período de 2 a 3 meses com beta-2-agonistas de curta duração e dose baixa de corticosteroides inalatórios (evidência D). Um breve curso de corticosteroides sistêmicos também pode ser utilizado, em casos mais graves. O diagnóstico de asma é muito provável se a sibilância melhorar com o uso da terapia e se agravar quando a terapia for descontinuada.

Quando há suspeita de RGE, um curso limitado de inibidor da bomba de prótons é indicado nos lactentes que não melhoram com orientação alimentar e medidas posturais.

Mais estudos são necessários para que haja a indicação precisa de azitromicina para bronquiolite, com o objetivo de diminuir os futuros episódios de sibilância após uma bronquiolite aguda.[1] A base da terapia, na bronquiolite aguda, continua a ser o cuidado de suporte. Curiosamente, um recente estudo de sequenciamento genético identificou variantes no *ADRB2* (o gene que codifica o receptor beta-2-adrenérgico), *FLG* (gene que codifica filagrina) e NCAM1 (molécula de adesão celular neural 1) como fatores de risco para o desenvolvimento de asma após bronquiolite por VSR em afroamericanos.

A maioria das crianças com traqueomalácia leve a moderada não necessita de intervenção porque seus sintomas são tipicamente leves e desaparecem aos 2 anos de idade. Nos casos graves, indicam-se pressão positiva contínua das vias aéreas (CPAP), aortopexia e *stent*, com traqueostomia reservada para casos refratários. O implante de *stent* externo e a traqueopexia podem melhorar os desfechos dessas crianças.[1]

As vacinas reduziram muito a prevalência de epiglotite, enquanto os avanços na cirurgia estão melhorando os resultados em crianças com anéis vasculares. Se houver suspeita, a epiglotite deve ser tratada de forma emergente, garantindo uma via aérea estável por meio de entubação ou possível traqueostomia, porque a doença pode progredir rapidamente; o mesmo se aplica à administração de uma cefalosporina de 2ª ou 3ª geração e, possivelmente, um agente antiestafilocócico.

Se a atresia brônquica congênita for diagnosticada como a causa de múltiplas infecções pulmonares, a região afetada do pulmão deve ser ressecada para evitar novas infecções.

Exacerbações pulmonares agudas em pacientes pediátricos com fibrose cística são caracterizadas por novos estertores, piora da tosse, aumento da expectoração e declínio do peso, sendo tratadas com antibióticos anti-*pseudomonas*, fisioterapia respiratória e mucolíticos.

PREVENÇÃO/PROGNÓSTICO

A riqueza microbiana nas amostras de poeira foi inversamente relacionada ao risco de atopia com sibilância. De fato, crianças atópicas e sibilantes foram mais expostas à combinação de baixa exposição aos alérgenos e baixa riqueza microbiana.[4]

O palivizumabe é um anticorpo monoclonal anti-VSR humanizado que se liga à proteína de fusão do VSR, neutraliza o VSR e inibe com sucesso a replicação viral. Em um estudo prospectivo multicêntrico caso-controle, envolvendo 444 bebês japoneses prematuros de 33 a 35 semanas de idade gestacional, a profilaxia com palivizumabe na primeira estação respiratória reduziu significativamente a incidência de sibilância recorrente diagnosticada pelo médico, o número médio de consultas ambulatoriais e hospitalizações por ITRI causada pelo VSR, especialmente em crianças não atópicas, e as curvas de crescimento foram preservadas.[4]

Entre bebês negros nascidos pré-termo, a suplementação sustentada com vitamina D, comparada à suplementação com dieta limitada, resultou em um risco reduzido de sibilância recorrente aos 12 meses de idade corrigida.[7] No entanto, o efeito protetor do regime de suplementação sustentada pode não persistir por mais tempo que os primeiros 3 meses. Compreender a duração do efeito da vitamina D na sibilância é uma questão importante de saúde pública, uma vez que os episódios de sibilância no início da vida são prevalentes.[8] No entanto, a literatura científica é limitada na indicação da suplementação de vitamina D para prevenção das doenças alérgicas, e seu impacto potencial permanece incerto.[9] Evidências crescentes corroboram o papel preventivo da vitamina D durante a gravidez na sibilância da prole.[10] O palivizumabe continua sendo o único produto licenciado para a profilaxia do VSR e disponível apenas para lactentes de alto risco.[11]

DESAFIOS ATUAIS

A abordagem clínica cuidadosa, voltada para avaliar a possibilidade de asma e excluir doenças que requerem abordagens específicas, é fundamental para a impressão diagnóstica final e a definição da terapêutica. O quadro de um indivíduo pode mudar com o tempo tanto em gravidade quanto em características fenotípicas. A observação da evolução clínica é fundamental na tomada de decisões quanto a investigação e terapêutica.[12]

ORIENTAÇÕES AOS PAIS

Os profissionais de saúde devem orientar o reconhecimento da taquipneia pelos responsáveis de menores com sintomas respiratórios, que pode ser aferido de forma mais tranquila, durante o sono, contando o número de ciclos respiratórios por minuto, de modo a levar estes responsáveis a procurarem atendimento médico no início do agravo respiratório, e não na fase em que o lactente já esteja dispneico, visando a contribuir para uma menor gravidade e melhor desfecho deste episódio de sibilância.

✓ CONCLUSÃO

Estudos de coorte de nascimentos produziram avanços significativos no sentido de compreender como fatores genéticos e ambientais contribuem para o surgimento de doenças alérgicas relacionadas com sibilância recorrente. Exposições ambientais precoces, incluindo aquelas relacionadas a lar, pais, irmãos, animais de estimação e pragas, provavelmente influenciarão os padrões de colonização microbiana e também poderão moldar as respostas imunes a alérgenos e vírus. Estudos recentes de produtos metabólicos bacterianos e seus efeitos podem sugerir novas estratégias de modulação imunológica no início da vida.[6]

A sibilância recorrente no lactente é um problema comum, com um diagnóstico diferencial extenso, variando de relativamente benigno a até com risco de morte.

REFERÊNCIAS BIBLIOGRÁFICAS

1. Muglia C, Oppenheimer J. Wheezing in Infancy: An overview of recent literature. Curr Allergy Asthma Rep. 2017;17:67.
2. Toro AADC, Ribeiro JD, Lotufo JPB, Simões MCRS. Síndrome do lactente sibilante. In: Toro AADC, Muramatu LH, Cocozza AM. Doenças pulmonares em pediatria. São Paulo: Atheneu; 2014.
3. Belhassen M, Blic JD, Laforest L, Laigle V, Chamut-Vogel C, Lamezec L, et al. Recurrent Wheezing in Infants. Medicine. 2016;95(15):1-7.
4. Mochizuki H, Kusuda S, Okada K, Yoshihara S, Furuya H, Simões EAF. Palivizumab prophylaxis in preterm infants and subsequent recurrent wheezing. Six-year follow-up study. Am J Respir Crit Care Med. 2017;196(1):29-38.
5. Toro AADC, Ribeiro JD. Síndrome do lactente sibilante. In: Rodrigues JC, Adde FV, Silva Filho LVRF. Doenças respiratórias. 2.ed. Barueri: Manole; 2011.
6. Jackson DJ, James EG, Lemanske RF. Lessons learned from birth cohort studies conducted in diverse environments. Allergy Clin Immunol. 2017;139(2):379-86.
7. Hibbs AM, Ross K, Kerns LA, Wagner C, Fuloria M, Groh-Wargo S, et al. Effect of vitamin D supplementation on recurrent wheezing in black infants who were born preterm. The D-Wheeze Randomized Clinical Trial. JAMA. 2018;319(20):2086-94.
8. Gao Y, Zhang D, Hou B. Vitamin D supplementation in young infants and recurrent wheezing. JAMA. 2018;320:16.
9. Yepes-Nuñez JJ, Brozek JL, Fiocchi A, Pawankar R, Cuello-García C, Zhang Y, et al. Vitamin D supplementation in primary allergy prevention: systematic review of randomized and non-randomized studies. Allergy. 2018;73:37-49.
10. Christensen N, Søndergaard J, Fisker N, Christesen HT. Infant respiratory tract infections or wheeze and maternal vitamin D in pregnancy: a systematic review. Pediatr Infect Dis J. 2017;36(4):384-91.
11. Simões EAF, Bont L, Manzoni P, Fauroux B, Paes B, Figueras-Aloy J, et al. Past, present and future approaches to the prevention and treatment of respiratory syncytial virus infection in children. Infect Dis Ther. 2018;7:87-120.
12. Firmida MC. Abordagem clínica de lactentes sibilantes. Pulmão RJ. 2013;22(3):3-8.

23

ASMA

Andréa Lebreiro Guimarães Venerabile
Maria da Graça Soares de Lima

OBJETIVOS

- ✓ Definir o conceito de asma e citar dados epidemiológicos.
- ✓ Descrever a fisiopatologia e os fatores relacionados a maior gravidade.
- ✓ Destacar quadro clínico, aspectos relevantes do exame físico e diagnóstico.
- ✓ Descrever os principais distúrbios ventilatórios da asma.
- ✓ Atualizar o tratamento da crise, da doença crônica e o conceito de gravidade da asma.
- ✓ Incentivar o acompanhamento, o controle da doença e a identificação de fatores de risco.
- ✓ Reduzir crises graves, perda de função e custos, pelo melhor controle ambulatorial.

INTRODUÇÃO

A asma é uma doença crônica tratável das vias aéreas que afeta todas as faixas etárias e apresenta alta prevalência, morbidade e mortalidade em todo o mundo. É uma doença potencialmente séria, considerada um problema mundial de saúde, afetando em torno de 300 milhões de indivíduos.[1]

Segundo o Ministério da Saúde (MS), no Brasil, 1 em cada 7 adultos e 1 em cada 6 crianças (quase 18% da população infantil) sofre com a doença. Sendo assim, sua abordagem deve ser bem conhecida pelos profissionais da atenção básica, para que possa ser eficazmente controlada nesse nível de complexidade.[2]

Nos últimos anos, organismos internacionais como a Organização Mundial da Saúde (OMS), a Global Initiative for Asthma (GINA) e a Global Alliance Against Chronic Respiratory Diseases (GARD) têm dado enfoque sobre a importância do tratamento da asma e de outras doenças respiratórias, tanto para contribuir com a saúde individual, como para reduzir o custo global com a doença, evitando internações.

No ano de 2012, o MS lançou as Diretrizes para o Manejo da Asma da Sociedade Brasileira de Pneumologia e Tisiologia (SBPT) para auxiliar na capacitação e na prática clínica diária de profissionais da área da saúde.[3] No Brasil, existem diversas iniciativas para o controle da asma, com foco no paciente e na organização dos sistemas de saúde, no Sistema Único de Saúde (SUS).

As populações com maior prevalência de asma (> 20% em crianças) estão em países de língua inglesa e na América Latina. O Brasil, país de renda média e de tamanho continental, é um dos países com maior prevalência de asma em crianças e com altas taxas de asma grave.[4]

O programa de assistência primária do Distrito Federal conseguiu reduzir em 66% o percentual de internações no SUS pela doença, por meio do fornecimento das medicações aos asmáticos a partir de 1999. Em Salvador, o Programa de Controle de Asma e Rinite (ProAR) obteve redução de 74% das internações por asma. Programas que disponibilizam tratamento gratuito propiciam adequado controle com melhoria na qualidade de vida e menor custo familiar.

O atendimento aos pacientes com asma deve ser assumido por clínicos e pediatras que, além de conduzirem o tratamento nas unidades de urgência, podem fazer acompanhamento ambulatorial, com encaminhamento aos especialistas apenas dos casos mais graves ou com resposta inadequada aos cuidados primários, dentro de tempo oportuno.

ASPECTOS EPIDEMIOLÓGICOS

Estudo descritivo de um banco de dados do governo brasileiro entre 2008 e 2013, no qual foram analisadas as hospitalizações e os óbitos por asma, bem como o custo das hospitalizações, mostrou que, em 2013, 2.047 pessoas morreram de asma no Brasil (5 óbitos/dia), com mais de 120.000 hospitalizações por asma. Durante o período de estudo, o número absoluto de óbitos e hospitalizações por asma diminuiu 10% e 36%, respectivamente. No entanto, a taxa de mortalidade hospitalar aumentou aproximadamente 25%. Durante o período estudado, as hospitalizações por asma custaram US$ 170 milhões ao sistema público de saúde. Embora os óbitos e hospitalizações por asma no Brasil estejam diminuindo desde 2009, os números absolutos ainda são altos, com custos diretos e indiretos elevados para a sociedade, o que mostra a relevância do impacto da asma em países de renda média.[4]

Em inquérito transversal realizado em 1995, foi identificado diagnóstico médico de asma em 779 (26,5%) dos 2.941 escolares de 6 a 14 anos do Município do Rio de Janeiro, sendo considerada uma prevalência elevada de asma.[5]

A asma é a principal doença respiratória crônica do adolescente, e suas repercussões podem trazer problemas complexos e implicações em longo prazo. O custo da asma aumenta com a gravidade da doença, sendo superior no grupo com asma não controlada. Nos pacientes de classe menos favorecida, os gastos com asma consomem em torno de 25% da renda familiar, quando a recomendação da OMS é de 5%.

FISIOPATOLOGIA

A asma se manifesta com sinais de obstrução difusa da luz brônquica, em episódios reversíveis e de intensidade variável. As exacerbações são chamadas de crises, que respondem ao tratamento com broncodilatadores e corticosteroides sistêmicos e, algumas vezes, têm resolução espontânea.[1]

A limitação aguda do fluxo aéreo tem dois mecanismos indutores:

- Mediação inflamatória: broncoconstrição induzida por alérgenos resultando na produção de mediadores inflamatórios, dependentes da liberação de IgE pelos mastócitos, migração de eosinófilos, liberação de citocinas, produção de leucotrienos e convocação de várias células, como monócitos e linfócitos.
- Resposta neural: hiper-reatividade dos músculos brônquicos, decorrente da resposta das vias aéreas a uma variedade de estímulos não alérgicos, quando os mecanismos envolvidos na broncoconstrição são os reflexos neurais, desencadeados por estimulação central e local, além dos mediadores inflamatórios.[6]

Como resultado desses eventos, ocorrem contração da musculatura lisa das vias aéreas, aumento na permeabilidade capilar, extravasamento capilar, edema e espessamento da mucosa brônquica e aumento de produção de muco.[6]

As manifestações podem ocorrer esporadicamente, nos episódios de exacerbação, conhecidos como crises, mas, com a inflamação persistente, subclínica e não tratada, pode evoluir para remodelamento brônquico e redução permanente da função pulmonar, que pode ser identificada com a observação do prolongamento do tempo expiratório. A maior dificuldade observada na fase inspiratória indica obstrução das vias aéreas superiores, o contrário com as vias inferiores.

A tosse como manifestação clínica da asma é mais comum na pediatria, também observada nos adultos.[1] A tosse, sem estar associada com infecções virais, como única expressão da asma foi identificada como um fenótipo associado a uma maior gravidade da doença na infância.[7] Numa coorte de 560 crianças, foi enfatizada a importância da microbiota associada aos aeroalérgenos, que aparentemente têm um papel significativo na gravidade da doença.[8] Nesta coorte, um grupo com distúrbio ventilatório fora de crise foi identificado, sendo que este grupo apresentou melhor resposta ao broncodilatador, mas foi associado a asma grave com mais exacerbações e associado a desfechos ruins.[8]

QUADRO CLÍNICO

Nem todos os pacientes asmáticos, ou seus responsáveis, declaram conhecer o diagnóstico da doença; quando referem um diagnóstico, citam bronquite ou tosse alérgica.

Quando há dispneia, o diagnóstico é rapidamente lembrado, mas alguns pacientes apresentam apenas tosse incômoda, sem a presença de cansaço perceptível pelo responsável leigo.

Quanto mais jovem, mais evidentes são a sibilância, o chiado e a tiragem ou esforço respiratório, e mais frequentemente relatados pelos familiares. Contudo, podem não apresentar uso de musculatura acessória, já que o aumento da frequência respiratória (FR) melhora a oxigenação, mas esse aumento de FR pode ser imperceptível para os leigos, devendo ser identificado pelo profissional de saúde (Tabela 1).[9]

Tabela 1 Valores de corte para frequência respiratória conforme faixa etária

Idade	Frequência respiratória
Menor de 2 meses	≥ 60 irpm*
2-11 meses	≥ 50 irpm
1-4 anos	≥ 40 irpm

*irpm: incursões respiratórias por minuto.

Fonte: Sociedade Brasileira de Pneumologia e Tisiologia, 2007.[9]

EXAME FÍSICO

A observação do padrão respiratório é de extrema importância, pois se já há um prolongamento do tempo expiratório, fora de crise, sugere a presença de um distúrbio ventilatório obstrutivo (DVO). Podem-se encontrar alterações bucais pela respiração predominantemente oral. A hiperinsuflação pulmonar pode contribuir para alterações posturais ou deformidade torácica, por exemplo, *pectus carinatum*.

Na rinoscopia, observa-se a hipertrofia dos cornetos nasais inferiores. Atualmente, é possível aferir o pico de fluxo inspiratório nasal (PFIN) com o aparelho *Mini Wright in Check*, com referencial teórico para a faixa etária pediátrica.[10]

GRAVIDADE, CONTROLE E FATORES DE RISCO[1]

A gravidade avalia-se retrospectivamente, considerando a quantidade de medicamento necessária para atingir o controle, e esta se altera lentamente com tratamento. A asma leve é controlada com Etapas 1 e 2. A asma moderada é controlada com Etapa 3, e a asma grave, com Etapa 4 ou 5. Devem-se excluir comorbidades, afastar erros na técnica inalatória e baixa adesão para não aumentar erroneamente o tratamento, prejudicando a análise da gravidade por questões que não são características intrínsecas da doença.

O controle da asma expressa a frequência e a intensidade dos sintomas da asma que deveriam estar suprimidos pelo tratamento e é variável em dias ou semanas. O diagnóstico do controle é obtido com a frequência dos sintomas da asma nas últimas 4 semanas, sendo dividido em duas faixas etárias (Tabelas 2 e 3).[1]

Os fatores de risco para crise devem ser investigados a cada reavaliação. Em caso de sintomas controlados, porém com fator de risco, não é recomendável diminuir o tratamento.[1]

Tabela 2 Diagnóstico do controle da asma preferencialmente avaliado nas últimas 4 semanas

	Avaliação do controle ≥ 6 anos		
Parâmetros	Controlada (nenhuma característica da asma parcialmente controlada)	Controle parcial (1-2 características da asma parcialmente controlada)	Sem controle* (3 ou 4 características da asma parcialmente controlada)
Sintomas diurnos	≤ 2 vezes/semana	> 2 vezes/semana	
Limitação atividades	Nenhuma	Qualquer	
Despertar noturno	Nenhum	Qualquer	
Medicação de alívio	≤ 2 vezes/semana	> 2 vezes/semana	
Fatores de risco modificáveis medicamentosos: uso elevado de B2 de alívio (> 1 lata/mês), baixa adesão, técnica inalatória incorreta. Comorbidades: obesidade, rinossinusite crônica, DRGE, alergia alimentar, gravidez. Exposições: tabaco, alérgeno, poluição. Contexto grave: psicológico, socioeconômico. Função pulmonar: especialmente VEF1 < 60% e intensa resposta broncodilatadora. Inflamatória: eosinofilia, FeNO aumentado, broncoespasmo induzido pelo exercício. Fatores de risco maiores e independentes: exacerbação grave ≤ 12 meses, internação em UTI ou entubação.			

(continua)

Tabela 2 Diagnóstico do controle da asma preferencialmente avaliado nas últimas 4 semanas *(continuação)*

Avaliação do controle ≥ 6 anos
Características associadas com limitação fixa das vias aéreas na história clínica: prematuridade, baixo peso ao nascer, ganho ponderal acelerado, hipersecreção mucosa crônica. Medicamentosa: ausência de tratamento com CI. Exposições: tabaco, produtos químicos nocivos, exposição ocupacional. Investigações: VEF1 inicial baixo, eosinofilia sanguínea ou no escarro. Fatores de risco para efeitos colaterais sistêmicos: uso frequente de CO, dose elevada de CI de alta potência. Fatores de risco para efeitos colaterais locais: dose elevada de CI de alta potência e técnica inalatória incorreta.

*Asma sem controle é um importante fator de risco para exacerbação. Qualquer exacerbação é indicativa da necessidade de revisão do tratamento de manutenção.

CI: corticosteroide inalatório; CO: corticosteroide oral; VEF1: volume expiratório forçado no primeiro segundo.

Fonte: GINA, 2020.[1]

Tabela 3 Diagnóstico do controle da asma preferencialmente avaliado nas últimas 4 semanas

Avaliação do controle ≤ 5 anos			
Parâmetros	Controlada (nenhuma característica da asma parcialmente controlada)	Controle parcial (1-2 características da asma parcialmente controlada)	Sem controle* (3 ou 4 características da asma parcialmente controlada)
Sintomas diurnos	≤ 1 vez/semana	> 1 vez/semana	
Limitação de atividades	Nenhuma	Qualquer	
Despertar noturno	Nenhum	Qualquer	
Medicação de alívio	≤ 1 vez/semana	> 1 vez/semana	
Fatores de risco para exacerbações: asma sem controle, exacerbação grave ou uso de CO ≤ 12 meses, baixa adesão, técnica inalatória incorreta. Exposições: tabaco, alérgeno, poluição, infecção viral. Contexto grave: psicológico, socioeconômico. Crises que se iniciam no outono e inverno.			
Características associadas com limitação fixa das vias aéreas: asma grave com muitas internações e história de bronquiolite. Fatores de risco para efeitos colaterais sistêmicos: uso frequente de CO, dose elevada de CI de alta potência. Fatores de risco para efeitos colaterais locais: dose elevada de CI de alta potência, técnica inalatória incorreta, ausência de proteção da pele e dos olhos no uso de CI por nebulização ou por espaçador com máscara.			

*Asma sem controle é um importante fator de risco para exacerbação. Qualquer exacerbação indica a necessidade de revisar o tratamento de manutenção.

CI: corticosteroide inalatório.

Fonte: GINA, 2020.[1]

DIAGNÓSTICO

A asma é uma doença com muitas variações na expressão clínica (heterogênea). Existem dois principais recursos definidores:

- Uma história de sintomas respiratórios, como chiado, falta de ar, aperto no peito e tosse, que variam com o tempo e a intensidade.
- Limitação variável do fluxo aéreo expiratório.[11]

A Figura 1 ilustra os critérios para fazer o diagnóstico de asma.[1]

1. Uma história de sintomas respiratórios variáveis. Os sintomas típicos são chiado, falta de ar, aperto no peito e tosse. Costumam apresentar mais de um desses sintomas típicos, variam ao longo do tempo e em intensidade, podem

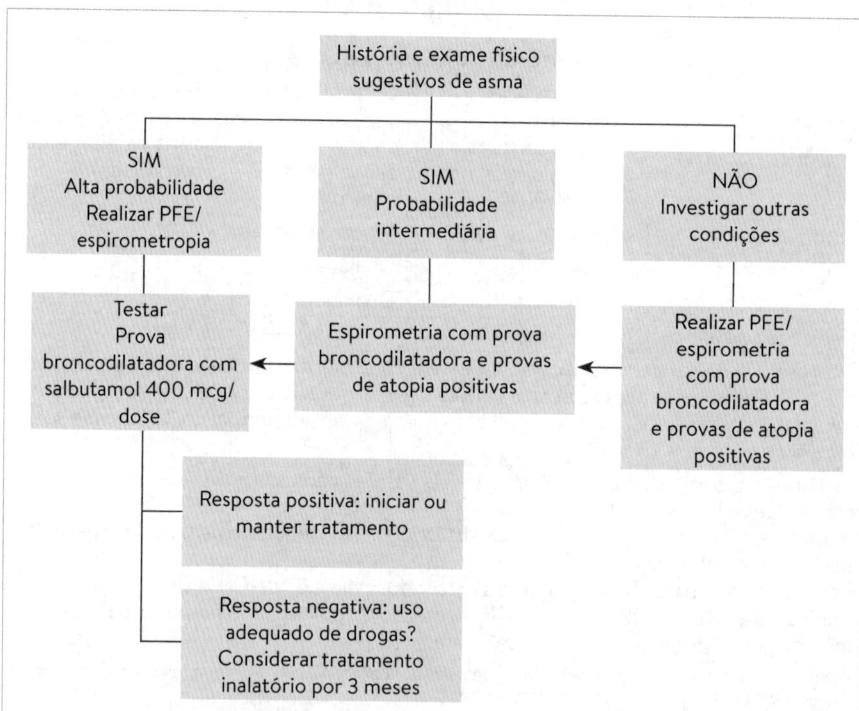

Figura 1 Fluxo diagnóstico nos casos suspeitos de asma.

Fonte: adaptado do GINA, 2020.[1]

surgir ou piorar à noite ou com caminhadas, desencadeados pelo exercício, riso, alérgenos, ar frio ou agravados por infecções virais.

2. Evidência de limitação variável do fluxo expiratório:
   - Pelo menos uma destas características: VEF1 baixo, relação VEF1/CVF (capacidade vital forçada) baixa (adultos < 0,75-0,80 e em crianças ≤ 0,90).
   - Documentar uma variação da função pulmonar maior que a encontrada na população normal; este excesso de variabilidade pode ser confirmado com as seguintes manobras:
     - Resposta broncodilatadora positiva (BD+) (Tabela 4).
     - Aumento de 12% do VEF1 + 200 mL, após 4 semanas de tratamento anti-inflamatório (em crianças > 12% do valor predito), sendo identificado esse aumento afastado de infecções respiratórias. Variação do VEF1 > 12% ou do PFE > 15% entre consultas, sem infecção viral.
     - Teste de broncoprovocação por exercício, uma queda de 12% do VEF1 ou de 15% do PFE é compatível com o diagnóstico de broncoespasmo induzido pelo exercício (BIE). A broncoprovocação também pode ser medicamentosa, sendo realizada com metacolina ou histamina, uma queda de 20% do VEF1 e queda de 15% com hiperventilação, salina hipertônica ou manitol.

Tabela 4 Prova broncodilatadora (BD)

Critérios	Fórmula	Valores significativos
(*) % de aumento em relação ao valor previsto	VEF1 pós-pré × 100 VEF1 previsto	≥ 12%
(**) % de aumento em relação ao previsto	VEF1 pós-pré × 100 VEF1 previsto	≥ 7% com DVO prévio > 10% se espirometria normal
(***) % de aumento em relação ao valor inicial	PFEpós-pré × 100 PFEpós-pré × 100	≥ 15% > 12% com DVO prévio
(****) % de aumento em relação ao valor inicial	Aumento de 60 L ou PFE pós-pré × 100	> 20%

(*) Critério aceito pela GINA, 2020;[1] (**) Critério sugerido por Pereira et al., 2002;[12] (***) Sociedade Brasileira de Pneumologia e Tisiologia, 2012;[3] Bush e Fleming, 2015;[13] (****) Bush e Fleming, 2015.[13]

VEF1: volume expiratório forçado no primeiro segundo; PFE: pico de fluxo expiratório; DVO: distúrbio ventilatório obstrutivo.

Quanto maior a variação da função pulmonar, mais confiável o diagnóstico de asma. Uma vez confirmado o diagnóstico, a função pulmonar deve ser realizada após 3 a 6 meses do início do tratamento e depois regularmente para toda a vida, anualmente na faixa etária pediátrica a partir dos 5 anos de idade, e nos adultos, se controlados e sem fator de risco, a cada 2 anos.[1]

Estudo realizado em 2.941 escolares do Rio de Janeiro, de 6 a 14 anos, evidenciou uma maior prevalência de limitações aos exercícios entre os escolares da rede municipal quando comparados aos da rede particular, diferença que pode refletir um menor controle da asma nos escolares da rede pública.[5] O teste de broncoprovocação por exercício é uma importante ferramenta para o diagnóstico de BIE, uma vez que a anamnese pode não identificar de maneira precisa esse diagnóstico, pois muitos podem apresentar limitações aos exercícios por falta de condicionamento físico. A identificação de pico hipertensivo no exercício pode contribuir para que o responsável possa mudar seus hábitos alimentares reduzindo seu risco de hipertensão arterial sistêmica (HAS).[14,15] O pediatra deve solicitar a espirometria, pois pode contribuir para que o responsável tenha um maior comprometimento com o seu tratamento, aumente sua adesão e aceite melhor um possível reinício do tratamento da doença crônica.

O índice preditivo de asma (IPA) continua sendo um dos melhores preditores clínicos para o diagnóstico de asma em lactentes. O índice preditivo de asma modificado (IPAm) é um índice preditivo mais inclusivo e objetivo, pois inclui IgE positiva para aeroalérgenos e alimentos como critérios que não foram incluídos no IPA inicial (Tabela 5).[16]

Tabela 5 Critérios do índice preditivo de asma modificado[a]

Critérios maiores:[b]
História parental de diagnóstico médico de asma
Dermatite atópica diagnosticada pelo médico
Sensibilização alérgica a pelo menos um aeroalérgeno
Critérios menores:
Chiado sem relação com resfriados
Eosinófilos 4% no sangue
Sensibilização alérgica a leite, ovo ou amendoim

[a]Critérios do IPAm para uso em sujeitos ≤ 3 anos de idade com ≥ 4 episódios de sibilância por ano.
[b]Pelo menos 1 critério maior ou 2 menores são necessários.
Fonte: adaptada de Muglia e Oppenheimer, 2017.[16]

O quadro de lactentes com tosse prolongada e tosse sem relação com infecções virais está relacionado com diagnóstico futuro de asma independentemente de sibilância prévia recorrente.[1]

É importante afastar outras causas, como a doença do refluxo gastresofágico (DRGE), gotejamento pós-nasal, sinusite crônica, disfunção de corda vocal e bronquite eosinofílica (Tabelas 6 e 7).[3]

Tabela 6 Diagnóstico diferencial

Crianças menores de 5 anos de idade
Infecções de vias aéreas superiores com tosse
Doença pulmonar crônica da prematuridade
Malformações congênitas
Fibrose cística
Bronquiolite e bronquiolite obliterante
Discinesia ciliar
Síndromes aspirativas (refluxo gastresofágico, distúrbios de deglutição, corpo estranho)
Traqueomalacia
Tuberculose
Cardiopatias
Imunodeficiências primária e adquirida

Fonte: Sociedade Brasileira de Pneumologia e Tisiologia, 2012.[3]

Tabela 7 Diagnóstico diferencial

Crianças maiores de 5 anos de idade e adultos
Rinossinusite
Tuberculose
Síndrome de hiperventilação alveolar e síndrome do pânico
Obstrução de vias aéreas superiores (neoplasias e aspiração de corpo estranho)
Disfunção das cordas vocais
Doença pulmonar obstrutiva crônica e outras doenças obstrutivas das vias aéreas inferiores (bronquiectasias)
Fibrose cística
Doenças difusas do parênquima pulmonar
Insuficiência cardíaca diastólica e sistólica
Doenças da circulação pulmonar (hipertensão pulmonar e embolia)

Fonte: Sociedade Brasileira de Pneumologia e Tisiologia, 2012.[3]

A possibilidade da concomitância de duas patologias, asma e alterações anatômicas ou outras patologias adquiridas ou congênitas, sempre deve ser considerada e cuidadosamente investigada.

Distúrbios ventilatórios

Caracterização dos distúrbios ventilatórios[12,17] (Tabela 8)

O distúrbio ventilatório obstrutivo (DVO) é caracterizado por redução dos fluxos máximos na expiração com relação ao volume expirado. Os principais parâmetros utilizados são: VEF1 e VEF1/CVF ou preferencialmente VEF1/CV por colapso precoce das vias aéreas na CVF. Quando o fluxo expiratório final (FEF) 25-75% é o único parâmetro alterado, considera-se DVO leve.

O distúrbio ventilatório restritivo (DVR) é inferido quando há redução da CV e da CVF com normalidade do VEF1/CVF. Caso haja normalização da CV após broncodilatador, afasta-se o diagnóstico de DVR, pois a redução da CV está associada à obstrução e aprisionamento aéreo.[12]

Segundo a força-tarefa para padronização da espirometria realizada pela American Thoracic Society e European Respiratory Society (ATS/ERS), os distúrbios ventilatórios podem ser classificados quanto à gravidade (Tabela 9).[17]

Tabela 8 Caracterização dos distúrbios ventilatórios

	Tipo de distúrbio ventilatório	
Parâmetros	Obstrutivo	Restritivo
CVF	Normal ou reduzido	Reduzido
CV	Normal ou reduzido	Reduzido
VEF1	Reduzido	Normal ou reduzido
VEF1/CVF	Reduzido	Normal ou aumentado
FEF 25-75%	Reduzido	Normal, reduzido ou aumentado

CVF: capacidade vital forçada; CV: capacidade vital; VEF1: volume expiratório forçado no primeiro segundo; FEF 25-75%: fluxo expiratório forçado entre 25 e 75% da CVF.

Fonte: Pereira et al., 2002.[12]

Tabela 9 Classificação da gravidade do distúrbio ventilatório

Classificação do DVO	VEF1 (% do previsto)
Leve	> 70
Moderado	60-69
Moderadamente grave	50-59
Grave	35-49
Muito grave	< 35

VEF1: volume expiratório forçado no primeiro segundo.

Fonte: Pellegrino et al., 2005.[17]

IDENTIFICANDO ASMÁTICOS COM RISCO DE MORTE[1]

- História: entubação prévia em qualquer época ou internação/emergência por asma há < 12 meses.
- Medicação: baixa adesão, ausência de plano de ação para as crises, uso recente de CO ou uso de > 200 doses de inalador pressurizado de salbutamol por mês.
- Comorbidades: doença psiquiátrica, problemas psicossociais ou alergia alimentar confirmada.

Abordagem da crise a partir dos 6 anos de idade[1] (Figura 2)

A combinação de CI com formoterol, indicada para os asmáticos a partir dos 12 anos, está associada a uma menor taxa de internação e de uso de CO (evidência A). Nos menores de 12 anos, a preferência é pela combinação de broncodila-

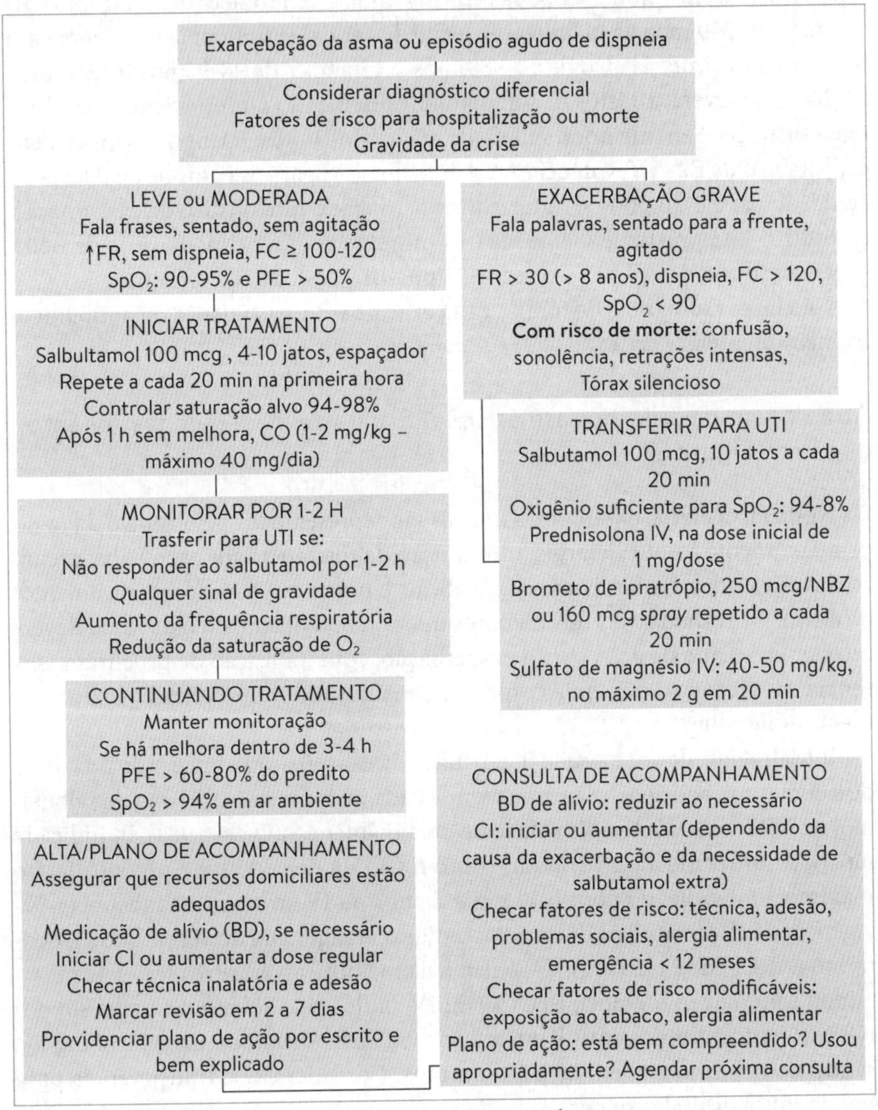
Exacerbação da asma ou episódio agudo de dispneia
Considerar diagnóstico diferencial
Fatores de risco para hospitalização ou morte
Gravidade da crise
LEVE ou MODERADA
Fala frases, sentado, sem agitação
↑FR, sem dispneia, FC ≥ 100-120
SpO_2: 90-95% e PFE > 50%
EXACERBAÇÃO GRAVE
Fala palavras, sentado para a frente, agitado
FR > 30 (> 8 anos), dispneia, FC > 120, SpO_2 < 90
Com risco de morte: confusão, sonolência, retrações intensas, Tórax silencioso
INICIAR TRATAMENTO
Salbultamol 100 mcg , 4-10 jatos, espaçador
Repete a cada 20 min na primeira hora
Controlar saturação alvo 94-98%
Após 1 h sem melhora, CO (1-2 mg/kg – máximo 40 mg/dia)
TRANSFERIR PARA UTI
Salbutamol 100 mcg, 10 jatos a cada 20 min
Oxigênio suficiente para SpO_2: 94-8%
Prednisolona IV, na dose inicial de 1 mg/dose
Brometo de ipratrópio, 250 mcg/NBZ ou 160 mcg *spray* repetido a cada 20 min
Sulfato de magnésio IV: 40-50 mg/kg, no máximo 2 g em 20 min
MONITORAR POR 1-2 H
Trasferir para UTI se:
Não responder ao salbutamol por 1-2 h
Qualquer sinal de gravidade
Aumento da frequência respiratória
Redução da saturação de O_2
CONTINUANDO TRATAMENTO
Manter monitoração
Se há melhora dentro de 3-4 h
PFE > 60-80% do predito
SpO_2 > 94% em ar ambiente
ALTA/PLANO DE ACOMPANHAMENTO
Assegurar que recursos domiciliares estão adequados
Medicação de alívio (BD), se necessário
Iniciar CI ou aumentar a dose regular
Checar técnica inalatória e adesão
Marcar revisão em 2 a 7 dias
Providenciar plano de ação por escrito e bem explicado
CONSULTA DE ACOMPANHAMENTO
BD de alívio: reduzir ao necessário
CI: iniciar ou aumentar (dependendo da causa da exacerbação e da necessidade de salbutamol extra)
Checar fatores de risco: técnica, adesão, problemas sociais, alergia alimentar, emergência < 12 meses
Checar fatores de risco modificáveis: exposição ao tabaco, alergia alimentar
Plano de ação: está bem compreendido? Usou apropriadamente? Agendar próxima consulta

Figura 2 Abordagem da exacerbação da asma em ≥ 6 anos.
FR: frequência respiratória; FC: frequência cardíaca; CO: corticosteroide oral; IV: intravenoso; BD: broncodilatador; CI: corticosteroide inalatório.
Fonte: GINA, 2020.[1]

tador de curta duração (BCD) com CI em baixa dose. Caso não haja melhora com a abordagem inicial, indica-se iniciar o CO (40 mg/dia ≥ 6 anos e 50 mg/dia ≥ 12 anos) e procurar assistência médica. O CO pode ser suspenso sem redução gradativa, até 2 semanas de uso diário.

Na crise leve a moderada, é indicada a dose de salbutamol de 4 a 10 jatos/vez, sendo 3 séries em 1 hora. Sem boa resposta, indica-se brometo de ipratrópio (BI) 160 mcg ou 250 mcg na nebulização e CO. Fazer oxigenioterapia suficiente para manter a saturimetria alvo de 94-98% nos < 12 anos e de 93-95 nos ≥ 12 anos.

Na crise severa, 10 jatos de salbutamol, com BI, CO ou intravenoso, se há intensa dispneia. Sem melhora, sulfato de magnésio IV, 40 a 50 mg/kg, sem evidência para uso de B2 IV (evidência A). Adrenalina IM para os casos de anafilaxia ou angioedema. O PFE pode ser utilizado para avaliar o prognóstico da exacerbação, quando < 25% pré-BD e < 40%, aos 15 minutos após a primeira série de BCD, sugere desfecho desfavorável e se > 40% pós-BD, desfecho favorável.

Não fazer radiografia de tórax a cada exacerbação, gasometria ou antibióticos rotineiramente nas crises.

Abordagem da crise nos asmáticos ≤ 5 anos de idade, em tratamento da asma[1] (Figura 3)

Nesta faixa etária, os sintomas iniciais são representados pelo agravo da tosse, principalmente à noite, letargia, diminuição da tolerância aos exercícios, prejuízo das atividades diárias, como alimentação, e pobre resposta aos medicamentos de alívio. Os responsáveis dos menores que já têm o diagnóstico de asma devem receber um plano de ação para a exacerbação, com indicação de procurar assistência médica caso não haja resposta, considerando um cuidado maior nos menores de 1 ano.

Inicialmente, deve-se avaliar a gravidade da exacerbação e aplicar de 2 a 6 jatos de salbutamol, por dose, com espaçador a cada 20 minutos ou 2,5 mg de salbutamol na NBZ, oxigenioterapia suficiente para manter a SpO_2 94 a 98%, BI indicado na crise moderada a grave, assim como o CO na dose de 1 a 2 mg/kg/dia, no máximo 20 mg/dia < 2 anos e 30 mg ≥ 2 anos ou IV se há intensa dispneia. Na vigência de IVAS viral, pode-se acrescentar o antagonista do receptor de leucotrieno (ARLT) de 7 a 20 dias. Caso não haja melhora após as três séries de salbutamol, com oxigenioterapia, BI e CO ou IV, indica-se o sulfato de magnésio por NBZ, 150 mcg, 3 doses em 1 h em > 2 anos se SpO_2 < 92%, ou IV 40 a 50 mg/kg, sendo no máximo 2 g, em 20 a 60 minutos. Considera-se a transferência para tratamento hospitalar se necessitar de > 10 jatos de salbutamol em 3 a 4 horas e deve-se manter 2 a 3 jatos a cada hora. No primeiro dia, a dose da metilprednisolona será de 1 mg/kg a cada 6 horas e, no segundo dia, 1 a 2 mg/kg/dia.

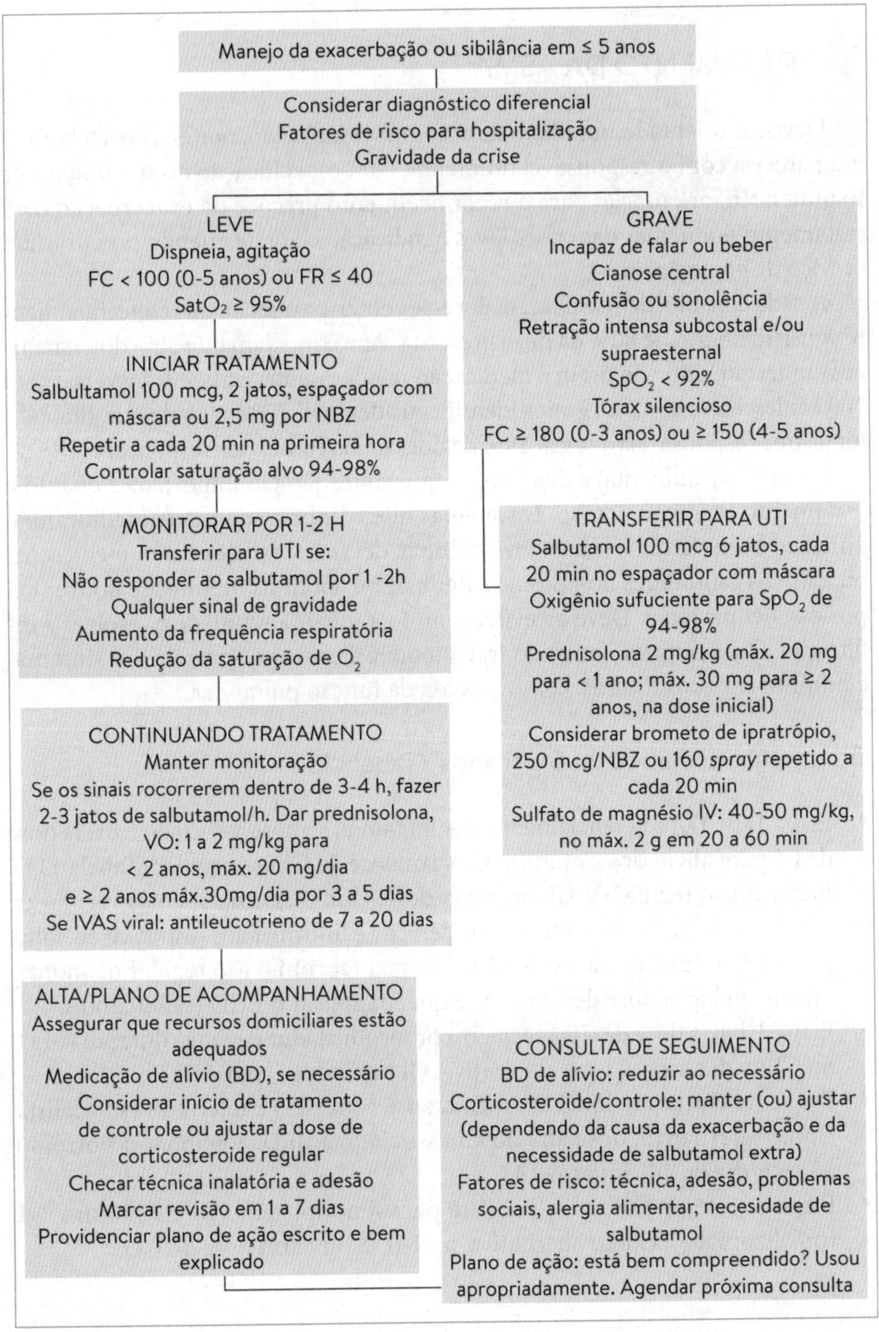

Figura 3 Abordagem da exacerbação da asma em ≤ 5 anos.
Fonte: GINA, 2020.[1]

TRATAMENTO DA ASMA[1]

Deve ser orientado um plano de ação individualizado, por escrito, elaborado em parceria com o responsável do menor, com especificação do tratamento de manutenção, orientação para o reconhecimento precoce da exacerbação com tratamento domiciliar das crises leves e indicação clara de quando procurar um serviço de emergência.[1]

A cada consulta de reavaliação, deve-se conferir a adesão, que conceitualmente consiste no uso de 80% da dose prescrita. Aproximadamente 50% dos asmáticos em tratamento não usam a medicação regularmente. Estudo transversal com 100 adolescentes de 12 a 19 anos identificou adesão de 53%, quando questionados longe dos responsáveis, contra 89% de adesão, na frente dos responsáveis.[18]

O controle ambiental e dos fatores agravantes são tão importantes quanto o tratamento medicamentoso. Estratégias que comprovadamente melhoram: o asmático e seus familiares não devem fumar, devem evitar alimentos, medicações ou aditivos causadores de sintomas. Reduzir ou abolir os mesmos se houver exposição ocupacional. Deve-se evitar o mofo, reduzir a umidade e resolver a infiltração. O principal objetivo do tratamento é alcançar o controle dos sintomas e minimizar riscos futuros, como a perda da função pulmonar.

Tratamento asmático de 6 a 11 anos[1] (Tabela 10)

- Etapa 1: BCD, preferencialmente o salbutamol, sempre associado a baixa dose de CI para alívio dos sintomas ou baixa dose de CI uso regular (Tabela 11).
- Etapa 2: uso regular de CI em baixa dose. Como alternativa, uso regular de ARLT, lembrando de levar em consideração e informar aos responsáveis sobre grave risco de efeitos adversos à saúde mental com o uso regular de montelucaste ou baixa dose de CI sempre que for aplicar o BCD (salbutamol).
- Etapa 3: baixa dose de CI associado a broncodilatador de longa duração (BLD) ou CI média dose. Como alternativa, CI baixa dose com ARLT.
- Etapa 4: associação do CI em média dose com BLD e referir ao especialista. Como alternativa, dose alta do CI associado à BLD, adicionar o tiotrópio, 18 mcg/dia ou adicionar ARAL.
- Etapa 5: referendar ao especialista para fenotipagem. Adicionar anti-IgE (omalizumabe). Como alternativa, anti-IL-5 ou baixa dose do CO.

Tabela 10 Opções para tratamento em asmático de 6 a 11 anos

Frequência dos sintomas	Tratamento inicial preferencial
< 2 vezes/mês	Etapa 1 – Alternativa: BCD com CI baixa dose quando necessário e com dispositivos separados ou CI baixa dose
≥ 2 vezes/mês, porém não são diários	Etapa 2: CI baixa dose (Tabela 11) Alternativa: ARLT ou BCD com CI baixa dose quando necessário e com dispositivos separados
Quase diários ou despertar noturno ≥ 1 vez/semana	Etapa 3: CI baixa dose + BLD ou CI média dose Como alternativa: CI baixa dose + ARLT
Quase diários ou despertar noturno ≥ 1 vez/semana e com baixa função pulmonar	Etapa 4: CI média dose + BLD. Referendar ao especialista. Como alternativa: CI alta dose + BLD ou adicionar tiotrópio ou ARLT
Asma grave de difícil tratamento não controlada com Etapa 4, sem erro na técnica inalatória e com boa adesão ao tratamento da asma	Etapa 5: referendar ao especialista para fenotipagem. Adicionar anti-IgE. Como alternativa: anti-IL5 ou CO baixa dose

CI: corticosteroide inalatório; ARLT: antagonista do receptor de leucotrieno; BCD: broncodilatador de curta duração (salbutamol); CO: corticosteroide oral.

Fonte: GINA, 2020.[1]

Tabela 11 Doses dos corticosteroides inalatórios de 6 a 11 anos licenciados para uso no Brasil

	Baixa	Média	Alta
Beclometasona HFA	50-100	> 100-200	> 200
Budesonida DPI	100-200	> 200-500	> 500
Budesonida nebules	250-500	> 500-1.000	> 1.000
Fluticasona HFA	100-200	> 200-500	> 500
Fluticasona DPI	100-200	> 200-400	> 400
Furoato de mometasona	110	≥ 220-440	≥ 440
Ciclesonida HFA	80	> 80-160	> 160

DPI: dispositivo de pó inalatório; HFA: hidrofluoralcano.

Fonte: Sociedade Brasileira de Pneumologia e Tisiologia, 2020.[2]

Tratamento em asmático ≥ 12 anos[1] (Tabela 12)

- Etapa 1: formoterol associado a baixa dose de CI para alívio dos sintomas da asma. Como alternativa BCD (salbutamol) sempre que necessário e associado a baixa dose de CI.
- Etapa 2: uso regular CI em baixa dose (Tabela 13) como opção preferencial ou CI baixa dose associado a formoterol para alívio dos sintomas. Como alternativa, uso regular de ARLT ou baixa dose de CI sempre que for aplicar o BCD (salbutamol).

Tabela 12 Opções para tratamento em asmático ≥ 12 anos

Frequência dos sintomas	Tratamento inicial preferencial
< 2 vezes/mês	Etapa 1: formoterol com CI baixa dose quando necessário em dispositivo único Como alternativa: BCD com CI baixa dose, quando necessário
≥ 2 vezes/mês, porém não são diários	Etapa 2: CI baixa dose ou formoterol com CI baixa dose, quando necessário Como alternativa: ARLT ou BCD sempre com CI baixa dose, quando necessário
Quase diários e despertar noturno ≥ 1 vez/semana	Etapa 3: CI baixa dose com BLD Como alternativa: CI média dose ou CI baixa dose com ARLT
Quase diários ou despertar noturno ≥ 1 vez/semana ou com baixa função pulmonar	Etapa 4: CI média dose + BLD Como alternativa: CI alta dose. Adicionar tiotrópio ou ARLT
Asma grave de difícil tratamento não controlado com Etapa 4, sem erro na técnica inalatória e com boa adesão ao tratamento da asma	Etapa 5: CI alta dose com BLD. Referendar ao especialista para fenotipagem. Adicionar tiotrópio, anti-IgE, anti-IL5/R, anti-IL4 Como alternativa: CO baixa dose

CI: corticosteroide inalatório; ARLT: antagonista do receptor de leucotrieno; BCD: broncodilatador de curta duração (salbutamol); CO: corticosteroide oral.

Fonte: GINA, 2020.[1]

Tabela 13 Doses dos corticosteroides inalatórios ≥ 12 anos licenciados para uso no Brasil

	Baixa	Média	Alta
Beclometasona HFA/DPI	100-200	> 200-400	> 400
Budesonida HFA/DPI	200-400	> 400-800	> 800
Furoato de fluticasona DPI	nd	100	200
Propionato de fluticasona HFA ou DPI	100-250	> 250-500	> 500
Furoato de mometasona	110-220	> 220-440	> 440
Ciclesonida HFA	80-160	> 80-160	> 160

DPI: dispositivo de pó inalatório; HFA: hidrofluoralcano; nd: não disponível.

Fonte: Sociedade Brasileira de Pneumologia e Tisiologia, 2020.[2]

- Etapa 3: baixa dose de CI associado a BLD, sendo que, para alívio dos sintomas, é indicada a associação formoterol + CI baixa dose, em dispositivo único, a cada 4 horas. Como alternativa, CI média dose ou CI baixa dose com ARLT. Considerar imunoterapia para os portadores de rinite alérgica com VEF1 > 70% do previsto.
- Etapa 4: associação do CI em média dose com BLD, sendo que, para alívio dos sintomas, a associação formoterol + CI baixa dose a cada 4 horas. Como alternativa, dose alta do CI. Adicionar tiotrópio 18 mcg/dia ou adicionar ARLT.

Considerar imunoterapia para os portadores de rinite alérgica com VEF1 > 70% do previsto.

- Etapa 5: associação do CI em alta dose com BLD. Referendar ao especialista para fenotipagem. Adicionar tiotrópio, anti-IgE, anti-IL5/R, anti-IL4. Como alternativa: CO baixa dose.

Tratamento em asmático ≤ 5 anos (Tabela 14)[1]

Em crianças menores de 5 anos, não é recomendado o uso de BLD. O tratamento é ajustado de acordo com o controle e são apenas 4 etapas:

- Etapa 1: para sibilância viral ou raros sintomas, consiste no uso de BCD sob demanda.
- Etapa 2: ≥ 3 crises/ano ou com fatores de risco para crise consiste na baixa dose de CI. Como alternativa: ARLT ou CI baixa dose + BCD sob demanda.
- Etapa 3: asma mal controlada com baixa dose de CI sem erro na técnica inalatória, com boa adesão ao tratamento, sendo afastadas condições alternativas para os sintomas respiratórios, dobrar a dose do CI. Como alternativa, baixa dose de CI+ARLT. Considerar referendar ao especialista.
- Etapa 4: asma não controlada com Etapa 3, sem erro na técnica inalatória, com boa adesão ao tratamento, sendo afastadas condições alternativas para os sintomas respiratórios. Encaminhar ao especialista e manter o tratamento. Como alternativa, adicionar ARLT ou aumentar a dose do CI. Existem poucos dados na literatura para indicar o BLD nesta faixa etária.[1]

Tabela 14 Doses dos corticosteroides inalatórios ≤ 5 anos licenciados para uso no Brasil

	Baixa
Beclometasona HFA	100 ≥ 5 anos
Budesonida NBZ	500 ≥ 6 meses
Fluticasona HFA	50 ≥ 4 anos
Furoato de mometasona	110 ≥ 4 anos
Budesonida IP (inalador pressurizado) / Ciclesonida HFA / Triancinolona	Não há estudos suficientes para esta faixa etária

Fonte: GINA, 2020.[1]

O asmático de qualquer faixa etária, se estiver controlado há 3 meses e sem fator de risco para exacerbação futura, pode reduzir o tratamento. Quando o controle for mantido por mais de 1 ano com dose baixa de CI, deve-se solicitar a espirometria, com broncoprovocação por exercício e prova broncodilatadora para identificação de fatores de risco para crise antes da suspensão. Se possível, realizar fração exalada de óxido nítrico (FeNO) ou pesquisa de eosinófilos no sangue ou escarro.

PREVENÇÃO/PROGNÓSTICO

A novidade da GINA de 2020 é que, considerando a cronicidade do processo inflamatório, mesmo que o asmático esteja com os seus sintomas controlados, foi indicada a introdução do CI associado ao broncodilatador sempre que haja exacerbação dos sintomas.

Em estudo com 100 adolescentes asmáticos, foram aplicados questionários sobre a qualidade de vida, sendo identificada baixa qualidade de vida em asmáticos graves, em uso de Etapa 5 ($p < 0,005$).[18]

A riqueza microbiana nas amostras de poeira foi inversamente relacionada ao risco de atopia com sibilância. De fato, crianças atópicas e sibilantes foram mais expostas à combinação de baixa exposição aos alérgenos e baixa riqueza microbiana.[19] Evidências crescentes corroboram o papel preventivo da vitamina D durante a gravidez na sibilância da prole.[20] Vários estudos enfatizam que níveis séricos baixos de vitamina D estão associados a baixa função pulmonar, mais exacerbações e menor resposta aos corticosteroides.[1]

A velocidade de crescimento desacelera nos dois anos iniciais do tratamento da doença crônica, porém a perda final da estatura é de apenas 0,7% da estatura esperada para a idade adulta.[1]

O combate à umidade e ao mofo reduzem os sintomas da asma e a necessidade de medicação (evidência A).[1]

A vacinação para influenza é indicada anualmente, sobretudo nos asmáticos moderados ou graves, porém deve-se orientar que não vai diminuir a frequência nem a severidade das crises (evidência A), entretanto, não há uma indicação formal da vacina antipneumocócica.[1]

Nos asmáticos com sensibilização alérgica, a imunoterapia diminui a frequência dos sintomas e a hiper-reatividade brônquica.[1]

DESAFIOS ATUAIS

É importante criar estratégias para melhorar a educação na autogestão do tratamento com o objetivo de reduzir a morbidade da asma, principalmente na faixa etária pediátrica.[1] Por sua vez, deve-se incentivar a parceria entre o responsável do menor asmático com o médico assistente, principalmente fazendo o responsável compreender que a asma é uma doença crônica, com necessidade de acompanhamento regular, com busca ativa de fatores de risco que podem ser identificados no acompanhamento periódico da função pulmonar, para reinício ou manutenção do tratamento da doença crônica, mesmo que os sintomas da asma estejam controlados. Os pediatras devem ficar atentos aos lactentes com tosse rotineira, lembrando-se de aplicar o índice preditivo da asma modificado (IPAm) para um diagnóstico precoce e menor perda silenciosa da função pulmonar.

ORIENTAÇÕES AOS PAIS

As intervenções não farmacológicas também devem ser incentivadas, como a cessação do tabagismo ou a diminuição da exposição ao tabaco (evidência A). A diminuição da exposição ao mofo e a redução da umidade diminuem os sintomas da asma e o uso de medicações (evidência A). Exercícios físicos regulares, de preferência ao ar livre, promovem um efeito anti-inflamatório (evidência A). Se o asmático não apresentar alergia aos animais domésticos, o convívio com animais domésticos deve ser incentivado, uma vez que contribui para uma maior riqueza microbiana e menor risco de atopia com sibilância. Incentivar a ingestão de frutas, legumes e verduras também é uma boa conduta para a manutenção do IMC normal.

Os responsáveis devem ser orientados a observar o adolescente inalando o medicamento inalatório com o intuito de reduzir o erro na técnica inalatória e aumentar a adesão.

Os profissionais de saúde devem orientar o reconhecimento da taquipneia pelos responsáveis de asmáticos, que pode ser aferida de forma mais tranquila, durante o sono, contando o número de ciclos respiratórios por minuto. Desta forma, os responsáveis poderão identificar precocemente a exacerbação e procurar atendimento médico caso não haja melhora com o plano terapêutico inicial da crise, e não na fase em que o menor já esteja dispneico. Deste modo, contribui-se para uma menor gravidade e melhor desfecho desta exacerbação.

✓ CONCLUSÃO

A abordagem clínica cuidadosa, voltada para identificar asmáticos com sintomas respiratórios recorrentes ou persistentes e excluir doenças que requerem abordagens específicas, é fundamental para a impressão diagnóstica final e a definição da terapêutica. A asma pode mudar com o tempo, tanto em gravidade quanto em características fenotípicas.

REFERÊNCIAS BIBLIOGRÁFICAS

1. Global Initiative for Asthma (GINA). Global Strategy for Asthma Management and Prevention, 2020 update. Disponível em: https://ginasthma.org/wp-content/uploads/2020/06/GINA-2020-report_20_06_04-1-wms.pdf. Acesso em: 28/11/2020.

2. Sociedade Brasileira de Pneumologia e Tisiologia (SBPT). Recomendações para o manejo da asma. J Bras Pneumol. 2020;46(1):1-16.
3. Sociedade Brasileira de Pneumologia e Tisiologia (SBPT). Diretrizes para o manejo da asma. J Bras Pneumol. 2012;38(Supl 1):S1-S46.
4. Cardoso TA, Roncada C, Silva ER, Pinto LA, Jones MH, Stein RT, et al. Impacto da asma no Brasil: análise longitudinal de dados extraídos de um banco de dados governamental brasileiro. J Bras Pneumol. 2017;43(3):163-8.
5. Teldeschi ALG, Sant'Anna CC, Aires VT. Prevalência de sintomas respiratórios e condições clínicas associadas à asma em escolares de 6 a 14 anos no Rio de Janeiro. Rev Assoc Med Bras. 2002;48(1):54-9.
6. Grayson MH, Holtzman MJ. Asthma. ACP Medicine. 2007;1-20.
7. North ML, Brook JR, Lee EY, Omana V, Daniel NM, Steacy LM, et al. The Kingston Allergy Birth Cohort: exploring parentally reported respiratory outcomes through the lens of the exposome. Ann Allergy Asthma Immunol 2017;118(4):465-73.
8. Sorkness RL, Zoratti EM, Kattan M, Gergen P, Evans MD, Visness CM, et al. Obstruction phenotype as a predictor of asthma severity and instability in children. J Allergy Clin Immunol. 2018;142(4):1090-9.
9. Sociedade Brasileira de Pneumologia e Tisiologia (SBPT). Diretrizes brasileiras em pneumonia adquirida na comunidade em pediatria. J Bras Pneumol. 2007;33(Supl 1):S531-50.
10. Fernandes SSC, Andrade CR, Ibiapina CC. Application of Peak Nasal Inspiratory Flow reference values in the treatment of allergic rhinitis. Rhinology. 2014;52(2):133-6.
11. Polgar G, Promadhat V. Pulmonary function testing in children: techniques and standards. Philadelphia: WB Saunders; 1971.
12. Pereira CAC, Jansen JM, Barreto SSM, Marinho J, Sulmonett N, Dias RM, et al. Espirometria. J Pneumol. 2002;28(Suppl 3):S1-82.
13. Bush A, Fleming L. Diagnosis and management of asthma in children. BMJ. 2015;350:h996.
14. Teldeschi ALG, Sant'Anna CC. Broncoespasmo induzido por exercício. Pulmão RJ. 2001;10(2):36-41.
15. Venerabile ALG, Lima GN, Giuliani IDM, Bento MBA, Teixeira IA. Estudo da função pulmonar, IMC e pressão arterial em asmáticos. Revista de Pediatria da SOPERJ. 2016;16(2):26-30.
16. Muglia C, Oppenheimer J. Wheezing in Infancy: an overview of recent literature. Curr Allergy Asthma Rep. 2017;17:67.
17. Pellegrino R, Viegi G, Brusasco V, Crapo RO, Burgos F, Casaburi R, et al. Interpretative strategies for lung function tests. ATS/ERS Task Force Standardization of Lung Function Testing. Eur Respir J. 2005;26(5):948-68.
18. Venerabile ALG, Teixeira IA, Barbosa ALC, Parreira RP, Pacheco BS, Lima GM. Analysis of asthmatic adolescents by GINA 2015. Pediatric Pneumology. 2016;Suppl.51:42-3.
19. Mochizuki H, Kusuda S, Okada K, Yoshihara S, Furuya H, Simões EAF. Palivizumab prophylaxis in preterm infants and subsequent recurrent wheezing. Six-year follow-up study. Am J Respir Crit Care Med. 2017;196(1):29-38.
20. Christensen N, Søndergaard J, Fisker N, Christesen HT. Infant respiratory tract infections or wheeze and maternal vitamin D in pregnancy: a systematic review. Pediatr Infect Dis J. 2017;36(4):384-91.

24

CONSTIPAÇÃO INTESTINAL

Marise Elia de Marsillac
Eugênia Figueiredo Costa

OBJETIVOS

- ✓ Identificar crianças com constipação crônica precocemente.
- ✓ Fazer intervenções que modifiquem o estilo de vida e a sintomatologia, com abordagem especializada em casos refratários.

INTRODUÇÃO

A constipação intestinal pode ser definida como a demora ou dificuldade para evacuar, presente por 2 semanas ou mais e suficiente para afligir o paciente, sendo considerado um problema comum que pode atingir 0,7 a 29,6%.[1,2] Quando não é relacionada a causas orgânicas, é definida como constipação funcional, sendo esta forma de apresentação mais frequente, ocorrendo em 9,5% da população pediátrica.[3] No Brasil, 25% das crianças de uma escola pública eram constipadas.[4] Estudos demonstram constipação funcional em 26,8% de crianças atendidas em unidade de saúde entre 1 e 10 anos.[5,6] Apesar da alta frequência, continua sem ser reconhecida como sintoma a ser resolvido, que gera desconforto, dor, escape fecal e comportamento retentivo.

FISIOPATOLOGIA

A constipação intestinal pode ser causada por alterações orgânicas ou funcionais. Distúrbio gastrintestinal funcional é a combinação variável de sintomas gastrintestinais crônicos ou recorrentes, não explicados por anormalidades estruturais ou bioquímicas.

Durante a alimentação, movimentos peristálticos propagam resíduos fecais para a ampola retal, fazendo a distensão da parede local e a abertura do esfíncter anal interno. Estímulos neuronais levam a informação para córtex cerebral, informando sobre a necessidade de evacuar. Voluntariamente, o esfíncter anal externo se abre e as fezes são eliminadas.

Caso alguns destes mecanismos não ocorram, o material fecal permanece na ampola retal. Como o cólon é um grande poupador de água, haverá manutenção da absorção no material retido até a próxima evacuação, levando ao ressecamento, além de dilatação gradual do reto. A imobilidade, alterações neurológicas e anatômicas, questões sociais, dentre várias causas, fazem com que o mecanismo se mantenha nas próximas evacuações, com mais retenção e ressecamento. As fezes tornam-se calibrosas, desproporcionais ao diâmetro de passagem pelo esfíncter anal, sendo eliminadas com esforço e/ou dor. Como o intestino tem elasticidade e capacidade de armazenamento, mais resíduo fecal será acumulado a cada alimentação e não evacuação. Este é o ciclo vicioso da constipação, que leva à diminuição progressiva do reflexo da defecação.

Com a presença de material fecal na ampola distendida, a sensibilidade de abertura ou fechamento voluntário do esfíncter anal externo diminui ("vontade de evacuar"), porém o mecanismo involuntário de abertura do esfíncter anal interno se mantém a cada peristalse. Como o material fecal novo é líquido quando entra no cólon ascendente, ele poderá chegar ao sigmoide entre as fezes ressecadas e escorrer através do ânus em virtude da perda de sensibilidade anal já descrita. Haverá escape deste material líquido-pastoso malcheiroso e em pequena quantidade de forma involuntária, caracterizando a incontinência fecal da constipação. Muitas vezes, tal manifestação é confundida com diarreia, necessitando sempre de diagnóstico diferencial.

A constipação pode ser aguda quando dura menos de 4 semanas, ou crônica, se perdurar por período maior ou igual a 4 semanas.

Após a exclusão de causas orgânicas, a constipação é então considerada funcional. Como ainda não há, no momento, exames disponíveis e de fácil realização para diagnóstico de constipação funcional, critérios foram elaborados por grupos de especialistas em 2006 e atualizados em 2016 para diagnóstico de constipação funcional na criança.

ASPECTOS EPIDEMIOLÓGICOS

A constipação pode ser dividida em causas orgânicas e funcionais, sendo o predomínio de constipação funcional em mais de 90% dos casos. Estudos na população brasileira mostraram prevalência variável de 14,7 a 38,8%.[7] Como a constipação intestinal crônica é altamente prevalente, eliminar fezes ressecadas, calibrosas ou em cíbalos não alarmam os responsáveis pela criança que iniciou a sintomatologia recentemente. Tal quadro somente se torna motivo de aflição quando há dor abdominal ou anal intensa, retenção com fissuras anais, perda de sangue, postura retentiva ou na falsa diarreia da constipação ocasionada pelo escape fecal (incontinência fecal). Entupir o vaso sanitário com fezes pétreas passa a ser somente assunto familiar, não associado a problemas médicos.

QUADRO CLÍNICO[8]

Os sintomas podem ter início no 1º ano de vida, mantendo-se por toda a vida caso não sejam identificados precocemente e traçadas estratégias de prevenção. Diferenciar se tal sintoma pode estar associado a problemas orgânicos ou funcionais deve ser a primeira conduta do pediatra geral (Quadro 1).[9] A grande maioria das crianças tem como diagnóstico final por exclusão a constipação funcional, que é geralmente de caráter benigno. No entanto, em face da urgência da exclusão de problemas orgânicos, sempre será necessário o diagnóstico diferencial preliminar. A presença de dor abdominal recorrente, queixas urinárias e incontinência fecal são complicações possíveis da constipação intestinal, porém pouco associadas pelo público leigo a este diagnóstico.

O quadro clínico pode ser típico, com eliminação de fezes endurecidas com dor, dificuldade ou esforço e/ou a ocorrência de escape fecal secundário à retenção fecal e/ou aumento do intervalo entre as evacuações (menos de 3 evacuações/semana). Eventualmente, o paciente se apresenta com dor abdominal inexplicada, sangue vivo nas fezes, inapetência, distensão abdominal, vômitos fecaloides, aparecimento de refluxo gastresofágico, diminuição do esvaziamento gástrico ou queixas urinárias, dentre vários sintomas sugestivos de constipação oculta.

Durante o exame físico, devem-se observar: perímetro abdominal, peristalse alterada, massas abdominais visíveis, abaulamento umbilical, alteração de coluna lombossacral, presença de estigma neurocutâneo na região lombossacral, alteração de reflexo/sensibilidade em membros inferiores, topografia do ânus, ampola retal dilatada ou estreita, reflexo anal ou esfinctérico se presente, presença de plicomas, fissuras, hemorroidas e sangue ao toque. Também é necessário definir se há impactação ou não.

Quadro 1 Causas de constipação intestinal

Constipação orgânica	Alterações anatômicas (inervação ou musculatura abdominal/intestinal): ânus imperfurado, estenose anal, alteração do plexo mioentérico (doença de Hirschsprung), pseudo-obstrução intestinal, espinha bífida, mielomeningocele, doença de Chagas, *prune belly*, gastrósquise Medicamentos: anticolinérgicos, narcóticos, antidepressivos, enzimas pancreáticas, agentes quimioterápicos, bloqueadores de canal de cálcio, etc. Alterações intestinais: intolerância alimentar (proteína do leite de vaca), fibrose cística, doença celíaca, estenose por doença de Crohn, tumor, etc. Distúrbio metabólico: hipotireoidismo, hipercalcemia, diabetes Alterações psiquiátricas: anorexia nervosa
Constipação funcional	Dieta pobre em fibras, excesso de ingestão de leite de vaca, nutrição inadequada, baixa ingestão de água, situacional (ambiente não propício para evacuação), padrão de motilidade familiar (constitucional)

Fonte: baseada em Maqbool e Liacours, 2019.[9]

Constipação com impactação

- Massa endurecida palpável no abdome inferior.
- Reto dilatado com grande quantidade de fezes.
- Ampola retal com fezes endurecidas (fecaloma).
- Eventualmente, a ampola está vazia, pois o fecaloma está mais alto (p. ex., após início de clister glicerinado ou lavagem intestinal, as fezes mais próximas ao ânus são eliminadas primeiramente. Se o tratamento é interrompido, a ampola pode estar vazia, mas ainda haver fezes endurecidas em posições mais altas).

Constipação sem impactação

Ampola retal vazia, sem dilatação, geralmente sem massa endurecida palpável no abdome.

PROPEDÊUTICA

Em 1997, foi publicada uma escala visual (Figura 1) para rápida identificação do formato das fezes e sua associação com constipação intestinal. Tornou-se ferramenta diária para o acompanhamento das crianças constipadas.[10]

Em 2006, um grupo de *experts*, que já se reunia para estabelecer critérios para classificação e diagnóstico de distúrbios gastrintestinais funcionais em adultos desde a década de 1990, incluiu no Critério de Roma III a designação de dois ou mais critérios sugestivos de constipação funcional na criança, diferenciando pela duração de 2 meses ou mais em maiores de 4 anos e duração superior a 1 mês em

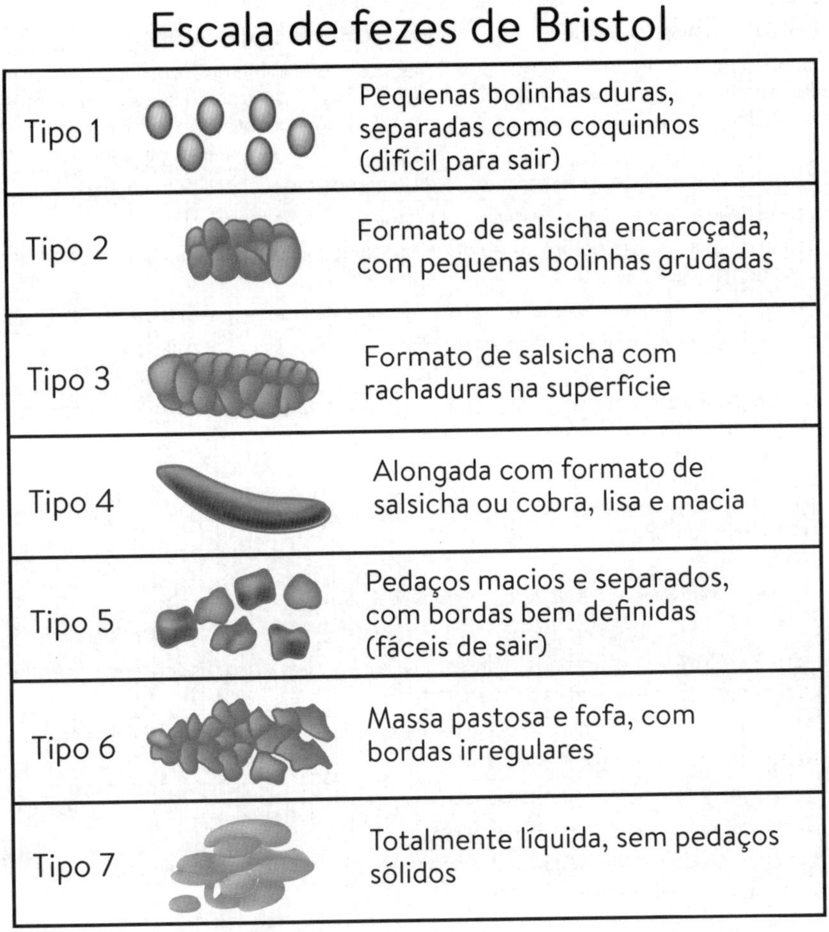

Figura 1 Escala de Bristol para consistência das fezes (ou escala de Meyers).
Fonte: Lewis e Heaton, 1997.[10] (traduzida pelo autor)

lactentes e pré-escolares menores de 4 anos. Em 2016, no Critério de Roma IV (Quadro 2), a diferenciação de constipação intestinal funcional em crianças maiores e menores de 4 anos quanto ao tempo de duração foi generalizada para 1 mês de evolução.[11,12]

Para diagnóstico de constipação funcional em maiores de 4 anos, é necessário excluir o diagnóstico de síndrome do intestino irritável (Quadro 3), também caracterizado pelo Critério de Roma IV.

Quadro 2 Critério de Roma IV – Constipação intestinal funcional

Item G7 (≤ 4 anos de idade)	Item H3a (> 4 anos de idade)
Diagnóstico: mínimo de 2 critérios por pelo menos 1 mês em crianças até 4 anos de idade	Diagnóstico: mínimo de 2 critérios ou mais por pelo menos 1 mês com critérios insuficientes para síndrome do intestino irritável em crianças maiores de 4 anos de idade
2 ou menos evacuações por semana	2 ou menos evacuações por semana
História de retenção fecal excessiva	História de retenção fecal excessiva
História de evacuações dolorosas ou de fezes endurecidas	História de evacuações dolorosas ou de fezes endurecidas
Presença de grande massa fecal no reto	Presença de grande massa fecal no reto
História de fezes com grande diâmetro	História de fezes com grande diâmetro que podem obstruir o vaso sanitário
Em crianças já desfraldadas: ▪ Ao menos 1 episódio/semana de incontinência fecal após aquisição de controle esfinctérico anal ▪ História de fezes com grande diâmetro que podem entupir o vaso sanitário	Ao menos 1 episódio/semana de incontinência fecal

Fonte: baseada em Benninga et al., 2016;[11] e Hyams et al., 2016.[12]

Quadro 3 Critério de Roma IV – Intestino irritável em crianças (critérios presentes por, no mínimo, 2 meses antes do diagnóstico)

1. Dor abdominal de no mínimo 4 dias/mês associada a 1 ou mais dos seguintes critérios:
▪ Relacionada à defecação
▪ Mudança de frequência das fezes
▪ Mudança da forma (aparência) das fezes
2. Em crianças com constipação, a dor não melhora após resolução da constipação
3. Após avaliação apropriada, os sintomas não podem ser explicados por outra condição médica

Fonte: baseado em Benninga et al., 2016;[11] e Hyams et al., 2016.[12]

DIAGNÓSTICO

O diagnóstico é essencialmente clínico, dependente de anamnese com pesquisa de idade de início, eliminação de mecônio, treino precoce de toalete, ambiente familiar e educacional, punições, mudança de alimentação, sintomas associados (sangue, dor, diarreia, perda de peso, alterações comportamentais, comportamento retentivo, perda fecal, frequência e forma das evacuações). A apresentação de escala gráfica com a forma das fezes auxilia na identificação do formato pela criança e familiares (escala de Bristol). O exame físico bem realizado, com a avaliação de massas abdominais e excluindo a presença de alterações de coluna lombossacral, topografia do ânus, fissuras anais, plicomas, hemorroidas, malformações anorretais, ausência de fezes em ampola retal sem sujar a luva utilizada para o toque retal, fecaloma, estigmas neurocutâneos, perímetro abdominal, auxilia o diagnóstico por vezes sem necessidade de exames complementares.[8]

São sinais de alarme para diagnóstico precoce de constipação:

- Eliminação de mecônio após 48 horas de vida.
- Constipação iniciada no 1º mês de vida.
- História familiar de doença de Hirschsprung.
- Fezes em fita.
- Sangue nas fezes na ausência de fissura anal.
- Glândula tireoide anormal.
- Posição anatômica alterada do ânus.
- Ausência do reflexo anal ou cremastérico.
- Alteração de tônus/força/reflexo de membros inferiores.
- Tufo de pelos na coluna vertebral.
- Sinal de *dimple* sacral.
- Membrana glútea

Na necessidade de investigação, podem ser solicitados os seguintes exames em paciente que preenche os critérios de constipação:

- Radiografia simples de abdome: avalia impactação fecal e distribuição de gases.
- Ultrassonografia abdominal: avalia presença de mecanismos obstrutivos, distribuição de gases, abdome agudo, diâmetro do reto > 3 cm (mesmo que aumentado, não é patognomônico de constipação).[7]
- Enema ou clister opaco: auxilia no diagnóstico de alteração anatômica do intestino congênita ou adquirida, presença do cone de transição da doença de Hirschsprung ou megacólon congênito agangliônico; malformação anorretal, estenose, etc. Esse exame deve ser realizado sem preparo intestinal prévio, para que o contraste entre as fezes favoreça o estudo do intestino grosso. O cólon poderá estar dilatado na constipação funcional.
- Trânsito colônico: avalia o tempo de trânsito utilizando marcadores radiopacos deglutidos pelo paciente por 3 dias consecutivos. A posição dos marcadores é avaliada por radiografia simples de abdome no 4º dia e, eventualmente, no 7º dia.
- Manometria anorretal: avalia alterações no reflexo retoanal inibitório em maiores de 8 anos, associado à doença de Hirschsprung/segmento ultracurto e disfunção de assoalho pélvico.

- Defecografia com contraste baritado.
- Defecografia por meio de ultrassonografia 3D com contraste em gel: mostra todas as estruturas envolvidas na defecação.
- Manometria colônica: uso de cateter posicionado no cólon para medir a variação de pressão e avaliar contrações propulsoras de alta amplitude. A ausência de tal tipo de contração pode sugerir inércia da motilidade colônica.[13]

A realização de exames laboratoriais deve estar relacionada à investigação dos quadros atípicos, que não respondem ao tratamento clínico ou forte suspeita de alteração orgânica (doença celíaca, alergias alimentares, alterações hormonais).

TRATAMENTO

O tratamento habitual da constipação em crianças inclui orientação aos responsáveis para modificação de hábitos alimentares, treino de toalete, aumento da ingestão de água e início de medicações osmóticas, caso tal conduta inicial não modifique o hábito intestinal. Laxativos estimulantes do plexo mioentérico somente são utilizados quando há falha do tratamento com medicação osmótica.[8,13,14]

Orientação geral e educação

- Identificar e ensinar o mecanismo deflagrador da constipação no paciente em questão para estabelecer métodos preventivos e reconhecimento, pelo próprio paciente, da melhor estratégia para tratamento. Orientar a família sobre a época ideal de treino de toalete em pré-escolares.
- Fazer diário da evacuação, da perda fecal, da dor abdominal e de outros sintomas possíveis associados: controle do próprio paciente/responsável sobre o resultado do tratamento.
- Corrigir eventuais erros alimentares.
- Dieta: ingestão de grãos integrais, frutas e legumes (p. ex., feijão, ervilha, lentilha, grão-de-bico, milho, pipoca, frutas *in natura* e secas, aveia, ameixa preta [seca], pão integral); adicionar farelo de aveia, de trigo ou de arroz, disfarçados na refeição.
- Fibras alimentares insolúveis (eliminação quase intacta após passagem pelo cólon): necessidades diárias = 6,8 a 9,7 g/dia ou (idade em anos + 5 g). Atenção: dieta com fibra adicionada ou presente naturalmente nos alimentos tem seu efeito relacionado à ingestão concomitante de água em boa quantidade (calcular por faixa etária). A suplementação pode ser realizada em pacientes que não consomem as necessidades diárias.
- Aumentar ou ajustar a ingestão de água às necessidades diárias.

- Treino de toalete: recondicionamento do hábito intestinal. Relembrar o paciente sobre o momento adequado para a evacuação após as grandes refeições, para aproveitar o reflexo gastrocólico, com assentos sanitários com diâmetro reduzido e apoio dos pés durante a evacuação, o que propicia melhor prensa abdominal.
- Estimular atividade física para melhora da musculatura/prensa abdominal.
- Em caso de fissura anal: proteção local com pomadas para reduzir dor (p. ex., vaselina).

Desimpactacão quando necessária

Caso seja identificado fecaloma na ampola retal, será necessário retirá-lo para que o tratamento seja eficaz. O fecaloma funciona como semiobstrução mecânica à passagem de fezes novas e macias, além de empecilho ao retorno do mecanismo involuntário de distensão da ampola retal pré-evacuação. Após sua remoção, a ampola reduzirá progressivamente seu diâmetro até a normalidade (colabada entre os episódios de evacuação), e tal resultado depende da adesão ao tratamento contínuo. Ela poderá permanecer dilatada por algumas semanas/meses até regressão, sendo esta uma das causas da lentidão da resposta clínica.

As medicações orais habitualmente indicadas para tratamento da constipação crônica na criança podem ser iniciadas após a desimpactação, podendo a dose ser reduzida posteriormente conforme a evacuação obtida. A duração do tratamento inicial é de 2 meses, sendo necessária reavaliação periódica para obtenção de resultado sustentado. Após 1 mês assintomático, a medicação pode ser suspensa.[14]

A primeira linha de tratamento é composta por medicações com efeito osmótico. Laxativos lubrificantes ou laxativos estimulantes do plexo mioentérico podem ser adicionados excepcionalmente, caso não ocorra resposta inicial.

As principais medicações estão demonstradas na Tabela 1.

Probióticos e prebióticos

A utilização requer mais estudos porque, até o presente momento, os existentes não demonstram evidências suficientes para o uso de prebióticos e probióticos em constipação infantil de forma regular.[15,16]

Tratamento cirúrgico

- Ressecção do segmento intestinal acometido agangliônico (Hirschsprung).
- Apendicecostomia (Malone): pacientes com incontinência fecal não relacionada a fecaloma (alteração neurológica) fazem enema anterógrado via

apêndice, mantendo ampola retal vazia, com menor possibilidade de escape fecal.

Tabela 1 Medicações utilizadas na constipação intestinal pediátrica

Método	Medicação			Dose
Desimpactação: 1 vez/dia por 2-6 dias até obtenção de 1-2 evacuações pastosas/dia	Clister glicerinado ou solução salina glicerinada a 12% por via retal (VR)		Enema retal	10-20 mL/kg/dia por 3-6 dias consecutivos
	Enema osmótico de fosfato ácido monossódico por VR			Maiores de 12 anos: 6 mL/kg/dia (máximo de 133 mL)
	PEG 3.350 com eletrólitos VO ou SNJ		Uso oral	> 2 anos de idade: 1-1,5 g/kg/dia VO 25 mL/kg/hora SNJ (máximo de 1.000 mL/hora) por 3-6 dias consecutivos
Terapia de manutenção ou tratamento inicial quando não há impactação	Medicamentos osmóticos	PEG 3.350 com eletrólitos ou PEG 4.000 sem eletrólitos	Uso oral	> 2 anos de idade: 0,2-0,8 g/kg/dia
		Se PEG não disponível: lactulose (667 mg/mL)	Uso oral	1-2 g/kg/dia VO 1 mL/kg/dia VO, no máximo 60 mL/dia
		Se PEG não disponível: leite de magnésia (sais de magnésio)	Uso oral	2-5 anos: 0,4-1,2 g/dia, 1 vez/dia ou mais fracionado 6-11 anos: 1,2-2,4 g/dia, 1 vez/dia ou mais fracionado 12 a 18 anos: 2,4-4,8 g/dia, 1 vez/dia ou mais fracionado ou 1-3 mL/kg/dia VO
	Medicamentos lubrificantes	Supositório de glicerina infantil (glicerol): estimular evacuação em lactentes Ação em 15-30 min	Uso retal	Lactentes: introduzir no ânus pela parte mais afilada, segurando com a ponta dos dedos até que se obtenha o fluxo fecal > 12 anos de idade: introduzir no reto, devendo ficar retido até que surja a vontade de evacuar

(continua)

Tabela 1 Medicações utilizadas na constipação intestinal pediátrica *(continuação)*

Método	Medicação			Dose
		Óleo mineral	Uso oral	1-3 mL/kg/dia VO em maiores de 5 anos 1 vez/dia ou fracionar em até 3 vezes/dia Dose máxima diária: 90 mL/dia
	Laxantes estimulantes ou de contato: estimulam o plexo mioentérico e podem lesá-lo se usados em longo prazo. São indicados em preparo de exame do trato gastrintestinal	Senna (senosídeo), ruibarbo, aloe ou cáscara 1 colher de chá = 5 mL = 28,9 mg senosídeo	Uso oral	8-12 anos: 7,5-10 mg/dia > 12 anos: 15-20 mg/dia Máximo de 2 semanas
		Picossulfato de sódio (7,5 mg/mL): 1 mL = 15 gotas	Uso oral	1 mês-4 anos: 0,25 mg/kg/dia 4-10 anos: 5-10 gotas da solução oral (2,5-5 mg)/dia >10 anos: 10-20 gotas da solução oral (5-10 mg)/dia
		Bisacodil: (1 drágea, 5 mg)	Uso oral	3-10 anos: 5 mg/dia > 10 anos: 5-10 mg/dia

PEG: polietilenoglicol; SNJ: sonda nasojejunal; VO: via oral; VR: via retal.

Fonte: adaptada de Tabbers et al., 2014.[14]

PREVENÇÃO

- Aleitamento materno.
- Desmame adequado.
- Desfralde adequado.
- Hábito alimentar saudável.
- Atividade física.
- Reconhecimento precoce da constipação pela família ou pediatra.

ORIENTAÇÕES AOS PAIS

- O treino de toalete deve ser feito na época prevista para amadurecimento do esfíncter anal. Realizá-lo antes disso pode levar à retenção fecal.
- Dieta rica em fibras não funciona sem a ingestão de água em quantidade adequada à quantidade de fibras.

- Crianças que já evacuam em vaso sanitário sem ajuda de responsável devem ser observadas quanto à frequência e à consistência das fezes.
- Detecção precoce da constipação facilita a abordagem terapêutica e a prevenção da retenção fecal.
- O tratamento dura no mínimo 2 meses e deve ser suspenso após 1 mês assintomático.

✓ CONCLUSÃO

A constipação intestinal funcional é o tipo mais frequente em pediatria e tal sintomatologia pode se estender até a fase adulta. Tem evolução geralmente benigna, porém afastar causa orgânica é necessário antes do início do tratamento clínico. O retardo da eliminação de mecônio no período neonatal é sinal de alarme para alteração anatômica congênita. A lentidão para eliminação de fezes em crianças deve ser diferenciada da obstrução intestinal, quando fezes e gases não são eliminados como no abdome agudo cirúrgico, por exemplo. A identificação precoce por responsáveis e profissionais de saúde previne complicações e melhora a qualidade de vida das crianças com constipação, pois a abordagem clínica de sintoma recém-instalado é mais rápida e eficiente do que quadros que persistem por anos.

REFERÊNCIAS BIBLIOGRÁFICAS

1. Van den Berg MM, Benninga MA, Di Lorenzo C. Epidemiology of childhood constipation: a systematic review. Am J Gastroenterol. 2006;101(10):2401-9.
2. Koppen IJN, Vriesman MH, Saps M, Rajindrajith S, Shi X, van Etten-Jamaludin FS, et al. Prevalence of functional defecation disorders in children: a systematic review and meta-analysis. J Pediatr. 2018;198:121-30 e6.
3. Morais MB, Maffei HV. Constipation. J Pediatr (Rio J). 2000;76 Suppl 1:S147-56.
4. de Araujo Sant'Anna AM, Calcado AC. Constipation in school-aged children at public schools in Rio de Janeiro, Brazil. J Pediatr Gastroenterol Nutr. 1999;29(2):190-3.
5. Del Ciampo IR, Galvao LC, Del Ciampo LA, Fernandes MI. Prevalence of chronic constipation in children at a primary health care unit. J Pediatr. 2002;78(6):497-502.
6. Vieira MC, Negrelle IC, Webber KU, Gosdal M, Truppel SK, Kusma SZ. Pediatrician's knowledge on the approach of functional constipation. Rev Paul Pediatr. 2016;34(4):425-31.
7. Joensson IM, Siggaard C, Rittig S, Hagstroem S, Djurhuus JC. Transabdominal ultrasound of rectum as a diagnostic tool in childhood constipation. J Urol. 2008;179(5):1997-2002.
8. Motta ME, Silva GA. Constipacão crônica. In: Lopez FA, Campos Júnior D (eds.). Tratado de pediatria. Barueri: Manole; 2010. p.983-93.

9. Maqbool A, Liacours CA. Major symptoms and signs of digestive tract disorders. In: Kliegman RM, St. Geme J. Nelson Textbook of Pediatrics. 21.ed. Philadelphia: Elsevier; 2019. p.1905-07.
10. Lewis SJ, Heaton KW. Stool form scale as a useful guide to intestinal transit time. Scand J Gastroenterol. 1997;32(9):920-4.
11. Benninga MA, Faure C, Hyman PE, St James Roberts I, Schechter NL, Nurko S. Childhood Functional gastrointestinal disorders: neonate/toddler. Gastroenterology. 2016;pii:S0016-5085(16)00182-7.
12. Hyams JS, Di Lorenzo C, Saps M, Shulman RJ, Staiano A, van Tilburg M. Functional disorders: children and adolescents. Gastroenterology. 2016;pii:S0016-5085(16)00181-5.
13. Lu PL, Mousa HM. Constipation: beyond the old paradigm. Gastroenterol Clin North Am. 2018;47(4):845-62.
14. Tabbers MM, DiLorenzo C, Berger MY, Faure C, Langendam MW, Nurko S, et al. Evaluation and treatment of functional constipation in infants and children: evidence-based recommendations from ESPGHAN and NASPGHAN. J Pediatr Gastroenterol Nutr. 2014;58(2):258-74.
15. Hojsak I, Fabiano V, Pop TL, Goulet O, Vincenzo G, Fugen Z, et al. Guidance on the use of probiotics in clinical practice in children with selected clinical conditions and in specific vulnerable groups. Acta Paediatr. 2018;107(6):927-37.
16. Wojtyniak K, Szajewska H. Systematic review: probiotics for functional constipation in children. Eur J Pediatr. 2017;176(9):1155-62.

25

ENTEROPARASITOSES

Peter Abram Liquornik
Alain Liquornik
Adriane Silva Cruz

OBJETIVOS

- ✓ Conhecer a prevalência de enteroparasitoses no nosso meio.
- ✓ Facilitar o manejo clínico e o diagnóstico diferencial das enteroparasitoses.
- ✓ Diagnosticar, tratar e prevenir as parasitoses de importância clínica.

INTRODUÇÃO

As parasitoses intestinais representam um grave problema de saúde pública, particularmente nos países em desenvolvimento. Podem causar danos ao organismo como desnutrição, baixa estatura e anemia e comprometer o desempenho físico e intelectual da criança, com redução da capacidade de atenção, perdas cognitivas e no rendimento escolar.

A ocorrência de manifestações clínicas das infecções parasitárias depende da virulência e da carga parasitária do patógeno, bem como da resposta imune do hospedeiro.

Estudos demonstram que a infecção por parasitas intestinais está intimamente relacionada com as condições nutricionais do indivíduo parasitado. Esses parasitas reduzem a absorção de nutrientes intestinais comprometendo o desenvolvimento físico.[1]

INCIDÊNCIA E PREVALÊNCIA

Apesar da diminuição da prevalência das enteroparasitoses em nosso meio, elas ainda são consideradas um importante problema de saúde pública, comprometendo grande parte da população mundial. A epidemiologia no mundo encontra-se na Figura 1. Estima-se que 25% das pessoas no Brasil estejam infectadas por parasitas, sendo:

- 16 a 41% ascaridíase.
- 11 a 40% tricuríase.
- 6 a 44% giardíase.
- 4 a 23% amebíase.
- 2 a 17% ancilostomíase.
- 1 a 9% estrongiloidíase.
- 2 a 4%, enterobíase.
- 0,04 a 1,2% teníase.[2]

É importante salientar que a incidência real da giardíase e da enterobíase torna-se prejudicada pela dificuldade de isolamento de seus respectivos agentes etiológicos no exame de fezes tradicional.

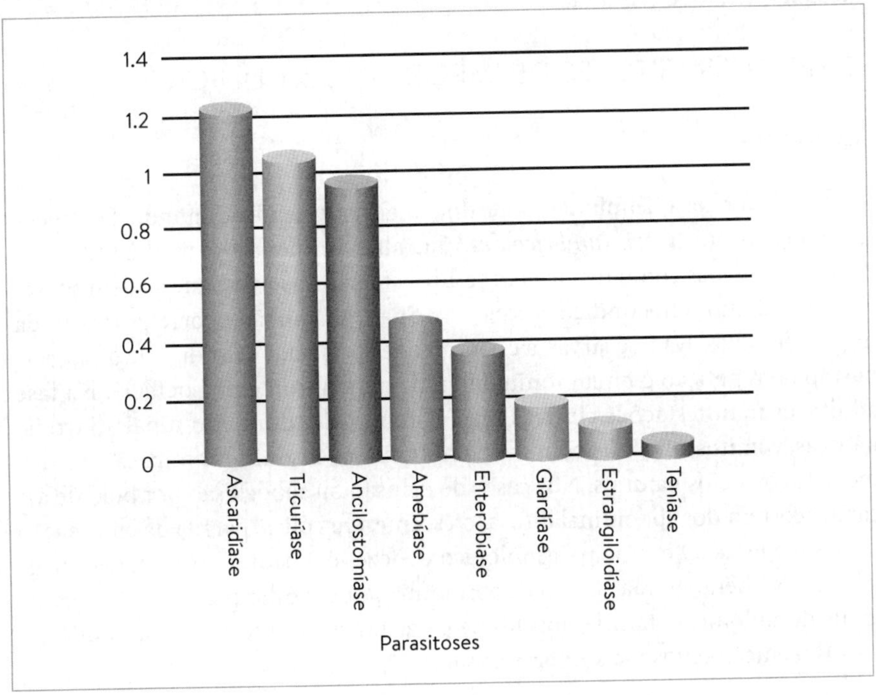

Figura 1 Epidemiologia no mundo em bilhões.
Fonte: BRASIL, Ministério da Saúde, 2005.[2]

No Brasil, aproximadamente 30,9% das crianças apresentam parasitose, sendo as de maior incidência a ascaridíase, a giardíase e a tricuríase. Há poliparasitismo em 13,1% delas. Em imunodeprimidos (p. ex., pacientes com Aids), os parasitas mais incidentes são: *Isospora belli*, *Cyclospora cayetanensis*, *Cryptosporidium parvum*, *Giardia intestinalis* e *Strongyloides stercoralis*.[2]

Ultimamente, nota-se a diminuição da incidência e da prevalência das enteroparasitoses em virtude da melhoria dos seguintes aspectos:

- Condições socioeconômicas.
- Saneamento básico e tratamento da água.
- Grau de escolaridade da população.
- Acesso aos serviços de saúde.
- Segurança e eficiência dos medicamentos.

Desde a década de 1970, uma grande quantidade de fármacos foi desenvolvida pela indústria farmacêutica, sendo que o investimento em medicamentos antiparasitários e no tratamento de doenças tropicais em geral foi, e ainda é, muito pequeno. Ainda assim, houve redução do número de casos de parasitoses intestinais em todo o mundo.

ENTEROPARASITOSES DE IMPORTÂNCIA CLÍNICA

Ascaridíase

É considerada a helmintíase intestinal mais prevalente no mundo. Seu agente etiológico é o *Ascaris lumbricoides*.[2] Sua alta prevalência se deve à utilização de fezes humanas como fertilizantes e à resistência dos ovos, que podem sobreviver por 2 anos em condições adversas. Sua transmissão ocorre por meio da ingesta dos ovos. Na fase larvar, a criança pode apresentar episódios de broncoespasmo de repetição e pneumonite intersticial (síndrome de Loeffler). Na fase adulta, as manifestações clínicas mais comuns são: dor abdominal, diarreia, náuseas, vômitos, anorexia com déficit nutricional, insônia e eliminação do verme pelos orifícios naturais. Nos casos de oclusão ou suboclusão por bolo de áscaris, ocorrem dor abdominal difusa, crescente, em cólica, parada da eliminação de gases e fezes. O exame parasitológico de fezes é o padrão-ouro para o diagnóstico. No hemograma, anemia e eosinofilia podem estar presentes. Na radiografia de abdome, notam-se novelos de parasitas, e na de tórax, pneumonite.

Os medicamentos mais utilizados são:

- Albendazol 400mg, administrado em dose única. Por apresentar ação adulticida, ovicida e larvicida, não necessita de repetição da dose. Seus efeitos colaterais são raros: náuseas, vômitos, dor epigástrica, diarreia, cefaleia e tonteiras. É contraindicado na gravidez e em crianças com menos de 2 anos de idade.[3]
- Mebendazol 100 mg, 2 vezes/dia por 3 dias. Por ser apenas adulticida, deve-se repetir a dose após 15 dias. É teratogênico em doses altas. Evitar utilizar durante a gravidez e em crianças com menos de 1 ano de idade.[3]
- Ivermectina 200 mcg/kg (repetir após 15 dias). Não utilizar em crianças menores de 5 anos de idade ou com peso inferior a 15 kg.[3]
- Levamisol e pamoato de pirantel também são utilizados, porém com menos frequência.

A piperazina foi utilizada nos casos de suboclusão e oclusão por bolo de áscaris promovendo a paralisia flácida do verme adulto, proporcionando desnovelamento dos vermes e eliminação. Em 2007, seu uso foi proibido pelo Food and Drug Administration (FDA), por conta de seus efeitos anfetamínicos. Atualmente, o tratamento para suboclusão é feito com internação, jejum, sonda nasogástrica e óleo mineral, aguardando a saída dos helmintos. Após a saída do áscaris, o uso de um ascaricida está autorizado.[4]

A administração do óleo mineral não deve ser indicada por via oral, pelo maior risco de o conteúdo ser broncoaspirado e desenvolver pneumonia lipoide.

Enterobíase

Trata-se de helmintíase cujo agente etiológico é o *Enterobius vermicularis*. Seu único reservatório é o homem. A transmissão se dá pela ingesta de seus ovos, que apresentam grande resistência em ambientes domésticos (cerca de 3 semanas), contaminando os alimentos e até a poeira, facilitando sua transmissibilidade.[5] A sintomatologia se manifesta por prurido anal, que se torna mais intenso à noite resultando em lesões e até mesmo infecções perianais. Não é incomum crianças do sexo feminino apresentarem prurido na genitália, podendo evoluir para vulvovaginite, muitas vezes refratária à higiene como medida única. Dor abdominal e tenesmo podem ocorrer. Há também relato de insônia, queda do rendimento escolar e enurese noturna.[6] O exame complementar mais utilizado e mais fidedigno é a fita gomada (ou Graham). Um erro comum é colocá-la à noite, quando a criança vai dormir. A fita deve ser colocada bem cedo pela manhã, com 2 ou 3 toques na região anal/perianal.

A enterobíase é tratada tradicionalmente com pamoato de pirvínio 10 mg/kg em dose única.[3] Costuma tingir as fezes de vermelho. O albendazol e o mebendazol são opções de tratamento igualmente eficazes, na mesma posologia indicada para ascaridíase.

Estrongiloidíase

Causada pelo *Strongyloides stercoralis*, parasita comum em regiões com saneamento básico precário, sua transmissão é feita pela via percutânea.[6] Gatos, cães e primatas têm sido encontrados infectados. O estrongiloide pode acometer todo o trato digestório. Suas formas clínicas são variáveis, desde oligossintomáticas a sintomas de hipersensibilidade alérgica na passagem larvária pulmonar até formas graves em pacientes imunodeprimidos que apresentam infecções secundárias de difícil controle.[7] Mais frequentemente, encontra-se diarreia crônica com sintomas de má absorção e dispepsia. O exame de fezes pelo método de Baermann-Moraes é ainda o mais fidedigno para detectar a presença das larvas. No tratamento, pode ser empregado albendazol 400 mg, 1 vez/dia por 3 dias.[3] Como opções aos tradicionais, há a ivermectina 200 mcg/kg/dia por 2 dias, e o tiabendazol 25 mg/kg/dia, 2 vezes/dia por 2 dias.[8] Os animais domésticos infectados devem ser tratados.[7]

Tricuríase

Frequentes nos escolares, é causada pelo *Trichuris trichiura*. De transmissão fecal-oral, a tricuríase pode levar a quadros clínicos de diarreia, enterorragias e prolapso retal, principalmente em crianças desnutridas ou imunodeficientes. O tratamento de escolha é realizado com albendazol 400 mg, VO, para todas as idades, por 3 dias. É eficaz e seguro, por ser pouco absorvido no trato gastrintestinal. Seu uso promove a redução na produção de ovos até próximo de 100%, com altas taxas de cura (70 a 90%).

São consideradas escolhas alternativas: mebendazol (100 mg VO, 2 vezes/dia, durante 3 dias) e ivermectina (200 mcg/kg, VO, pelo mesmo período). O emprego de dose única de albendazol, nitazoxanida ou albendazol associado à nitazoxanida leva a taxas de cura baixas e de curta duração. A escolha pela combinação de pamoato de oxantel (20 mg/kg) e 400 mg de albendazol em dias consecutivos pode ter a maior taxa de cura.[9]

Ancilostomíase

O *Ancilostoma duodenale* é transmitido por via percutânea ou oral, enquanto o *Necator americanus* é transmitido somente por via percutânea. Podem ocorrer dermatite pruriginosa (na migração pulmonar das larvas) ou manifestações clínicas que decorrem da hematofagia destes vermes, como anemia ferropriva importante, perversão do apetite, ganho ponderal insuficiente, queda do rendimento escolar e astenia. Em crianças com parasitismo intenso, pode ocorrer hipoproteinemia e atraso no desenvolvimento físico e mental.[10] O tratamento pode ser realizado com albendazol e mebendazol nas mesmas posologias indicadas para ascaridíase.

Giardíase

O agente etiológico é um protozoário flagelado denominado *Giardia intestinalis* (ou *Giardia lamblia*) que habita preferencialmente as porções altas do intestino delgado. A transmissão ocorre por meio de alimentos e água de reservatórios contaminados e também de maneira interpessoal. Os locais de grande aglomeração, como creches, por exemplo, favorecem a sua disseminação. Sua apresentação clínica varia desde o quadro assintomático até os de síndromes disabsortivas. Os sinais e sintomas mais comuns são diarreia com fezes amolecidas, por vezes esteatorreia, fezes bicolores e com restos alimentares pela má absorção, flatulência, eructação, cólicas, dor ou desconforto abdominal predominantemente em região epigástrica, distensão abdominal e emagrecimento.[11] Podem ocorrer fadiga, anemia refratária à reposição de ferro e intolerância a lactose. Há relato de maior incidência de cronicidade, retardo no crescimento e redução na função cognitiva em crianças de áreas endêmicas com infecções repetidas por exposição prolongada. Em crianças portadoras de deficiências humorais, entre elas a hipogamaglobulinemia comum variável, predispõe a infecção crônica sintomática por *Giardia*. Essa associação também é evidenciada em pacientes portadores de deficiência seletiva de imunoglobulina A.[12]

O diagnóstico laboratorial pode ser feito pelo exame parasitológico de fezes.[4] No predomínio da forma trofozoítica (fezes diarreicas), o exame direto com coloração pelo lugol é o exame mais específico. Na forma cística (fezes moldadas), a opção é por técnicas de concentração (Faust et al. ou de Ritchie). Recomenda-se solicitar 3 amostras coletadas em 7 a 10 dias para evitar janela falso-negativa, já que a *G. lamblia* tem sua eliminação intermitente nas fezes. O Entero-Test é útil para a pesquisa de *Giardia* no duodeno nos casos de diarreia crônica com déficit nutricional e exames de fezes negativos.

Deve-se tratar a criança acometida com antiparasitários e medicamentos sintomáticos. Nas recidivas, tratar também seus contactantes.

Opções terapêuticas:[3]

- Metronidazol: 20 mg/kg/dia, 2 vezes/dia, por 5 a 10 dias, dependendo da apresentação clínica.

- Albendazol: 400 mg 1 vez/dia, por 5 dias. Estudos realizados demonstraram que o albendazol é tão eficaz quanto o metronidazol, além de apresentar menos efeitos colaterais no tratamento de adultos com giardíase.
- Nitazoxanida: 7,5 mg/kg/dose, 2 vezes/dia, por 3 dias. Sua eficácia para criptosporidiose e giardíase já é consenso na comunidade científica. Aguardam-se estudos mais apurados para o tratamento de helmintos e outros protozoários. Seu uso é contraindicado para menores de 1 ano de idade.
- Secnidazol: 30 mg/kg em dose única.
- Tinidazol: 50 mg/kg em dose única.[8]

Amebíase

Tanto pode ocorrer por *Entamoeba histolytica* (patogênica) como por *Entamoeba dispar* (saprófita). A transmissão ocorre por ingestão de cistos via alimentos contaminados. Os pacientes com amebíase são, em sua maioria, assintomáticos. Entretanto, a amebíase intestinal, quando invasiva, pode se manifestar por diarreia mucopiossanguinolenta, febre e cólicas intensas. O abscesso hepático é uma complicação pouco frequente para a qual é preciso atentar. As opções terapêuticas são o metronidazol, o secnidazol ou o tinidazol nas mesmas posologias prescritas para giardíase.[4]

A *E. coli* e a *Endolimax nana* são protozoários não patogênicos para o homem, porém, sua presença indica a ingestão de água e/ou alimentos contaminados por material fecal. Estes protozoários são utilizados como indicadores das condições sociais e sanitárias locais.

TRATAMENTO EMPÍRICO

Outra questão importante é o tratamento empírico das enteroparasitoses que, em alguns casos, torna-se uma conduta viável. Trata-se da criança que apresenta quadro clínico sugestivo de enteroparasitose e é tratada empiricamente sem a necessidade de exame parasitológico rotineiro. Recomenda-se o tratamento periódico em crianças de locais endêmicos, principalmente de estrongiloidíase. Por vezes, torna-se medida mais segura, eficaz e menos dispendiosa tanto para os serviços de saúde quanto para o paciente e seus familiares.

Por outro lado, notou-se que o tratamento empírico rotineiro aumenta a resistência dos enteroparasitas aos medicamentos. Por exemplo, há relatos de falha terapêutica com todas as medicações comumente utilizadas para a giardíase. Portanto, antes de optar pelo tratamento empírico, o pediatra deve ser cuidadoso para não fazê-lo de forma indiscriminada. Ele deve ser criterioso, avaliando se as condições clínicas, socioeconômicas, culturais e epidemiológicas do paciente congregam indicação para tal medida.

No nosso meio, não existe ainda um tratamento empírico ideal, ou seja, um fármaco que apresente simultaneamente um amplo espectro de ação, eficaz para todas as enteroparasitoses, administrado em dose única, que tenha um baixo custo e possua poucos efeitos colaterais.

Algumas sugestões de tratamento empírico são demonstradas na Tabela 1.[4]

Tabela 1 Tratamento empírico sugerido para cada parasita

Antiparasitário	Parasita	Dose
Mebendazol	Nematoides (exceto *Strongyloides* sp.)	100 mg a cada 12 h por 3 dias. Repetir em 3 semanas
Tiabendazol	*Strongyloides stercoralis*	25-50 mg/kg/dia por 3 dias. Repetir em 1 semana
Albendazol	*Ascaris* sp., *Enterobius* sp., *ancilostomídeos*	400 mg, dose única
	Strongiloides sp., *Trichuris* sp. e *Taenia* sp.	400 mg/dia por 3 dias
	Giardia lamblia	400 mg/dia por 5 dias
Metronidazol	*Entamoeba histolytica*, *Giardia lamblia*	20-35 mg/kg/dia por 7 a 10 dias
Secnidazol	*Entamoeba histolytica*, *Giardia lamblia*	30 mg/kg/dia, dose única
Ivermectina	Nematoides (exceto ancilostomídeos)	200 mcg/kg, dose única
	Strongyloides sp.	200 mcg/kg, dose única por 2 dias
Nitaxozanida	Amplo espectro	7,5 mg/kg/dose a cada 12 h por 3 dias
Pamoato de pirvínio	*Enterobius vermicularis*	10 mg/kg, dose única. Repetir em 14 dias
Praziquantel	*Taenia* sp., *Hymenolepis* sp.	10 a 30 mg/kg, dose única
	Schistosoma mansoni	50 mg/kg, dose única
Oxamniquina	*Schistosoma mansoni*	20 a 25 mg/kg, dose única

Fonte: Tahan, 2017.[4]

PROFILAXIA

Costumava-se utilizar com mais frequência anti-helmínticos para "desparasitar" as crianças como medida preventiva rotineira às cegas, a fim de tentar reduzir a prevalência das enteroparasitoses, assim como sua carga parasitária. Para tal, o anti-helmíntico mais utilizado é o albendazol em dose única.[13]

Notou-se, em um primeiro momento, uma redução do número de crianças acometidas por enteroparasitas, porém, logo se percebeu que, sem as melhorias sanitárias de base, a reinfecção prevaleceu novamente. Desta forma, muitos serviços de saúde já optam por não vermifugar a população infantil, tendendo a abandonar a quimioprofilaxia das enteroparasitoses. No entanto, ainda não há consenso formalizado sobre tal medida. Novos estudos são fundamentais para essa validação.

A profilaxia das enteroparasitoses está diretamente relacionada à prevenção primária, com estratégias educativas em saúde como ferramenta primária de enfrentamento das parasitoses intestinais. Por outro lado, as instituições governamentais devem investir em melhorias no saneamento básico, proporcionando ao cidadão água potável e destino adequado aos dejetos. A cidadania individual é tão importante quanto a coletiva.[14]

DESAFIOS ATUAIS

A prevenção e o controle das enteroparasitoses intestinais estão calcados no seguinte tripé: investimento em saneamento básico, diagnóstico e tratamento direcionados e implementação de educação em saúde nos mais diversos contextos populacionais.

Assim, a contínua melhoria das condições ambientais, a coleta e o descarte regular de lixo e a distribuição universal de água potável podem promover a redução efetiva da exposição ao cenário de constante contato com parasitas.

ORIENTAÇÕES AOS PAIS

A criança e seus familiares devem criar hábitos saudáveis e de higiene adequada, por exemplo: usar água filtrada, lavar os alimentos antes de ingeri-los, higienizar as mãos antes e depois das refeições e usar calçados.

Neste sentido, o papel de familiares, professores e profissionais de saúde destaca-se como fundamental na educação sanitária da criança, assim como os programas de educação continuada da população são fundamentais para desconstruir um cenário de potencial risco ao parasitismo intestinal, atingindo, assim o controle eficaz em crianças e na população em geral.

✓ CONCLUSÃO

São necessárias ações combinadas de terapêutica, saneamento e educação sanitária para que se obtenha real controle efetivo das enteroparasitoses, com consequente melhoria na saúde e qualidade de vida das famílias.

REFERÊNCIAS BIBLIOGRÁFICAS

1. Figueiredo TC. Associação entre a frequência da infecção por enteroparasitose e as alterações nutricionais em crianças de uma creche municipal da comunidade do Salgueiro [Dissertação]. Rio de Janeiro: Fundação Oswaldo Cruz, Instituto Oswaldo Cruz; 2016.
2. BRASIL. Ministério da Saúde. Secretaria de Vigilância em Saúde. Plano nacional de vigilância e controle das enteroparasitoses. Brasília: Ministério da Saúde; 2005.
3. American Academy of Pediatrics (AAP). Antimicrobial agents and related therapy: drugs for parasitic infections. In: Kimberlin DW, Brady MT, Jackson MA, Long SS (eds.). Red Book: 2018-2021 Report of the Committee on Infectious Diseases. 31.ed. Itasca: American Academy of Pediatrics; 2018. p.985-1025.
4. Tahan TT. Parasitoses intestinais. In: Sociedade Brasileira de Pediatria. Tratado de Pediatria. 4.ed. Barueri: Manole; 2017. p.1052-57.
5. BRASIL. Ministério da Saúde. Secretaria de Vigilância em Saúde. Departamento de Vigilância Epidemiológica. Enterobíase. In: Doenças infecciosas e parasitárias: guia de bolso. 8.ed. rev. Brasília: Ministério da Saúde; 2010. p.166-8. Disponível em: http://bvsms.saude.gov.br/bvs/publicacoes/doencas_infecciosas_parasitaria_guia_bolso.pdf. Acesso em: 12/4/2020.
6. Neves DP. Enterobius vermicularis. In: Neves DP (ed.). Parasitologia humana. 11.ed. São Paulo: Atheneu; 2005. p.285-8.
7. BRASIL. Ministério da Saúde. Secretaria de Vigilância em Saúde. Departamento de Vigilância Epidemiológica. Estrongiloidíase. In: Doenças infecciosas e parasitárias: guia de bolso. 8.ed. rev. Brasília: Ministério da Saúde; 2010. p.176-8. Disponível em: http://bvsms.saude.gov.br/bvs/publicacoes/doencas_infecciosas_parasitaria_guia_bolso.pdf. Acesso em: 12/4/2020.
8. Cimerman S, Cimerman B. Protozooses intestinais. In: Cimerman S, Cimerman B (eds.). Conceitos em infectologia. São Paulo: Atheneu; 2004. p.329-49.
9. Dent A, Kazura JW. Tricuríase. In: Schleiss MR, Chen SF (eds.) Nelson – Tratado de pediatra. 20.ed. V.1. Rio de Janeiro: Elsevier; 2018. p.1736.
10. BRASIL. Ministério da Saúde. Secretaria de Vigilância em Saúde. Departamento de Vigilância Epidemiológica. Ancilostomíase. In: Doenças infecciosas e parasitárias: guia de bolso. 8.ed. rev. Brasília: Ministério da Saúde; 2010. p.95-6. Disponível em: http://bvsms.saude.gov.br/bvs/publicacoes/doencas_infecciosas_parasitaria_guia_bolso.pdf. Acesso em: 12/4/2020.
11. BRASIL. Ministério da Saúde. Secretaria de Vigilância em Saúde. Departamento de Vigilância Epidemiológica. Giardíase. In: Doenças infecciosas e parasitárias: guia de bolso. 8.ed. rev. Brasília: Ministério da Saúde; 2010. p.202-4. Disponível em: http://bvsms.saude.gov.br/bvs/publicacoes/doencas_infecciosas_parasitaria_guia_bolso.pdf. Acesso em: 12/4/2020.
12. John C. Giardíase e balantidíase. In: Schleiss MR, Chen SF (eds.). Nelson – Tratado de pediatra. 20.ed. V1. Rio de Janeiro: Elsevier; 2018. p.1692.
13. Fernandes S, Beorlegui M, Brito MJ, Rocha G. Protocolo de parasitoses intestinais. Sociedade Portuguesa de Infectologia Pediátrica. Acta Pediatr Port. 2012:43(1):35-41.
14. Teixeira PA. Conhecimento sobre parasitoses intestinais como estratégia para subsidiar ferramentas de educação em saúde [Dissertação]. Rio de Janeiro: Fundação Oswaldo Cruz, Instituto Oswaldo Cruz; 2016.

26

DOR ABDOMINAL FUNCIONAL

Peter Abram Liquornik
Adriana Rodrigues Fonseca

OBJETIVOS

- ✓ Conceituar e caracterizar a dor abdominal funcional.
- ✓ Reconhecer sinais de alerta que possam sugerir a presença de uma causa orgânica de dor abdominal.
- ✓ Ressaltar a importância da abordagem diagnóstica biopsicossocial.
- ✓ Ressaltar a importância do tratamento não farmacológico.

INTRODUÇÃO

As dores abdominais funcionais (DAF) são aquelas nas quais não se identifica uma condição patológica subjacente, seja anatômica, infecciosa, inflamatória, metabólica ou neoplásica. Este tipo de dor abdominal faz parte dos distúrbios da interação do eixo intestino-cérebro.[1,2] De acordo com a classificação Roma IV, de maio de 2016, foi proposta uma nova denominação para a DAF: síndrome da dor abdominal mediada centralmente.[3]

ASPECTOS EPIDEMIOLÓGICOS

A dor abdominal funcional tem grande relevância epidemiológica e na prática clínica, tendo em vista que constitui cerca de 90% dos casos de dores abdominais na infância. Apresenta-se, tipicamente, na faixa etária de 5 a 10 anos, com predomínio no sexo feminino.[1,4]

No entanto, apesar de seu caráter e evolução benignos, as DAF são causa de preocupação e ansiedade para a criança e seus familiares, podendo gerar absenteísmo escolar, interferência nas atividades diárias e na prática de esportes e queda da qualidade de vida comparável à das doenças orgânicas. De fato, as DAF levam a frequentes buscas de atendimento em emergências pediátricas ou clínicas de gastroenterologia pediátrica, podendo induzir os médicos assistentes à solicitação de exames complementares e pareceres a especialistas em excesso.[1,5,6]

FISIOPATOLOGIA

Sua fisiopatologia ainda não foi totalmente elucidada. Estudos anteriores demonstraram alterações na motilidade gastrointestinal e hipersensibilidade visceral com diminuição do limiar de tolerância à dor. Pesquisas recentes têm se concentrado no papel subjacente da microbiota intestinal, respostas imunológicas intestinais, na interação com o eixo cérebro-intestino e em fatores genéticos. É possível que fatores de risco ambientais interajam intrinsecamente com os genes por meio de mecanismos epigenéticos para contribuir com a fisiopatologia.[2,5]

Essa hipersensibilidade do trato gastrointestinal pode se manifestar de formas distintas em cada faixa etária: cólicas no neonato (sendo que a definição de cólicas pelos critérios Roma IV abrange lactentes de até 5 meses de idade), diarreia crônica inespecífica nos lactentes, dores abdominais recorrentes funcionais nos escolares e síndrome do intestino irritável em adolescentes e adultos.

Alguns autores têm procurado estabelecer um perfil de comportamento dos pacientes com dor abdominal funcional, entretanto, esta associação causal ainda não foi comprovada. Dentro de uma mesma família, existem modos distintos de refrear, expressar ou desviar seus sentimentos. As promessas de "ganhos secundários" pelos pais, como permissão para faltar à escola ou ganhar brinquedos, também são consideradas fatores desencadeantes.

QUADRO CLÍNICO

A localização habitual da dor abdominal funcional é na linha média, peri ou supraumbilical, podendo levar à interrupção das atividades diárias e cursar com náuseas e palidez. Raramente ocorre durante o sono e, em geral, não se relaciona com alimentação ou atividade física, dificilmente necessitando de analgesia. Frequentemente se acompanha de alterações do ritmo intestinal (constipação ou diarreia) ou distúrbios de controle esfinctérico (enurese).[6-9]

São características fundamentais deste tipo de dor: tendência à recorrência, crescimento e desenvolvimento neuropsicomotor preservados e normalidade dos exames físico e complementares. Além disso, podem estar associadas a: distúrbios emocionais na criança ou na família, problemas de adaptação ou de relacionamento no âmbito escolar ou familiar, superproteção pelos cuidadores, outras dores funcionais associadas (cefaleia tensional e dores nos membros) e história familiar de dores ou doenças crônicas.[1,6]

PROPEDÊUTICA

Considerando a fisiopatologia multifatorial, a abordagem diagnóstica deve ser realizada por meio de um modelo biopsicossocial. Não há biomarcadores para caracterizar essa condição, mas uma sólida compreensão da fisiopatologia permite que os profissionais considerem esses distúrbios como um diagnóstico clínico positivo, em vez de um diagnóstico de exclusão.[10]

Os novos critérios de Roma IV são baseados em evidência, orientados multiculturalmente e com aplicações clínicas, sendo o modelo biopsicossocial o melhor para representar tais distúrbios.[10] O sistema de classificação Roma IV define e categoriza os distúrbios gastrointestinais funcionais com base na sintomatologia apresentada em: dispepsia funcional, síndrome do intestino irritável, dor abdominal funcional e migrânea abdominal.[6] De acordo com esses critérios de Roma IV, o diagnóstico de dor abdominal funcional se estabelece quando a dor ocorre pelo menos 4 vezes/mês, em um período igual ou superior a 2 meses, de forma episódica ou contínua, não só durante eventos fisiológicos, como alimentação ou evacuação.[3,4] Distingue-se da síndrome do intestino irritável, que é caracterizada pela dor associada a uma alteração na frequência e forma das fezes. Distingue-se também da dispepsia funcional, na qual ocorre dor ou queimação no abdome superior e tem relação específica com alimentação (plenitude pós-prandial e saciedade precoce). Na migrânea abdominal, a dor é descrita como paroxística, grave e associada a náuseas, vômitos, anorexia, fotofobia ou cefaleia.[3,4]

A despeito do aprimoramento dos métodos diagnósticos, a abordagem dos pacientes com DAF deve ser baseada em anamnese e exame físico minuciosos, preferencialmente seriados, de forma a possibilitar a compreensão e o detalhamento da queixa de dor.[1,5] Deve-se sempre dar espaço ao paciente e à família para detalhar a dor: localização, intensidade, qualidade, evolução, fatores desencadeantes ou atenuantes. Muitas vezes, é interessante entrevistar, tanto individualmente quanto em conjunto, os pais e a criança. É muito importante pesquisar se há dor em outras localizações, manifestações sistêmicas associadas e história familiar de doença celíaca, doença inflamatória intestinal, síndrome do intestino irritável, úlcera péptica, constipação, enxaqueca, depressão/ansiedade, atopia e intolerância alimentar.[1,5]

Os recordatórios em diários sobre os episódios dolorosos, eventos precipitantes, atitudes dos pais durante a crise de dor, fatores de melhora e de piora e uso de medicamentos, também são de grande valia.[1,5]

É imprescindível identificar os sinais e sintomas de alarme que possam sugerir a presença de causa orgânica, como comprometimento do estado geral, hiporexia, despertar noturno por causa da dor, desaceleração ponderoestatural, vômitos frequentes, diarreia crônica, sangramento digestivo, dor persistente, história familiar de doença inflamatória intestinal, febre de etiologia não identificada, massa palpável, visceromegalia, hematúria e/ou disúria, disfagia, alterações perirretais e úlceras orais.[1,4,7-9]

Nos casos de dúvida sobre o diagnóstico de dor abdominal funcional, está indicada a realização de um protocolo mínimo de exames complementares para triagem de causas orgânicas: hemograma completo, testes bioquímicos de funções renal e hepática, parasitológico de fezes, análise de elementos anormais e sedimento urinário (EAS) e ultrassonografia de abdome. No entanto, cabe reforçar que essa investigação deve ser individualizada para cada caso.[1]

TRATAMENTO

No que diz respeito à abordagem terapêutica, é comum observar uma conduta simplista e inadequada de "medicalizar" o sintoma, com vermífugos e/ou antiespasmódicos, sem uma abordagem mais detalhada e a continuidade do acompanhamento. A abordagem inicial mais apropriada é esclarecer aos familiares que a dor realmente está sendo experimentada pela criança, não devendo ser ignorada ou questionada, mas também não devendo dramatizar ou supervalorizar. A criança e os familiares devem ser acolhidos, ouvidos com atenção e paciência e orientados quanto à ausência de doença subjacente. Também pode ser útil explicar que este tipo de dor abdominal é bastante frequente e que decorre da hipersensibilidade intestinal de algumas crianças a estímulos diversos, como provas escolares, competições e estresses emocionais.[1,5]

Os especialistas não concordam com um manejo universalmente eficaz em todas as crianças com dor abdominal funcional.[11,12] As estratégias de tratamento incluem opções não farmacológicas e farmacológicas. Os tratamentos não farmacológicos são geralmente muito bem aceitos pelas crianças e seus pais, são isentos de efeitos colaterais e podem ser tão eficazes quanto as intervenções farmacológicas.[11,12] Portanto, de acordo com muitos especialistas e com base na maioria das evidências atuais, uma abordagem não farmacológica deve ser a primeira tentativa de intervenção em crianças com DAF. Em particular, destaca-se a importância da abordagem biopsicossocial, pois a maioria das crianças melhora com o aconselhamento e a garantia de que não há suspeitas de doenças orgânicas graves, especialmente quando o médico estabelece uma relação de confiança com a criança e sua família.[10,12]

A aplicação de compressas mornas e massagens podem promover um alívio da dor. Ensinar exercícios de relaxamento e respiração, que devem ser praticados por, no mínimo, 10 minutos, pelo menos 2 vezes/dia. Adotar um plano de tratamento junto à escola, que deve oferecer um ambiente relaxante para a criança durante os momentos de dor.

Outro ponto fundamental é objetivar o retorno às atividades habituais, mesmo antes da resolução definitiva das dores. Duarte e Mota sugerem que, no momento em que a criança se queixa da dor, deve-se direcioná-la para atividades consideradas prazerosas, levando o paciente a desviar a sua atenção da dor.[13]

Placebo e intervenções farmacológicas podem ser tentados quando a abordagem biopsicossocial não é aplicável ou não é eficaz. Em raros e difíceis casos, encontrar um tratamento eficaz para a DAF pode ser um desafio, e uma série de estratégias pode ser necessária para o controle dos sintomas. Nesses casos, é provável que uma equipe multidisciplinar, incluindo gastroenterologista pediátrico, nutricionista, psicólogo e psicoterapeuta, seja bem sucedida.[4,12]

Dados de revisões sistemáticas sugerem que probióticos, terapia cognitivo-comportamental e hipnoterapia poderiam ser considerados como parte do manejo holístico de crianças com DAF.[4,11] O uso de probióticos tem se tornando popular para tratar DAF. De acordo com uma revisão recente, há evidências preliminares para o uso de probióticos, particularmente o *Lactobacillus rhamnosus*, na redução da dor abdominal em crianças com síndrome do intestino irritável, mas desfechos positivos inconsistentes para outras cepas de probióticos, incluindo *Lactbacillus reuteri* DSM 17938, sendo necessários mais ensaios clínicos com metodologia rigorosa, usando cepas únicas ou combinadas de probióticos para orientar a prática clínica.[14]

Também são escassos os ensaios clínicos de suplementação de fibras, com baixo nível de evidência científica, portanto, sem recomendações convincentes para este tratamento em crianças com DAF.[15] Há uma necessidade urgente de ensaios clínicos randomizados e controlados para avaliar a eficácia dos probióticos, cepa e dose ideal, bem como de suplementação de fibras, para orientar o tratamento farmacológico nos casos não responsivos à abordagem biopsicossocial.

DESAFIOS ATUAIS

As evidências científicas atuais são insuficientes para recomendar o tratamento sistemático da dor abdominal funcional com probióticos e suplementação de fibras. São necessários ensaios clínicos randomizados e controlados para avaliar a eficácia destes tratamentos, a dose ideal e a duração necessária, visando a orientar o tratamento farmacológico nos casos não responsivos à abordagem biopsicossocial.

ORIENTAÇÕES AOS PAIS

A dor abdominal funcional é um tipo de dor bastante frequente e decorre da hipersensibilidade intestinal de algumas crianças a estímulos diversos, como provas escolares, competições e estresses emocionais, sem haver doença orgânica associada. Apesar disto, a dor é, de fato, sentida pela criança, não devendo ser ignorada nem supervalorizada.

Para auxiliar o pediatra na investigação diagnóstica, são de grande valia os registros em diários sobre os episódios dolorosos, eventos precipitantes, atitudes dos pais durante a crise de dor, fatores de melhora e de piora e uso de medicamentos.

A grande maioria das crianças melhora com um tratamento sem medicamentos, com a aplicação de compressas mornas, exercícios de relaxamento e respiração, promoção de um ambiente relaxante durante as crises de dor e, sobretudo, com o redirecionamento da criança para atividades consideradas prazerosas, fazendo-a desviar a sua atenção da dor.

✓ CONCLUSÃO

A dor abdominal funcional é aquela na qual não se identifica uma condição patológica subjacente, sendo responsável por cerca de 90% dos casos de dores abdominais na infância.

Atualmente, acredita-se que o principal mecanismo fisiopatogênico envolva uma interação disfuncional entre o sistema nervoso entérico e o sistema nervoso central, além de fatores predisponentes como eventos estressantes orgânicos ou psíquicos, hipersensibilidade visceral, alteração da motilidade gastrointestinal e disbiose.

São características fundamentais deste tipo de dor: tendência à recorrência, crescimento e desenvolvimento neuropsicomotor preservados e normalidade dos exames físico e complementares. De acordo com estes critérios de Roma IV, o diagnóstico se estabelece quando a dor ocorre pelo menos 4 vezes/mês, num período igual ou superior a 2 meses, de forma episódica ou contínua, não só durante eventos fisiológicos, como alimentação ou evacuação.

A abordagem diagnóstica dos pacientes com DAF deve ser baseada em anamnese e exame físico minuciosos, preferencialmente seriados, incluindo recordatórios em diários sobre os episódios dolorosos (eventos precipitantes, atitudes dos pais durante a crise de dor, fatores de melhora e de piora, uso de medicamentos). Também é imprescindível identificar sinais e sintomas de alarme que possam sugerir a presença de causa orgânica, como: comprometimento do estado geral, hiporexia, despertar noturno por causa da dor, desaceleração do crescimento ponderoestatural, vômitos frequentes, diarreia crônica, sangramento digestivo, febre de etiologia não identificada, massa palpável, visceromegalia, hematúria e/ou disúria, disfagia, dentre outras.

A abordagem terapêutica inicial mais apropriada é esclarecer aos familiares que a dor realmente está sendo experimentada pela criança, não devendo ser ignorada nem supervalorizada. A maioria das crianças melhora com o aconselhamento e a garantia de que não há suspeitas de doenças orgânicas graves, além do tratamento não farmacológico, com aplicação de compressas mornas, exercícios de relaxamento e respiração, promoção de um ambiente relaxante durante as crises de dor e, sobretudo, com o redirecionamento da criança para atividades consideradas prazerosas.

As evidências científicas atuais são ainda insuficientes para recomendar o tratamento sistemático da DAF com probióticos e suplementação de fibras.

REFERÊNCIAS BIBLIOGRÁFICAS

1. Liquornik PA, Fonseca AR, Gabel J. Dores frequentes na prática pediátrica. In: Junior DC, Burns DAR, Lopez, FA. Tratado de pediatria: Sociedade Brasileira de Pediatria. 3.ed. v.2. Barueri: Manole; 2014. p.2473-80.
2. Drossman DA, Hasler WL. Rome IV – Functional GI disorders: disorders of gut-brain interaction. Gastroenterology. 2016;150(6):1257-61.
3. Koppen IJ, Nurko S, Saps M, Di Lorenzo C, Benninga MA. The pediatric Rome IV criteria: what' s new? Expert Rev Gastroenterol Hepatol. 2017;11(3):193-201.
4. Baaleman DF, Di Lorenzo C, Benninga MA, Saps M. the effects of the Rome iv criteria on pediatric gastrointestinal practice. Curr Gastroenterol Rep. 2020;22(5):21.
5. Nightingale S, Sharma A. Functional gastrointestinal disorders in children: What is new? J Paediatr Child Health. 2020;56(11):1724-30.
6. Puccini RF, Bresolin AMB. Dores recorrentes na infância e adolescência. J Pediatr. 2003;79(S1):S65-S76.
7. Hyams JS, Di Lorenzo C, Saps M, Shulman RJ, Staiano A, van Tilburg M. Childhood functional gastrointestinal disorders: child/adolescent. Gastroenterology. 2016;150(6):1456-68.e2.
8. Rajindrajith S, Zeevenhooven J, Devanarayana NM, Perera BJC, Benninga MA. Functional abdominal pain disorders in children. Expert Rev Gastroenterol Hepatol. 2018;16(4):369-90.
9. Herzlinger M, Cerezo C. functional abdominal pain and related syndromes. Child Adolesc Psychiatr Clin N Am. 2018;27(1):15-26.
10. Hyams JS, Hyman PE. Recurrent abdominal pain and the biopsychosocial model of medical practice. J Pediatr. 1998;133(4):473-8.
11. Brusaferro A, Farinelli E, Zenzeri L, Cozzali R, Esposito S. the management of paediatric functional abdominal pain disorders: latest evidence. Paediatr Drugs. 2018;20(3):235-47.

12. Abbott RA, Martin AE, Newlove-Delgado TV, Bethel A, Whear RS, Coon JT, et al. Recurrent abdominal pain in children: summary evidence from 3 systematic reviews of treatment effectiveness. J Pediatr Gastroenterol Nutr. 2018;67(1):23-33.
13. Duarte MA, Mota JA. Dor abdominal recorrente. J Pediatr. 2000;76(S2):S165-72.
14. Ding FCL, Karkhaneh M, Jou H, Vohra S. Probiotics for paediatric functional abdominal pain disorders: a rapid review. Paediatr Child Health. 2019;24(6):383-94.
15. Newlove-Delgado TV, Martin AE, Abbott RA, Bethel A, Thompson-Coon J, Whear R, et al. Dietary interventions for recurrent abdominal pain in childhood. Cochrane Database Syst Rev. 2017;3:CD010972.

27

DIAGNÓSTICO DIFERENCIAL DE ARTROMIALGIAS NA INFÂNCIA

Andréa Valentim Goldenzon
Marta Cristine Felix Rodrigues

OBJETIVOS

- ✓ Conceituar as artromialgias não reumáticas.
- ✓ Acentuar os aspectos da anamnese e do exame físico essenciais para o diagnóstico diferencial.
- ✓ Descrever as características das causas mais relevantes de artromialgias.

INTRODUÇÃO

A dor é a queixa que mais frequentemente leva o paciente a procurar o médico. É a mais complexa das sensações humanas, envolvendo estímulos físicos, alterações autonômicas e neurofisiológicas, bem como funções cognitivas, estados afetivos e fenômenos comportamentais.[1] O estudo da dor na população pediátrica enfrenta dificuldades éticas e práticas e a crença em uma sensibilidade dolorosa reduzida pela imaturidade do sistema nervoso.[2] A intensidade da dor também é percebida de forma diferente pelas crianças, por seus pais e pelos médicos.[3]

Até 10 anos atrás, o estudo da fisiopatologia da dor estava focado em mediadores e moduladores tanto periféricos, como prostaglandinas e bradicininas, quanto centrais, como a substância P e o glutamato, mas uma variedade cada vez maior de novas substâncias liberadas por células não nervosas, predominantemente células gliais e imunológicas, parece também estar envolvida na modulação central e periférica da dor.[4]

CONCEITO

As artromialgias ou síndromes dolorosas musculoesqueléticas estão presentes em uma enorme gama de afecções reumáticas e não reumáticas. As artromialgias não reumáticas incluem um grupo variado de doenças benignas, malignas e até psicossociais. As causas mais frequentes de artromialgia são as síndromes dolorosas idiopáticas, os distúrbios mecânicos e degenerativos, seguidos por doenças sistêmicas associadas a queixas musculoesqueléticas, doenças hematológicas e neoplásicas e doenças ósseas constitucionais.

As artromialgias são causa comum de morbidade na infância e são mais frequentes que as doenças reumatológicas propriamente ditas. As queixas devem ser investigadas inicialmente pelo pediatra generalista, visando a descartar doenças não reumatológicas.

AVALIAÇÃO DO PACIENTE

O diagnóstico diferencial das artromialgias baseia-se predominantemente em anamnese e exame físico detalhados, seguidos de exames complementares direcionados pela história. Muitas vezes, esses pacientes chegam ao ambulatório do reumatologista após exaustiva pesquisa com exames e procedimentos desnecessários, sem que a história e o exame físico tenham sido feitos de maneira adequada.

Anamnese

A anamnese deve procurar definir:

- Se a dor é aguda ou crônica.
- A localização e a distribuição da dor.
- A qualidade da dor.
- A intensidade da dor (escalas para avaliação de dor).
- A duração e a periodicidade da dor.
- Se existe alguma outra manifestação associada ao quadro.
- A história patológica pregressa (desde doenças anteriores que possam desencadear a dor até combinações de experiências desde a mais tenra idade).
- A história alimentar.
- A história fisiológica.
- A história familiar (casos semelhantes na família, observação de experiências aprendidas no ambiente familiar e doenças crônicas na família).

- A história psicossocial (ambiente familiar, separação dos pais, pais ausentes ou, ao contrário, muito solícitos, e a cada vez mais comum violência física e outros tipos de maus-tratos).

Exame físico

O exame físico deve constar de:

- Exame físico geral, avaliando o comprometimento ou não do estado geral da criança, palidez, emagrecimento, visceromegalias, anormalidades ectoscópicas, características sindrômicas, evidências de maus-tratos (hematomas, marcas de queimadura por cigarro, escoriações).
- Inspeção da região dolorosa.
- Palpação da região dolorosa (músculos, articulações e enteses).
- Mobilidade do sistema musculoesquelético (músculos, articulações).
- Exame neurológico.

SÍNDROMES DE AMPLIFICAÇÃO DA DOR

As dores musculoesqueléticas em membros são frequentemente observadas pelo pediatra, sendo responsáveis por 25% das consultas reumatológicas. O pediatra deve procurar identificar a origem da dor por meio da história, do exame físico e de exames complementares.

Nas síndromes de amplificação da dor,[5] é comum observar valorização excessiva da dor, diversas consultas com pediatras e outros especialistas, e presença de queixas dolorosas em outros locais, como dores abdominais, cefaleias e outras, sem diagnósticos específicos. Algumas destas crianças têm história de violência, desatenção e/ou convívio com risco constante. Busca-se excluir causas orgânicas, e os exames laboratoriais devem ser direcionados para os achados de história e exame físico. A avaliação hematológica e da atividade inflamatória (velocidade de hemossedimentação e proteína C-reativa), bem como estudo radiológico, devem ser realizados. Dentre essas síndromes dolorosas em crianças, cabe destacar a dor de crescimento, a fibromialgia, a dor regional complexa e as dores de origem psicossomática (reumatismo psicogênico).[6]

Síndrome de amplificação da dor com manifestações do sistema nervoso autônomo

A síndrome de dor regional complexa (SDRC) foi o termo escolhido em 1994 pela International Association for the Study of Pain (IASP) para abranger uma variedade de quadros dolorosos que incluíam a distrofia simpática reflexa e a causalgia. Tais quadros caracterizam-se por dor intensa de padrão neuropático, geralmente acompanhada por hiperestesia, alodínia, hiperpatia e manifestações autonômicas, evoluindo comumente para impotência funcional completa do membro afetado. Até recentemente, a SDRC era classificada em tipos I e II, sendo o primeiro definido pela instalação após uma lesão nociva, não limitada à distribuição de um nervo periférico e aparentemente desproporcional ao evento causal, a antiga distrofia simpática reflexa; já no segundo tipo, existe uma lesão nervosa definida, com dor espontânea, geralmente limitada ao dermátomo do nervo, anteriormente chamada de causalgia.

Como o critério era relativamente vago, após críticas de diversos especialistas, a IASP propôs um critério mais rigoroso[7] e criou mais um novo subtipo, o NOS (*not otherwise specified*), para os casos que não se enquadram nos subtipos anteriores, ou seja, não atendem a todos os critérios.

O diagnóstico é clínico e exige que atenda os seguintes critérios no momento da primeira avaliação:

1. Dor contínua e desproporcional a qualquer estímulo desencadeador.
2. Considerando as 4 categorias a seguir, ter pelo menos 1 sintoma em 3 das categorias e pelo menos 1 sinal em 2 das categorias:
   - Sensitiva: hiperalgesia, alodínia.
   - Vasomotora: assimetria térmica, alterações de coloração da pele.
   - Edema/suor: edema, alterações de sudorese.
   - Motricidade/trofismo: redução da amplitude do movimento, fraqueza, tremor, distonia, mudanças tróficas na pele e fâneros.
3. Sem outro diagnóstico que possa explicar melhor.

Trata-se de dor de difícil tratamento que exige abordagem multidisciplinar.

Síndrome de amplificação da dor com pontos sensíveis

A fibromialgia é uma síndrome que consiste na queixa de dor generalizada (dor/sensibilidade em ambos os lados do corpo, acima e abaixo da cintura) persistente (≥ 3 meses), rigidez, fadiga, sono interrompido e insatisfatório, ansiedade e/ou depressão e incapacidade funcional, muitas vezes desproporcional aos achados físicos. Predomina no sexo feminino na proporção de 3:1 e é mais comum na adolescência. O termo fibromialgia substituiu a antiga fibrosite em 1976 e, somente em 1981, foi publicado um primeiro estudo clínico controlado e foram propostos critérios para a doença. Em 1990,[8] foram publicados os primeiros critérios da American College of Rheumatology (ACR), que exigiam a presença de dor à compressão em pelo menos 11 de 18 pontos específicos. Esta exigência desapareceu na revisão publicada em 2010,[9] pois um quarto dos pacientes com fibromialgia não satisfaziam estas características. Os critérios passaram a utilizar duas escalas: o índice de dor generalizada (WPI) (Figura 1) e o escore de severidade dos sintomas (SSS) (Figura 2).

☐ Ombro esquerdo	☐ Perna esquerda
☐ Ombro direito	☐ Perna direita
☐ Braço esquerdo	☐ Mandíbula esquerda
☐ Braço direito	☐ Mandíbula direita
☐ Antebraço esquerdo	☐ Tórax
☐ Antebraço direito	☐ Abdome
☐ Nádega esquerda	☐ Pescoço
☐ Nádega direita	☐ Região escapular esquerda
☐ Coxa esquerda	☐ Região escapular direita
☐ Coxa direita	☐ Nenhuma dessas regiões

Cada localização equivale a 1 ponto

Total (0 a 19 pontos): ____________

Figura 1 Índice de dor generalizada (WPI).
Fonte: baseada em Wolfe et al., 2010.[9]

Para cada sintoma a seguir, indique a gravidade nos últimos 7 dias

	Nenhuma (0)	Leve (1)	Moderada (2)	Grave (3)
Fadiga	☐	☐	☐	☐
Dificuldade de pensar ou de memória	☐	☐	☐	☐
Acordar cansado(a)	☐	☐	☐	☐

Nos últimos 6 meses, você teve algum dos seguintes sintomas?

	Não (0)	Sim (1)
Dor ou cólicas no baixo ventre	☐	☐
Depressão	☐	☐
Dor de cabeça	☐	☐

Total (0 a 12 pontos): ____________

Figura 2 Escore de gravidade dos sintomas (SSS).
Fonte: baseada em Wolfe et al., 2010.[9]

Em 2011,[10] foi eliminada a estimativa do médico quanto à extensão dos sintomas somáticos e substituída a soma de 3 sintomas específicos, levando a uma sensibilidade de 85% e especificidade de 90%. Em 2016,[11] estes critérios foram novamente revistos para evitar confusão com alguns casos de SDRC e passaram a exigir que todos os 4 critérios a seguir estivessem presentes:

1. Dor generalizada, definida como dor em pelo menos 4 de 5 regiões (dor em mandíbula, tórax e abdome não se incluem na definição de dor generalizada):
   - Região 1 – Superior esquerda (mandíbula, ombro e membro superior).
   - Região 2 – Superior direita (mandíbula, ombro e membro superior).
   - Região 3 – Inferior esquerda (quadril, nádega, membro inferior).
   - Região 4 – Inferior direita (quadril, nádega, membro inferior).
   - Região 5 – Axial (pescoço, dorso, região lombar, tórax e abdome).
2. Os sintomas estão presentes em um nível semelhante há pelo menos 3 meses.
3. Índice de dor generalizada (WPI) ≥ 7 e escala de gravidade de sintomas (SSS) ≥ 5 ou WPI de 4 - 6 e SSS ≥ 9.
4. Um diagnóstico de fibromialgia é válido, independentemente de outros diagnósticos. Um diagnóstico da fibromialgia não exclui a presença de outras doenças clinicamente importantes.

Os exames complementares são realizados para a exclusão de outros diagnósticos e de doenças associadas. Não há nenhum exame específico para fibromialgia, e nem a termografia nem a polissonografia são recomendadas pela Sociedade Brasileira de Reumatologia.[12]

Síndrome de amplificação da dor sem manifestações do sistema nervoso autônomo e sem pontos dolorosos da fibromialgia

Alguns pacientes referem queixas musculoesqueléticas, mas sem alterações do sistema nervoso autônomo e sem os pontos sensíveis de fibromialgia. Os exames físico e laboratorial estão normais, frequentemente existe história pregressa de dores em outros órgãos e presença de conflitos emocionais, problemas de adaptação e de relacionamento com familiares, colegas e/ou professores na escola.[13]

Dor de crescimento

A dor de crescimento é a forma mais comum de dor musculoesquelética episódica da infância, mas nenhuma causa foi definitivamente estabelecida. A prevalência descrita na literatura varia de 2,6 a 49,4%, o que reflete os diversos critérios utilizados para identificar os casos e as diferentes populações estudadas. Apesar de mais de 180 anos do uso do termo e de diversas causas propostas, a única certeza atual é de que o crescimento não tem nenhuma relação com sua ocorrência.[14] O diagnóstico[15] é feito na presença de dores intermitentes que afetam os dois membros, com duração de 30 minutos a 2 horas, 1 ou 2 vezes/semana, raramente diárias, com paciente assintomáticos entre os episódios, geralmente na panturrilha, às vezes na face anterior da coxa, região pré-tibial e fossas poplíteas. É mais comum no final da tarde ou à noite, chegando acordar a criança e impedir as brincadeiras.[16] Não há qualquer alteração ao exame físico. Não há concordância na literatura quanto à faixa etária de acometimento, ocorrendo tanto no pré-escolar quanto no escolar e, caracteristicamente, melhora com repouso e com massagem feita pelos pais. Menos frequentemente, a dor pode surgir em outras localizações como articulações dos ombros, braços e virilhas, joelhos e tornozelos ou periarticular. Estudo recente evidenciou excesso de peso, obesidade, excesso de atividade e história familiar como fatores de risco.[17]

É importante ressaltar o diagnóstico diferencial com neoplasias, já que os tumores ósseos podem se apresentar por meio de dores incapacitantes, noturnas e que melhoram com anti-inflamatório não hormonal (AINH), mas, diferentemente da dor do crescimento, são unilaterais, têm evolução menos insidiosa e o exame radiológico simples mostra alteração.

É essencial tranquilizar a família, demonstrando que, apesar do nome, a dor não está relacionada a comprometimento ou exacerbação do crescimento. Muitas vezes, a simples atenção dos pais é suficiente para resolver o problema.

Outras causas de dores nos membros sem manifestações do sistema nervoso autônomo e sem pontos dolorosos da fibromialgia

Outras dores de origem psicossomática podem se manifestar como uma reação de fobia escolar, como as dores inexplicáveis do ponto de vista anatomofisiológico. O principal fator mantenedor está relacionado ao temperamento da criança e de seus familiares. Na maioria das vezes, acometem crianças excessivamente preocupadas, com pais ansiosos e rígidos, ou crianças com carência afetiva, inseguras e com pais ausentes. Nesse grupo, além da possível inclusão da dor de crescimento, há também fobia escolar, reumatismo psicogênico e crianças hipervigilantes.

Atualmente, as crianças saem cada vez mais cedo do ambiente familiar protetor e são levadas para escola ou creche. Dor e cansaço nas pernas pela manhã ou antes do horário escolar, mas que cessam aos domingos e feriados, levam ao diagnóstico de fobia escolar.

Outras dores de origem psicogênica aparecem preferencialmente em pré-adolescentes e adolescentes que têm dificuldade em lidar com algum conflito psíquico. As queixas são as mais variadas, de localizações distintas, sem pontos dolorosos específicos para fibromialgia. Podem ser queixaa de manifestações neurológicas, como paralisias, paresias, sem correlação anatomofisiológica, associadas a exames complementares absolutamente normais. Sintomas depressivos, fadiga crônica, sonolência excessiva e labilidade emocional (com manifestações de agressividade e ansiedade) são frequentes. O diagnóstico é de exclusão.

As crianças hipervigilantes são assintomáticas até prestarem atenção a alguma parte do seu corpo. As dores são fugazes, de curta duração, com localização variada. São pacientes queixosos, ansiosos, assim como seus pais, que demonstram insegurança, ansiedade e preocupação excessiva com seus filhos.[13]

Orientações aos pais

Tentar identificar e modificar fatores comportamentais, tanto da criança como dos próprios pais, que reforcem a queixa dolorosa.

DORES DE ORIGEM MECÂNICA

As dores de origem mecânica ocorrem ao longo do dia, sendo desencadeadas ou exacerbadas por atividade física, acometendo mais frequentemente joelhos, tornozelos, quadril ou coluna. As principais causas de dor de origem mecânica na população pediátrica são: síndrome de hipermobilidade articular, osteocondroses, osteocondrite dissecante, epifisiólise, espondilolistese, condromalácia de patela, traumas por esforço repetitivo, cisto poplíteo e menisco discoide.

Síndrome de hipermobilidade articular

A também chamada síndrome de hipermobilidade benigna é um distúrbio de tecido conectivo caracterizado por dor musculoesquelética crônica resultante de hiperextensibilidade articular. Muitas vezes, é confundida com uma forma mais leve da variante hipermóvel da síndrome de Ehlers-Danlos (SED); pode atingir até 3%[18] da população em geral, uma prevalência próxima da fibromialgia, da gota e da artrite crônica. Hipermobilidade generalizada, isto é, hiperextensibilidade em articulações múltiplas é ainda mais frequente; 10 a 20% dos indivíduos apresentam hipermobilidade articular. Apesar disso, é pouco diagnosticada porque sua apresentação é muito variável, falta um teste de confirmação e há controvérsias a respeito de sua etiologia e patogênese. Nos últimos anos, a identificação de mais de uma dúzia de novos genes relacionados às diversas variantes da SED melhorou o diagnóstico, mas a variante hipermóvel desta síndrome continua sem um marcador genético e, portanto, seu diagnóstico permanece baseado apenas na avaliação clínica. Além do papel da predisposição genética, dada a possível diferença no desenvolvimento da estrutura de colágeno, as teorias atuais enfatizam a importância da sobrecarga biomecânica localizada e lesão crônica decorrente de frouxidão e instabilidade articular. Os pacientes têm uma taxa elevada de queixas inespecíficas, como fadiga, dores de cabeça, hipotensão ortostática, ansiedade e queixas abdominais e geniturinárias, que acabam por compor o espectro da síndrome.[19] É um diagnóstico de exclusão, sendo essencial atentar para sinais patológicos e verificar história familiar para doenças do tecido conectivo.

O grau de hipermobilidade pode ser avaliado e documentado pelo escore de Beighton, que incorpora 5 manobras simples para calcular uma pontuação entre 0 e 9. Uma pontuação ≥ 4 dá o diagnóstico de hipermobilidade, e sua associação com artralgias por mais de 3 meses em 4 ou mais articulações constitui os principais sinais para os critérios de Brighton.

As 5 manobras do escore de Beighton são:[20]

1. Dorsiflexão passiva da 5ª articulação metacarpofalângica em mais de 90°: para cada lado (direito e esquerdo) afetado, soma-se 1 ponto, podendo totalizar 2 pontos.
2. Opor o polegar no antebraço: para cada lado (direito e esquerdo) acometido, soma-se 1 ponto, podendo totalizar 2 pontos.
3. Hiperextensão do cotovelo em mais de 10°: a manobra deve ser realizada tanto à direita quanto à esquerda. Se a medição ultrapassar 10°, soma-se 1 ponto para cada lado do corpo, podendo totalizar 2 pontos.
4. Hiperextensão dos joelhos em mais de 10°: se a medida ultrapassar 10°, atribui-se 1 ponto para cada lado, podendo totalizar 2 pontos.
5. Colocar as mãos no chão sem dobrar os joelhos: alcançando-se tal objetivo, soma-se 1 ponto. Cada participante teve, então, sua pontuação alcançada no escore de Beighton quantificada pelo examinador.

O diagnóstico da síndrome de hipermobilidade articular, atualmente incluída nos distúrbios do espectro da hipermobilidade (DHS), é dado baseando-se nos critérios de Brighton revistos:[21]

1. Critérios maiores:
   - Um escore de Beighton de 4/9 ou superior (seja no momento ou historicamente).
   - Artralgia por mais de 3 meses em 4 ou mais articulações.

2. Critérios menores:
   - Um escore de Beighton de 1, 2 ou 3/9 (0, 1, 2 ou 3 se acima dos 50 anos).
   - Artralgia (> 3 meses) em 1 a 3 articulações ou dor nas costas (> 3 meses), espondilose, espondilólise/espondilolistese.
   - Deslocamento/subluxação em mais de uma articulação, ou em uma articulação em mais de uma ocasião.
   - Reumatismo de tecido mole > 3 lesões (p. ex., epicondilite, tenossinovite, bursite).
   - Aspecto marfanoide.
   - Pele anormal: estrias, hiperextensibilidade, pele fina, cicatrizes papiráceas.
   - Sinais oculares: pálpebras caídas ou miopia ou inclinação antimongoloide.
   - Varizes ou hérnia ou prolapso uterino/retal.

Nos critérios de Brighton revistos, o indivíduo deve satisfazer qualquer um dos seguintes:

- 2 critérios maiores.
- 1 maior e 2 critérios menores.
- 4 critérios menores.
- 2 critérios menores e história inequívoca em um parente de 1º grau.

A hipermobilidade articular localizada em membros inferiores é manifestada pela presença de pés planos, genu recurvatum e deslocamento recorrente da patela.

O diagnóstico diferencial deve excluir as síndromes que se acompanham de hipermobilidade articular, como a síndrome de Down, a síndrome de Marfan e a SED.

Osteocondrose

Distúrbio ósseo e cartilaginoso idiopático adquirido, caracterizado por um desarranjo do crescimento normal. Envolve os centros de ossificação epifisários, causando dor localizada que é intensificada pelo exercício físico. Em geral, afeta um único sítio, porém pode ser bilateral. Ocorre em crianças entre 3 e 12 anos de idade, sendo mais comuns em meninos.

Compreende um grupo de alterações que podem acometer epífises, apófises ou osso curto, com características anatomopatológicas e radiológicas semelhantes.[13] Por definição, as osteocondroses são uma necrose isquêmica asséptica de uma epífise anteriormente normal[22] iniciada pela necrose isquêmica do centro de ossificação secundária a um evento vascular primário, um evento traumático específico ou múltiplos traumas aditivos. À radiografia, percebem-se 3 fases. Inicialmente, há um aumento da densidade do osso (esclerose), que evolui para a fase de fragmentação correspondente à fase de revascularização e, finalmente, segue-se a remodelação do osso, em geral com alteração da forma e volume do segmento comprometido. O processo é autolimitado e dura em média 2 a 3 anos. Praticamente todas as epífises podem ser afetadas e costumam ter muitas das características da necrose isquêmica, tanto histológicas como radiológicas. O resultado da regeneração acaba por determinar as manifestações clínicas de longo prazo, podendo se tornar uma fonte de dor crônica e incapacidade mais tarde na vida. Consequentemente, o médico deve ser vigilante para identificar precocemente a osteocondrose em um paciente pediátrico.

Dependendo da sua localização, recebe nomenclatura distinta. As mais comuns são descritas a seguir.

Doença de Osgood-Schlatter

É uma osteocondrose não articular e a mais comum em adolescentes, principalmente nos que praticam esportes. Seu aparecimento tem sido atribuído a lesão da placa da tuberosidade tibial causada pelo excesso de estiramento do tendão patelar. É uma causa comum de dor no joelho em crianças dos 8 aos 15 anos.

A dor é localizada na tuberosidade anterior da tíbia, desencadeada por exercícios físicos que exercem tensão nesse local. A dor é aliviada com repouso. Ao exame, o paciente apresenta dor localizada e, nas lesões mais antigas, há um aumento do volume local. Raramente causa danos permanentes ou incapacidade.[23]

Doença de Legg-Perthes-Calvé

É uma osteocondrose articular com envolvimento cartilaginoso secundário a necrose isquêmica do osso subjacente. É a osteocondrose que exige um diagnóstico mais precoce, já que pode evoluir com complicações mais graves.

A etiologia é desconhecida, mas é mais frequente em crianças com atraso na idade óssea, crescimento desproporcional e baixa estatura. Pode ser idiopática ou pode resultar de uma epifisiólise da cabeça femoral, trauma, uso de esteroides, crise falciforme, sinovite ou luxação congênita do quadril.[24] A faixa etária de acometimento é dos 4 aos 10 anos, sendo mais frequente no sexo masculino (4:1). O início é insidioso, com claudicação intermitente, que pode ser indolor. A dor se localiza na região inguinal acometida ou se comporta como dor referida para coxa ou face anteromedial do joelho. Ao exame físico, encontra-se atrofia do membro inferior ou do glúteo e limitação da abdução e da rotação interna do quadril pelo espasmo muscular. Os exames radiológicos mais sensíveis na fase inicial são a cintilografia óssea e a ressonância magnética (RM), sendo a radiografia de maior valia em uma fase mais tardia, quando as lesões ósseas são visíveis.

O prognóstico depende do grau de comprometimento da epífise. Nos casos de maior gravidade, a criança desenvolve limitação dos movimentos do quadril e, posteriormente, osteoartrite.

Doença de Sever

É uma osteocondrose não articular que acomete a apófise calcânea. Ocorre na faixa etária entre 5 e 10 anos, principalmente em desportistas. A dor pode ser espontânea ou desencadeada pela digitopressão, podendo causar inclusive claudicação. É autolimitada e não deixa sequelas.

Doença de Köhler

É uma osteocondrose articular resultante de necrose isquêmica do navicular do tarso. Atinge crianças na faixa etária entre 4 e 9 anos, principalmente do sexo masculino. A criança apresenta claudicação, apoiando-se na face lateral do pé, protegendo o osso navicular do tarso. Pode haver edema local e dor, tanto à palpação quanto espontânea. O exame radiológico evidencia redução do volume do navicular do tarso, com esclerose e fragmentação do osso.

Doença de Freiberg

Ocorre em crianças na faixa etária entre 10 e 16 anos, acometendo preferencialmente as cabeças do 2º e 3º metatarsais das meninas, podendo causar edema e dor à movimentação e à palpação. O exame radiológico evidencia aumento da densidade local e achatamento da cabeça do metatarsal.

Existem mais de 40 tipos de osteocondroses e muitas causas podem estar envolvidas. A maior preocupação deve ser a identificação precoce não só da manifestação óssea como das possíveis condições associadas que possam ser controladas, como o trauma repetido, a predisposição à trombose ou alterações endócrinas ou metabólicas.

Osteocondrite dissecante

Condição em que ocorre uma separação completa ou parcial da cartilagem articular, mais frequentemente na patela, com ou sem comprometimento do osso subcondral. Está associada à microtraumas repetidos, e o quadro clínico apresenta algumas variações conforme a gravidade e a estabilidade da lesão.[25] A queixa básica é a dor e o edema do joelho afetado, que pode ser exacerbada pela atividade física principalmente em meninos. O exame atualmente considerado de escolha para acompanhamento da evolução e do grau de comprometimento é a RM. Quando não responde satisfatoriamente ao tratamento, tende a sequelas tardias, inclusive a osteoartrose.

Epifisiólise

Caracteriza-se por desarranjo da fise que se enfraquece e produz deslizamento secundário da epífise sobre a metáfise, ocorrendo bilateralmente em 20% dos casos. O grau de deslizamento é variado e permite a classificação em pré-epifisiólise (rarefação e alargamento da fise sem deslizamento), epifisiólise leve (deslizamento menor que um terço da largura da fise), epifisiólise moderada (deslizamento entre 1/3 e metade da fise) e epifisiólise grave (listese maior que a metade da fise). Surge na adolescência, sendo nas meninas antes da menarca e mais frequente nos meninos entre 12 e 17 anos. Existem dois biótipos nos quais a doença é mais encontrada: o obeso tipo Frölich (retardo da maturação) e o longilíneo de crescimento rápido (a maturação não acompanha a velocidade de crescimento).

O início da doença é insidioso, com dor e claudicação intermitente evoluindo para contínua. A dor pode se irradiar para face anterior da coxa e joelho e se exacerbar com exercício físico, causando limitação dos movimentos de rotação, abdução e rotação do quadril. O paciente evolui com atrofia do membro acometido. A necrose epifisária é complicação grave que acarreta limitação funcional definitiva. O diagnóstico é radiológico, sendo a ultrassonografia e a RM os exames mais sensíveis. A radiografia simples do quadril permite avaliar o grau de comprometimento nos casos mais graves.

Espondilólise e espondilolistese

A espondilólise é um defeito na *pars interarticularis*, mais comum na vértebra L5. Quando há um deslizamento da vértebra afetada, chama-se espondilolistese. Clinicamente, pode ser silenciosa ou se expressar por dor lombar que surge com atividade física e que eventualmente irradia para a face posterior da coxa. Ao exame físico, pode ser encontrada dor local, exacerbada pela hiperextensão da coluna com elevação da perna. Apesar da maior sensibilidade da cintilografia óssea, o exame radiológico simples da coluna é geralmente suficiente.[16]

Condromalácia de patela

A condromalácia patelofemoral ocorre por um desequilíbrio entre a velocidade de destruição e reparação da cartilagem em decorrência de alterações biomecânicas, traumáticas ou idiopáticas. Clinicamente, o paciente refere dor à flexão dos joelhos, principalmente ao subir e descer escadas. Dentre os exames radiológicos, a RM é a mais sensível. A artroscopia auxilia tanto no diagnóstico como no tratamento.[16]

Lesões traumáticas

A participação da criança em esportes aumenta a cada ano. Aproximadamente 50% dos meninos e 25% das meninas em idade escolar participam regularmente de uma atividade esportiva de maneira recreativa ou competitiva. Toda atividade física e os esportes em geral implicam risco de lesões. A perda do controle e a tentativa de realizar esforços maiores que os suportados, muitas vezes orientados por profissionais inexperientes, podem causar injúrias físicas graves. As queixas podem ter origem em diferentes estruturas, como músculos, tendões, enteses, ossos e articulações, dependendo do estresse a que são submetidas.[26] As fraturas por estresse representam um dos tipos de lesão traumática de difícil reconhecimento, localizando-se mais frequentemente no terço superior da tíbia e manifestando-se por dor recorrente que surge com atividade e melhora com repouso. A cintilografia permite o diagnóstico mais precoce, já que radiologicamente a lesão só é evidenciada após 2 a 3 semanas.

Cisto poplíteo

É uma tumoração óssea de consistência cística que aparece na região posteromedial do joelho, entre 4 e 11 anos, sintomática apenas nos casos mais extensos. Geralmente desaparece sem tratamento. O diagnóstico pode ser feito por ultrassonografia.

Menisco discoide

O menisco discoide é uma anormalidade anatômica que pode ser lesada facilmente, causando dor em face lateral do joelho com estalido na flexoextensão. O diagnóstico é feito por RM ou artroscopia.

Orientações aos pais

Evitar submeter a criança a atividades físicas excessivas ou desproporcionais à sua capacidade. Fazê-lo sob orientação adequada e com equipamentos de proteção.

DORES DE ORIGEM NEOPLÁSICA

A associação entre malignidade e manifestação musculoesquelética ou doença reumatológica é complexa e intrigante. O sistema musculoesquelético pode ser afetado direta ou indiretamente pela neoplasia ou por síndromes paraneoplásicas. Em contrapartida, algumas doenças crônicas coexistentes e seu tratamento, a quimioterapia e a radioterapia também podem causar dor que se manifesta como artromialgia. Assim, as manifestações musculoesqueléticas de malignidade podem ocorrer na presença de tumores primários do osso, cartilagem ou tecidos moles; em metástases para estas estruturas; como manifestação paraneoplásica ou secundariamente às complicações da doença e do tratamento.[27]

As manifestações musculoesqueléticas podem anteceder por semanas ou meses as alterações patológicas, parecendo contribuir para uma assistência mais precoce, acelerando o diagnóstico, o que pode influenciar no prognóstico.[28]

Neoplasias hematológicas

Na leucemia, a dor osteoarticular ocorre em 50% dos pacientes, enquanto a artrite ocorre em apenas 10% dos casos como manifestação inicial.[29] No linfoma, a dor óssea é o sintoma mais comum, sendo a reação sinovial rara.

Em um estudo retrospectivo de 10 anos (1995-2005) em nosso serviço[30], foram analisados 30 pacientes com anormalidades hematológicas, sendo 23 pacientes com leucemia e 7 com linfomas, com idade média de 4,6 anos. Destes, 63,3% apresentavam manifestações musculoesqueléticas caracterizadas por dor óssea, artralgia ou artrite, havendo diferença quanto ao tempo de evolução prévio à internação, com média de 29 dias no grupo com manifestações e 85 dias nos pacientes sem manifestações, evidenciando que a presença de artromialgias leva à procura mais precoce por assistência. São frequentes outras manifestações como febre, anemia, adenomegalia, esplenomegalia, trombocitopenia, leucocitose ou leucopenia, emagrecimento e elevação das provas de atividade inflamatória (velocidade de hemossedimentação), que nem sempre estão presentes no início do quadro. O exame radiológico pode evidenciar elevação do periósteo, lesões líticas, tarja leucêmica e osteoporose. A confirmação histopatológica (mielograma) nem sempre ocorre no início do quadro, exigindo acompanhamento contínuo em casos suspeitos.

Dentre os linfomas, o envolvimento esquelético é mais comumente visto no linfoma não Hodgkin, ocorrendo em 20% das crianças. Qualquer osso pode ser acometido, sendo mais frequente no esqueleto axial do que das extremidades. O linfoma de Hodgkin raramente cursa com envolvimento ósseo, mas pode cursar com comprometimento do osso por massa nodal, surgindo principalmente em coluna, pelve ou esterno. Raramente o envolvimento ocorre por disseminação hematogênica.

Apesar da ausência de confirmação diagnóstica precoce, pode haver positividade das provas de atividade inflamatória, aumento do ácido úrico e da desidrogenase lática. Em alguns casos, ocorre alteração de anticorpos característicos de doenças reumatológicas, como fator antinuclear e fator reumatoide. O diagnóstico é confirmado pelo exame histológico do gânglio ou massa tumoral, sendo necessária biópsia óssea nos casos de manifestação primária do osso. Os exames radiológicos visam a identificar massa tumoral ou lesões ósseas, avaliando a existência de compressão medular por adenomegalia ou massa. A cintilografia permite evidenciar mais precocemente o comprometimento ósseo.[27]

Tumores sólidos

Os tumores sólidos, como o neuroblastoma, podem se apresentar com manifestações musculoesqueléticas. O neuroblastoma, o mais frequente tumor sólido antes de 1 ano, é uma neoplasia do sistema nervoso simpático que cursa com metástases ósseas dolorosas para coluna, crânio, fêmur, costelas e pelve, impedindo a deambulação e a mobilização. Os exames laboratoriais podem variar da normalidade até citopenias graves, quando há envolvimento medular. Os exames complementares devem incluir a tomografia computadorizada (TC) com contraste para identificação da massa tumoral e do envolvimento linfático. A cintilografia óssea permite a identificação precoce de metástases. Uma característica diagnóstica específica, encontrada em cerca de 90% dos pacientes, é a presença de níveis elevados de catecolaminas na urina. O diagnóstico definitivo depende das características histológicas do tumor obtido por excisão ou biópsia diagnóstica.

A histiocitose abrange três classes de enfermidades que se caracterizam pela infiltração de células da linha monócito-macrofágica em diferentes tecidos.

A histiocitose de classe I, também conhecida como histiocitose das células de Langerhans X, pode existir como doença óssea localizada (granuloma eosinofílico), com evolução favorável, ou doença generalizada, grave em crianças menores de 3 anos. Em crianças menores de 1 ano, a doença se apresenta generalizada com febre e acometimento de vários órgãos; já após essa faixa etária, o acometimento é mais localizado no osso, havendo dor local associada a impotência funcional. Os ossos mais acometidos são fêmur, escápula, costelas, mandíbula e vértebras. Quando há somente o comprometimento ósseo, o exame radiológico simples identifica a lesão lítica. A avaliação laboratorial pode mostrar pancitopenia, hipostenúria no caso de diabetes insípido, elevação de enzimas hepáticas, colestase por obstrução fibrótica da árvore biliar, fibrose portal ou cirrose biliar secundária a infiltração hepática.

Vários tumores ósseos podem se expressar por meio de dor óssea, e este diagnóstico deve ser excluído em toda criança identificada como portadora de síndromes de amplificação da dor ou dor mecânica. Muitos tumores malignos ou benignos de ossos longos iniciam-se na metáfise, enquanto os tumores malignos da epífise são raros, sendo o sarcoma de Ewing o único tumor que se inicia na diáfise. Os tumores ósseos malignos, apesar de menos frequentes, costumam ser dolorosos. Os mais frequentes são o osteossarcoma e o tumor de Ewing.

O osteoma osteoide é um dos mais frequentes, acometendo adolescentes de 10 a 20 anos. Caracteriza-se por dor unilateral, noturna, precisa, semelhante aos outros tumores ósseos, porém de natureza benigna. Localiza-se em fêmur, tíbia ou coluna e costuma melhorar com uso de AINH. As lesões na vértebra costumam estar acompanhadas de escoliose antálgica. O diagnóstico é realizado por meio de exames radiológicos simples, cintilografia e biópsia para confirmação histológica.

O osteocondroma é um tumor benigno bastante frequente entre 5 e 15 anos de idade e se manifesta por uma massa exostótica frequentemente indolor, só apresentando dor nas localizações onde há compressão nervosa, muscular ou quando há inflamação das bursas tendinosas. A ressecção só é realizada quando o paciente apresenta manifestação neurológica ou vascular.

O osteossarcoma representa 60% dos tumores ósseos na infância. É um tumor bastante agressivo, invasivo, acometendo a faixa entre 10 e 25 anos; caracteriza-se por dor intermitente que se intensifica e se torna constante, não cedendo com analgésicos comuns. Evolui com edema, flogose, estase venosa e, posteriormente, com sinais sistêmicos, como febre e emagrecimento. Os achados radiológicos mais característicos são lesões neoformadoras de osso, associadas ou não a lesões líticas, não respeitando os limites da cortical óssea. A cintilografia ajuda na identificação de metástases ósseas, e a TC torácica é útil para afastar metátases pulmonares.[27]

O sarcoma de Ewing ocorre principalmente em crianças e adolescentes, manifestando-se por dor local intermitente que evolui com piora progressiva e aumento da sensibilidade local associada a edema. Assim como o osteossarcoma, pode evoluir com sinais sistêmicos e aumento de provas de atividade inflamatória. Radiologicamente, apresenta lesão lítica alongada que preenche a cavidade medular, rompe a cortical e descola o periósteo em camadas (casca de cebola). É importante o diagnóstico diferencial com osteomielite.

Orientação aos pais

Seguir corretamente as recomendações e prescrições médicas e valorizar as queixas da criança.

DORES ASSOCIADAS A DOENÇAS INFECCIOSAS

As artrites agudas infecciosas são causa comum de dor e podem ser classificadas em artrites sépticas e reacionais. Sua diferenciação é essencial, pois enquanto as segundas têm um curso benigno, as artrites sépticas podem levar a complicações sistêmicas e sequelas articulares graves.

A artrite séptica é uma reação inflamatória secundária à invasão da articulação por microrganismos, mais comumente por disseminação hematogênica, mas também por introdução direta ou extensão de um foco infeccioso contíguo.[31] É mais comum em crianças do que em adultos, mas a incidência real é desconhecida. Seu início é geralmente agudo, com dor, edema e limitação. Apesar da baixa incidência da doença, mantém alta morbidade, em parte porque os sinais e sintomas podem ser sutis e se confundirem com os de outras condições. Além disso, as culturas de fluidos sinoviais são relativamente insensíveis, e o tratamento, incluindo a duração de uso de antibióticos e a abordagem cirúrgica, não é baseado em evidências suficientes.[32] Em virtude de sua anatomia única, os recém-nascidos e as crianças muitas vezes têm artrite séptica coexistente com osteomielite. A rapidez do diagnóstico é o fator prognóstico mais importante na artrite séptica. Quanto mais precoce a terapia, menor a chance de evolução para artrite degenerativa.

Ao contrário do que ocorre na artrite séptica, na artrite reacional não há penetração de microrganismos no espaço articular. A inflamação é secundária a uma reação autoimune que pode ser desencadeada por infecções virais ou bacterianas. É importante diferenciá-las da artrite séptica e da febre reumática, pois estas podem causar sequelas graves se não forem identificadas e tratadas precocemente.

As miosites, apesar de menos frequentes, são relevantes em nossa população. A miosite aguda benigna da infância é uma condição comum, autolimitada e causa frequente de dor na perna em crianças. Também conhecida como miosite gripal, miosite viral e miosite aguda. Ocorre predominantemente em idade escolar, com proporção masculino-feminino de 2:1.[33] A miosite viral se caracteriza por mialgia generalizada que pode ocorrer antes ou durante os primeiros sintomas respiratórios de uma virose e, menos frequentemente, apresenta-se como mialgia intensa em ambas as panturrilhas e coxas, que impede a deambulação ou causa marcha atípica ou ainda faz a criança se arrastar pelo chão. Pode ser causada pelo vírus influenza A e B, Coxsackie, Echovírus, vírus da rubéola, da hepatite, HIV e HTLV1. A história prévia de infecção de vias aéreas superiores é de grande auxílio no diagnóstico. Em 2/3 dos casos, ocorre elevação das enzimas musculares. A evolução é benigna, com melhora clínica em 1 a 5 dias.

A piomiosite é uma infecção primária do músculo esquelético causada pelo *Staphylococcus aureus*. É endêmica em áreas tropicais e esporádica em climas temperados, onde atinge imunodeprimidos. Há relato de trauma em 25 a 40% dos casos. Clinicamente, é dividida em três estágios. A fase inicial, nas primeiras 2 semanas, caracteriza-se por sintomas como febre, anorexia, eritema e aumento da sensibilidade local, com dor moderada. Segue-se a fase de sintomas supurativos, com febre alta, síndrome séptica, presença de pus local, mialgia e hipersensibilidade local, que pode evoluir para a fase de manifestações sistêmicas graves, sepse e flutuação local evidente. Pode complicar com abscessos metastáticos, artrites, choque séptico e síndrome do choque tóxico. Leucocitose, aumento de provas de atividade inflamatória e positividade da hemocultura ajudam no diagnóstico, porém a identificação da coleção purulenta deve ser feita por ultrassonografia, TC e, mais sensivelmente, pela RM, definindo sua localização e extensão. Drenagem da secreção, bacterioscopia e cultura permitem o diagnóstico definitivo.[34]

Orientação aos pais

Seguir corretamente as recomendações e prescrições médicas e valorizar as queixas da criança.

DORES ASSOCIADAS A DOENÇAS HEMATOLÓGICAS

A doença falciforme é a anemia hemolítica mais frequente em nossa população. A dor é o problema mais comum, sendo tão grave que se torna responsável por 20% das internações desses pacientes. A causa mais comum de dor é o fenômeno vaso-oclusivo, que pode ser classificado de moderado a severo, localizado ou migratório e pode durar de horas a semanas. A dor pode ser incapacitante e desencadear ansiedade, depressão, redução do rendimento escolar e dificuldade para participar das atividades do dia a dia.[35] O diagnóstico baseia-se na presença de anemia e esplenomegalia em lactentes e pré-escolares, porém, atualmente, a maioria dos diagnósticos ocorre na triagem neonatal. Caso não tenha sido identificado precocemente, o teste de afoiçamento ou a eletroforese de hemoglobina permitem a confirmação diagnóstica. Cabe ressaltar a necessidade de excluir complicações infecciosas, frequentes nestes pacientes.

A hemofilia é a doença congênita da coagulação mais comum e mais grave. A manifestação musculoesquelética mais comum na hemofilia é a hemartrose, porém esses pacientes também podem apresentar hematomas intramusculares até mesmo após traumatismos simples, o que costuma ocorrer após o início da deambulação. O sangramento espontâneo nas articulações e nos músculos é a marca sintomática da hemofilia A e B. As hemorragias articulares, que representam 70 a 80% de todos os episódios hemorrágicos em pacientes com hemofilia severa, são extremamente dolorosas e provocam deformidades de flexão. As hemartroses repetidas provocam danos progressivos na cartilagem articular, que, por sua vez, resulta em artropatia hemofílica.[36]

Orientação aos pais

Seguir corretamente as recomendações e prescrições médicas e valorizar as queixas da criança.

DORES ASSOCIADAS A DOENÇAS METABÓLICAS E ENDÓCRINAS

São doenças pouco frequentes, porém devem estar entre os diagnósticos diferenciais das artromialgias. Dentre elas, é importante citar o hipotireoidismo, o hiperparatireoidismo, o hipercortisolismo, a osteoporose juvenil idiopática, o raquitismo e o escorbuto.

O hipotireoidismo cursa com dores musculares persistentes e difusas em 50% dos pacientes, sendo importante diagnóstico diferencial com fibromialgia, porém não apresenta pontos dolorosos e não responde ao tratamento. O diagnóstico é confirmado pela diminuição do T4 livre e elevação do TSH.[37,38]

O hiperparatireoidismo raramente ocorre na infância, porém pode se manifestar por dor óssea, sensibilidade, fadiga, hipotonia muscular, associadas a vômitos, constipação e osteopenia intensa. A dor se exacerba com exercício físico. O diagnóstico se confirma pelo aumento do paratormônio, com hipercalcemia, hipercalciúria e hipofosfatemia.[39,40]

A osteoporose juvenil idiopática é uma doença rara que se manifesta em pré-púberes e se caracteriza pelo desequilíbrio entre a formação e a reabsorção óssea. A principal manifestação é dor crônica presente aos movimentos, principalmente em costas, pés e joelhos, associada a osteopenia intensa, sendo importante o diagnóstico diferencial com hiperparatireoidismo. O diagnóstico é confirmado pela alteração na densitometria óssea, associada aos exames hormonais normais.

O hipercortisolismo geralmente ocorre pelo uso crônico de corticosteroides, podendo se manifestar por miopatia, osteoporose e necrose asséptica avascular.[38]

As hipovitaminoses podem cursar com manifestações musculoesqueléticas. No raquitismo, as dores são secundárias às deformidades resultantes do encurvamento dos ossos longos amolecidos e da hipotonia muscular. O diagnóstico é confirmado pela presença do fósforo baixo e fosfatase alcalina aumentada. No escorbuto, as manifestações são secundárias às hemorragias subperiósteas em membros inferiores, levando o paciente a adotar a "posição em batráquio" (semiflexão de quadris e joelhos e rotação externa dos pés) e por hemartrose. O diagnóstico se baseia em dados clínicos e no aspecto radiológico de ossos longos.[13]

Orientação aos pais

Seguir corretamente as recomendações e prescrições médicas e valorizar as queixas da criança.

✓ CONCLUSÃO

O número de enfermidades dos mais variados graus de gravidade e complexidade que podem se manifestar por artromialgias constitui um desafio diagnóstico para o pediatra. A acurácia diagnóstica depende da capacidade do médico de avaliar a queixa do paciente dentro do contexto físico, psíquico e social.

Conforme frisado na definição de dor da IASP, a dor é sempre subjetiva, sendo influenciada por inúmeros fatores. As regras para o diagnóstico precoce e o tratamento adequado incluem acreditar no paciente, escutá-lo atentamente, solicitar os exames laboratoriais pertinentes, mitigar o sofrimento, mesmo que o diagnóstico ainda não esteja esclarecido, e acompanhar a evolução.

REFERÊNCIAS BIBLIOGRÁFICAS

1. Ross SA, Ross D. The child's view. In: Ross SA, Ross D. Childhood pain: current issues, research, and management. Munique: Urban & Schwarzenberg; 1988, p.35-74.
2. Bonica JJ. History of pain concepts and terapies. In: Bonica JJ, Loeser JD, Chapman CR, Fordyce WE. The management of pain. 2.ed. Philadelphia: Lea & Febiger; 1990. p.2-15.
3. Brudvik C, Moutte S, Baste V, Morken T. A comparison of pain assessment by physicians, parents and children in an outpatient setting. Emerg Med J. 2017;34:138-44.
4. McMahon SB, Cafferty WB, Marchand F. Immune and glial cell factors as pain mediators and modulators. Exp Neurol. 2005;192(2):444-62.
5. Sherry DD, Malleson PN. Pain and the pain amplification syndromes. In: Cassidy JT, Petty RE, Laxer RM, Lindsley CB. Textbook of pediatric rheumatology. 5.ed. Philadelphia: Elsevier Saunders; 2005. p.697-710.
6. Okada M, Teixeira MJ, Mori E. Síndromes dolorosas músculo-esqueléticas em crianças. Rev Méd. 2001;80:415-21.
7. Harden RN, Oaklander AL, Burton AW, Perez RS, Richardson K, Swan M, et al. Reflex Sympathetic Dystrophy Syndrome Association. Complex regional pain syndrome: practical diagnostic and treatment guidelines. 4.ed. Pain Med. 2013;14(2):180-229.
8. Wolfe F, Smythe HA, Yunus MB, Bennett RM, Bombardier C, Goldenberg DL, et al. The American College of Rheumatology 1990 criteria for the classification of fibromyalgia: report of the Multicenter Criteria Committee. Arthritis Rheum. 1990;33:160-72.

9. Wolfe F, Clauw DJ, Fitzcharles MA, Goldenberg DL, Katz RS, Mease P, et al. The American College of Rheumatology preliminary diagnostic criteria for fibromyalgia and measurement of symptom severity. Arthritis Care Res. 2010;62(5):600-10.
10. Wolfe F, Clauw DJ, Fitzcharles MA, Goldenberg DL, Häuser W, Katz RS, et al. Fibromyalgia criteria and severity scales for clinical and epidemiological studies: a modification of the ACR Preliminary Diagnostic Criteria for Fibromyalgia. J Rheumatol. 2011;38(6):1113-22.
11. Wolfe F, Clauw DJ, Fitzcharles MA, Goldenberg DL, Häuser W, Katz RL, et al. 2016 Revisions to the 2010/2011 fibromyalgia diagnostic criteria. Semin Arthritis Rheum. 2016;46(3):319-29.
12. Heymann RE, Paiva ES, Martinez JE, Helfenstein M Jr, Rezende MC, Provenza JR, et al. Novas diretrizes para o diagnóstico da fibromialgia. Rev Bras Reumatol. 2017;57:467-76.
13. Oliveira SKF. Dores de origem mecânica. In: Oliveira SKF. Reumatologia para pediatras. Rio de Janeiro: Revinter; 2003. p.299-328.
14. Goodyear-Smith F. Growing pains. Parents and children need reassuring about this self--limiting condition of unknown cause. BMJ. 2006;333(7566):456-7.
15. Petersen H. Growing pains. Pediatr Clin North Am. 1986;33:1365-72.
16. Malleson PN, Sherry DD. Noninflammatory musculoskeletal pain conditions. In: Cassidy JT, Petty RE, Laxer RM, Lindsley CB. Textbook of pediatric rheumatology. 5.ed. Philadelphia: Elsevier Saunders; 2005. p.676-94.
17. Haque M, Laila K, Islam MM, Islam MI, Talukder MK, Rahman SA. Assessment of growing pain and its risk factors in school children. American Journal of Clinical and Experimental Medicine. 2016;4(5):151-5.
18. Mulvey MR, Macfarlane GJ, Beasley M, Symmons DP, Lovell K, Keeley P, et al. Modest association of joint hypermobility with disabling and limiting musculoskeletal pain: results from a large-scale general population-based survey. Arthritis Care Res. 2013;65:1325-33.
19. Castori M, Tinkle B, Levy H, Grahame R, Malfait F, Hakim A. A framework for the classification of joint hypermobility and related conditions. Am J Med Genet Part C Semin Med Genet. 2017;175C:148-57.
20. Moraes DA, Baptista CA, Crippa JAS, Louzada-Junior P. Tradução e validação do The five part questionnaire for identifying hypermobility para a língua portuguesa do Brasil. Rev Bras Reumatol. 2011;51(1):61-9.
21. Grahame R, Bird HA, Child A. The revised (Brighton 1998) criteria for the diagnosis of benign joint hypermobility syndrome (BJHS). J Rheumatol. 2000;27(7):1777-9.
22. Varshney MK, Khan AS, Kumar A, Inna P. Osteochondroses. Medscape. 2017. Disponível em: https://emedicine.medscape.com/article/1254668-overview. Acesso em: 12/8/2020.
23. Gregory JR. Osgood-Schlatter disease. Medscape. 2017. Disponível em: https://emedicine.medscape.com/article/1993268-overview#. Acesso em: 12/8/2020.
24. Harris GD. Legg-Calve-Perthes disease. Medscape. 2018. Disponível em: https://emedicine.medscape.com/article/1248267-overview#a6. Acesso em: 12/8/2020.
25. Mestriner, LA. Osteocondrite dissecante do joelho: diagnóstico e tratamento. Rev Bras Ortop. 2012;47(5):553-62.
26. Ramalho Júnior A. Riscos na prática de esportes. In: Waksman RD, Pffeifer L, Costa DM, Blank D, Paes CE, Campos JM. Segurança da criança e do adolescente. Rio de Janeiro: Sociedade Brasileira de Pediatria; 2003. p.184-92.
27. Cassidy JT, Petty RE. Skeletal malignancies and related disorders. In: Cassidy JT, Petty RE, Laxer RM, Lindsley CB. Textbook of pediatric rheumatology. 5.ed. Philadelphia: Elsevier Saunders; 2005. p.728-42.

28. Sidi Y, Gur H, Koren V, Ehrenfeld M, Ben-basset I. Rheumatic manifestations preceding adult acute leukemia: characteristics and implication in course and prognosis. Acta Haematologica. 1999;101(1):1-6.
29. Centret JM, Rigshospitalet HS. Arthritis as first symptom of leukemia in children. Ugeskr Laeger. 1988;160(19):2889-90.
30. Goldenzon AV, Rodrigues MCF, Pinto RML, Zanaroli VC. Manifestações músculo-esqueléticas de doenças neoplásicas na infância. Poster apresentado no: VI Congresso Brasileiro de Reumatologia Pediátrica; 2006.
31. Shirtliffl ME, Mader JT. Acute septic arthritis. Clin Microbiol Rev. 2002;15(4):527-44.
32. Scarfone RJ. Pediatric septic arthritis. Medscape. 2017. Disponível em: https://emedicine.medscape.com/article/970365-overview. Acesso em: 12/8/2020.
33. Magee H, Goldman RD. Viral myositis in children. Can Fam Physician. 2017;63(5):365-8.
34. Lanternier F, Memain N, Lortholary O. Pyomiositis. Update: march 2004. Disponível em: https://www.orpha.net/data/patho/GB/uk-pyomyositis.pdf. Acesso em: 12/8/2020.
35. Dumaplin CA. Avoiding admission for afebrile pediatric sickle cell pain: pain management methods. J Pediatr Health Care. 2006;20(2):115-22.
36. Auerswald G, Dolan G, Duffy A, Hermans C, Jiménez-Yuste V, Ljung R, et al. Pain and pain management in haemophilia. Blood Coagul Fibrinolysis. 2016;27:845-54.
37. Orstavik K, Norheim I, Jorum E. Pain and small-fiber neuropathy in patients with hypothyroidism. Neurology. 2006;67(5):786-91.
38. Cassidy JT, Petty RE. Musculoskeletal manifestations of systemic disease. In: Cassidy JT, Petty RE, Laxer RM, Lindsley CB. Textbook of pediatric rheumatology. 5.ed. Philadelphia: Elsevier Saunders; 2005. p.630-9.
39. Guérin B, Boumpoutou R, Bastin M, Parent Y, Doireau V, Choulot JJ. Primary hyperparathyroidism revealed by pseudomyopathia. Ann Endocrinol. 2005;66:121-4.
40. Mustonen AO, Kiuru MJ, Staris A, Bohling T, Kivioja A, Koskinen SK. Radicular lower extremity pain as the first symptom of primary hyperparathyroidism. Skeletal Radiol. 2004;33(8):467-72.

28

CEFALEIA

Gilca Soares Gonzaga
Hanid Fontes Gomes

OBJETIVOS

- ✓ Fornecer ao pediatra informações que o auxiliem na classificação das cefaleias mais comuns na faixa etária de crianças e adolescentes.
- ✓ Orientar a abordagem clínica inicial, a investigação preliminar e a terapêutica.

INTRODUÇÃO

O termo dor é definido por sensação desagradável ou penosa, causada por um estado anômalo do organismo ou parte dele. A dor de cabeça é, então, caracterizada por sua localização cefálica podendo ter origem nas diversas estruturas deste segmento corporal.

De alta prevalência na população geral, é responsável por aproximadamente 1 a 1,5% das queixas álgicas no atendimento da emergência. Crianças e adolescentes apresentam índices da queixa semelhantes aos adultos, variando em torno de 50 a 80%.[1]

Não raramente, em consultas ambulatoriais, há o relato dos responsáveis ou do paciente colocado como queixa secundária, aquela feita durante o inquérito de revisão de sistemas ou já no final da consulta.

Problemas oftalmológicos, traumas leves de crânio, queixas respiratórias, alergias, problemas emocionais, alterações da pressão arterial, entre outros, são referidos como causas da dor pela própria família; assim, muitas crianças com cefaleia recebem medicação isenta de prescrição médica e intervenções baseadas em investigação inadequada e em diagnósticos imprecisos.[1]

Algumas vezes, existe uma preocupação legítima da família quanto à possibilidade de uma lesão orgânica grave estar causando a dor de cabeça, e é importante que o médico também esteja atento a esta possibilidade, lançando mão de recursos clínicos e complementares.

O primeiro passo do clínico deve ser diferenciar entre a cefaleia primária e a secundária e, em seguida, buscar formas de alívio e controle de recorrências, em casos específicos.

A CONSULTA

Sendo um sintoma clínico, a cefaleia merece uma anamnese dirigida cuidadosa, detalhada e contando com o relato do paciente e dos familiares.[1]

Anamnese

- Início (tempo de início da dor); forma de início (abrupto ou gradual).
- Eventos associados ao início: trauma, infecção, crise epiléptica, doença sistêmica, problemas emocionais, uso de substâncias, entre outros.
- Tipo: pontada, aperto, pulsátil, pressão.
- Localização: holocraniana, hemicraniana, frontal, parietal, occipital. A criança pode ajudar indicando por gestos a localização e o tipo de dor.
- Irradiação.
- Intensidade: pode ser aplicada escala de faces ou tentar que se defina a intensidade em números, como de 0 a 10 ou de 0 a 5 (Figura 1).[2] A limitação que a dor impõe à criança tambem é uma forma de aferir sua intensidade (absenteísmo escolar, permanência em decúbito, apatia).
- Duração em horas ou minutos de cada episódio.
- Fatores desencadeantes e agravantes: fome, alimentos específicos, esforço visual, exposição à luz, barulho, exercício físico.
- Fatores atenuantes: repouso, alimentação.
- Relação com sono, horário do dia e estado emocional.
- História detalhada de episódios prévios e evolução.
- Problemas de saúde potencialmente associados: alergias, doenças reumatológicas, problemas oftalmológicos, neoplasias, imunodeficiências.
- Sintomas associados: vômitos, fonofobia e fotofobia, osmofobia, diplopia, fraqueza de um membro, ataxia, febre, queixas respiratórias, escotomas e alterações de campo visual, crises epilépticas.

Escala de fases de Wong-Baker

0 (Sem dor) 1 2 3 4 5 (Dor pior)

Escala verbal: 0 - sem dor 1 - Dói um pouco 2 - Dói um pouco mais 3 - Dói ainda mais 4 - Dói muito 5 - Dor pior

Figura 1 Escala de faces de Wong-Baker.
Fonte: Oliveira et al., 2014.[2]

- Uso de medicações analgésicas e outras medicações, nome, frequência e indicação.
- Possibilidade de uso de drogas lícitas e ilícitas e de intoxicação exógena.
- História familiar, sobretudo no caso das cefaleias primárias.
- Nas meninas, data da última menstruação.
- Avaliações complementares prévias.
- Tratamentos prévios.

Exame físico

- Aspecto geral do paciente.
- Sinais vitais e dados antropométricos.
- Sinais de trauma craniano ou em outra localização.
- Presença de exantema ou hemorragias (petéquias).
- Alterações respiratórias (tosse, coriza, respiração bucal).
- Cavidade oral (periodontite ou pericoronite) e articulação temporomandibular.
- Otoscopia e percussão da mastoide.
- Exame neurológico e cefaliátrico.
- Fundoscopia e pesquisa de sinais meníngeos.
- Avaliação do nível de consciência ou irritabilidade.
- Exame clínico geral.

CEFALEIA PRIMÁRIA

Cefaleias primárias são aquelas em que a dor é a própria doença, ocorrendo sem etiologia demonstrável pelos exames clínicos ou laboratoriais usuais.

Segundo a Classificação Internacional das Cefaleias de 2004 e atualizada em 2018, elaborada pela International Headache Society (IHS), são divididas em 4 grandes grupos, sendo aquelas do grupo da migrânea (ou enxaqueca) e do grupo da cefaleias trigêmino-autonômicas as mais frequentes na população pediátrica.[3]

Migrânea

Os critérios atualmente empregados para o diagnóstico clínico da migrânea em crianças, segundo a Classificação Internacional das Cefaleias, são descritos a seguir.

Critérios de diagnóstico para enxaqueca sem aura[3]

A. Pelo menos 5 ataques preenchendo os critérios B a D.
B. Ataques de cefaleia com duração de 4 a 72 horas (sem tratamento ou sem sucesso).
C. A dor de cabeça tem pelo menos 2 das 4 características a seguir:
   1. Localização unilateral.
   2. Qualidade pulsante.
   3. Intensidade de dor moderada ou grave.
   4. Agravamento ou evitação de atividade física de rotina (p. ex., caminhar ou subir escadas).
D. Durante a dor de cabeça, pelo menos 1 dos seguintes:
   1. Náusea e/ou vômito.
   2. Fotofobia e fonofobia.
E. Não é mais bem explicado por outro diagnóstico da *The International Classification of Headache Disorders* - 3ª edição (ICHD-3):
   - Em crianças e adolescentes (com menos de 18 anos), os ataques podem durar de 2 a 72 horas.
   - A enxaqueca em crianças e adolescentes (menores de 18 anos) é mais frequentemente bilateral do que em adultos; dor unilateral geralmente surge no final da adolescência ou início da vida adulta. Dor de cabeça de enxaqueca é geralmente frontotemporal. A dor de cabeça occipital em crianças é rara e exige cautela diagnóstica.

Na população pediátrica, algumas entidades clínicas, chamadas síndromes periódicas da infância, definidas pela IHS (como vômitos cíclicos, migrânea abdominal e vertigem paroxística benigna da infância), estão associadas à enxaqueca.[1] A presença destas, mesmo sem a queixa de dor de cabeça devem ser consideradas tanto como informação importante na elaboração do diagnóstico, como pelo desconforto que por si só causam, merecendo tratamento específico.

Critérios diagnósticos para enxaqueca com aura[3]

Ataques recorrentes, com duração de minutos, de sintomas visuais, sensoriais ou outros sintomas do sistema nervoso central totalmente reversíveis, unilaterais, que geralmente se desenvolvem gradualmente e, em geral, são acompanhados por cefaleia e sintomas de enxaqueca associados.

A. Pelo menos dois ataques que preencham os critérios B e C.
B. Um ou mais dos seguintes sintomas da aura totalmente reversíveis:
   1. Visual.
   2. Sensorial.
   3. Fala e/ou linguagem.
   4. Motor.
   5. Tronco cerebral.
   6. Retiniana.
C. Pelo menos 3 das 6 características seguintes:
   1. Pelo menos um sintoma de aura se espalha gradualmente por $\geq$ 5 minutos.
   2. Dois ou mais sintomas da aura ocorrem em sucessão.
   3. Cada sintoma de aura individual dura 5 a 60 minutos.[1]
   4. Pelo menos 1 sintoma de aura é unilateral.[2]
   5. Pelo menos 1 sintoma de aura é positivo.[3]
   6. A aura é acompanhada ou seguida em 60 minutos por dor de cabeça.
D. Não é mais bem explicado por outro diagnóstico da ICHD-3.

Algumas situações podem inicialmente causar preocupação nos casos de migrânea pela concomitância de anormalidades neurológicas que podem sugerir a existência de alteração estrutural do sistema nervoso central. É prudente proceder a uma avaliação criteriosa por especialista, incluindo a realização de exames complementares, se indicados.

Cefaleia tensional

A cefaleia tipo tensional (CTT) é muito comum, com uma prevalência ao longo da vida na população geral variando em diferentes estudos entre 30 e 78%.[3,4]

Tem um alto impacto socioeconômico, também é comum em crianças e adolescentes e, assim como a migrânea, é diagnosticada por meio da história clínica e do exame físico. Em geral, a dor é menos intensa e mais frequente do que a migrânea e responde satisfatoriamente aos analgésicos comuns.[1] É subdividida em episódica e frequente, o que determina a indicação de tratamento profilático. Pela variabilidade de apresentação, deve-se estar atento às mudanças de padrão que podem indicar uma cefaleia secundária. A cefaleia tipo tensional tem como características a dor em aperto ou pressão, fraca a moderada, bilateral, de duração aproximada de 30 minutos e sem relação com esforço físico.[1,3,4]

Nas cefaleias primárias, caracteristicamente, história e exames físico e neurológico não sugerem lesão orgânica nova.

A cefaleia recorrente pode ser classificada, de acordo com suas características, segundo a IHS em entidades clínicas diversas, como as já citadas, e que devem sofrer abordagens específicas do ponto de vista de sua investigação complementar, tratamento sintomático e profilático. Seria então leviano simplesmente utilizar um analgésico sem considerar as particularidades da situação que provoca tal demanda. No caso das cefaleias primárias, recorrentes e que para muitos parecem inocentes, a frequência e a intensidade dos episódios podem ser afetadas pelo uso de sintomáticos, quando não adequadamente orientado. A própria medicação sintomática pode se tornar fator modificador, agravante e alimentador da queixa, gerando a denominada cefaleia crônica diária (CCD) por abuso de medicação analgésica.[1]

A grande maioria das crianças e adolescentes com cefaleia recorrente se enquadra, de acordo com os critérios da IHS, nos diagnósticos de migrânea, cefaleia tipo tensional ou cefaleia mista, quando há concomitância de mais de um tipo de cefaleia. Ciente dos critérios clínicos para o diagnóstico, o pediatra pode proceder à abordagem diagnóstica adequada e à orientação terapêutica própria.

O uso frequente de analgésicos, anti-inflamatórios e associações para controle dos episódios de dor, no caso das cefaleias primárias, muitas vezes sem prescrição médica, está associado ao desenvolvimento da cefaleia por abuso de analgésicos e requer abordagem específica.[1]

Cefaleia por abuso de medicação analgésica

Cefaleia que ocorre em 15 ou mais dias/mês em um paciente com cefaleia primária preexistente e que se desenvolve como consequência do uso excessivo regular de medicação para cefaleia aguda ou sintomática (em 10 ou mais ou 15 ou mais dias/mês, dependendo da medicação) por mais de 3 meses.[1] Em geral, mas não invariavelmente, resolve após o uso excessivo ser interrompido.

Critérios de diagnóstico

A. Cefaleia que ocorre em ≥ 15 dias/mês em um paciente com distúrbio de cefaleia preexistente.
B. Uso excessivo regular por > 3 meses de um ou mais medicamentos que podem ser tomados para tratamento agudo e/ou sintomático de cefaleia.
C. Não é mais bem explicado por outro diagnóstico da ICHD-3.

Quando a dor é recorrente, é preciso encontrar um meio de tratá-la sem usar analgésicos em excesso. Inicialmente, uma vez definido o diagnóstico de cefaleia primária, deve-se verificar a frequência dos eventos e a possibilidade de cefaleias diferentes em cada evento. Nada impede que uma criança com migrânea venha a apresentar um quadro viral cursando com alguns dias de febre e dor de cabeça ou que apresente cefaleia tipo tensional.

Um instrumento útil no acompanhamento destes pacientes, embora questionado por alguns autores, é o diário da dor de cabeça. O médico pode utilizar modelos disponíveis ou elaborar um calendário ou uma tabela, contemplando semanas ou meses em que constem alguns itens que serão verificados a cada episódio de dor. Deve conter data, horário da dor, localização, intensidade, duração, sintomas associados, necessidade do uso de analgésicos e/ou antieméticos, resposta à medicação e um espaço para observações.

Na consulta de retorno, verifica-se a agenda da cefaleia e, assim, as informações sofrem menos interferência de vieses. A agenda serve ainda como parâmetro para avaliar a resposta à terapia específica porventura empregada.

Cefaleia trigêmino-autonômica[1,3]

As cefaleias trigêmino-autonômicas (CTA) compartilham as características clínicas da cefaleia unilateral e, geralmente, características autonômicas parassimpáticas cranianas proeminentes, que são lateralizadas e ipsilaterais à cefaleia. As imagens funcionais experimentais e humanas sugerem que essas síndromes ativam um reflexo trigeminal parassimpático humano normal, sendo os sinais clínicos de disfunção simpática craniana, secundários.

CEFALEIA SECUNDÁRIA

Talvez a questão mais angustiante quando um paciente se queixa de cefaleia é a dúvida se a dor de cabeça é uma doença ou um sintoma secundário a uma doença grave.

Uma vez coletada a história e realizado o exame, algumas situações devem despertar a suspeita de um quadro secundário:[1,5,6]

- Dor de cabeça de início súbito ou recente (menos de 3 meses).
- Dor em pacientes menores de 3 anos de idade.
- O paciente tem dor de cabeça regular ou esporádica, mas esta é a pior dor que ele já sentiu.
- A dor não é recente, mas tem caráter progressivo. Tem sido mais frequente, mais intensa ou mais resistente aos analgésicos.
- Dor de cabeça sempre na mesma localização.
- Dor de localização occipital.
- Dor de cabeça acompanhada de febre.
- Dor retro-orbitária.
- Dor de cabeça pela manhã ou que acorda o paciente durante a noite.
- Presença de vômitos, sobretudo pela manhã.
- A dor piora com a manobra de Valsalva (tosse, esforço físico, evacuação).
- Tontura.
- Ataxia.
- Alterações da consciência ou do comportamento, como irritabilidade, agitação, letargia, prostração.
- Convulsão.
- Dor acompanhada de anormalidades neurológicas: rigidez de nuca, dificuldades para falar e deglutir, alterações visuais (diplopia, alterações da motricidade ocular e campo visual), fraqueza localizada, ataxia ou alterações sensitivas ou motoras.
- Presença de edema de papila.
- Tratamento de câncer ou da síndrome de imunodeficiência adquirida (AIDS), previamente conhecidos.
- Emagrecimento ou comprometimento do estado geral.
- História suspeita de abuso físico ou psicológico.
- Queda, acidente ou trauma de crânio recente.
- Patologias endócrinas.
- Lesões cutâneas, alterações articulares.
- Possibilidade de consumo de álcool, drogas ilícitas, intoxicações, abuso de analgésicos, uso de corticosteroide, uso regular de medicamentos que podem ser a causa de hipertensão intracraniana idiopática.[7]

Algumas destas situações requerem intervenção rápida, e os exames e avaliações complementares serão solicitadas de acordo com a análise inicial de cada paciente. As crianças com cefaleias que se manifestam acompanhadas de sinais de alerta devem ser investigadas para quadros secundários neurológicos, infecciosos ou de outros sistemas (Quadro 1).[1]

Quadro 1 Exemplos de situações clínicas que causam cefaleia

Cefaleia aguda generalizada	Cefaleia aguda localizada	Cefaleia aguda recorrente	Cefaleia crônica progressiva	Cefaleia crônica não progressiva
▪ Infecção sistêmica ▪ Infecção do SNC ▪ Intoxicação ▪ Pós-convulsão ▪ Distúrbio hidreletrolítico ▪ Hipertensão ▪ Hipoglicemia ▪ Pós-punção lombar ▪ Trauma ▪ Embolia ▪ Trombose vascular ▪ Hemorragia ▪ Colagenoses	▪ Sinusite ▪ Otite ▪ Anormalidades oculares ▪ Problemas dentários ▪ Trauma ▪ Disfunção da articulação temporomandibular	▪ Migrânea ▪ Variantes da migrânea ▪ Cefaleia em salvas ▪ Síndromes periódicas ▪ Hemicrania paroxística ▪ Pós-convulsão	▪ Tumor ▪ Pseudotumor ▪ Abscesso cerebral ▪ Hematoma subdural ▪ Hidrocefalia	▪ Contratura muscular ▪ Conversão ▪ Simulação ▪ Pós-concussão ▪ Depressão ▪ Ansiedade ▪ Reação de ajustamento

Fonte: Kabbouche et al., 2017.[1]

A possibilidade de um quadro secundário deve então ser esclarecida mediante investigação complementar planejada de acordo com a suspeita diagnóstica.

Com grande frequência, esta investigação é direcionada para os distúrbios da visão. O exame oftalmológico com avaliação ortóptica e da acuidade visual e, sobretudo, o exame do fundo de olho devem fazer parte da investigação, embora as alterações da visão justifiquem menos frequentemente a cefaleia do que supõem os leigos.

Os quadros respiratórios agudos ou recorrentes podem justificar dores no segmento cefálico, mas, em geral, são acompanhados de sintomas típicos como febre, coriza e obstrução nasal.[1]

Outros quadros infecciosos ou inflamatórios sistêmicos dos quais a cefaleia pode fazer parte manifestam outros sintomas e sinais próprios, como a dengue ou as doenças reumatológicas.

Não raro, o paciente pediátrico tem cefaleia em associação a quadros de origem emocional ou psicossomáticos, e o médico deve ter atenção às características da criança, da família e a relação com eventos precipitantes, possibilidade de problemas escolares, perda de entes queridos, situações de violência vividas ou que tenham sido presenciadas e a possibilidade de ganhos secundários pela doença. As patologias graves de origem neurológica são raras.[1,7]

Nos atendimentos de emergência infantil motivados por dor de cabeça, as infecções de vias aéreas superiores ou quadros virais inespecíficos representam 30 a 60% das causas, seguidas de migrânea e trauma craniano leve. As doenças neurológicas graves, como hematoma subdural, hematoma extradural, mau funcionamento de derivação ventrículo-peritoneal, abscesso cerebral, tumores, pseudotumor cerebral, meningite bacteriana e meningite asséptica, representam cerca de 6% dos casos. Os fatores de alerta previamente mencionados devem ser considerados.[5,6]

INVESTIGAÇÃO COMPLEMENTAR

As cefaleias primárias têm como instrumento diagnóstico os critérios clínicos definidos pela IHS, que constam da Classificação Internacional das Cefaleias, não havendo indicação de investigação complementar, desde que sejam satisfeitos os critérios e excluídos os sinais de alerta.

Para as cefaleias em que se suspeita de lesão neurológica, deverão ser indicados o exame de fundo de olho, exames de imagem – tomografia computadorizada (TC) com contraste ou ressonância magnética (RM) –, punção lombar com raquimanometria e análise do líquido cefalorraquidiano (LCR), caso não haja contraindicação para tal procedimento.

Nos demais casos em que se considera a dor de cabeça como sintoma, a investigação deve ser proposta de acordo com a hipótese formulada, não sendo menos importante o alívio do desconforto do paciente.[1,5,6]

TRATAMENTO

Conforme mencionado, o diário da dor de cabeça deve ser empregado como instrumento diagnóstico e no segmento dos casos recorrentes.

Sintomático

Os quadros secundários devem ser abordados em sua origem, e o uso de analgésicos ou anti-inflamatórios não hormonais (AINH) será recomendado pelo médico, sempre utilizando instrumento escrito, o que minimiza o risco de automedicação, emprego de doses incorretas, trocas de medicações e abuso de analgésicos.[8]

Medidas de alívio não farmacológicas, bastante eficazes em crianças e jovens, devem ser orientadas aos responsáveis buscando minimizar o emprego dos medicamentos analgésicos. Sugere-se, então, afastamento temporário das atividades, repouso em ambiente silencioso e com pouca luminosidade, sono, alimentação leve e compressa de água fria nas têmporas.[9]

Os medicamentos para alívio sintomático mais usados na prática pediátrica em nosso meio, com bom efeito analgésico e com segurança, são descritos a seguir. Se a dor for de moderada a forte intensidade e não for acompanhada de náuseas e vômitos, a primeira opção é o paracetamol ou o ibuprofeno. Os AINH são bem tolerados e indicados, sobretudo para adolescentes.[1] A dipirona é o analgésico mais empregado pelos generalistas para alívio da dor de cabeça e é considerada uma droga segura, barata, de ação rápida, eficaz e aprovada no Brasil pela Agência Nacional de Vigilância Sanitária (ANVISA). O tratamento pode ser repetido após 4 horas da primeira dose, caso não tenha ocorrido melhora sintomática e, a partir daí, deve ser considerada a indicação de investigação complementar.

Tratamento agudo de dor de cabeça[1,5,6]

- Paracetamol 15 mg/kg/dose.
- Dipirona 10 a 20 mg/kg/dose.
- Ácido acetilsalicílico (AAS): lembrar da contraindicação em caso de dengue.
- Cetorolaco de trometamina 0,5 a 1 mg/kg, não excedendo 20 mg/dose.
- Ibuprofeno 10 mg/kg/dose.
- Naproxeno 10 mg/kg/dose.
- Ergotamina.
- Diclofenaco potássico.
- Diclofenaco sódico.
- Sumatriptano (pacientes acima de 12 anos).
- Clorpromazina.
- Benzodiazepínicos.
- Corticosteroides.

O tratamento da crise migranosa em crianças, além do uso de analgésicos ou anti-inflamatórios, pode exigir o emprego de antieméticos, diminuindo a gastroparesia que compõe o quadro, aliviando as queixas abdominais de náuseas e vômitos e promovendo melhor absorção da medicação.[1,10] Estas crianças podem necessitar de punção venosa periférica para hidratação e analgesia. Crises intensas que resistem a analgésicos simples podem ser abordadas com ergotamina, triptanos (nos maiores de 12 anos), benzodiazepínicos ou corticosteroides. Nas crises atípicas, aquelas em que se relata "a dor de cabeça mais forte que já senti" ou "ele nunca teve dor assim tão forte", deve-se investigar a possibilidade de causa subjacente.[8,11]

A cefaleia tipo tensional responde bem aos analgésicos, mas, por sua alta frequência, deve ser considerada a indicação de tratamento profilático, evitando o abuso de analgésicos.

Profilático

O tratamento profilático para as cefaleias primárias objetiva diminuir a frequência da dor, o risco de automedicação e de abuso de analgésicos, melhorar a qualidade de vida do paciente e sua capacidade produtiva, por exemplo, diminuindo o absenteísmo escolar e, desta forma, minimizando os prejuízos.[1]

Existe uma relação positiva entre o esclarecimento do diagnóstico da dor e a diminuição de sua frequência e intensidade. Assim, a realização de exames complementares que excluam causas neurológicas graves, por si só, já promove "melhora sintomática" em alguns casos. É possível que fatores psicológicos, como o medo de uma doença grave, interfiram na apresentação da queixa. Verifica-se ainda que a suspensão do uso frequente de analgésicos, com a correta orientação médica, por si já diminui a frequência e a intensidade da dor.

A indicação do tratamento profilático em crianças e adolescentes não se baseia apenas no número de episódios, mas principalmente no impacto destes na rotina e no bem-estar do paciente.[9] Em geral, uma frequência da dor superior a 2 episódios por mês, dor incapacitante ou episódios menos frequentes, mas de longa duração justificam a medicação preventiva das crises.

As drogas usadas para profilaxia da migrânea na população pediátrica devem ser escolhidas respeitando: as contraindicações relativas, como o uso de antidepressivos tricíclicos em determinadas cardiopatias ou de betabloqueadores em pacientes asmáticos; as características individuais, como obesidade, pelo risco de ganho ponderal no uso da flunarizina ou amitriptilina; e as comorbidades, podendo, por exemplo, ser utilizada medicação antidepressiva quando há associação de cefaleia e depressão). Da mesma maneira, as reações adversas ao uso de cada droga devem ser esclarecidas, evitando a interrupção do tratamento e seu uso incorreto com resultados inconsistentes.[1]

Mudanças de hábitos deflagradores de crises de migrânea, como melhorar o padrão de sono, evitar jejum prolongado (mais de 3 horas), evitar certos alimentos, realizar de exercício físico e melhorar ingesta de água, devem ser respeitadas, tornando-se tão relevantes quanto medidas medicamentosas.[1,12,13]

Medicamentos empregados no tratamento profilático da migrânea[1,12-14]

1. Propranolol:[15]
   - 20 a 40 kg: 10 mg a cada 12 horas.
   - > 40 kg: 20 mg a cada 12 horas.
2. Flunarizina:
   - 20 a 40 kg: 5 mg/dia em dose única.
   - > 40 kg: 10 mg/dia.
3. Amitriptilina:
   - 20 a 40 kg: 12,5 mg/dia.
   - > 40 kg: 25 mg/dia.
4. Valproato de sódio:[15]
   - 15 a 25 mg/kg/dia.
   - > 20 kg: 500 mg/dia.
5. Topiramato (2 a 4 mg/kg/dia):[16]
   - 20 a 40 kg: 50 mg/dia.
   - > 40 kg: 100 mg/dia.

DESAFIOS ATUAIS

Algumas observações práticas ainda cabem nesta finalização. Vale lembrar da dificuldade em se coletar uma história detalhada considerando a baixa idade dos pacientes.

O ofício do pediatra torna-se cada vez mais complexo e envolve a evolução contínua do conhecimento, além do papel social e até a mediação familiar que desempenha, que, por si, já representa um grande desafio. Há doenças e queixas multifatoriais e a proximidade das famílias e a relação médico-paciente não podem ser deixadas para segundo plano.

A avaliação de crianças com dores agudas e, sobretudo, crônicas requer a aplicação de recursos semiológicos tradicionais auxiliados por técnicas complementares modernas, embora nem sempre disponíveis na clínica diária e, algumas vezes, invasivas para os pequenos pacientes.

É preciso lembrar ainda de que crianças não são adultos em miniatura. As medicações empregadas devem estar aprovadas para a população pediátrica e é preciso atentar para as consequências em longo prazo do tratamento de doenças crônicas. Para tal, o pediatra deve basear suas condutas e orientações em protocolos baseados em evidência, o que é um enorme desafio.

ORIENTAÇÕES AOS PAIS

Por ser uma queixa muito comum na infância e na adolescência, pode ser negligenciada ou subvalorizada. O pediatra deve estar inteirado dos critérios diagnósticos e dos sinais de alerta para adequada orientação dos responsáveis e estar pronto a atuar de acordo com a evolução. O uso do diário da dor e a orientação aos responsáveis sobre sintomas e sinais de alarme são essenciais, evitando um diagnóstico tardio de cefaleias secundárias de etiologias graves, como tumores e meningite, assim como complicações clínicas e agravamento de quadros primários. Cefaleia de início recente, sobretudo apresentando sinais de alerta, merece investigação, incluindo imagem do encéfalo o mais precoce possível.

Os responsáveis devem ser orientados de que toda e qualquer informação associada à cefaleia deve ser registrada para informe do médico. Muitas vezes, é preciso ensiná-los a informar. Diários e agendas próprias, disponíveis em diversas publicações e na internet, podem ser muito úteis.

O tratamento em longo prazo não se baseia somente em medicações que, por vezes, podem ser a causa de piora da dor, mas também em seguir as orientações dietéticas e de hábitos de vida.

✓ CONCLUSÃO

Dor de cabeça, sintoma clínico comum em todas as faixas etárias, merece sempre atenção, com avaliação cuidadosa e investigação adequada quando pertinente.

A orientação do paciente e da família, baseada em evidências e considerando o diagnóstico etiológico, abrange desde a adoção de medidas não medicamentosas até a prescrição adequada de drogas de alívio sintomático e de tratamento profilático pelo médico. Deve ser desencorajado o uso de automedicação, pelo risco de efeitos indesejados, alívio apenas parcial, desenvolvimento de cefaleia crônica por abuso de analgésicos e demora no diagnóstico das dores de cabeça secundárias.

O objetivo do tratamento profilático é reduzir ou eliminar a frequência e/ou intensidade da dor, reduzindo o prejuízo e o desconforto, assim como o risco de abuso de medicamentos sintomáticos.

REFERÊNCIAS BIBLIOGRÁFICAS

1. Kabbouche MA, Kacperski J, O'Brien HL, Powers SW, Hershey AD. Headache in children and adolescents. In: Swaiman K, Ashwal S, Ferriero D, Schor N. In: Swaiman's pediatric neurology principles and practice. 6.ed. Philadelphia: Elsevier; 2017. p.647-55.

2. Oliveira AM, Batalha LMC, Fernandes AM, Gonçalves JC, Viegas RG. Uma análise funcional da Wong-Baker Faces Pain Rating Scale: linearidade, discriminabilidade e amplitude. Rev Enf Ref. 2014; serIV(3):121-30.
3. Headache Classification Committee of the International Headache Society. The International Classification of Headache Disorders. Cephalalgia. 2018;38(3):1-211.
4. Stovner L, Hagen K, Jensen R, Katsarava Z, Lipton R, Scher A, et al. The Global Burden of Headache: a documentation of headache prevalence and disability worldwide. Cephalalgia. 2007;27(3):193-210.
5. Conicella E, Raucci U, Vanacore N, Vigevano F, Reale A, Pirozzi N, et al. The child with headache in a pediatric emergency department. Headache. 2008;48(7):1005-11.
6. Chen L, Alfonzo M. Acute migraine management in children. Pediatric Emergency Care. 2015;31(10):722-7.
7. Balbi G, Matas S, Len C, Fraga M, Sousa I, Terreri M. Pseudotumor cerebri in childhood and adolescence: data from a specialized service. Arquivos de Neuro-Psiquiatria. 2018;76(11):751-5.
8. Kabbouche MA, Cleves C. Evaluation and management of children and adolescents presenting with an acute setting. Semin Pediatr Neurol. 2010;17(2):105-8.
9. Kröner-Herwig B, Morris L, Heinrich M, Gassmann J, Vath N. Agreement of parents and children on characteristics of pediatric headache, other pains, somatic symptoms, and depressive symptoms in an epidemiologic study. Can J Pain. 2009;25(1):58-64.
10. Doganay Aydin H, Vuralli D, Akçali D, Bolay H. Metoclopramide inhibits trigeminovascular activation:evidence for effective acute attack treatment in migraine. Turkish Journal of Medical Sciences. 2017;47:343-7.
11. Puccini R, Bresolin A. Recurrent pain in children and adolescents. Jornal de Pediatria. 2003;79(7):65-76.
12. Lewis D, Diamond S, Scott D, Jones V. Prophylactic treatment of pediatric migraine. Headache: The Journal of Head and Face Pain. 2004;44(3):230-7.
13. Brousseau DC, Duffy SJ, Anderson AC, Linakis JG. Treatment of pediatric migraine headaches: a randomized, double-blind trial of prochlorperazine versus ketorolac. Ann Emerg Med. 2004;43:256-62.
14. Hershey A, Kabbouche M, Powers S. Treatment of pediatric and adolescent migraine. Pediatric Annals. 2010;39(7):416-23.
15. Bidabadi E, Mashouf M. A randomized trial of propranolol versus sodium valproate for the prophylaxis of migraine in pediatric patients. Pediatric Drugs. 2010;12(4):269-75.
16. Winner P, Pearlman E, Linder S, Jordan D, Fisher A, Hulihan J. Topiramate for migraine prevention in children: a randomized, double-blind, placebo-controlled trial. Headache: The Journal of Head and Face Pain. 2005;45(10):1304-12.

29

CONVULSÃO: O QUE O PEDIATRA PRECISA SABER?

Gilca Soares Gonzaga
Luisa Norbert Simonsen

OBJETIVOS

- ✓ Introduzir conceitos de epilepsia e síndromes epilépticas voltados para o pediatra geral, incluindo diagnósticos diferenciais e situações comumente encontradas nos ambulatórios.
- ✓ Orientar uma estratégia inicial de avaliação e investigação.
- ✓ Orientar com relação à abordagem terapêutica.

INTRODUÇÃO

Sinais e sintomas que indicam doenças neurológicas costumam gerar grande aflição aos pais e aos médicos, tanto nos serviços de pronto-atendimento quanto nas consultas ambulatoriais. A crise epiléptica é uma das manifestações neurológicas mais preocupantes e das mais frequentes em ambos os contextos, sobretudo pela possibilidade de existir uma doença grave subjacente e pela chance de recorrência de crises ou de suas consequências.

O termo crise epiléptica, ou convulsão, é usado para definir um evento paroxístico súbito de origem no sistema nervoso central (SNC), predominantemente no córtex cerebral, decorrente de descarga neuronal anormal levando a alteração da função neurológica (motora, sensitiva, autonômica, psicológica).[1]

A epileptogênese envolve os processos estruturais e/ou fisiológicos que ocorrem nos neurônios individualmente ou nos circuitos neuronais, levando, em última análise, à descarga anômala.[1,2]

Epilepsia é uma condição em que há predisposição persistente e patológica de gerar crises epilépticas, secundária a uma redução do limiar epileptogênico normal para idade. Epilepsia é definida como:[1-4]

- Pelo menos 2 crises epilépticas não provocadas ocorrendo com mais de 24 horas de intervalo.
- 1 crise não provocada em situação com maior probabilidade de novas crises (semelhante ao risco após 2 crises espontâneas). Exemplo: pelo menos 1 mês após um acidente vascular cerebral (AVC), síndrome epiléptica específica.
- Pelo menos 2 crises características de epilepsia reflexa (desencadeada por estímulo específico, p. ex., fotoestimulação ou atividade do paciente).

Crise sintomática aguda (crise provocada) não se enquadra na classificação de epilepsia, sendo aquela em que há estreita relação temporal com insulto cerebral agudo, não conferindo risco aumentado para novas crises. Como exemplo, estão as crises que ocorrem dentro de 1 semana após AVC, traumatismo cranioencefálico (TCE), encefalopatia hipóxico-isquêmica, infecção ativa de SNC, distúrbio metabólico, intoxicação, etc. Quando estes insultos levam a sequelas capazes de aumentar a predisposição cerebral a ter crises, passa a ser definido conceitualmente como epilepsia, ou seja, a presença de fator provocativo não necessariamente contradiz o diagnóstico de epilepsia. Da mesma forma, a identificação de fatores transitórios (fármacos, infecções) capazes de diminuir o limiar em um cérebro já predisposto a ter crise não deve ser considerada crise sintomática aguda.[1-3]

EPIDEMIOLOGIA

A incidência das crises epilépticas é variável de acordo com a faixa etária, mas a estimativa de epilepsia nos países desenvolvidos é em torno de 1% e, em países pobres ou em desenvolvimento, está em torno de 2%. Os indivíduos nos extremos etários, crianças e idosos, são particularmente mais acometidos.[1,5]

FISIOPATOLOGIA

A crise epiléptica é tradicionalmente explicada como um desequilíbrio entre excitação e inibição, prevalecendo hiperexcitabilidade neuronal e hipersincronias das redes neuronais. Hoje sabe-se que o mecanismo fisiopatogênico é mais complexo e envolve integração entre genes, canais iônicos, estrutura de membrana, cascata de sinalização e circuitos neuronais.[3,5,6] O cérebro em desenvolvimento é particularmente suscetível a descargas epilépticas em razão de uma série de fatores inerentes a sua maturação normal, tanto do ponto de vista estrutural como neurofisiológico. Importante destacar que o desenvolvimento da função sináptica excitatória (principalmente neurotransmissor glutamato) ocorre mais precocemente que a inibitória (principalmente neurotransmissor GABA). GABA é um neurotransmissor inibitório no cérebro maduro, porém, no início do desenvolvimento, possui efeito excitatório, decorrente da alteração na distribuição de canais iônicos celulares que são negativamente modulados no decorrer do 1º ano de vida. Esta transição é um importante marco no desenvolvimento, juntamente com a maturação de receptores neuronais, formando uma janela de maior suscetibilidade a epileptogênese, além de justificar suscetibilidade variável aos fármacos antiepilépticos que atuam na via GABAérgica, como os benzodiazepínicos. Vale ressaltar que o cérebro em desenvolvimento não está totalmente mielinizado, o que ocorre por volta dos 2 anos, portanto, dificultando espraiamento de crises focais, o que justifica a alteração semiológica das crises ao longo dos anos.[6,7]

PROPEDÊUTICA DO PACIENTE

Diante do relato de convulsão no paciente pediátrico, há uma longa e detalhada avaliação a ser procedida visando ao diagnóstico sindrômico e etiológico adequado, condições estas fundamentais para um correto diagnóstico e desfecho favorável.

A criança com evento paroxístico é trazida ao atendimento em meio a enorme angústia dos cuidadores. Nos casos agudos, em que a criança é recebida em serviço de emergência, a criança deve ser prontamente atendida buscando-se a estabilização das funções vitais e o controle da crise.

A história clínica e a descrição dos episódios devem ser as mais detalhadas e específicas possíveis, com as características das crises epilépticas e de cada episódio isoladamente, o início, seu curso e causa subjacente, devendo ser considerada a possibilidade de se tratar de um evento paroxístico não epiléptico. A idade de início das crises é variável muito importante na caracterização de síndromes epilépticas relacionadas à faixa etária (recém-nascido, pré-escolar, escolar, adolescente). O uso de agendas ou diários de crises e a filmagem dos eventos são de grande valia.

Dados importantes na história:[7-10]

- Em que circunstâncias ocorreu?
- Como iniciou?
- O que foi presenciado? (pode haver mais de um tipo de evento a ser descrito)
- Manifestações premonitórias?

- Qual a duração do evento?
- Frequência das crises?
- Estava alerta? Manteve-se alerta?
- Estava em pé? Caiu? Apoiou-se?
- Relação com o ciclo sono-vigília?
- Relação com rotina, banho, alimentação, decúbito, choro, susto.
- Houve liberação esfinctérica?
- Febre?
- Cefaleia?
- Estado pós-comicial?
- Houve recorrência? Qual o intervalo entre as crises?
- Estava usando alguma medicação?
- Está em tratamento ou investigação para alguma outra situação clínica ou comportamental?
- Há indícios do uso de drogas, álcool ou possibilidade de intoxicação exógena?
- Há relato ou indícios de trauma?
- O paciente era previamente hígido?
- Portador de doença neurológica?
- Faz uso de anticonvulsivantes? Houve alteração da dose ou falta da medicação?

Além dos itens a serem indagados sobre a crise em si, deve-se atentar para a revisão de sistemas, a história patológica pregressa, a história alimentar e social, as condições de gestação e parto, a história do desenvolvimento e a possibilidade de atrasos dos marcos ou de regressão destes, a história patológica familiar e a consanguinidade. Deve-se incentivar que a família relate espontaneamente dados que considerem relevantes, para além da anamnese dirigida. O exame neurológico, o exame clínico geral, o estado cognitivo e psiquiátrico são dados de suma importância. As informações obtidas a partir da eletroencefalografia (EEG) ictal e interictal, achados de neuroimagem estrutural, exames laboratoriais de sangue, urina e líquido cefalorraquidiano (LCR) servem de apoio diagnóstico.[7,9,10]

CLASSIFICAÇÃO

A International League Against Epilepsy (ILAE) tem como proposta a sistematização da classificação das epilepsias, sendo imprescindível tanto do ponto de vista clínico como investigativo e terapêutico. Primeiramente realizada em 1981, foi atualizada em 2017 com objetivo de tornar a classificação acessível em diferentes níveis de acordo com as informações e recursos disponíveis.[1-3]

Tipo de crise

Refere-se à origem da atividade epileptiforme (Quadro 1), podendo eventualmente ser o máximo nível de diagnóstico possível. Pode ser:

- Generalizada: quando logo é distribuída bilateralmente, podendo ocorrer lateralização ou o início parecer localizado, mas estes não são consistentes de uma crise para a outra. Assume-se que, em toda crise generalizada, há alteração total ou parcial do nível de consciência.
- Focal: subclassificada em perceptiva ou disperceptiva, sendo a percepção um marcador indicativo do nível de consciência. Responsividade independe do estado de consciência e, apesar de ser uma característica importante, não é levado em consideração para a classificação. Importante diferenciar perda de consciência da rara amnésia epiléptica transitória.[2]
- Focal evoluindo para tônico-clônica bilateral.
- Desconhecido.

Quadro 1 Classificação crise epiléptica

Convulsões generalizadas
1. Início motor
▪ Tônico clônica*
▪ Tônica#
▪ Atônica#
▪ Clônica#
▪ Espasmos epilépticos#
▪ Mioclônica#
▪ Mioclônica-atônica#
▪ Mioclônico-tônico-clônico#
2. Início não motor
▪ Ausência típica#
▪ Ausência atípica#
▪ Mioclônica#
▪ Mioclonias palpebrais#
Convulsões focais
1. Com ou sem comprometimento de consciência
▪ Perceptiva*
▪ Disperceptiva*
2. Início motor*
▪ Automatismos#
▪ Atônica#

(continua)

Quadro 1 Classificação crise epiléptica. *(continuação)*

▪ Clônica#
▪ Espasmos epilépticos#
▪ Hipercinética#
▪ Mioclônica#
▪ Tônica#
3. Início não motor*
▪ Autonômica#
▪ Parada comportamental#
▪ Cognitiva# (alterações da linguagem, *déjà vu*, alucinações, ilusões, distorções da percepção)
▪ Emocional# (ansiedade, medo, alegria)
▪ Sensorial#
4. Crise focal com tônico-clônica bilateral*
Início desconhecido
1. Motor*
▪ Tônico-clônico
▪ Espasmos
2. Não motor*
▪ Parada comportamental

* Classificação básica; # Classificação estendida.

Fonte: adaptado de Fisher et al., 2017;[3] e Scheffer et al., 2017.[5]

Tipo de epilepsia

O diagnóstico é baseado nos critérios clínicos, suportado pelos achados na EEG. O registro ictal é útil, mas não essencial.

Síndrome epiléptica

É o distúrbio epiléptico em que ocorre agrupamento de sinais e sintomas que costumeiramente ocorrem juntos; estes incluem vários itens como tipo(s) de crise(s), etiologia, anatomia, fatores precipitantes, idade de início, gravidade, cronicidade, comportamento cíclico diurno e circadiano e, às vezes, prognóstico (Quadro 2). Não há necessariamente correlação com a etiologia, porém há implicação terapêutica. O termo "epilepsias generalizadas sintomáticas", anteriormente usado, atualmente reflete dois diagnósticos distintos: encefalopatias epilépticas e/ou do desenvolvimento e encefalopatias estáticas.[4]

Doença é um termo utilizado para definir condição mórbida na qual há etiologia definida, sinais clínicos consistentes e alterações anatomopatológicas definidas.[11] Este termo não deve ser utilizado na definição de epilepsia, pois esta pode ter várias etiologias, não tem sinais consistentes nem alterações anatômicas definidas, e, portanto, não pode ser considerada uma doença.[1,2,11]

Quadro 2 Síndromes eletroclínicas e outras crises epilépticas

Síndromes eletroclínicas organizadas por faixa etária na época de início
1. Período neonatal
▪ Crise neonatal familiar benigna
▪ Crises neonatais não familiares benignas
▪ Encefalopatia mioclônica precoce
▪ Síndrome de Ohtahara
▪ Deficiência de piridoxina
2. Lactente
▪ Epilepsia benigna não familiar do lactente
▪ Epilepsia benigna familiar do lactente
▪ Epilepsia mioclônica benigna do lactente
▪ Espasmos infantis
▪ Síndrome de Dravet (epilepsia mioclônica grave da infância)
▪ Epilepsia do lactente com convulsões focais migratórias
3. Pré-escolares
▪ Epilepsia com paroxismos centrotemporais (antiga epilepsia rolândica)
▪ Síndrome de Panayiotopoulos (variante precoce)
▪ Epilepsia occipital idiopática da infância de Gastaut (variante tardia)
▪ Epilepsia noturna de lobo frontal autossômica dominante
▪ Epilepsia mioclônico-astática de Doose
▪ Epilepsia com ausência mioclônica
▪ Ausência da infância
▪ Síndrome de Lennox-Gastaut
▪ Encefalopatia epiléptica com pontas-onda contínua durante o sono (incluindo Landau-Kleffner)
4. Adolescência – Adulto
▪ Epilepsia ausência juvenil
▪ Epilepsia mioclônica juvenil
▪ Epilepsia mioclônica progressiva
▪ Outras epilepsias familiares do lobo temporal
Relação menos específica com a idade
▪ Epilepsia focal familiar com focos variáveis (da infância à idade adulta)
▪ Epilepsias reflexas
▪ Constelações
▪ Epilepsia límbica
▪ Encefalite de Rasmussen
▪ Doença de Unverricht-Lundborg (epilepsia mioclônica progressiva tipo 1)
▪ Convulsões gelásticas com hamartoma hipotalâmico
▪ As epilepsias que não se encaixam em nenhuma dessas categorias diagnósticas podem ser distinguidas primeiro com base na presença ou ausência de uma condição conhecida estrutural ou metabólica (causa presumida) e, em seguida, com base no primeiro modo de aparecimento de crises (generalizada *versus* focal).

Fonte: adaptado de Fisher et al., 2017;[3] e Scheffer et al., 2017.[5]

ETIOLOGIA

As causas não são hierárquicas e um mesmo quadro pode se encaixar em mais de uma etiologia (Tabela 1). Os descritores são definidos como o fator que determina a existência da epilepsia, sendo importante a ênfase naquela que mais se implica no manejo e tratamento,[12,13] como no caso da esclerose tuberosa, que pode ser definida tanto como de causa genética (ênfase no aconselhamento genético, tratamento específico) quanto estrutural (indicação de cirurgia de epilepsia).

Tabela 1 Etiologia

Estrutural	Lesão estrutural normalmente visível na neuroimagem. A origem pode ser adquirida (asfixia perinatal, AVC, traumatismo e infeção), genética ou ambas (polimicrogiria determinada por mutação genética ou citomegalovirose), porém é a lesão estrutural que define a epileptogênese. Ex.: malformação cortical associada à infecção por citomegalovírus ou zika vírus Associações definidas: crise gelástica em hamartoma hipotalâmico; epilepsia de lobo temporal mesial com esclerose do hipocampo; síndrome de Rasmussen; e epilepsia-hemiconvulsão-hemiplegia
Genética	Resultado direto de uma mutação genética conhecida ou presumida, de causa monogênica ou multifatorial, sendo frequente causa de encefalopatia epiléptica e do desenvolvimento. Ampla variabilidade genotípica e fenotípica. Ex.: variante SCN1A causa desde epilepsias genéticas com crises febris plus (GEFS+) até espectro mais grave de síndrome de Dravet. Ao mesmo tempo, síndrome de Dravet, apesar de associada a esta mutação em mais de 80%, pode ser causada por protocaderina
Infecciosa	Epilepsia resultante de uma infecção conhecida, excluindo-se as crises sintomáticas agudas em meningite ou encefalite. Ex.: HIV, neurocisticercose, tuberculose, zika, citomegalovírus, toxoplasmose, panencefalite esclerosante subaguda
Metabólica	Alterações no metabolismo intermediário, com implicações específicas no tratamento a ser instituído e potencial consequente prevenção de sequelas, como a deficiência intelectual. Ex.: doenças do ciclo da ureia com hiperamonemia
Etiologia imunológica	Inflamação do SNC imunologicamente mediada. Ex.: encefalites antirreceptor NMDA (N-metil-D-aspartato) e anti-LGI155
Desconhecida	A grande maioria dos pacientes é englobada nesta categoria, em que não é possível fazer um diagnóstico etiológico específico

Fonte: baseada em Fisher et al., 2017;[3] Scheffer et al., 2017;[5] Vigevano et al., 2013[12] e Yacubian, 2017.[13]

INVESTIGAÇÃO COMPLEMENTAR

Os exames complementares (Quadro 3) para crianças com crises epilépticas devem ser solicitados de acordo com a situação clínica e as suspeitas diagnósticas.

Não há um protocolo rígido de investigação complementar, e a anamnese e o exame clínico devem guiar as demais intervenções.

No recém-nascido e lactente, deve-se estar atento à possibilidade de infecção do SNC, infecções sistêmicas e doenças metabólicas, assim como às intoxicações exógenas e aos traumas; a investigação direcionada de acordo com a suspeita não deve ser protelada.[7] Deve-se realizar hemograma, provas de coagulação, aferição da glicemia, dosagem de eletrólitos, hemoculturas, exame do LCR, exames de imagem, como ultrassonografia transfontanelar, tomografia computadorizada (TC) de crânio ou ressonância magnética (RM) de crânio e EEG ou vídeo-EEG, nas crises mais sutis.[7-10]

Nas crianças pré-escolares e escolares, o quadro clínico costuma ser mais claro, com descrição de crises em geral de características bem definidas e com fatores precipitantes ou patologias relacionadas mais nítidas, como febre, quadros infecciosos, doenças sistêmicas, história de trauma, AIDS, entre outros, com atenção especial para a possibilidade de lesões expansivas intracranianas. De toda forma, a investigação laboratorial, eletroencefalográfica e de imagem deve ser prontamente indicada de acordo com a suspeita clínica.[7-10]

Nos casos de crise convulsiva febril, a investigação deve ser voltada principalmente para a possibilidade de infecção do SNC, sobretudo em lactentes jovens, menores de 1 ano de idade, e para distúrbios metabólicos agudos. Deve-se ainda ter atenção, descartadas estas possibilidades, para a causa da febre, mesmo tendo sido resolvida a crise.[7,14]

A investigação das crises recorrentes em geral não foge ao já mencionado para as crises agudas que se apresentam em serviço de pronto-atendimento.

Quadro 3 Alguns exames complementares na investigação das crises

Hemograma
Glicemia
Lactato sérico
Gasometria
Íons (sódio, potássio, cálcio, magnésio)
Triagem para erros inatos do metabolismo
Exame do LCR (para suspeita de infecção do SNC e de erros inatos do metabolismo)
EEG
Vídeo-EEG
Ultrassonografia transfontanelar
TC de crânio
RM

EEG: eletroencefalografia; LCR: líquido cefalorraquidiano; RM: ressonância magnética; SNC: sistema nervoso central; TC: tomografia computadorizada.

Fonte: adaptado de Strafstrom e Rho, 2017.[7]

CONVULSÃO FEBRIL

Convulsão febril, ou crise febril, é a crise que ocorre em associação à febre em crianças sem sinais de infecção intracraniana ou outra causa definida e que não têm história previa de crise epiléptica, doença neurológica ou anormalidade do desenvolvimento.[7,14] Não raro, a criança apresenta a crise no momento de elevação da temperatura, o que pode levar à falsa impressão de crise afebril. Afeta 2 a 5% das crianças, sendo a faixa etária usualmente atingida de 3 meses a 5 anos, mais frequente entre 18 e 22 meses. São classificadas em:[15,16]

1. Crises típicas: associadas a um melhor prognóstico:
   - Crises tônico-clônico generalizadas.
   - Curta duração (menor que 15 minutos).
   - Crises no início do quadro febril.
   - Não recorrem dentro das 24 horas.
   - Ausência de anormalidade neurológica pós-ictal (paralisia de Todd).
2. Crises atípicas (ou complicadas): ocorrem em 25% dos casos, podendo conferir maior risco de recorrência. São aquelas cujas características não preenchem os critérios da crise típica.
3. *Status* febril: crise febril com duração maior do que 30 minutos. Corresponde a 5 a 9% das crises febris.

As crises neonatais, a crise sintomática aguda ou história de crises afebris prévias excluem o diagnóstico de crise febril e indicam a possibilidade de crise sintomática ou de epilepsia.

Nas crises febris típicas, as crianças usualmente cursam sem anormalidades neurológicas, sendo tais eventos benignos do ponto de vista prognóstico. Atenção especial deve ser dada ao risco de recorrência de crises febris; um terço dos pacientes apresenta a segunda crise febril, sendo destes 50% no 1º ano após. Dentre os fatores de risco, destacam-se a idade na primeira crise (15 a 18 meses, dependendo do autor), história familiar de crise febril em parentes de 1º grau, duração da febre no primeiro evento menor que 1 hora e em vigência de baixa elevação da temperatura. Além disso, fatores como início antes dos 12 meses, história familiar de epilepsia, crises atípicas, anormalidade neurológica ou do desenvolvimento neuropsicomotor prévia conferem risco de epilepsia, proporcional à quantidade de fatores presentes (1 fator de risco: 2%; 2 fatores de risco: 17%; e 3 fatores de risco: 50%).

Algumas síndromes epilépticas, como epilepsia generalizada com crises febris plus (GEFS+), síndrome de Dravet, epilepsia do lobo temporal por esclerose medial temporal e síndrome FIRES (síndrome epiléptica relacionada à infecção febril), podem se iniciar caracteristicamente com crises febris, sendo importante o reconhecimento precoce destas situações.[13-16]

DIAGNÓSTICO DIFERENCIAL DAS CRISES EPILÉPTICAS

Não raro, descrevem-se eventos motores, sensitivos ou comportamentais que sugerem ao leigo e ao médico, mesmo aos mais experientes, o diagnóstico de crise epiléptica. Os chamados eventos paroxísticos (Quadro 4) de origem não epiléptica são, muitas vezes, de difícil caracterização e indicam observação e investigação detalhada para seu esclarecimento.[7,9,10]

Quadro 4 Eventos paroxísticos não epilépticos

Eventos paroxísticos não epilépticos
Síncope
Migrânea
Crises de perda de fôlego
Apneia
Tiques
Síndrome de hiperventilação
Narcolepsia e cataplexia
Vertigem paroxística
Ataxia familiar recorrente
Hiperecplexia
Mioclonias benignas do sono
Mioclonias benignas da infância
Parassonias
Coreoatetose
Distonias
Pseudocrises
Masturbação

Fonte: adaptado de Strafstrom e Rho, 2017.[7]

TRATAMENTO

As crises convulsivas exercem, sem dúvida, um impacto na rotina do paciente e da família. Os pais ou responsáveis, quando relatam uma crise que viram ocorrer com a criança, muitas vezes trazem uma enorme angústia quanto à causa do evento e o medo de que ocorra novamente. Muitas vezes, eles se referem ao que assistiram como se tivessem visto o filho morrendo. Mesmo nos quadros considerados benignos, nas crises febris típicas, por exemplo, a lembrança da crise lhes é aterrorizante.

Portanto, é importante que haja um aconselhamento do paciente, familiares e demais envolvidos sobre cuidados no momento da crise, implicações na rotina escolar e nas demais atividades, como prática de esportes, potenciais comorbidades e riscos.[7,9,16]

O tratamento profilático das crises febris previne a sua recorrência, porém não altera o risco de epilepsia, podendo ser indicado naqueles com fatores de risco já mencionados.[15]

Atualmente, dispõe-se de um vasto arsenal terapêutico (Tabela 2) e, felizmente, a maioria dos pacientes tem suas crises controladas com o uso de apenas uma droga. O objetivo do tratamento é manter a criança livre de crises com droga única, com o menor risco de efeitos colaterais e com comodidade posológica, lembrando-se do custo mensal do tratamento, interação com medicações já em uso, além do duplo uso em caso de comorbidades. Uma causa comum de falha terapêutica é o uso inadequado da medicação ou a falha nas doses e, para tal, concorrem a dificuldade na obtenção das receitas controladas, a má compreensão quanto à correta dosagem e o horário de administração, o preconceito que pode envolver o uso de remédios controlados de forma contínua e a dificuldade financeira para adquirir as medicações, entre outros fatores.[13,16-18]

Alguns pacientes têm maiores dificuldades para o controle de suas crises, a despeito do uso correto da medicação prescrita, e podem ser indicadas associações de dois ou mais medicamentos anticonvulsivantes. A dificuldade em controlar as crises pode ser justificada pela presença de anormalidades estruturais do sistema nervoso, por doenças degenerativas, infecciosas ou metabólicas e o paciente, mesmo previamente controlado, pode ter suas crises recrudescidas em vigência de novos insultos sistêmicos ou neurológicos, como febre, hipoglicemia e hipertensão intracraniana.[17,18]

Tabela 2 Drogas antiepilépticas mais utilizadas

Droga anticonvulsivante	Indicação	Dose de manutenção	Efeitos colaterais mais comuns	Observação
Fenobarbital	Crises tônico--clônicas generalizadas, focais, convulsão febril, estado de mal epiléptico	VO ou EV: 3-5 mg/kg/dia, divididos em 1 ou 2 tomadas (dose máxima 300 mg/dia em adultos ou 8 mg/kg/dia em crianças)	Sonolência, agitação, irritabilidade, redução da atenção, dificuldade de aprendizado, distúrbio do sono, *rash* cutâneo; contraindicado na insuficiência hepática, renal grave e porfiria	

(continua)

Tabela 2 Drogas antiepilépticas mais utilizadas *(continuação)*

Droga anticonvulsivante	Indicação	Dose de manutenção	Efeitos colaterais mais comuns	Observação
Fenitoína	Crises tônico-clônicas generalizadas, focais, estado de mal epiléptico	EV ou VO: 4-10 mg/kg/dia, divididos em 2-3 doses (dose máxima 300 mg/dia)	Hipotensão, choque, arritmias, ataxia, diplopia, nistagmo, fala arrastada, cefaleia, depressão medular, hipertrofia gengival, hipertricose, polineuropatias	Absorção errática em lactentes. Nível sérico muito variável em menores de 6 anos
Carbamazepina	Crises focais, crises tônico-clônicas generalizadas	VO: 10 a 20 mg/kg/dia, divididos em 2 ou 3 tomadas (dose máxima 30-35 mg/kg/dia)	BAV, hepatotoxicidade (acompanhar a função hepática). Distúrbios visuais, ataxia, depressão medular	Não associar com eritromicina. Pode piorar crises de ausência ou mioclônicas. Monitorar hemograma e função hepática
Oxcarbazepina	Crises focais, tônico-clônicas generalizadas	VO: 15-30 mg/kg/dia, divididos em 2 ou 3 tomadas (máximo 50 mg/kg/dia)	Fadiga, sonolência, cefaleia, distúrbio da memória, ataxia, tremores, leucopenia, trombocitopenia	
Valproato de sódio	Ausências, tônico-clônicas generalizadas, crises focais	VO: 15-30 mg/kg/dia, divididos em 2 ou 3 tomadas (máximo 60 mg/kg/dia)	Anorexia, vômitos, dor abdominal, ganho de peso, alopecia, alteração da função hepática, distúrbio da coagulação, ataxia, tremores, pancreatite	Monitorar hemograma e função hepática
Topiramato	Crises focais e multifocais, Lennox-Gastaut	VO: 3-9 mg/kg/dia, divididos em 1-2 tomadas (máximo 15 mg/kg/dia)	Cálculo renal, acidose metabólica, parestesia, ataxia, distúrbio da atenção, confusão mental, fadiga, náusea, perda de peso	

(continua)

Tabela 2 Drogas antiepilépticas mais utilizadas *(continuação)*

Droga anticonvulsivante	Indicação	Dose de manutenção	Efeitos colaterais mais comuns	Observação
Lamotrigina	Crises tônico-clônicas generalizadas, ausências, focais, síndrome de West, síndrome de Lennox-Gastaut	VO: 1-15 mg/kg/dia, divididos em 2 tomadas. Se associada ao VPA: máximo de 5 mg/kg/dia	*Rash*, cefaleia, diplopia, queixas gastrintestinais	Se estiver usando valproato de sódio, usar metade da dose de lamotrigina
Vigabatrina	Síndrome de West e outras epilepsias refratárias	VO: 50-150 mg/kg/dia, divididos em 2 tomadas	Sonolência, sedação, agitação, alterações visuais, neurite óptica com constrição do campo visual	
Etossuximida	Ausência, ausência mioclônica	15-20 mg/kg/dia, divididos em 3 doses (máximo 40 mg/kg/dia)	Distonia, síndrome lúpus-símile, náuseas, dor abdominal, cefaleia, sedação	
Primidona	Crises focais e tônico-clônicas generalizadas	10-15 mg/kg/dia. Iniciar com 25% da dose	Semelhante ao fenobarbital	
Clobazam	Crises tônico-clônicas generalizadas, focais, ausência, atônica, mioclônica	0,5-1 mg/kg/dia, divididos em 1-2 doses	Sonolência (usar preferencialmente ao deitar), alteração cognitiva	
Clonazepam	Espasmos infantis, crises mioclônicas, ausências, focais	0,01-0,02 mg/kg/dia até 0,1-0,2 mg/kg/dia (dose máxima), divididos em 2-3 doses	Sedação, prejuízo cognitivo, salivação excessiva	
Diazepam	Tratamento de emergência das crises epilépticas. Tratamento intermitente das crises febris	EV 0,3 mg/kg (pode repetir até por 2 vezes). Supositório 0,5 mg/kg/unidade a cada 12 h durante o quadro febril, por 2 dias	Sonolência, depressão respiratória, hipotonia, cefaleia, ataxia	Contraindicado na insuficiência hepática grave

(continua)

Tabela 2 Drogas antiepilépticas mais utilizadas *(continuação)*

Droga anticonvulsivante	Indicação	Dose de manutenção	Efeitos colaterais mais comuns	Observação
Levetiracetam	Crises focais, crises mioclônicas, tônico-clônicas generalizadas	40 mg/kg/dia, divididos em 2-3 doses (máximo 60 mg/kg/dia)	Bom perfil de efeitos colaterais, sendo incomuns. Alteração comportamental, sonolência, náusea vômitos, *rash*	
Lacosamida	Adjuvante em crise focal para maiores de 16 anos	6-12 mg/kg/dia, divididos em 2 tomadas	*Rash*, cefaleia, tontura, diplopia, sonolência, aumento do intervalo PR	
Piridoxina	Crises neonatais refratárias com controle dependente de piridoxina	30 mg/kg/dia de piridoxina VO EV: 100-200 mg	Náuseas, dor abdominal, vômitos, neuropatia sensitiva	

Fonte: baseada em Strafstrom e Rho, 2017;[7] Engel, 2016;[16] Jain et al., 2013;[17] e Kwan et al., 2010.[18]

Controladas as crises, a medicação pode ser lentamente retirada, na maioria dos casos após 2 a 5 anos, de acordo com as características de cada paciente, como idade, história natural da doença, comorbidades, alterações presentes nos exames de imagem e na EEG.

A epilepsia é considerada resolvida nas síndromes epilépticas idade-dependentes que já tenham ultrapassado a idade limite e nos pacientes livres de crises nos últimos 10 anos, sem fármacos antiepilépticos nos últimos 5 anos, ausência de epilepsia no momento, não configurando cura ou ausência de risco de recorrência.[5,17]

A epilepsia farmacorresistente caracteriza-se pela resposta ausente ou insatisfatória ao tratamento medicamentoso adequado, podendo ser diagnosticada após a falta de resposta ao primeiro e ao segundo fármacos utilizados de forma adequada.[5,13,16] Para tal diagnóstico, é importante excluir eventos paroxísticos não epilépticos, certificar-se da correta classificação da síndrome epiléptica, checar as doses dos medicamentos (muitas vezes em subdose), interações medicamentosas levando a níveis baixos dos medicamentos utilizados e adesão inadequada ao tratamento. Estes pacientes devem ser precocemente encaminhados a serviços especializados, uma vez que os resultados das intervenções cirúrgicas ou alternativas em casos específicos são dramáticos e podem diminuir a ocorrência das crises, assim como os efeitos do uso prolongado de esquemas politerapêuticos, com impacto no prognóstico de controle de crises e no desempenho motor e cognitivo destes pacientes.

Exemplos de terapias não convencionais:[16,17]

- Tratamento cirúrgico da epilepsia (incluindo cirurgias ressectivas, desconectivas como calosotomia).
- Neuromodulação (estimulador do nervo vago).
- Dieta cetogênica: pode ser primeira linha de tratamento em síndromes específicas, como a deficiência de transportador de glicose tipo 1 (GLUT1).
- Canabidiol: eficácia no manejo de crises farmacorresistentes em síndrome de Dravet.

Sempre considerar que o paciente que tem epilepsia está sujeito a qualquer outra situação clínica, da mesma forma que os pacientes sem doença neurológica.[5,7-9]

As crianças devem ter sua rotina escolar e social preservada, sendo de fundamental importância a preservação de sua privacidade e da qualidade de vida. Algumas demandam atenção especial pelas condições associadas à sua doença neurológica ou aos efeitos da medicação em uso.

PROGNÓSTICO

O prognóstico depende principalmente do correto diagnóstico sindrômico, etiologia e responsividade ao tratamento. Cerca de 60% dos pacientes possuem bom controle após instituição de um ou dois esquemas de primeira linha.[16] Alguns pacientes podem ser caracterizados como portadores de epilepsia autolimitada ou farmacorresponsível. O termo "autolimitada" refere-se a resolução espontânea provável de uma síndrome, independentemente do tratamento, assim como "farmacossensível" significa que se espera que a síndrome epiléptica possa ser controlada com um tratamento antiepiléptico apropriado e que ocorrem em uma idade esperada. Anteriormente chamada de benigna, o termo não deve ser empregado para evitar subestimar as consequências da epilepsia, possíveis evoluções atípicas, efeitos psicossociais, déficits cognitivos transitórios ou permanentes (epilepsia benigna com pontas centrotemporais, ausências da infância).[5,19] A epilepsia farmacorresistente ocorre em cerca de 30% dos pacientes, sendo estes potenciais candidatos a terapias alternativas à farmacológica convencional.

Um novo conceito introduzido em 2017 foi o de encefalopatia epiléptica e/ou do desenvolvimento.[5,16,17] O conceito de encefalopatia epiléptica incorpora a noção de que a atividade epiléptica em si pode contribuir para graves danos cognitivos e comportamentais acima e além do que se poderia esperar da patologia subjacente sozinha, e que estes podem piorar com o tempo; consequentemente, o tratamento da atividade epileptiforme tem o potencial de melhorar o desfecho. Ao contrário, o termo encefalopatia do desenvolvimento implica que a disfunção no desenvolvimento possui um componente independente da atividade epiléptica, podendo anteceder a sua existência. O distúrbio genético de base pode, então, levar a disfunção no desenvolvimento por uma combinação do efeito direto da mutação genética, somando-se a atividade epileptiforme, muitas vezes não sendo possível definir qual dos componentes possui maior impacto.[5,7,17,18]

Comorbidades devem sempre ser pesquisadas, podendo incluir problemas de aprendizagem, psicológicos e comportamentais, como transtorno de humor, ansiedade, transtorno de déficit de atenção/hiperatividade (TDAH), cefaleia, estigma social, déficit motor estático ou progressivo.

A mortalidade está diretamente relacionada ao controle das crises convulsivas, sendo maior nos farmacorresistentes. A morte súbita não explicada nas epilepsias [SUDEP, do inglês *sudden unexpected death in epilepsy*] ocorre de forma inesperada, não traumática e não relacionada a acidentes, sendo uma das principais causas de óbito em epilepsia (aproximadamente 17%). O diagnóstico definitivo é estabelecido pela autópsia, que não revela a causa do óbito, devendo ser diagnosticada como provável quando este exame não estiver disponível.[5-7,17,20]

DESAFIOS ATUAIS

Os avanços nas investigações e conhecimento sobre epilepsia estão em constante evolução. A era genética leva cada vez mais a uma medicina de precisão, com implicações em aconselhamento, tratamento direcionado a mutações específicas ou vias metabólicas, desenvolvimento de biomarcadores, entre outros. No entanto, este cenário ainda é inicial e não amplamente disponível, mas reforça a necessidade de constante atualização pelos profissionais envolvidos.

ORIENTAÇÕES AOS PAIS

A epilepsia pode ser um diagnóstico assustador tanto para o paciente quanto para os familiares, gerando enorme insegurança. A possibilidade de estar associada a doenças agudas graves, incapacidade futura e morte iminente vem historicamente acompanhada de sofrimento e preconceitos, além de impacto psicossocial e na dinâmica familiar e escolar.

É de suma importância que haja uma boa relação médico-paciente, informando abertamente sobre a doença e esclarecendo dúvidas, sendo o processo educativo realizado em longo prazo. É essencial estabelecer metas de tratamento, que podem ser desde controle total até parcial de crises com melhora da qualidade de vida, ajustando as expectativas dos pais à realidade do paciente. É imprescindível orientar sobre manejo na crise aguda, para que se evite maior morbidade dos eventos.

A educação dos envolvidos no que tange o reconhecimento de diferentes semiologias de crise que podem não ser identificadas inicialmente pelos familiares como sendo de origem epiléptica, além das crises tônico-clônicas generalizadas.

Outras orientações incluem situações especiais, como alertar as mulheres no período fértil sobre potenciais efeitos teratogênicos dos anticonvulsivantes, cuidado na condução de veículos e operação de máquinas. O médico assistente e os serviços e grupos de apoio podem auxiliar quanto aos direitos e benefícios sociais destes pacientes. Por fim, deve-se atuar ainda prevenindo quanto às falsas expectativas e tratamentos alternativos sem comprovação científica que podem levar a malefício ou gastos financeiros desnecessários, entre outros.[2,3,10,17]

✓ CONCLUSÃO

A “convulsão” é uma queixa frequente tanto na consulta ambulatorial quanto em serviços de emergência em que o primeiro atendimento, na maior parte dos casos, é realizado pelo pediatra. A situação envolve uma ansiedade muito grande e, algumas vezes, é preciso tomar decisões sem a presença do especialista. É necessário, então, que este pediatra seja capaz de reconhecer o tipo de evento paroxístico como epiléptico ou não, descartar causas de crise sintomática aguda e classificar a crise para dar início à investigação etiológica e traçar a conduta terapêutica inicial. Além disso, pacientes em seguimento com neurologista infantil devem manter acompanhamento com seu pediatra geral, sendo importante um melhor conhecimento da doença neurológica, semiologia e frequência das crises, medicações em uso e seus efeitos adversos, assim como comorbidades, diversas vezes presentes na história clínica destas crianças. É válido frisar que não se trata de uma epilepsia de fácil ou difícil controle, mas sim de uma criança que, como qualquer outra criança, pode apresentar dor de dente, febre, pneumonia. Por isso, é fundamental lembrar da criança muito além da doença crônica. Lembrar que uma intercorrência de natureza não neurológica pode ser o gatilho para piora da frequência de crises. Lembrar que uma causa muito frequente de recorrência de crises é tão somente o uso inadequado das medicações antiepilépticas.

Sistematizar alguns destes conhecimentos compartilhados neste capítulo certamente reduzirá o estresse do pediatra e da família e, assim, a parceria entre estes e os especialistas será realmente otimizada.

REFERÊNCIAS BIBLIOGRÁFICAS

1. Berg AT, et al. Revised terminology and concepts for organization of seizures and epilepsies: report of the ILAE commission on classification and terminology. Epilepsia. 2010;51(4):676-85.

2. Fisher RS, et al. ILAE official report: a practical clinical definition of epilepsy. Epilepsia. 2014;55(4):475-82.
3. Fisher RS, et al. Operational classification of seizure types by the International League Against Epilepsy: Position Paper of the ILAE Commission for Classification and Terminology. Epilepsia. 2017;58(4):522-30.
4. Guilhoto LMFF, Muszkat RS, Yacubian EMT. Consenso terminológico da Associação Brasileira de Epilepsia. J. Epilepsy Clin Neurophysiol. 2006;12(3):175-7.
5. Scheffer IE, et al. ILAE classification of the epilepsies: Position paper of the ILAE Commission for Classification and Terminology. Epilepsia. 2017;58(4):512-21.
6. Pearl PL. Inherited metabolic epilepsies. 2.ed. New York: Demos Medical Publishing; 2018.
7. Strafstrom CE, Rho JM. Neurophysiology of seizures and epilepsy. In: Swaiman KF, Ashwal S, Ferriero DM, Schor NF. Pediatric neurology – Principles and practice. 6.ed. St. Louis: Elsevier; 2017. p.506-12.
8. Mikati MA, Hani AJ. Crises epiléticas em crianças. In: Behrman R, Kliegman R, Jenson H B. Nelson – Tratado de pediatria. 20.ed. v 1. Philadelphia: Elsevier; 2017. p.2823-57.
9. Piña-Garza JE. Paroxysmal disorders. In: Fenichel's clinical pediatric neurology. 7.ed. New York: Elsevier Saunders; 2013. p.1-46.
10. Fontenelle LMC. Epilepsia e estado de mal epiléptico. In: Lopez FA, Campos Jr. D. Tratado de pediatria da Sociedade Brasileira de Pediatria. 2.ed. Barueri: Manole; 2010. p.1578-82.
11. Jennings D. The confusion between disease and illness in clinical medicine. CMAJ. 1986;135(8):865-70.
12. Vigevano F, Aarzimanoglou A, Plouin P, Specchio N. Therapeutic approach to epileptic encephalopathies. Epilepsia. 2013;54(Suppl 8):45-50.
13. Yacubian EM. Epilepsias e síndromes epilépticas. In: Rodrigues MM, Vilanova LC. Tratado de Neurologia Infantil. Rio de Janeiro: Atheneu; 2017.
14. Patterson JL, et al. Febrile seizures. Pediatr Ann. 2013;42(12):249-54.
15. American Academy of Pediatrics, Subcommittee on Febrile Seizures. Febrile Seizures: Guideline for the Neurodiagnostic Evaluation of the Child with a Simple Febrile Seizure. Pediatrics. 2011;127(2):389-94.
16. Engel J Jr. What can we do for people with drug-resistant epilepsy? The 2016 Wartenberg Lecture. Neurology. 2016;87(23):2483-9.
17. Jain P, Sharma S, Tripathi M. Diagnosis and management of epileptic encephalopathies in children. Epilepsy Res Treat. 2013;2013:501981.
18. Kwan P, et al. Definition of drug resistant epilepsy: consensus proposal by the ad hoc task force of the ILAE commission on therapeutic strategies. Epilepsia. 2010;51(6):1069-77.
19. Panayiotopoulos CP, et al. Benign childhood focal epilepsies: assessment of established and newly recognized syndromes. Brain. 2008;131(Pt 9):2264-86.
20. Nashef L, Leach JP. SUDEP, the aftermath: supporting the bereaved. Pract Neurol. 2017;17(6):489-92.

DIAGNÓSTICO PRECOCE DO CÂNCER

Leda Amar de Aquino

OBJETIVOS

- ✓ Apresentar dados epidemiológicos sobre o câncer infantil.
- ✓ Discutir sobre o diagnóstico precoce do câncer infantil: possibilidades e limites.
- ✓ Descrever os principais grupos de neoplasias: sinais, sintomas e recomendações.

INTRODUÇÃO

O câncer na infância e na adolescência (0 a 19 anos) é uma doença pouco comum, correspondendo entre 2 e 3% de todos os tumores malignos. No Brasil, no período de 2009 a 2015, a mortalidade por câncer em crianças e adolescentes com idade ente 1 e 19 anos correspondeu a 8% de todos os óbitos, colocando-se, assim, como a 2ª causa de morte nesta faixa etária. Considerando-se que a primeira causa de mortalidade refere-se às causas externas, como acidentes e violências, entende-se que a mortalidade por câncer é, atualmente, a primeira causa de mortes por doença nesta população.[1]

Diferentemente do câncer na idade adulta, os tumores malignos infantojuvenis em geral são de origem embrionária, mais agressivos, com curto período de latência, de evolução mais rápida, além de, no processo de carcinogênese, os fatores ambientais exercerem pouca ou nenhuma influência, dificultando as medidas de prevenção primária. Muitas vezes, o diagnóstico é feito em estágio avançado da doença.

EPIDEMIOLOGIA

A sobrevida no câncer pediátrico está relacionada a diversos fatores, como sexo e idade do paciente, bem como a localização, a extensão e o tipo de tumor. Estima-se que em torno de 70% das crianças acometidas de câncer possam ser curadas, se diagnosticadas precocemente e tratadas em centros especializados. Pesquisa recente realizada em Recife com crianças com idade entre 0 e 14 anos e diagnóstico de leucemia mostrou que, em 5 anos de estudo, a taxa de sobrevivência dos pacientes foi de 69,8%.[2]

Desse modo, para que se obtenham melhores resultados, são fundamentais a suspeita diagnóstica e o encaminhamento para locais especializados em diagnóstico e tratamento o mais precocemente possível. Isso favorece a terapia em estágios iniciais da doença e a utilização de modalidades de tratamento menos agressivas e menos tóxicas.

FISIOPATOLOGIA

Os tumores dos pacientes pediátricos podem ser subdivididos em dois grandes grupos: os tumores hematológicos, como as leucemias e os linfomas; e os tumores sólidos, como os do sistema nervoso central/cérebro, os abdominais (neuroblastomas, nefroblastomas, hepatoblastomas), os tumores ósseos e os tumores de partes moles (rabdomioblastomas, sarcomas sinoviais, fibrossarcomas), entre outros. As leucemias são o tipo de câncer infantil mais comum em menores de 15 anos na maioria das populações, correspondendo entre 25 e 35% de todos os tipos. Nos países em desenvolvimento, os linfomas ocupam o 2º lugar, seguidos pelos tumores do sistema nervoso central (SNC).

O câncer é uma doença rara nessa faixa etária e pode simular doenças comuns da infância. Em geral, aos primeiros sinais clínicos, a criança não se apresenta tão comprometida. Inicia a doença com manifestações gerais como febre, vômitos, emagrecimento, sangramentos, adenomegalias, dor óssea, palidez, cefaleia, alterações da visão e dores abdominais (Quadro 1). Por isso, muitas vezes, o diagnóstico é feito já em estágios avançados da doença. O pediatra geral é frequentemente o primeiro médico procurado pela família para resolver o problema e um dos responsáveis pelo diagnóstico precoce. Uma anamnese bem coletada e um exame físico minucioso podem detectar a doença ainda incipiente.[3,4]

O pediatra deve estar atento também às crianças portadoras de malformações e/ou síndromes clínicas que podem estar associadas a um maior risco de desenvolvimento de neoplasias, como síndrome de Down (trissomia do cromossomo 21) e leucemia, doença de von Recklinghausen e tumores de SNC, e a pacientes com neurofibromatose e ao aparecimento de sarcomas. Malformações do trato geniturinário, aniridia, hemi-hipertrofia e síndrome de Beckwith-Wiedemann (visceromegalias, defeitos do fechamento da parede abdominal, hipoglicemia neonatal) são exemplos de alterações associadas ao diagnóstico dos tumores de Wilms (nefroblastoma).

Quadro 1 Possíveis diagnósticos diferenciais de câncer na infância

Sinais e sintomas	Diagnóstico diferencial	Tipos de câncer
Febre	Infecção	Leucemia, linfoma
Dor de cabeça	Cefaleia de tensão, enxaqueca, infecção	Tumor cerebral
Vômito	Infecção, refluxo gastresofágico	Tumor cerebral
Constipação	Má alimentação	Tumor abdominal
Tosse	Infecção no trato respiratório superior, doença respiratória reativa, pneumonia	Massa mediastinal
Dor óssea ou muscular	Lesão musculoesquelética, infecção viral	Leucemia, tumor ósseo, neuroblastoma
Linfadenopatia (> 2 cm)	Linfadenite, infecção sistêmica, doença do colágeno	Leucemia, linfoma, doença metastática
Hematúria	Infecção do trato urinário, glomerulonefrite	Tumor de Wilms
Dificuldade de micção	Anormalidades congênitas do trato urinário	Rabdomiossarcoma
Massa abdominal	Cistos, bexigoma, fecaloma	Tumor de Wilms, linfoma, neuroblastoma

Fontes: Rodrigues e Camargo, 2003;[3] INCA, 2014.[4]

QUADRO CLÍNICO

Leucemias agudas

As leucemias constituem a neoplasia maligna mais comum que acomete as crianças e os adolescentes. O período de latência é curto e o surgimento dos sintomas se dá em poucas semanas. Muitos sintomas são comuns a outros problemas, como as doenças infecciosas, e os pediatras devem estar atentos às situações endêmicas regionais no momento de pensar em diagnóstico diferencial. A história e o exame físico são fundamentais. Na presença de um ou mais desses sintomas, sem causa aparente (palidez cutaneomucosa, febre, irritabilidade, fadiga, sangramentos, dor óssea, hepatoesplenomegalia, linfadenopatia), é necessário um hemograma completo com resultado imediato, para que se investigue a presença de anemia e/ou leucopenia/leucocitose e/ou plaquetopenia. As dores ósseas são causadas pela infiltração das células leucêmicas nos ossos.

Os seguintes achados denotam risco de morte: sinais de sangramento ativo (petéquias e epistaxe), contagem de plaquetas menor que 20.000/mm^3, leucócitos totais maior que 50.000/mm^3 e dosagem de hemoglobina menor que 6 g/dL.

A criança com suspeita diagnóstica de leucemia deve ser imediatamente encaminhada para um especialista em onco-hematologia, para ser submetida a exames diagnósticos complementares, como mielograma, radiografia de tórax e ultrassonografia abdominal.[5]

Linfomas

Os linfomas estão entre os 3 grupos de neoplasias mais comuns da infância e se manifestam, frequentemente, pela presença de adenomegalia. Contudo, outros tumores, que não os hematológicos, podem se manifestar por meio da adenomegalia, como neuroblastoma e rabdomiossarcomas em fase metastática.

A adenomegalia é uma queixa comum na consulta pediátrica. Frequentemente está ligada ao crescimento normal do tecido linfoide, sobretudo nos 3 primeiros anos de vida, ou às doenças benignas e autolimitadas da infância. É fundamental uma anamnese detalhada e um exame físico minucioso, principalmente em relação à localização dos linfonodos aumentados, sua consistência, sua mobilidade, se estão fixados aos músculos ou não, além da presença ou não de sinais inflamatórios. Problemas comuns da infância e da adolescência, como infecções dentárias, tonsilites, algumas viroses próprias dessas faixas etárias, infecções cutâneas e outros, podem levar a um aumento dos linfonodos. As adenomegalias, que traduzem uma neoplasia maligna, têm características como: são endurecidas, aderidas aos planos profundos, indolores à palpação, com gânglio medindo mais que 3 cm, de crescimento lento e sem evidência de infecção localizada. Além dessas características, são sinais suspeitos de malignidade: adenomegalia com febre sem causa determinada, perda de peso; adenomegalia em região pouco comum, como supraclavicular, epitroclear, axilar na ausência de sinais de porta de entrada para infecção ou dermatite; sorologiais negativas (rubéola, toxoplasmose, citomegalovírus, mononucleose infecciosa, sífilis, HIV); presença de hepatoesplenomegalia; alterações no hemograma (anemia e/ou leucocitose/leucopenia e/ou plaquetopenia).

O paciente com suspeita diagnóstica de câncer deve submeter-se a exames complementares, como: mielograma, ultrassonografia, tomografia computadorizada (TC), exame radiológico e biópsia linfonodais, de acordo com a decisão do especialista em oncologia pediátrica.

Tumores do sistema nervoso central

Os tumores do SNC são considerados os tumores sólidos mais frequentes nas crianças. Os sinais e sintomas variam de acordo com a sua localização, o tipo histológico, a idade da criança e a taxa de crescimento do tumor. A anamnese é fundamental para afastar ou suspeitar de um tumor intracraniano. Para isso, é necessário determinar quais sinais e sintomas estão presentes, o início dos sintomas, como eles estão evoluindo, por exemplo, no caso da cefaleia: se é persistente, principalmente matinal, se a criança acorda em razão da cefaleia, se é acompanhada de vômitos matinais e/ou tonturas. Outros sinais e sintomas podem estar presentes em crianças com tumores do SNC, como convulsão, alterações da marcha, alterações visuais (presença de estrabismo adquirido, diplopia, anisocoria, nistagmo); também paralisia de nervos cranianos, parada ou regressão de etapas do desenvolvimento neuropsicomotor, alterações do comportamento e do humor, aparecimento repentino de dificuldades escolares.

Diante dessas situações, é necessário realizar exame de neuroimagem para confirmar ou excluir a hipótese de malignidade.

Tumores oculares

Embora esporádico, o retinoblastoma é o tumor intraocular mais comum da infância e corresponde a 2,5 a 4% de todas as neoplasias pediátricas. Ele tem origem na membrana neuroectodérmica da retina embrionária e pode se apresentar de duas formas clínicas distintas: unilateral, que afeta apenas um olho (mais comum) e na forma hereditária, afetando os olhos bilateralmente correspondendo a 25% de todos os casos.

Segundo dados obtidos do INCA,[1] dois terços dos casos são diagnosticados antes dos 2 anos de idade e 95% antes dos 5 anos. Crianças com a forma hereditária, afetando os olhos bilateralmente, em geral apresentam a doença antes de 1 ano de idade. O diagnóstico precoce é fundamental para aumentar a sobrevida e a visão do paciente e também possibilitar melhores opções terapêuticas.

O principal sintoma do retinoblastoma é a leucocoria, que é o reflexo branco-amarelado na pupila conhecido como "reflexo do olho de gato", decorrente da alteração da refração da luz na retina do olho afetado. Outros sinais e sintomas podem ocorrer: estrabismo, fotofobia, dificuldade visual e proptose, além de cefaleia e vômitos.[2,6]

Tumores em região abdominal

Os tumores malignos que se localizam em região abdominal mais comuns são o neuroblastoma, o tumor renal de Wilms (nefroblastoma), o linfoma não Hodgkin (tipo Burkitt), o hepatoblastoma e os tumores de células germinativas. A maioria desses tumores é assintomática e reconhecida acidentalmente pelos pais, ao visualizarem uma massa abdominal durante a troca de roupa ou o banho.

Uma massa abdominal palpável é um dos principais sinais de neoplasia abdominal, sendo fundamental uma boa anamnese e um exame físico bem conduzido e completo. Outro sinal importante é a presença de dor abdominal para condições cirúrgicas urgentes, como no caso de tumores de crescimento rápido, como os linfomas de Burkitt, que podem acarretar obstrução intestinal. Contudo, dor abdominal é uma queixa muito frequente em pediatria, estando normalmente ligada a problemas gastrintestinais, como gastrenterite infecciosa, parasitoses intestinais ou constipação intestinal. É muito importante que, ao término do tratamento preconizado para a solução dos problemas citados, seja realizada uma investigação cuidadosa para câncer, caso os sintomas se mantenham.

Diante de sinais e sintomas como massa abdominal palpável, dor abdominal recorrente, associadas ou não à palidez, à febre de origem desconhecida, à perda de peso, além da hematúria, hipertensão arterial, virilização, sinais de Cushing e alteração do hábito intestinal e urinário, é urgente (no máximo 72 horas) a realização de exame ultrassonográfico com profissional capacitado para exames pediátricos e, em seguida, encaminhamento ao onco-hematologista pediátrico.

Tumores ósseos

Os tumores ósseos acometem mais os adolescentes. Entre eles, o tumor de Ewing e o osteossarcoma representam 5% dos cânceres que ocorrem nessa faixa etária. A principal manifestação dos tumores ósseos é a dor óssea no local envolvido associada a aumento de partes moles. Muitas vezes, estão relacionados com algum tipo de trauma, porém o curso do problema é diferente do esperado.

Os tumores da família Ewing podem causar febre no início dos sintomas e acometem mais a região pélvica e a parede torácica. Entretanto, os osteossarcomas acometem preferencialmente a região do joelho (porção distal do fêmur e proximal da tíbia).

Diante desses sinais e sintomas, a avaliação radiográfica do local afetado é imprescindível. As principais alterações que determinam o encaminhamento ao oncologista pediátrico e ao ortopedista são: lesões osteolíticas, espessamento ou ruptura da linha do periósteo e triângulo de Codman (área triangular de novo osso subperiosteal, que é criada quando o tumor eleva o periósteo para longe do osso).

DESAFIOS ATUAIS

Embora o câncer infantojuvenil represente 2,8% de todas as neoplasias incidentes no Brasil, observa-se que o impacto dos óbitos por essa patologia nos anos potenciais de vida perdidos é elevado, correspondendo a 12% do total de anos potenciais de vida perdidos para o câncer por toda a população brasileira. A detecção precoce do câncer infantojuvenil é um desafio. Há necessidade de capacitação na Atenção Básica para o reconhecimento de sinais e sintomas que levem à hipótese diagnóstica do câncer. Para além dessa questão, há o desafio na organização de rede. Há um número reduzido de vagas na regulação da oferta e demanda em hospitais habilitados. As crianças e os adolescentes tratados em hospitais não especializados esperam mais pela confirmação do diagnóstico e para o início do tratamento.[7]

ORIENTAÇÕES AOS PAIS

A consulta pediátrica é uma rotina que deve ser estabelecida de acordo com cada faixa etária da criança. Para isso, é fundamental que o pediatra estimule esse encontro focando a promoção de saúde, a prevenção e o diagnóstico precoce de algumas doenças. Durante a consulta, o pediatra deve chamar a atenção dos pais para o retorno ao perceberem "algo" diferente na criança em relação à sua saúde/comportamento, como febre sem motivo aparente, cansaço, apatia, cefaleia, náuseas ou vômitos, falta de apetite, tumefação em qualquer parte do corpo, alterações oculares/visuais, alterações na marcha, dentre outras queixas.

✓ CONCLUSÃO

O diagnóstico precoce do câncer infantojuvenil e o tratamento adequado diminuem consideravelmente as taxas de morbimortalidade para essa doença. Sendo assim, chama-se a atenção para sinais e sintomas que podem ser confundidos com doenças comuns da infância, focando naqueles que estão presentes no câncer infantojuvenil e que devem levar o pediatra a suspeitar do problema.

REFERÊNCIAS BIBLIOGRÁFICAS

1. Instituto Nacional de Câncer José Alencar Gomes da Silva (INCA). Coordenação de Prevenção e vigilância. Estimativa 2018: incidência de câncer no Brasil – Rio de Janeiro:

INCA; 2017. Disponível em: https://www.inca.gov.br/sites/ufu.sti.inca.local/files//media/document//estimativa-incidencia-de-cancer-no-brasil-2018.pdf. Acesso em: 5/9/2020.

2. BRASIL. Ministério da Saúde. Secretaria de Atenção à Saúde. Departamento de Atenção Especializada e Temática. Protocolo de diagnóstico precoce para oncologia pediátrica. Brasília: Ministério da Saúde; 2017. Disponível em: http://www1.inca.gov.br/inca/Arquivos/protocolo-de-diagnostico-precoce-do-cancer-pediatrico.pdf. Acesso em: 5/9/2020.
3. Rodrigues KE, Camargo B. Diagnóstico precoce do câncer infantil: responsabilidade de todos. Rev Assoc Med Bras. 2003;49(1):29-34.
4. Instituto Nacional de Câncer José Alencar Gomes da Silva (INCA), Instituto Ronald McDonald. Diagnóstico precoce do câncer na criança e no adolescente. 2.ed. Rio de Janeiro: INCA; 2014.
5. Lins MM, Santos MO, de Albuquerque MFPM, de Castro CCL, Mello MJG, de Camargo B. Incidence and survival of childhood leukemia in Recife, Brazil: a population-based analysis. Pediatr Blood Cancer. 2017;64(8).
6. Instituto Nacional de Câncer José Alencar Gomes da Silva (INCA). Retinoblastoma. Publicação do INCA para profissionais de saúde. 2018. Disponível em: https://www.inca.gov.br/tipos-de-cancer/retinoblastoma/profissional-de-saude. Acesso em: 5/9/2020.
7. Instituto Desiderata. Panorama da Oncologia Pediátrica. 2018;5(5). Disponível em: https://desiderata.org.br/wp/wp-content/uploads/2019/01/boletim_panorama_2018_web.pdf. Acesso em: 5/9/2020.

31

IMUNODEFICIÊNCIAS PRIMÁRIAS

Ekaterini Simões Goudouris
Fernanda Pinto Mariz

OBJETIVOS

- ✓ Apresentar os sinais de alerta que devem levar o pediatra geral a suspeitar de que possa estar diante de alguma imunodeficiência primária.
- ✓ Descrever as principais manifestações clínicas das imunodeficiências primárias.
- ✓ Listar os exames complementares que compõem a investigação básica deste grupo de patologias.

INTRODUÇÃO

As imunodeficiências primárias (IDP) são distúrbios do sistema imunológico caracterizadas pela presença de infecções, autoimunidade, processo inflamatório, doenças alérgicas e/ou tendência a malignidades. Por conta dessa diversidade de manifestações que envolvem não somente quadros infecciosos, e que são muitas vezes relacionadas à desregulação do sistema imune, mais recentemente tem-se utilizado para designá-las o termo erros inatos da imunidade (EII). Trata-se de um grupo bem heterogêneo composto por 416 doenças, relacionadas a mutações em 430 genes diferentes.[1]

A classificação mais utilizada é periodicamente atualizada pela Comissão Internacional de Sociedades Imunológicas (IUIS) e divide as imunodeficiências em 10 tabelas: imunodeficiências afetando imunidade celular e humoral; imunodeficiências combinadas com características clínicas associadas ou sindrômicas; deficiências predominantemente de anticorpos; doenças de desregulação imunológica; defeitos congênitos no número e/ou função de fagócitos; defeitos da imunidade inata; doenças autoinflamatórias; deficiências do complemento; falência da medula óssea; e fenocópias de IDP.[1]

ASPECTOS EPIDEMIOLÓGICOS

Sua exata prevalência no mundo não é conhecida, sendo bem variável de acordo com a doença em questão. Pouco conhecimento sobre estas doenças, dificuldade de acesso a exames complementares diagnósticos e ausência de registro dos casos prejudicam a aquisição de conhecimento acurado sobre seus aspectos epidemiológicos. Estima-se que a prevalência geral do grupo seja de algo em torno de 1 para cada 10.000 indivíduos, excluindo-se a mais comum delas, a deficiência seletiva de IgA.[2,3]

Os EII mais comuns são os que afetam predominantemente a produção de anticorpos, responsáveis por mais de 50% dos casos.[4]

É muito importante que os casos sejam registrados, ainda que não se tenha o diagnóstico molecular definitivo. No Brasil, deve-se utilizar o Registro da Sociedade Latino-Americana de Imunodeficiências (LASID).

A maioria das doenças do grupo é determinada geneticamente, ainda que não se conheçam os genes envolvidos em algumas delas.[5] Atualmente, estão descritas mutações em 430 genes diferentes, associadas a EII. Este número tem crescido muito nos últimos anos com o desenvolvimento de novas técnicas de sequenciamento genético.[6] Estão envolvidas mutações herdadas ou *de novo*, germinativas ou somáticas, com substituições de nucleotídeos com perda de sentido ou sem sentido.[7,8] Além disso, há defeitos imunológicos associados a algumas alterações cromossômicas. Há ainda doenças denominadas fenocópias, que são causadas por mutações somáticas ou por autoanticorpos que mimetizam alguns EII hereditários.[1]

FISIOPATOLOGIA

A ausência ou a função alterada de um ou mais produtos referentes a diferentes genes promove disfunção de um ou mais setores do sistema imunológico. O papel de cada um destes produtos genéticos, as vias imunológicas e as células ou tecidos em que eles atuam definem que tipo de acometimento do sistema imune estará presente.[7,8]

Defeitos em diferentes moléculas que atuam em uma mesma via do sistema imune podem produzir fenótipos clínicos e imunológicos semelhantes.[7,8] Por outro lado, defeitos em um único gene podem se apresentar com diferentes fenótipos clínicos, provavelmente por meio de interações com outros genes e/ou com fatores ambientais, ainda não completamente conhecidos.[9]

QUADRO CLÍNICO

As seguintes situações clínicas são relevantes para a suspeita diagnóstica de um EII:[10]

- Infecções graves, recorrentes, persistentes e/ou por germes incomuns, com resposta lenta ao tratamento apropriado e/ou necessidade de troca de antibióticos e/ou de uso por via intravenosa. A definição de recorrência varia de acordo com o tipo de infecção. Indica suspeita o relato de 4 ou mais otites em 1 ano, e 2 ou mais pneumonias em 1 ano.
- Reações graves e/ou atípicas à vacina BCG.
- Infecções disseminadas por micobactérias e/ou com pobre resposta terapêutica.
- Manifestações autoimunes precoces (1º ano de vida), graves e/ou pouco responsivas ao tratamento.
- Manifestações de processo inflamatório, com ou sem febre, recorrentes ou persistentes, com ou sem gravidade, sem evidência de infecção ou autoimunidade.
- Quadros alérgicos graves, precoces e/ou pouco responsivos ao tratamento habitual.
- Doenças malignas, particularmente de sistema linforreticular, precoces, recorrentes e/ou pouco responsivas ao tratamento.
- História familiar de imunodeficiência ou compatível com uma imunodeficiência.
- Fenótipos clínicos característicos, como albinismo oculocutâneo parcial (síndrome de Chédiak-Higashi), ataxia do tipo cerebelar com telangiectasias oculocutâneas (síndrome de ataxia-telangiectasia – AT) ou eczema, trombocitopenia com plaquetas pequenas (síndrome de Wiskott-Aldrich).
- Retardo na queda do cordão umbilical ou onfalite.
- Cardiopatias congênitas graves e síndromes genéticas em que ocorram infecções recorrentes.
- Consanguinidade na família. Em se tratando de doenças geneticamente determinadas, o risco maior encontra-se em grupos populacionais que apresentem maior consanguinidade.

Infecções restritas a apenas um sistema, por exemplo, apenas otites médias, sem evidências de infecções em outros locais, sugerem uma etiologia local, mecânica e não IDP.[10,11]

Quadros infecciosos sem agente etiológico identificado e não responsivos ao tratamento habitual indicam a pesquisa de agentes incomuns, independentemente da gravidade do quadro.[11]

O tipo de agente infeccioso e o local de infecção direcionam a suspeita em relação ao tipo de EII envolvido, assim como orientam a investigação diagnóstica. Infecções sinopulmonares e otites recorrentes, por germes encapsulados, sugerem defeitos na produção de anticorpos. Reações graves a BCG, infecções por germes oportunistas, diarreia persistente com perda ponderal e ausência de timo na radiografia de tórax, sugerem imunodeficiências combinadas de células T e B (imunodeficiência combinada grave – SCID). Manifestações cutâneas como eritrodermia esfoliativa generalizada evoluindo com alopecia e dermatite descamativa nas primeiras semanas de vida, assim como eczema crônico com início no 2º ou 3º mês de vida, podem ser observados nos pacientes com defeitos combinados. Infecções pulmonares e abscessos cutâneos e de vísceras por estafilococo, bactérias Gram-negativas e fungos sugerem defeitos de fagócitos. Meningite por meningococo e infecções sinopulmonares por germes encapsulados sugerem defeitos do sistema do complemento, assim como angioedema recorrente sem urticária e não responsivo a anti-histamínicos.[10,11]

Endocrinopatias, doença intestinal e citopenias autoimunes, além de linfoproliferação, particularmente se precoces e pouco responsivas ao tratamento, sugerem EII com desregulação imunológica.[11]

Os sinais de alerta para EII na criança encontram-se no Quadro 1, e em lactentes, no Quadro 2.

Quadro 1 10 sinais de alerta para erros inatos da imunidade na criança

Dois ou mais pneumonias no último ano
Quatro ou mais otites no último ano
Estomatites de repetição ou candidíase por mais de 2 meses
Abscessos de repetição ou ectima
Um episódio de infecção sistêmica grave (sepse, meningoencefalite ou osteoartrite)
Infecções intestinais de repetição ou diarreia crônica
Asma grave, doença do colágeno ou autoimune
Efeito adverso ao BCG ou infecção por micobactéria
Fenótipo clínico sugestivo de síndrome associada à imunodeficiência
História familiar de imunodeficiência

Fonte: Modell et al., 2018.[3]

Quadro 2 12 sinais de alerta para erros inatos da imunidade no 1º ano de vida

Infecções fúngicas, virais e/ou bacterianas persistentes ou graves
Reações adversas a vacinas vivas, especialmente ao BCG
Diabetes melito persistente ou outra doença autoimune e/ou inflamatória
Quadro febril, sepse-símile, sem identificação de agente infeccioso
Lesões cutâneas extensas

(continua)

Quadro 2 12 sinais de alerta para erros inatos da imunidade no 1º ano de vida *(continuação)*

Diarreia persistente ou crônica
Cardiopatia congênita (particularmente anomalias dos vasos da base)
Atraso na queda do coto umbilical (> 30 dias)
História familiar de imunodeficiência ou de óbitos precoces por infecção
Linfocitopenia, ou outra citopenia, ou leucocitose persistentes na ausência de quadro infeccioso
Hipocalcemia, com ou sem convulsão
Ausência de imagem do timo à radiografia de tórax

Fonte: Carneiro-Sampaio, Jacob e Leone, 2011.[12]

Ao exame físico, os sinais importantes que podem levar à suspeita deste grupo de patologias são:[13]

- Ausência de gânglios e tecido linfoide ou hiperplasia significativa.
- Desnutrição.
- Eczema extenso e grave.
- Malformações e dismorfismos.
- Alterações do desenvolvimento psicomotor.
- Displasia ectodérmica.
- Telangiectasias oculocutâneas.
- Albinismo parcial.

PROPEDÊUTICA

O diagnóstico deste grupo de doenças tão diversas envolve as características clínicas já descritas, dosagens e avaliações funcionais de componentes do sistema imunológico e exames genéticos. Dados de história e exame físico são fundamentais para suscitar a suspeita, bem como para direcionar os exames laboratoriais iniciais.

São exames que compõem a investigação inicial dos EII:[14]

- Hemograma completo.
- Imunoglobulinas A, M, G e E.
- IgG para componentes de vacinas recebidas (tétano, difteria, sarampo, rubéola, principalmente).
- Linfócitos e subpopulações de linfócitos (CD3, CD4, CD8, CD19 e CD16/56).
- CH50 (atividade do sistema do complemento).
- C4 e inibidor de C1 esterase (para os casos de angioedema sem urticária).
- Anti-HIV.

Os valores de imunoglobulinas e linfócitos obtidos devem ser sempre comparados com referências para cada faixa etária.

O diagnóstico precoce da imunodeficiência combinada grave e da agamaglobulinemia é de fundamental importância para evitar sequelas e mortalidade precoce.[15] Atualmente, encontra-se disponível no Brasil, mas infelizmente ainda não no SUS, um exame de triagem neonatal que possibilita a quantificação do número de círculos excisados de células T (do inglês, TREC – *T-cell receptor excision circles*) e de células B (KREC – *kappa-deleting recombination excision circles*), que são marcadores do desenvolvimento normal desses tipos celulares.[16] Valores muito baixos ou indetectáveis de TREC são encontrados em pacientes com imunodeficiência combinada grave ou outras condições que cursem com comprometimento importante da produção de linfócitos T, como ataxia-telengiectasia, síndrome de DiGeorge e trissomias do 18 e 21. Valores muito baixos de KREC são encontrados em pacientes com agamaglobulinemia congênita.[17]

Exames de imagem para triagem são: a radiografia de *cavum* (para detectar presença de tecido adenoidiano) e radiografia de tórax (para investigar presença de timo).[14]

O diagnóstico diferencial varia de acordo com o tipo de patologia e manifestações clínicas, mas, em geral, deve ser feito com todas as causas de imunodeficiência secundária, particularmente infecção pelo HIV, uso de medicamentos imunossupressores e perdas de proteínas por via renal ou gastrintestinal.[18]

Diante de suspeita clínica importante e resultados normais de exames iniciais, a avaliação diagnóstica deve idealmente ser conduzida por especialista em imunologia clínica e pode incluir uma ampla gama de exames, como pesquisa de função de fagócitos por di-hidrorodamina (DHR), testes intradérmicos de hipersensibilidade tardia, avaliações funcionais e de expressão de proteínas por citometria de fluxo, pesquisa de outros marcadores de linfócitos,[6,7] além de pesquisa de mutações genéticas.[19]

TRATAMENTO

O tratamento é realizado por meio de medidas gerais, uso de antimicrobianos profiláticos e terapêuticos, reposição de imunoglobulina humana e transplante de células-tronco hematopoiéticas.[7,8]

Transfusão de hemoderivados irradiados em pacientes com defeitos combinados de células T e B e uso criterioso de imunizações ativas estão entre as principais medidas gerais.[20]

A indicação e o tipo de antimicrobiano profilático a ser prescrito dependem da doença envolvida. Em defeitos predominantemente da produção de anticorpos, azitromicina ou cotrimoxazol ou amoxicilina são os mais usados. Na doença granulomatosa crônica, por exemplo, estão indicados cotrimoxazol e itraconazol, ambos de maneira regular e contínua.[21]

A reposição de imunoglobulina é feita nos casos em que existe um defeito de produção de anticorpos. A dose habitual é de 400 a 600 mg/kg por via IV a cada 21 a 28 dias ou 100 a 150 mg/kg por via SC semanalmente.[22]

O transplante de células-tronco hematopoiéticas é o único tratamento curativo disponível atualmente, sendo urgente diante de um quadro de imunodeficiência combinada grave. Está indicado também em outros EII, seguindo critérios de gravidade.[23]

Terapia gênica tem sido realizada em alguns casos, particularmente de SCID, mas ainda não se encontra disponível em larga escala ou no Brasil.[24]

PREVENÇÃO/PROGNÓSTICO

As complicações estão relacionadas a sequelas de processos infecciosos (p. ex., bronquiectasias), a manifestações clínicas características (p. ex., doença neurológica progressiva na ataxia telangiectasia) ou ainda a doenças malignas.[7,8]

O prognóstico varia bastante de acordo com o EII em questão, desde a ausência de sintomas com expectativa de vida normal em pacientes com deficiência seletiva de IgA até morte precoce, ainda no 1º ano de vida, em pacientes com imunodeficiência combinada grave.[7,8]

Elevado nível de suspeição, diagnóstico e tratamento precoces são as mais importantes ferramentas para evitar complicações, morbidade e mortalidade.[7,8]

DESAFIOS ATUAIS

São importantes desafios no campo dos EII: ampliar o conhecimento sobre os sinais de alerta dentre as diferentes especialidades médicas e outras profissões da área da saúde, melhorar o acesso a exames complementares diagnósticos e triagem neonatal, assim como melhorar o acesso às medidas terapêuticas indicadas nos diferentes tipos de doença, particularmente o transplante de células-tronco hematopoiéticas.

ORIENTAÇÕES AOS PAIS

Medidas gerais para o cuidado com pacientes com algum EII incluem:[25]

- Não usar vacinas de agentes vivos e atenuados.
- Comer alimentos bem cozidos e limpos.

- Praticar atividades físicas e evitar aglomerações de pessoas ou convívio com animais domésticos, na dependência da doença em questão.
- Manter acompanhamento médico regular e contínuo, idealmente por pediatra e por imunologista clínico.

✓ CONCLUSÃO

Os erros inatos da imunidade são defeitos primários do sistema imune que podem se apresentar mais frequentemente com quadros infecciosos recorrentes e/ou graves e/ou por agentes oportunistas, mas também cursam com manifestações inflamatórias, alérgicas, autoimunes ou malignidades. O diagnóstico precoce é fundamental para evitar graves sequelas ou mortalidade precoce.

REFERÊNCIAS BIBLIOGRÁFICAS

1. Tangye SG, Al-Herz W, Bousfiha A, Chatila T, Cunningham-Rundles C, Etzioni A, et al. Human Inborn Errors of Immunity: 2019 Update on the Classification from the International Union of Immunological Societies Expert Committee. J Clin Immunol. 2020;40(1):66-81.
2. Bousfiha AA, Jeddane L, Ailal F, Benhsaien I, Mahlaoui N, Casanova JL, et al. Primary immunodeficiency diseases worldwide: more common than generally thought. J Clin Immunol. 2013;33(1):1-7.
3. Modell V, Orange JS, Quinn J, Modell F. Global report on primary immunodeficiencies: 2018 update from the Jeffrey Modell Centers Network on disease classification, regional trends, treatment modalities, and physician reported outcomes. Immunologic Research. 2018;66:367-80.
4. Bonilla FA, Khan DA, Ballas ZK, Chinen J, Frank MM, Hsu JT, et al. Practice parameter for the diagnosis and management of primary immunodeficiency. J Allergy Clin Immunol. 2015;136(5):1186-205.
5. Heimall JR, Hagin D, Hajjar J, et al. Use of genetic testing for primary immunodeficiency patients. J Clin Immunol. 2018;38:320-9.
6. Al-Mousa H, Abouelhoda M, Monies DM, Al-Tassan N, Al-Ghonaium A, Al-Saud B, et al. Unbiased targeted next-generation sequencing molecular approach for primary immunodeficiency diseases. Allergy Clin Immunol. 2016;137(6):1780-7.
7. Rezaei N, Aghamahammadi A, Notarangelo LD. Primary immunodeficiency diseases. 2.ed. Berlin: Springer; 2017.
8. Sullivan KE, Stiehm ER. Stiehm's immune deficiencies. London: Elsevier; 2014.
9. Rodriguez-Cortez VC, Hernando H, de la Rica L, Vento R, Ballestar E. Epigenomic deregulation in the immune system. Epigenomics. 2011;3(6):697-713.
10. Goudouris E, Kovalhuk L. Imunodeficiências: clínica. In: Solé D, Bernd LAG, Rosário Filho NA. Tratado de alergia e imunologia clínica. São Paulo: Atheneu; 2011. p.443-62.
11. McCusker C, Upton J, Warrington R. Primary immunodeficiency. Allergy Asthma Clin Immunol. 2018;14(Suppl 2):61.

12. Carneiro-Sampaio M, Jacob CMA, Leone CR. A proposal of warning signs for primary immunodeficiencies in the first year of life. Pediatric Allergy & Immunology. 2011;22(3):345-6.
13. de Vries E, Driessen G. Educational paper: primary immunodeficiencies in children: a diagnostic challenge. Eur J Pediatr. 2011;70(2):169-77.
14. Lehman H, Hernandez-Trujillo V, Ballow M. Diagnosing primary immunodeficiency: a practical approach for the non-immunologist. Curr Med Res Opin. 2015;31(4):697-706.
15. Spek J, Groenwold RH, Burg M, Montfrans JM. TREC based newborn screening for severe combined immunodeficiency disease: a systematic review. J Clin Immunol. 2015;35:416-30.
16. Kanegae MPP, Barreiros LA, Sousa JL, Brito MAS, Oliveira EB Junior, Soares LP, et al. Newborn screening for severe combined immunodeficiencies using Trecs and Krecs: second pilot study in Brazil. Rev Paul Pediatr. 2017;35(1):25-32.
17. Mauracher AA, Pagliarulo F, Faes L, Vavassori S, Güngör T, Bachmann LM, et al. Causes of low neonatal T-cell receptor excision circles: a systematic review. J Allergy Clin Immunol Pract. 2017;5(5):1457-60.
18. Dhalla F, Misbah AS. Secondary antibody deficiencies. Curr Opin Allergy Clin Immunol. 2015;15:505-13.
19. Meyts I, Bosch B, Bolze A, Boisson B, Itan Y, Belkadi A, et al. Exome and genome sequencing for inborn errors of immunity. J Allergy Clin Immunol. 2016;138(4):957-69.
20. Bonilla FA. Update: Vaccines in primary immunodeficiency. J Allergy Clin Immunol. 2018;141(2):474-81.
21. Aguilar C, Malphettes M, Donadieu J, Chandesris O, Coignard-Biehler H, Catherinot E, et al. Prevention of infections during primary immunodeficiency. Clin Infect Dis. 2014;59(10):1462-70.
22. Goudouris ES, Silva AMR, Ouricuri AL, Grumach AS, Condino Neto A, Costa Carvalho BT, et al. Consenso Brasileiro sobre o uso de imunoglobulina humana em pacientes com imunodeficiências primárias. Einstein. 2017;15(1):1-16.
23. Shamriz O, Chandrakasan S. Update on advances in hematopoietic cell transplantation for primary immunodeficiency disorders. Immunol Allergy Clin North Am. 2019;39(1):113-28.
24. Kohn DB, Kuo CY. New frontiers in the therapy of primary immunodeficiency: from gene addition to gene editing. J Allergy Clin Immunol. 2017;139(3):726-32.
25. Buckley RH (ed.). Immune deficiency foundation. Diagnostic & clinical care guidelines for primary immunodeficiency diseases. 3.ed. 2015. Disponível em: https://primaryimmune.org/sites/default/files/publications/2015-Diagnostic-and-Clinical-Care-Guidelines-for-PI_1.pdf. Acesso em: 30/9/2020.

32

ABORDAGEM AMBULATORIAL DA CRIANÇA EM SITUAÇÃO DE VIOLÊNCIA

Ana Lúcia Ferreira
Anna Tereza Miranda Soares de Moura

OBJETIVO

✓ Orientar os pediatras sobre o atendimento ambulatorial de crianças em situação de suspeita ou vítimas de violência.

INTRODUÇÃO

Durante os primeiros anos de vida, a procura por consultas aos serviços de saúde costuma ser frequente, constituindo-se em oportunidade para orientações sobre cuidados com a criança e permitindo a observação da dinâmica familiar. A partir do vínculo que vai se estabelecendo ao longo destes encontros, o pediatra atento pode ser capaz de identificar aspectos positivos e negativos que ocorrem nas relações familiares, principalmente no que se refere ao cuidado, ao uso de métodos de disciplina e à proteção da criança. Desta forma, as consultas pediátricas ambulatoriais de rotina podem ser consideradas como momentos adequados para a prevenção e a identificação de situações de risco para a ocorrência de violência contra a criança, vítima preferencial da violência interpessoal que ocorre dentro de casa, cometida, na maioria das vezes, por seus pais, responsáveis ou cuidadores. Outro aspecto que torna ainda mais importante a atuação do pediatra é a dificuldade da revelação, pela criança, da sua vitimização. Isto ocorre porque a criança vítima, frequentemente, sente medo, culpa e vergonha quando vivencia situações de violência.

O Ministério da Saúde (MS) define a violência que acomete crianças e adolescentes como "quaisquer atos ou omissões dos pais, parentes, responsáveis, instituições e, em última instância, da sociedade em geral, que redundam em dano físico, emocional, sexual e moral às vítimas".[1] Segundo a definição da Organização Mundial da Saúde (OMS), a violência contra estes grupos etários engloba

> *todas as formas de agressão física e/ou psicológica, abuso sexual, negligência, tratamento comercial ou outras formas de exploração, que resultem em dano atual ou potencial, à saúde da criança, à sua sobrevivência, seu desenvolvimento ou dignidade, que ocorra em um contexto de relacionamento de responsabilidade, confiança ou poder.*[2]

As crianças podem ser submetidas a vários tipos de violência (Quadro 1), de forma isolada ou concomitante uns aos outros. O abuso psicológico costuma estar presente quando existem outras formas de violência, inclusive entre os pais ou cuidadores da criança.

Quadro 1 Classificação da violência contra a criança

Tipo de violência	Definição
Violência física	Atos de força perpetrados por pais ou cuidadores, que causam lesão atual ou têm o potencial de causar lesões físicas, independentemente de existir intenção ou não de machucar a criança
Violência psicológica	Incapacidade de criar um ambiente de cuidado. Inclui atos que possuem efeitos adversos à saúde e ao desenvolvimento da criança. São ameaças, intimidações, rejeições, xingamentos e outras formas de tratamento hostil
Violência sexual	Envolvimento da criança em práticas sexuais que ela não é capaz de compreender, consentir ou ainda não está suficientemente desenvolvida para consentir. O abuso sexual é evidenciado quando estes atos ocorrem em uma relação de poder, responsabilidade ou confiança, e a atividade tem a intenção de satisfazer a outra pessoa
Negligência	Incapacidade dos pais ou cuidadores em prover os cuidados necessários ao bem-estar da criança, nas esferas da saúde, educação, desenvolvimento emocional, nutrição e segurança, se eles tiverem condições apropriadas

Fonte: OMS, 2002.[2]

Vale ressaltar que o castigo corporal é considerado um tipo de violência física, muito comum na resolução de conflitos familiares e como método de disciplina infantil. A disciplina tem como principal objetivo preparar a criança para alcançar competências e habilidades relacionadas ao desenvolvimento de seu autocontrole, facilitando suas escolhas e direcionamentos. Essas habilidades também são úteis para que a criança possa ter cuidado com os outros e na resolução de seus conflitos. O desenvolvimento infantil depende do olhar, do cuidado e da atenção que a criança recebe de seus pais, que qualificam as expectativas da criança em relação aos outros, a si próprios e aos seus futuros relacionamentos. É fácil depreender que o uso de disciplina com agressão psicológica e castigo corporal não é recomendado quando se deseja alcançar o pleno desenvolvimento, na criança, de habilidades comportamentais que serão úteis para sua vida em sociedade. A parentalidade positiva é recomendada com ênfase no conhecimento das características de cada filho, considerando aspectos da etapa de seu desenvolvimento, com expectativas adequadas, reforço positivo e incentivo à comunicação e à negociação.[3,4]

Existe uma iniciativa global que recomenda a extinção de qualquer tipo de punição corporal e que traz uma definição bastante interessante sobre o que se considera castigo corporal, englobando qualquer punição que utiliza força física para causar dor ou desconforto, mesmo que leve. De acordo com esta iniciativa, as ações envolvem bater na criança (tapas, palmadas) com a mão ou objetos (cintos, sapatos, colheres de pau ou similar), além de atos como sacudir, beliscar, empurrar, chutar, arranhar, queimar, forçar a criança a ficar em posição desconfortável ou engolir (exemplo bem comum seria lavar a boca com sabão), entre outros. Existem também formas de punições não físicas, que são cruéis e degradantes para as crianças, como humilhação, ameaças e atos para ridicularizar, depreciar ou rebaixar a criança.[5]

ASPECTOS EPIDEMIOLÓGICOS

A OMS estima que 1 a cada 2 crianças (cerca de 1 bilhão de crianças) sofrem alguma forma de violência por ano e que cerca de 3 a cada 4 crianças entre 2 e 4 anos de idade sofrem regularmente punição física ou psicológica por parte de seus pais ou cuidadores.[6] Apesar da alta prevalência, a OMS afirma que a violência contra crianças é frequentemente escondida, invisível ou subnotificada.[7] No Brasil, existem duas fontes de dados que dão a dimensão do problema da violência contra crianças e adolescentes no país: o Disque Denúncia (Disque 100), do Ministério dos Direitos Humanos, e o Sistema de Informação de Agravos de Notificação (SINAN), do Ministério da Saúde.

De acordo com o Disque 100, em 2019, foram contabilizadas denúncias de 86.837 crianças e adolescentes vítimas de violações de seus direitos. O maior número de denúncias envolve crianças entre 4 e 7 anos de idade e, em 52% das vezes, ocorrem na casa da vítima. O tipo de violação mais reportada foi negligência (38%), seguida de violências psicológica (23%), física (21%) e sexual (21%).[8]

LINHA DE CUIDADO – ABORDAGEM AMBULATORIAL DA CRIANÇA VÍTIMA DE VIOLÊNCIA

Este capítulo está organizado sob a forma de linha de cuidado, de acordo com proposta do MS,[9] abordando os seguintes níveis da atenção dispensada às crianças vítimas de violência: a promoção de vínculos saudáveis, a prevenção da violência e o cuidado com as vítimas e suas famílias em suas diversas dimensões (acolhimento, atendimento, notificação e acompanhamento na rede de saúde e de proteção).

Para melhor se adequar ao conteúdo deste livro, será dada ênfase à atenção realizada em atendimentos ambulatoriais.

PROMOÇÃO DE VÍNCULOS SAUDÁVEIS

Desde a gestação, os pediatras podem contribuir para o fortalecimento dos vínculos entre os pais, a família e destes com o bebê. Os pais precisam ser informados sobre a importância de demonstrações de afeto entre si e para com o feto (conversar com ele, fazer carinho na barriga, cantar, etc.) e estimulados ao contato imediato e continuado com o bebê logo após o nascimento, assim como à amamentação. Estas medidas básicas da puericultura favorecem o desenvolvimento de laços mais fortes entre os pais e a criança, estimulando relações saudáveis, com resolução de conflitos a partir de negociação e respeito mútuo.

Nas consultas de puericultura, além dos aspectos gerais de anamnese e exame físico, abordagens mais ampliadas precisam ser incorporadas rotineiramente às consultas. A seguir, estão listados alguns exemplos importantes que podem favorecer a identificação de vínculos familiares saudáveis.

- Observação da qualidade das relações entre os membros de toda a família e destes em relação aos filhos. Especial atenção deve ser dada às relações entre os irmãos, que muitas vezes são focos de atritos que podem passar despercebidos.
- Verificação da existência de diálogo e de atividades lúdicas que estimulem a comunicação e o desenvolvimento afetivo e cognitivo da criança em seus diferentes estágios de desenvolvimento.
- Avaliação do conhecimento dos responsáveis sobre as peculiaridades da etapa de desenvolvimento do paciente atendido que, se não compreendidas, podem desencadear nos cuidadores sentimentos de ansiedade e estresse, favorecendo a presença de atos violentos (choro mais frequente nos primeiros anos de vida, período de treinamento de toalete, etc.).

- Avaliação do conhecimento sobre as crenças e atitudes utilizadas pelos pais para corrigir e educar os filhos, incentivando métodos de disciplina infantil baseados na relação positiva entre pais e filhos, num ambiente de suporte ao aprendizado, sempre reforçando o comportamento desejado.

Uma vez conhecendo melhor as características da família atendida, fica mais fácil para o pediatra reforçar as atitudes consideradas adequadas à construção de um vínculo saudável. Os pais ou responsáveis precisam receber do pediatra as informações necessárias para que se possa alcançar o desenvolvimento pleno da criança, lembrando sempre que cada família é única e que cada criança possui seu próprio temperamento, por vezes sendo necessária flexibilização e paciência no cuidado com os filhos.

PREVENÇÃO DA VIOLÊNCIA CONTRA A CRIANÇA

A violência é um fenômeno multifatorial, decorrente da inter-relação de fatores individuais, relacionais, comunitários e sociais.[7] A maneira como estes fatores estão presentes e se relacionam em cada família pode ajudar a compreender porque a violência está ocorrendo. Cabe ao pediatra identificar e trabalhar no sentido de contornar ou diminuir os fatores de vulnerabilidade e risco e, ao mesmo tempo, tentar fortalecer os fatores de proteção, principalmente nos níveis individuais e relacionais. É importante considerar que a ocorrência de cada um desses fatores muda com o desenvolvimento da criança, de modo que os contextos dos pares, da escola e da comunidade ganham maior importância gradualmente com a idade.

Outra ideia a ser considerada é que tanto os fatores de vulnerabilidade/risco quanto os de proteção são cumulativos, portanto, a "carga" que submeterão às crianças e aos adolescentes é tanto maior quanto mais numerosos forem esses fatores (tanto no sentido de exposição quanto de proteção). Assim, mesmo que não seja possível para o pediatra e a equipe de saúde abolir todos os fatores de risco ou desenvolver todos os de proteção, sempre será proveitoso interferir em alguns deles que sejam mais viáveis para o contexto da família específica que se está trabalhando. Aspectos relacionados aos fatores comunitários e sociais podem não estar na abrangência de atuação do pediatra, que precisará acionar outros setores parceiros para condução de casos de violência contra a criança.

É muito importante identificar crianças e famílias vulneráveis para que se possam desenvolver ações de prevenção adequadas a cada situação. Como comentado anteriormente, essa identificação pode ser feita por meio de uma anamnese ampliada, que busque informações para além daquelas focadas especificamente nas questões biológicas.

A seguir, estão listadas algumas situações que sinalizam a presença de maior vulnerabilidade, que precisam ser adequadas ao perfil de família atendida nos ambulatórios.

- Dificuldade de maternagem/paternagem ou presença de depressão pós-parto.
- As expectativas dos pais não estão de acordo com o nível de desenvolvimento e capacidades intelectuais e físicas da criança.
- Tipo de método de disciplina utilizado pela família, com especial atenção para uso de agressão psicológica, castigo corporal ou outras práticas de disciplina violenta.
- Qualidade da supervisão despendida pela família (onde a criança fica, com quem fica, quais as atividades lúdicas e educativas disponíveis, como se desloca para escola e lazer, etc.).
- Questões de ordem socioeconômicas que possam causar estresse familiar (desemprego, doenças graves, incapacitantes ou crônicas, uso habitual de álcool e drogas, etc.).
- Relação conflituosa entre os pais. Dada a forte associação que existe entre a violência doméstica contra a mulher e a violência contra crianças, é importante que este problema seja investigado sistematicamente. Perguntas diretas devem ser feitas para avaliar se a mulher está sob risco: foi submetida a alguma forma de violência recentemente? Sente-se segura na relação atual? Algum parceiro de relação anterior a faz sentir insegura no momento?
- Recursos disponíveis para a família, de quem pode receber apoio, com quem se relaciona. A identificação de famílias isoladas socialmente pode ser um importante fator de vulnerabilidade.

Especialmente naquelas famílias nas quais sejam identificados fatores de vulnerabilidade para a ocorrência de violência contra a criança, é recomendado explorar ativamente a presença dos fatores de proteção, que nem sempre são de fácil identificação. A partir do modelo ecológico explicativo da violência anteriormente apresentado, os fatores de proteção podem atenuar ou até mesmo impedir que eventuais fatores de vulnerabilidade desencadeiem os maus-tratos. Alguns fatores de proteção são internacionalmente considerados como fundamentais para que as famílias sejam capazes de criar ambientes saudáveis e protetores para crianças e adolescentes, conforme segue:

- Conexões sociais estabelecidas pela família.
- Capacidade de resiliência dos pais.
- Informações sobre paternagem/maternagem e sobre as fases de desenvolvimento da criança.

- Existência de suportes concretos (rede de apoio social, ajuda financeira) em caso de necessidades.
- Competência emocional e social da criança.

Resiliência é a capacidade de o indivíduo lidar com problemas, adaptar-se a mudanças, superar obstáculos ou resistir à pressão de situações adversas, encontrando soluções estratégicas para enfrentar e superar as adversidades.

O CUIDADO DA CRIANÇA VÍTIMA DE VIOLÊNCIA

Dando continuidade à linha de cuidado, passa-se então à abordagem da criança vítima de violência, nas quatro dimensões descritas a seguir.[10,11]

Acolhimento

O acolhimento das crianças e de suas famílias, quando existe suspeita ou uma situação confirmada de violência, é um momento especial para todos os envolvidos (crianças, familiares e equipe de saúde). Neste contato inicial, o profissional deve tomar para si a responsabilidade de atender a criança e a família em suas demandas, de acordo com cada situação. Para isso, é importante ser capaz de escutar mais do que o simples relato dos fatos. No momento do acolhimento, o pediatra pode perceber o que a criança e o acompanhante (incluindo o autor da agressão) sentem em relação ao que está acontecendo, permitindo a expressão dos sentimentos de tristeza, raiva e medo e oferecendo o apoio necessário para que se sintam seguros. Ao compreender a situação e estabelecer vínculo com a criança e os familiares, o profissional torna-se mais seguro para, junto com a família, tentar buscar soluções para os problemas identificados.

Também é muito importante não fazer pré-julgamentos diante do relato, o que pode suscitar sentimentos desagradáveis ao longo da consulta e ao longo do acompanhamento. A escuta empática e desprovida de críticas estimula a sensação de conforto e pertencimento, e esse contato inicial positivo é parte fundamental do cuidado oferecido às crianças e às famílias em situação de violência.

Recomenda-se que não haja pressões para que a família ou o paciente relatem suas informações, atitude que geralmente acontece em decorrência de ansiedade dos profissionais. Respeitar o ritmo com o qual os dados são fornecidos contribui para uma consulta acolhedora e, em geral, para uma compreensão mais completa da situação. Especial atenção deve ser dada ao ambiente onde se realiza o acolhimento, que deve ser tranquilo, seguro e com privacidade.

Atendimento

Aspectos rotineiros da anamnese, como avaliação do desenvolvimento (em especial o emocional), presença de vacinação completa para a idade, alimentação adequada (quantidade e qualidade), se revestem de especial importância na identificação de situações de violência, em especial a negligência de cuidados. A avaliação dos vínculos afetivos entre todos os membros da família, inclusive a família ampliada (entre a criança e seus irmãos, pais, cuidadores e outras pessoas que convivam com o paciente, inclusive na escola), bem como a presença de relação de confiança entre a criança e um adulto próximo deve ser realizada com cuidado. Especial atenção deve ser dada ao relacionamento do casal, existência de ofensas verbais ou outros tipos de agressões, além da presença de situações de estresse em geral, como familiares com necessidades especiais, separações ou mortes recentes, desemprego, alcoolismo e uso de drogas.

O pediatra também precisa identificar como se realiza a supervisão das atividades cotidianas da criança e se existe ocorrência prévia de acidentes. Dependendo da idade da criança, informações sobre a frequência regular à escola, bem como o comportamento em ambientes extrafamiliares, também são importantes. As características da rede de apoio familiar também devem ser investigadas, se é protetora, capaz de manter vínculo afetivo positivo e estimula o bom desenvolvimento psíquico.

Um aspecto muito importante do atendimento é o registro de todas as alterações observadas, tanto durante a entrevista com a criança e seus familiares, quanto ao longo do exame físico. Essas observações podem ser muito úteis na condução posterior do caso, inclusive para auxiliar nas questões judiciais que podem se desdobrar em casos de violência familiar contra a criança.

Na prática, a avaliação é realizada de forma ampliada ao longo de toda a consulta pediátrica, mas existem algumas questões que são específicas de cada tipo de violência, conforme destacado a seguir.

Negligência

Observar no exame físico: peso e altura (presença de desnutrição ou obesidade); cuidados de higiene; atenção ao vestuário e sua adequação (clima, idade da criança, etc.). Comparar o aspecto da criança com o dos irmãos e cuidadores para verificar se há discrepância entre a situação do paciente e do restante de sua família.

Abuso físico

Enfatizar na anamnese: circunstâncias em que ocorreram os eventos (data, hora, local, medidas iniciais tomadas); se houve testemunha; se os fatos relatados são compatíveis com o desenvolvimento da criança; ocorrência de eventos semelhantes ou acidentes anteriores; formas de corrigir/disciplinar a criança; utilização de castigos físicos na família (verificar se os pais eram castigados fisicamente quando crianças); situações que desencadeiam as agressões físicas contra a criança; risco de revitimização.

Observar no exame físico: presença de lesões de pele e mucosas, ocorrência de calos ósseos. As lesões de pele e mucosas podem ser específicas (com a forma do objeto utilizado na agressão) ou inespecíficas. É muito importante examinar a criança despida, para observação de lesões (hematomas, escoriações, etc.) em áreas cobertas, que não costumam ser atingidas por traumas leves decorrentes de jogos e brincadeiras. A observação de lesões simétricas e em diferentes estágios de evolução pode aumentar a suspeição de ocorrência de abuso físico. Por vezes, é possível observar marcas com o formato dos objetos utilizados na agressão, como fios, fivelas de cinto, talheres, etc. O pediatra deve estar atento principalmente à ocorrência de lesões que não são condizentes com o estágio de desenvolvimento da criança nem com o relato dos familiares.

Abuso sexual

Enfatizar na anamnese: circunstâncias em que ocorreram os fatos; se houve testemunha; detalhes do que aconteceu (tentar avaliar sempre que possível, desde que não seja invasivo ou violento para a criança), de modo a orientar os procedimentos médicos (exemplo: é importante saber se houve contato sexual que demande medidas investigativas e preventivas para infecções sexualmente transmissíveis (IST) e gravidez); verificar se há comportamento sexualizado impróprio para a idade da criança; observar a reação dos familiares em relação à violência (reação para com a criança e o agressor); qual o nível de contato com o agressor; se existe risco de revitimização; se o profissional se sentir seguro, deve ser oferecida à criança a oportunidade de ser ouvida, sem que haja pressão para que relate os fatos.

Observar no exame físico: lesões de pele e mucosas; alterações em genitália e região perianal; comportamento/reação da criança e do acompanhante durante o exame físico (não forçar caso haja reação negativa da criança ao exame, exceto em casos em que seja necessária avaliação clínica para condução do caso). Em casos extremos, a criança pode ser sedada para o exame.

Abuso psicológico

Observar manifestações emocionais e comportamentais da criança e da família: comportamento destrutivo ou autodestrutivo; acidentes frequentes; alternância entre atividade/passividade ao longo da consulta; dificuldade na esfera de controle dos impulsos (inibição, choro frequente, agressividade extrema); condutas antissociais; tentativas de suicídio.

Após realizar a anamnese e o exame físico, a conduta a ser traçada precisa ser definida para cada caso, que é único e não existe um manual ou diretriz que possa ser utilizado em todas as situações de violência familiar contra a criança. A atuação frente à violência não deve ser realizada de maneira isolada e o pediatra precisa entrar em contato com outros profissionais com diferentes áreas de atuação para o acompanhamento integral da criança e o estabelecimento de medidas protetivas.

O pediatra pode desempenhar importante papel junto à família, atuando como fonte de informações e também de apoio em momentos de conflito. Uma postura empática, não julgadora e aberta pode ser fundamental para que os familiares – e em especial a criança – se sintam seguros para relatar o ocorrido. Uma questão fundamental é que frequentemente o agressor está presente à consulta e também precisa ser inserido na linha de cuidado desenvolvida pelo pediatra e demais profissionais envolvidos.

Alguns exames complementares podem ser necessários em situações específicas, como exemplificado a seguir.

- Diante da suspeita de abuso físico em crianças até 2 anos de idade, solicitar radiografias de todo o esqueleto visando-se a identificar calos ósseos de fraturas anteriores. Muitas vezes, é necessário solicitar coagulograma e hemograma para diagnóstico diferencial de lesões de pele com as doenças hematológicas.
- Lactentes com quadro de alteração de sensório, sem outros sinais de trauma, devem ser submetidos a exame de fundo de olho para identificação de hemorragia retiniana, frequente na síndrome do bebê sacudido.
- Caso o abuso sexual tenha ocorrido nas últimas 72 horas, é importante proceder às medidas de profilaxia para IST e prevenção de gravidez, que são regularmente atualizadas pelo Ministério da Saúde e/ou Secretarias Municipais e Estaduais de Saúde. Os serviços devem manter tais orientações disponíveis.

Notificação e outras medidas legais

A notificação é etapa fundamental no atendimento de crianças vítimas de violência. É provável que seja uma das ações mais difíceis de ser efetuada pelo pediatra geral, talvez pelo desconhecimento acerca do seu real objetivo, que é acionar a rede de proteção necessária para a abordagem integral da situação de violência, incorporando outros agentes na condução de cada caso. Segundo normativas descritas no Estatuto da Criança e do Adolescente (ECA), é considerada um direito da criança e medida fundamental para sua proteção, não devendo ser vista como um instrumento de punição ou denúncia.

A resistência entre os profissionais em realizar a notificação tem sido justificada por receio de traírem a confiança das famílias e por não acreditarem nos recursos disponíveis na rede, além do inconveniente de eventualmente se envolverem em processos judiciais. A fim de minimizar esses possíveis entraves, a família deve sempre ser adequadamente orientada quanto à notificação, explicando de maneira detalhada todos os passos que serão tomados para a proteção da criança. Esses esclarecimentos reforçam a relação entre o pediatra e a família e permitem que as medidas de proteção sejam programadas e efetivamente aconteçam. É preciso ter consciência de que o atendimento às situações de violência contra criança não se esgota nos serviços de saúde, assim a notificação passa a se revestir de importância indiscutível.

A notificação também gera informações sobre a situação específica que gerou o atendimento. O conhecimento da magnitude do problema, sua distribuição entre grupos de maior vulnerabilidade e seus tipos mais frequentes pode auxiliar no desenvolvimento das ações necessárias ao seu adequado enfrentamento. Por meio das informações contidas nas fichas de notificação, é possível ainda elencar as prioridades na formulação de políticas públicas.

O pediatra e demais membros da equipe de saúde estão amparados pelo ECA (arts. 13 e 245), que obriga a notificação em casos de suspeita ou confirmação de violência contra crianças e adolescentes por meio do preenchimento da Ficha de Notificação/Investigação Individual de Violência Doméstica, sexual e/ou outras violências interpessoais, do SINAN. Esta deve ser feita em duas vias:

- A ficha original deve ser encaminhada ao serviço de Vigilância em Saúde/Epidemiológica da Unidade de Saúde onde foi feito o atendimento, a fim de ser encaminhada à Secretaria de Saúde do Município.
- A segunda via fica na Unidade de Saúde que notificou o caso de violência.

Recomendação recente do Ministério da Saúde orienta que as comunicações exigidas por lei às instâncias de proteção (Conselho Tutelar) e/ou responsabilização (Vara da Infância e da Juventude ou Ministério Público) não sejam feitas com a cópia da ficha de notificação, mas em um informe sintético que não identifique o(a) profissional ou o serviço que notificou. Essa medida visa a proteger os(as) profissionais que realizam as notificações.[12]

Embora a notificação por escrito seja a ideal (em impressos da própria unidade ou receituário), a situação pode ser comunicada ao Conselho ou a outra autoridade competente também por telefone ou pessoalmente. A notificação pode ser anônima e o importante é transmitir as informações que vão permitir o contato do conselheiro com a família. O Disque 100, Disque Denúncia Nacional de Enfrentamento à Violência Sexual contra Crianças e Adolescentes, também é um recurso disponível no Brasil.

Cabe ressaltar que a notificação precisa ser feita para o Conselho Tutelar mais próximo à moradia da vítima, a fim de facilitar o contato dos conselheiros e suas equipes de apoio, bem como o comparecimento dos familiares à sede do Conselho. Desta forma, a rede de proteção pode ser acionada de maneira mais eficiente para cada situação específica.

Caso seja necessário realizar exame de corpo de delito (em geral, em situações de abuso sexual e físico), a família deve ser encaminhada a uma Delegacia de Polícia para registrar a ocorrência. Para que ocorra o atendimento mais adequado à vítima, recomenda-se que as famílias sejam orientadas a procurar Delegacias Especiais de Proteção à Criança e ao Adolescente, nos municípios onde estas instâncias estiverem disponíveis.

Acompanhamento

Tão importante quanto a conduta inicial (seja ela clínica ou relacionada às medidas protetivas) descrita anteriormente, é imprescindível decidir a forma de acompanhamento da família, que provavelmente será de médio até longo prazo. É interessante orientar a família e até a criança, dependendo de sua idade, que a situação vivenciada não se resolve de forma rápida, com algumas consequências aparecendo muito tempo depois do ocorrido. Também é comum que, na medida em que se explora o contexto familiar e a situação de violência é mais bem compreendida, sejam identificadas demandas que dificilmente o pediatra poderá resolver sozinho. Assim, pode ser necessária a intervenção de um profissional da saúde mental ou o apoio de assistentes sociais. Muitas ações desenvolvidas ao longo do seguimento decorrem das consequências da violência tanto para a vítima quanto para sua a família e precisam de equipe multidisciplinar para sua abordagem adequada.

Além da equipe de saúde multidisciplinar, muitas vezes é necessário envolver outros setores no seguimento. Aciona-se, assim, a rede intersetorial, na qual mais frequentemente o pediatra pode contar com o Conselho Tutelar, as escolas, as Delegacias Especializadas da Criança e do Adolescente, as Varas da Família, da Infância e Juventude e da Violência Doméstica, os Centros de Atenção Psicossocial, os Centros de Referência para Assistência Social, dentre outros. A escola costuma ser um local negligenciado na busca por apoio e proteção da criança, porém é uma parceira que precisa estar inserida na rede de seguimento das vítimas, pelo contato continuado que tem com as crianças e seus cuidadores.

Por fim, é importante que o pediatra, ainda que acione outros profissionais da rede, mantenha o acompanhamento do paciente, atuando como um articulador da assistência prestada e acompanhando todo o processo que se segue a essas situações complexas. Ao inserir este tema em suas consultas de rotina, ampliando sua investigação para além das questões biológicas, o pediatra pode contribuir de maneira diferenciada para a prevenção da ocorrência e detecção precoce da violência contra a criança.

DESAFIOS ATUAIS

As questões sociais, emocionais e culturais, geralmente presentes em situações de vitimização, são um grande desafio para os pediatras, tendo em vista a precariedade da formação do médico nessas áreas. O enfrentamento da violência demanda trabalho em equipe multidisciplinar, da qual o pediatra é peça fundamental, não devendo delegar a outros profissionais de saúde a condução dos casos.

Outro desafio atual são as inúmeras formas de violência que surgem com as mudanças da sociedade, como *cyberbulling*, *sexting*, jogos que estimulam o suicídio, de forma que os pediatras precisam estar sempre atentos para que possam prevenir, perceber precocemente e/ou saber orientar os pais e crianças/adolescentes a respeito.

ORIENTAÇÕES AOS PAIS

É desejável que os pais sejam orientados, nas consultas de puericultura, sobre comportamentos esperados para cada faixa etária e etapa de desenvolvimento. Importante também que o pediatra conheça as práticas utilizadas pelos pais para resolução de conflitos com seus filhos, para que possa orientá-los sobre a escolha de métodos não punitivos. Os pais precisam ser orientados quanto aos direitos das crianças e os diversos tipos de violência, tendo em vista que muitos não reconhecem como violentas algumas práticas existentes no dia a dia das famílias. Por fim, é crucial que os pais saibam que os pediatras têm a obrigação legal de notificar situações de violência contra crianças e adolescentes e que o Conselho Tutelar é uma instituição de proteção que pode auxiliá-los na condução de alguns problemas que enfrentam com seus filhos.

✓ CONCLUSÃO

Apesar dos avanços na construção de políticas públicas e diversos materiais sobre o tema, a violência permanece invisível nos serviços de saúde e sua ocorrência, subnotificada. O pediatra tem papel fundamental na abordagem das situações de violência, orientando os pais e mantendo sempre um canal de comunicação aberto para o esclarecimento de dúvidas, sem realizar juízo de valor ou emitir preconceitos. As crianças vítimas podem apresentar consequências nem sempre de fácil reconhecimento e que podem surgir em longo prazo, e a criação de vínculos positivos entre o pediatra e a família pode colaborar na condução das situações detectadas.

REFERÊNCIAS BIBLIOGRÁFICAS

1. BRASIL. Ministério da Saúde. Política Nacional de Redução da Morbimortalidade por Acidentes e Violências: Portaria GM/MS n. 737 de 16/05/01 publicada no DOU n. 96 Seção 1e, de 18/05/01. Seção 1, Brasília: Ministério da Saúde; 2001.
2. Organização Mundial da Saúde (OMS). Relatório mundial sobre violência e saúde. Genebra: OMS; 2002. Disponível em: https://www.cevs.rs.gov.br/upload/arquivos/201706/14142032-relatorio-mundial-sobre-violencia-e-saude.pdf. Acesso em: 30/9/2020.
3. Sege RD, Siegel BS, Council on Child Abuse and Neglect, Committee on Psychosocial Aspects of Child and Family Health. Effective discipline to raise healthy children. Pediatrics. 2018;142(6):e20183112.
4. MacMillan HL, Mikton CR. Moving research beyond the spanking debate. Child Abuse & Neglect. 2017;71:5-8.
5. World Health Organization (WHO). Global initiative to end all corporal punishment of children. Prohibiting and eliminating corporal punishment: a key health issue in addressing violence against children. Geneva: WHO; 2015. Disponível em: https://www.ohchr.org/Documents/Issues/Women/WG/righthealth/WS/Global_Initiative.pdf. Acesso em: 30/9/2020.
6. World Health Organization (WHO). Global Status report on preventing violence against children 2020; 2020. Disponível em: who.int/teams/social-determinants-of-health/violence-prevention/global-status-report-on-violence-against-children-2020. Acesso em: 24/8/2020.
7. World Health Organization (WHO). INSPIRE: seven strategies for ending violence against children. Organização Mundial da Saúde; 2016. Disponível em: https://apps.who.int/iris/bitstream/handle/10665/207717/9789241565356-por.pdf. Acesso em: 30/9/2020.
8. BRASIL. Ministério da Mulher, da Família e Direitos Humanos. Disque Direitos Humanos 100. Relatório 2019. Disponível em: https://www.gov.br/mdh/pt-br/acesso-a-informacao/ouvidoria/Relatorio_Disque_100_2019_.pdf. Acesso em: 24/8/2020.
9. BRASIL. Ministério da Saúde. Secretaria de Atenção à Saúde. Departamento de Ações Programáticas Estratégicas. Linha de cuidado para a atenção integral à saúde de crianças, adolescentes e suas famílias em situação de violências: orientação para gestores e profissionais de saúde. Brasília: Ministério da Saúde; 2010. Série F: Comunicação e Educação em Saúde. Disponível em: http://bvsms.saude.gov.br/bvs/publicacoes/linha_cuidado_criancas_familias_violencias.pdf. Acesso em: 30/9/2020.
10. Sociedade Brasileira de Pediatria (SBP). Departamento Científico de Adolescência. Violência e saúde de adolescentes e jovens – Como o pediatra deve proceder? Guia prático de Atualização. nº 8, julho de 2018. Disponível em: https://www.sbp.com.br/fileadmin/

user_upload/21077c-GPA_-_ViolenciaSaude_de_adolesc_e_jovens-ok.pdf. Acesso em: 30/9/2020.

11. Sociedade Brasileira de Pediatria (SBP). Departamento Científico de Segurança da Criança e do Adolescente. Protocolo de Abordagem da Criança ou Adolescente Vítima de Violência Doméstica. Manual de Orientação. nº 2, setembro de 2018.

12. BRASIL. Ministério da Saúde. Secretaria de Vigilância em Saúde. Departamento de Vigilância de Doenças e Agravos não Transmissíveis e Promoção da Saúde. Notificação de violências interpessoais e autoprovocadas. Brasília: Ministério da Saúde; 2017. Disponível em: http://portalarquivos2.saude.gov.br/images/pdf/2017/fevereiro/07/cartilha_notificacao_violencias_2017.pdf. Acesso em: 30/9/2020.

SEÇÃO III

CONVERSANDO COM O ESPECIALISTA

COVID-19: UMA NOVA DOENÇA E SEUS DESAFIOS

Giuliana Pucarelli Lebreiro
Ana Cristina Cisne Frota

OBJETIVOS

✓ Atualizar o profissional sobre a COVID-19 na pediatria.
✓ Descrever a epidemiologia e as principais manifestações clínicas.
✓ Orientar a investigação diagnóstica e a abordagem terapêutica.

INTRODUÇÃO

No final de 2019, os primeiros casos de uma pneumonia de etiologia desconhecida foram reportados em Wuhan, na província de Hubei, na China. Após investigação local, foi identificado um novo vírus como sendo o responsável, o qual foi caracterizado como sendo um betacoronavírus do grupo 2B, inicialmente denominado Novo Coronavírus 2019 (2019-nCoV). Posteriormente, o *International Committee on Taxonomy of Viruses* modificou o nome para *Severe Acute Respiratory Syndrome-Related Coronavirus 2* (SARS-CoV-2). O vírus se disseminou rapidamente pelo mundo e, em janeiro de 2020, a Organização Mundial da Saúde (OMS) reconheceu a infecção como uma emergência de saúde pública internacional. Em fevereiro, a doença foi nomeada pela OMS como *Coronavirus Disease-2019* (COVID-19) e, em março, foi declarada a pandemia pelo SARS-CoV-2.[1]

EPIDEMIOLOGIA

Após os primeiros casos descritos na China, o SARS-CoV-2 se espalhou rapidamente para outros países do mundo. Até novembro de 2020, foram mais de

40 milhões de casos confirmados, ultrapassando a marca de 1 milhão de mortes atribuídas ao SARS-CoV-2.[2] No Brasil, o primeiro caso de COVID-19 foi reportado em 26 de fevereiro de 2020 e, atualmente, o país ocupa o 3º lugar no *ranking* mundial de número de casos confirmados e o 2º lugar no número de mortes.[2]

A doença pode ocorrer em indivíduos de qualquer idade, mas o maior número de casos observado até o momento foi na faixa etária entre 30 e 69 anos, com um menor acometimento de crianças em relação aos adultos.[3,4] As manifestações clínicas da doença são muito diversas, podendo variar de pacientes totalmente assintomáticos a formas graves. Na pediatria, a maioria das crianças acometidas permanece assintomática ou desenvolve sintomas leves a moderados, com uma taxa de internação hospitalar inferior à observada em adultos.[5]

A maior revisão retrospectiva publicada com casos pediátricos avaliou 2.143 crianças na China com diagnóstico de COVID-19, 731 laboratorialmente confirmados. Os resultados mostraram que as formas assintomáticas (4,4%) e leves (50,9%)/moderadas (38,8%) predominaram. Outro achado importante foi que a proporção de casos graves variou com a idade, sendo menor em pacientes acima de 17 anos (3%) e maior em pacientes menores de 1 ano (10,6%).[5] Outros estudos realizados com populações pediátricas encontraram resultados semelhantes, sugerindo que lactentes menores de 1 ano apresentam um maior risco para doença grave.[6] A presença de comorbidades também foi relacionada com piores desfechos, sendo obesidade e doença pulmonar crônica as principais.[7] A taxa de letalidade varia de acordo com o país; a média mundial é de 3,3% e, no Brasil, 3,7%.[4]

Em abril de 2020, a Sociedade de Pediatria do Reino Unido emitiu um alerta reportando a identificação de uma nova apresentação clínica em crianças e adolescentes, uma síndrome inflamatória multissistêmica (MIS-C, do inglês *multisystem inflammatory syndrome in children*), provavelmente relacionada à infecção pelo SARS-CoV-2 na infância. Uma revisão sistemática envolvendo 26 países e 7.780 pacientes menores de 21 anos encontrou 0,14% de pacientes evoluindo com MIS-C. Embora rara, as crianças acometidas podem apresentar quadros com maior gravidade, caracterizados por febre persistente, marcadores inflamatórios elevados e disfunção orgânica (cardíaca, gastrintestinal, renal, hematológica, dermatológica e neurológica). A faixa etária mais acometida é acima de 5 anos.[8]

MODO DE TRANSMISSÃO

O principal modo de transmissão do vírus SARS-CoV-2 é pessoa a pessoa, por meio de gotículas respiratórias ou por contato direto ou indireto. Apesar de o vírus ter sido isolado em urina e fezes, a transmissão fecal-oral não foi considerada importante.[9] A transmissão transplacentária foi descrita de forma rara, provavelmente relacionada a condições de elevada viremia materna.[10] Até o momento, não existem evidências sobre transmissão por transfusão sanguínea, transmissão sexual ou pelo aleitamento materno.

O período de incubação varia de 2 a 14 dias após a exposição, com uma média de 5 dias. A duração exata do período de transmissibilidade ainda é desconhecida. As evidências até o momento sugerem que ele se inicia 2 dias antes da sintomatologia e persiste por 7 a 10 dias após, podendo chegar a até 30 dias em pacientes com maior gravidade e imunossuprimidos. O pico da transmissibilidade ocorre logo após o início dos sintomas.[11] O risco de transmissão é maior em casos de contato próximo, por tempo prolongado e em locais fechados.[12]

FISIOPATOGENIA

Os coronavírus são vírus envelopados, de ácido ribonucleico (RNA) de cadeia simples. O coronavírus responsável pela COVID-19 é um betacoronavírus, pertencente ao mesmo subgrupo do coronavírus da síndrome respiratória aguda grave (SARS-CoV) e da síndrome respiratória do Oriente Médio (MERS-CoV). Entretanto, seu sequenciamento genético se assemelha mais ao coronavírus de morcegos, o que sugere que o SARS-CoV-2 tenha sido provavelmente transmitido aos humanos a partir desses animais. Ainda está sendo investigado se a transmissão ocorre diretamente de morcegos ou se passa por um hospedeiro intermediário.[13]

Os coronavírus são compostos por 4 proteínas estruturais – de espícula (S), de membrana (M), do nucleocapsídeo (N) e do envelope (E) – e 16 não estruturais, além de proteínas acessórias. As proteínas não estruturais desempenham papéis específicos na replicação viral, enquanto as estruturais são essenciais para a formação da partícula viral e são responsáveis pela infectividade do vírus. A proteína S, do inglês *Spike*, compõe as espículas da superfície viral, gerando um aspecto de "coroa", o que deu origem ao nome coronavírus. Ela é a responsável pela entrada do vírus na célula hospedeira por meio da sua ligação ao seu receptor celular, a enzima conversora de angiotensina 2 (ECA-2). Apesar dessa semelhança, a proteína S do SARS-CoV-2 apresenta 10 a 20 vezes mais afinidade na ligação ao receptor ECA-2 quando comparada ao SARS-CoV, o que justifica a maior transmissibilidade da COVID-19 entre humanos, quando comparada ao SARS.[9,14]

Várias hipóteses tentam explicar por que alguns indivíduos são mais suscetíveis à infecção pelo SARS-CoV-2 e o que determina a maior gravidade. Acredita-se que um dos fatores envolvidos seja a expressão dos receptores ECA-2, que varia em alguns grupos étnicos e de acordo com a faixa etária. Em crianças, o número desses receptores no epitélio nasal é menor e aumenta de forma proporcional à idade, o que poderia explicar o menor acometimento das crianças em relação aos adultos.[15]

Em relação ao desfecho da doença, a capacidade do vírus de desencadear uma hiperativação do sistema imune, também chamada de "tempestade de citocinas", parece ter um papel preponderante. O aumento da concentração plasmática de citocinas inflamatórias e a linfopenia, produzidas pela hiperestimulação, estão relacionados com uma maior gravidade da doença. Em crianças, os níveis plasmáticos de interleucina 6 (IL-6) também foram maiores nos pacientes com necessidade de terapia intensiva.[16]

MANIFESTAÇÕES CLÍNICAS

A COVID-19 pode apresentar-se como diferentes síndromes clínicas, variando de quadros assintomáticos a uma infecção leve de vias aéreas superiores ou até uma pneumonia grave. Na pediatria, a maioria dos casos é assintomática ou leve.[6]

Os sinais e sintomas mais comuns são:

- Febrc.
- Tosse.
- Cefaleia.
- Odinofagia.
- Mialgia.
- Diarreia.
- Náuseas e vômitos.
- Dor abdominal.
- Dispneia.
- Rinorreia.
- Anosmia.
- Ageusia.

A febre é mais frequente em menores de 2 anos, apesar de não ser um sinal obrigatório. O acometimento respiratório é o quadro clínico mais comum, mas sintomas gastrintestinais podem ocorrer de forma isolada.[6,7,16] Algumas manifestações cutâneas também são descritas, como exantema maculopapular, urticariforme ou vesicular e lesões eritematopurpúricas em mãos e pés, conhecidas como "dedos do COVID".[17] As erupções cutâneas podem se assemelhar ao exantema observado em outras doenças comuns da infância, como dengue e sarampo. O acometimento neurológico também foi descrito em pacientes pediátricos, com quadros de meningoencefalite e síndrome de Guillain-Barré.[18] Outras manifestações menos comuns, porém descritas na população pediátrica, são a parotidite e o acometimento renal, com hematúria.[19,20]

Os quadros respiratórios podem ser classificados em leves, moderados, graves e críticos (Quadro 1).[21]

Quadro 1 Classificação dos quadros clínicos da COVID-19

Classificação	Manifestações clínicas
Leve	Infecção de vias aéreas superiores: sintomas inespecíficos, acompanhados ou não de febre
Moderado	Pneumonia sem complicações: dispneia ou taquipneia, sem hipoxemia
Grave	Pneumonia associada a pelo menos um dos seguintes sinais: ▪ Cianose central ou SpO_2 < 90-92% ▪ Sinais de insuficiência respiratória Sinais sistêmicos de alerta: incapacidade de amamentar ou beber, letargia ou inconsciência ou convulsões
Crítico	Presença de disfunção orgânica: choque, lesão miocárdica, insuficiência cardíaca, distúrbios da coagulação, lesão renal aguda ou encefalopatia

Fonte: adaptada de WHO, 2020.[21]

A MIS-C temporalmente associada ao SARS-CoV-2 apresenta características clínicas e laboratoriais que se assemelham a doença de Kawasaki (típica ou incompleta), síndrome de choque tóxico estafilocócico e estreptocócico, sepse bacteriana e síndrome de ativação macrofágica. Deve-se suspeitar desse quadro em todos os pacientes que apresentarem febre persistente, alterações de provas de atividade inflamatória com acometimento de um ou mais órgãos (cardíaco, renal, respiratório, gastrintestinal ou neurológico), após exclusão de causas infecciosas. Embora não se conheça o intervalo de tempo entre a infecção e a apresentação da síndrome, acredita-se que ocorra dias a semanas após a infecção pelo SARS-CoV-2, já que a maior parte dos pacientes apresenta sorologia positiva e RT-PCR para SARS-CoV-2 negativo. Os sintomas respiratórios parecem ser menos frequentes e relevantes nesse grupo de pacientes, enquanto as manifestações gastrintestinais são mais exuberantes e precoces, em especial dor abdominal e diarreia. Em alguns pacientes, predomina a apresentação inicial com choque. Por ser uma condição nova e ainda em estudo, a MIS-C impõe um enorme desafio de suspeição e diagnóstico para o pediatra, visto que os sintomas são similares às patologias comuns da criança e do adolescente. Em áreas de elevada incidência de COVID-19, a presença de febre por mais de 2 dias deve sempre levantar a hipótese de MIS-C.[4,22]

Os critérios diagnósticos estabelecidos pela OMS e pelo Centers for Disease Control and Prevention (CDC) estão descritos no Quadro 2. A confirmação laboratorial da infecção pelo SARS-CoV-2 não é obrigatória.[4,22]

Quadro 2 Critérios diagnósticos MIS-C de acordo com o CDC e a OMS[23]

CDC (EUA)	OMS
Idade < 21 anos	Idade: 0-19 anos
Febre > 38 °C ou subjetiva, por ≥ 24 h	Febre por ≥ 3 dias
+	+
Laboratório de inflamação (1 ou mais dos seguintes exames: proteína C-reativa, VHS, fibrinogênio, procalcitonina, D-dímero, ferritina, lactato desidrogenase, IL-6, neutrofilia, linfopenia e hipoalbuminemia)	Laboratório de inflamação (VHS, proteína C-reativa ou procalcitonina)
+	+
Evidências de doença clínica grave, necessitando de hospitalização, com envolvimento multissistêmico (2 ou mais órgãos): ▪ Cardíaco (p.ex., choque, elevação da troponina, pró-BNP, alterações ecocardiográficas ou arritmias) ▪ Renal (p.ex., injúria renal aguda ou insuficiência renal) ▪ Respiratório (p.ex., pneumonia, SDRA ou embolia pulmonar) ▪ Hematológico (p.ex., D-dímero elevado, trombofilias ou trombocitopenia) ▪ Gastrintestinal (p.ex., elevação de bilirrubina, enzimas hepáticas ou diarreia) ▪ Neurológico (p.ex., AVC, meningite asséptica ou encefalopatia)	Pelo menos, 2 das seguintes alterações: ▪ *Rash* ou conjuntivite bilateral não purulenta ou sinais inflamatórios mucocutâneos (cavidade oral, em mãos ou pés) ▪ Hipotensão ou choque ▪ Achado de disfunção miocárdica, pericardite, valvulite ou alterações coronarianas (ecocardiográficas ou elevação da troponina ou NT-pró-BNP) ▪ Evidência de coagulopatia (TAP, PTT e D-dímero) ▪ Sintomas gastrintestinais agudos (diarreia, vômitos ou dor abdominal)
+	+
Sem outro diagnóstico plausível	Sem outra causa microbiológica evidente de inflamação, incluindo sepse bacteriana, síndrome do choque tóxico estafilocócico e estreptocócico
+	+
Teste positivo para SARS-CoV-2 por RT-PCR, sorologia ou antígeno ou história de exposição nas últimas 4 semanas do início dos sintomas	Evidência de COVID-19 (RT-PCR, antígeno ou sorologia) ou contato provável com pacientes com a COVID-19

AVC: acidente vascular cerebral; CDC: Centers for Disease Control and Prevention; NT-pró-BNP: fragmento N-terminal do peptídeo natriurético tipo B; OMS: Organização Mundial da Saúde; PTT: púrpura trombocitopênica trombótica; RT-PCR: reação em cadeia da polimerase em tempo real (do inglês *real-time polymerase chain reaction*); SDRA: síndrome do desconforto respiratório agudo; TAP: tempo de atividade de protrombina; VHS: velocidade de hemossedimentação.

Fonte: Campos et al., 2020.[23]

Os estudos realizados até o momento sugerem a existência de três padrões de doença entre crianças hospitalizadas com MIS-C:[24]

- Febre persistente e aumento significativo de provas de atividade inflamatória, mas sem características de doença de Kawasaki, choque ou falência de órgãos.
- Doença de Kawasaki (típica ou incompleta).
- Doença grave com disfunção miocárdica, choque e aneurismas coronarianos.

ALTERAÇÕES LABORATORIAIS

A maior parte das crianças não apresenta alterações significativas nas séries branca e vermelha no hemograma. Quando há alguma alteração, a leucopenia é mais comum, exceto em neonatos e menores de 2 anos, nos quais a linfocitose é mais comumente observada. A trombocitopenia foi associada à maior gravidade dos quadros respiratórios, sendo mais comumente encontrada em pacientes com necessidade de internação em terapia intensiva.[25]

Nos pacientes com MIS-C, as alterações mais comuns no hemograma são anemia, linfopenia com neutrofilia e trombocitopenia. Esses pacientes apresentam também provas de função inflamatória elevadas, com aumento da proteína C-reativa, ferritina, VHS e procalcitonina. Outros achados observados nesse grupo são: IL-10 e IL-6 elevadas, D-dímero elevado, coagulopatia, hipoalbuminemia, aumento de transaminases, hipertrigliceridemia, lesão renal aguda, LDH aumentado e marcadores de função miocárdica elevados (troponina e pró-BNP).[24]

ALTERAÇÕES RADIOLÓGICAS

As principais alterações descritas nas radiografias de tórax de pacientes pediátricos com COVID-19 são infiltrados pulmonares bilaterais e consolidações. A tomografia computadorizada (TC) de tórax não deve ser realizada de rotina, sendo reservada para os pacientes com maior gravidade. Quando realizada, as alterações mais observadas são infiltrados subpleurais e condensações em halo uni ou bilaterais.[5,6,7]

Em pacientes com MIS-C, as alterações radiológicas mais comuns são:[24]

- Ecocardiografia e eletrocardiografia: miocardite, pleurite e/ou dilatação de artérias coronarianas.
- Radiografia de tórax: infiltrados simétricos e/ou derrame pleural.
- Ultrassonografia abdominal: sinais de colite, ileíte, linfadenite, ascite e/ou hepatoesplenomegalia.

DIAGNÓSTICO

O diagnóstico pode ser realizado por meio de teste molecular ou de testes sorológicos, de acordo com o tempo de evolução da doença (Figura 1).

Testes moleculares

O principal exame para o diagnóstico da infecção pelo SARS-CoV-2 é a reação em cadeia de polimerase em tempo real (RT-PCR) de secreção da via aérea superior ou inferior. A sensibilidade do exame varia de acordo com o espécime clínico utilizado: 93% no lavado broncoalveolar, 72% no escarro, 63% no *swab* de nasofaringe e 32% no *swab* de orofaringe. A sensibilidade varia também de acordo com o momento da coleta, sendo maior entre o terceiro e o sétimo dia. A recomendação atual é que o exame seja realizado o mais rápido possível dentro dos primeiros 8 dias após o início dos sintomas.[26-28]

O RT-PCR é considerado o padrão-ouro para a confirmação diagnóstica, por sua elevada especificidade. Sendo assim, o resultado positivo (detectável) confirma a infecção pelo SARS-CoV-2. Entretanto, em virtude das limitações referentes à sensibilidade, o resultado negativo não afasta a infecção e pode ser necessário repetir o exame de acordo com a suspeita clínica.[26,28]

É importante que a solicitação médica seja clara e objetiva, indicando qual o material a ser coletado (saliva, secreção de orofaringe, de nasofaringe, de escarro, aspirado traqueal ou lavado broncoalveolar) e com a denominação correta do exame: RT-PCR para SARS-CoV-2.

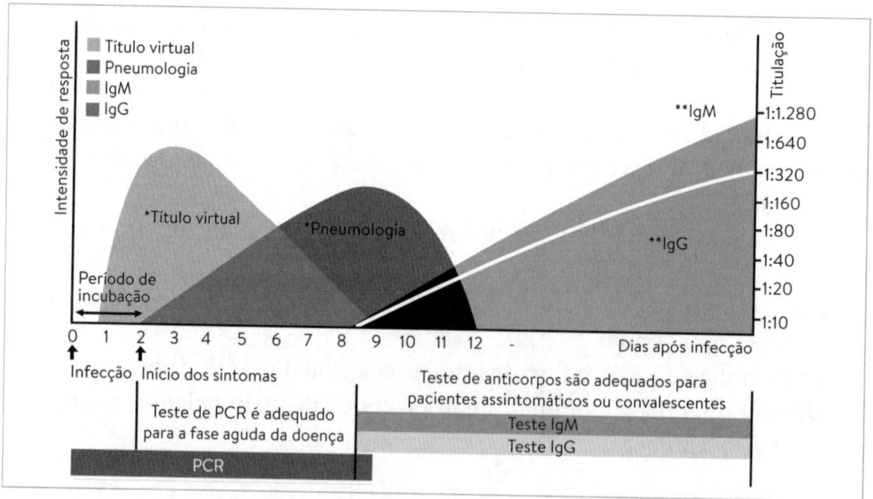

Figura 1 Resumo das etapas para realização do RT-PCR e sorologia.
Fonte: BRASIL, Ministério da Saúde, 2020.[26]

Já estão disponíveis também testes moleculares rápidos, o Xpert Xpress SARS--CoV-2, que envolvem a mesma tecnologia usada para testes realizados para tuberculose e apresentam resultados semelhantes ao RT-PCR, com a vantagem de serem mais rápidos (45 a 50 minutos). Além do teste molecular pela metodologia RT-LAMP, que identifica a presença do SARS-CoV-2 em amostra de saliva, secreção de nasofaringe e nasal médio pela técnica de amplificação isotérmica mediada por *loop* com transcriptase reversa (*reverse transcriptase loop-mediated isothermal amplification*, RT-LAMP). O protocolo é mais simples e rápido do que o RT-PCR, porém com menor sensibilidade.[26]

Teste de pesquisa de antígeno

O exame consiste na detecção de antígenos virais do SARS-CoV-2 nas secreções respiratórias, pela coleta do *swab* de nasofaringe. De forma geral, apresenta uma sensibilidade menor que o RT-PCR, porém a mesma especificidade e com resultado em alguns minutos. A positividade se correlaciona bem com aquela do teste molecular no caso de pacientes sintomáticos, porém é menor em assintomáticos. Dessa forma, deve ser usado para o diagnóstico rápido de pacientes sintomáticos na fase aguda da doença, do 1º ao 7º dia após início dos sintomas, sendo uma opção ao RT-PCR em locais onde este não está disponível.[29]

Indicações para solicitação de testes moleculares e de pesquisa de antígeno

Os testes moleculares para detecção do SARS-CoV2 e a pesquisa de antígeno devem ser solicitados pelos pediatras nas seguintes situações:

1. Crianças e adolescentes sintomáticos. O exame deve ser realizado preferencialmente até o sétimo dia do início dos sintomas.
2. Pacientes assintomáticos contactantes intradomiciliares ou contato íntimo com pessoas com quadro confirmado de COVID-19. O exame deve ser realizado de preferência 5 dias após o contato.

Testes sorológicos

Os exames imunológicos baseiam-se na detecção de anticorpos direcionados contra o SARS-CoV-2. O tempo médio para a detecção desses anticorpos é de 7 a 10 dias após o início dos sintomas. Eles devem ser utilizados para o diagnóstico tardio da doença, naqueles casos em que o RT-PCR não foi realizado na fase aguda ou foi negativo, porém com forte suspeita clínica.[28] Não devem ser utilizados para aquisição de imunidade, uma vez que a presença de anticorpos anti--SARS-CoV-2 não indica a capacidade de neutralização do vírus.[30] Além disso, a resposta imune celular, não aferida por testes comerciais, está diretamente relacionada à proteção e pode ocorrer na ausência de anticorpos tituláveis. Outro ponto importante é que a presença de IgM não significa doença ativa ou transmissível. Em 25 a 30% dos casos, o primeiro anticorpo a aparecer é o do tipo IgG. Além disso, o anticorpo IgM pode aparecer somente após 3 semanas e há uma parcela dos pacientes com PCR positivo que sequer apresentam anticorpos tituláveis. Dessa forma, aquele padrão típico de aparecimento de anticorpos com soroconversão, que todo pediatra está acostumado a utilizar em sua prática como diagnóstico das doenças infecciosas, não se impõe em caso de COVID-19.

Diversos testes imunológicos já estão disponíveis no mercado e liberados pela Agência Nacional de Vigilância Sanitária (ANVISA). Eles se baseiam na detecção de anticorpos totais ou na identificação isolada das imunoglobulinas M (IgM), G (IgG) ou A (IgA).[26] As metodologias disponíveis são: ensaio de imunoabsorção enzimática (do inglês *enzyme-linked immunosorbent assay*, sigla ELISA), imunoensaio quimioluminescente (do inglês *chemiluminescence enzyme immunoassays*, sigla CLIA), eletroquimioluminescência (ECLIA) e imunocromatografia.[25] Atualmente, a dosagem de anticorpos totais é o método sorológico de escolha para avaliação de infecção prévia.[28] Os testes rápidos a partir de gota de sangue apresentam baixa positividade, não sendo recomendados. Esses testes utilizam a metodologia de imunocromatografia, que também pode ser aplicada em amostras de sangue total ou plasma, o que aumenta sua positividade, mas com um desempenho ainda aquém dos testes descritos anteriormente.

MANEJO CLÍNICO

Todas as crianças com quadro suspeito ou confirmado de COVID-19 devem ser orientadas a realizar o isolamento domiciliar. O tempo de isolamento é de 10 dias após o início dos sintomas e 24 horas afebril. Nos pacientes imunossuprimidos ou com quadro clínico grave ou crítico, esse tempo deve ser estendido para 20 dias.[26,27]

Não existe tratamento específico para a COVID-19 aprovado para uso na população pediátrica. Em adultos, o uso de corticosteroide em pacientes com necessidade de oxigenoterapia reduziu a necessidade de ventilação mecânica e a mortalidade, entretanto, não foram realizados estudos em crianças. Nos Estados Unidos, foi liberado o uso do remdesivir, um antiviral, para crianças, entretanto, os estudos não demonstraram redução na mortalidade, no tempo de internação ou evolução para ventilação mecânica.

É importante ressaltar a necessidade de monitorar a temperatura corporal e a oximetria e promover hidratação adequada, associada a sintomáticos. O fluxograma proposto pelo Ministério da Saúde para o manejo clínico de pacientes pediátrico está descrito na Figura 2.[27]

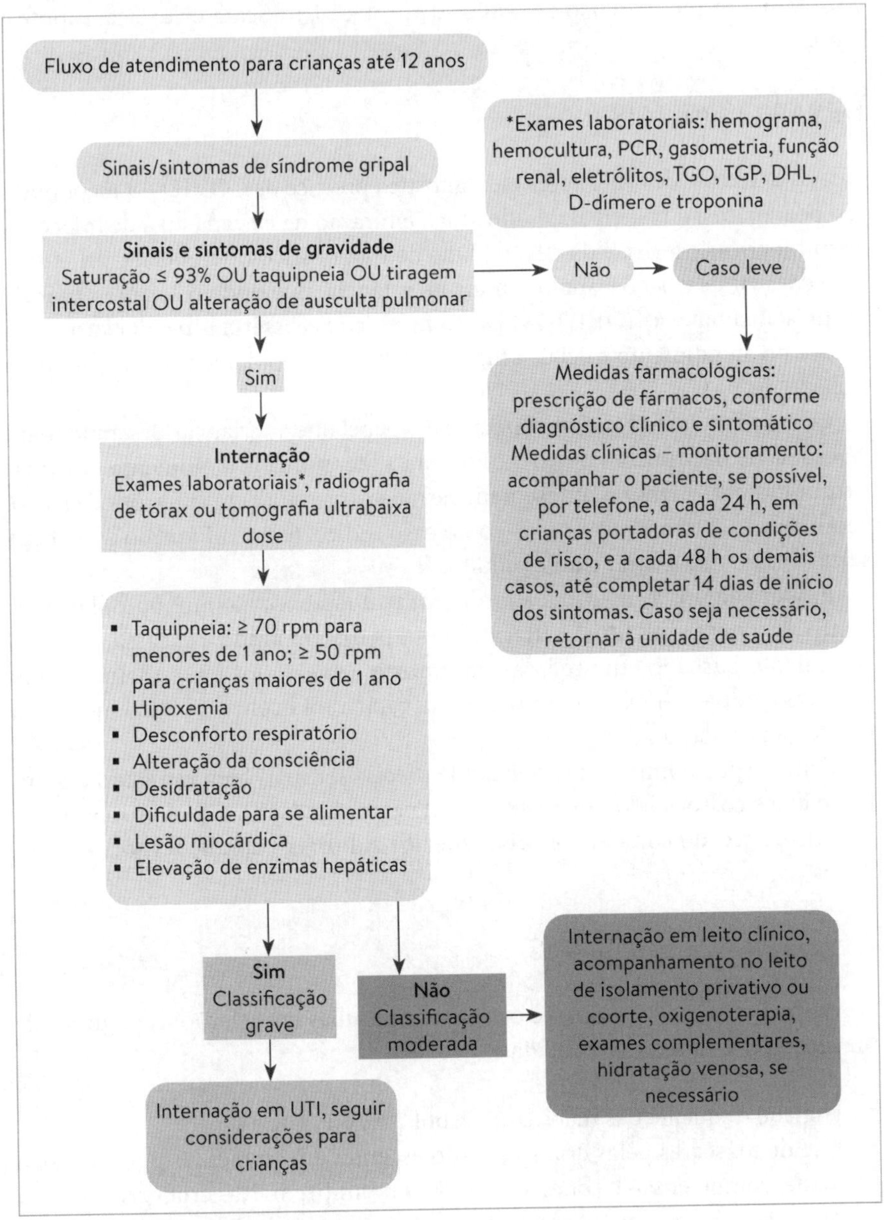

Figura 2 Fluxo de atendimento para crianças até 12 anos.
Fonte: BRASIL, Ministério da Saúde, 2020.[27]

Durante o atendimento de pacientes com quadro clínico suspeito de COVID-19, todos os profissionais devem utilizar os equipamentos de proteção individual (EPI). Atualmente, a recomendação é a precaução para transmissão por gotículas e contato, por meio do uso de óculos de proteção, máscara cirúrgica, capote e luvas.

DESAFIOS ATUAIS

A dificuldade de estabelecer o diagnóstico precoce de COVID-19 na população pediátrica é o principal desafio atual, em razão da elevada taxa de infecções assintomáticas e leves, e da necessidade do diagnóstico diferencial com outras infecções virais e bacterianas comuns na infância, que podem se apresentar de modo semelhante à COVID-19. Dessa forma, é necessária uma alta suspeição clínica no atendimento inicial, a fim de estabelecer rapidamente as medidas de isolamento.

Outro ponto ainda a ser esclarecido é o papel que as crianças desempenham na cadeia de transmissão do vírus. Embora a literatura até o momento demonstre que crianças menores apresentem elevada carga viral, em situações de surto, geralmente não são identificados como caso índice, tendo adquirido a infecção secundariamente a contactantes adultos.[31]

Embora alguns avanços na abordagem terapêutica e na imunoprofilaxia tenham sido desenvolvidos, a literatura em pediatria ainda é escassa, sendo o tratamento baseado em medidas de suporte. Há estudos em andamento em crianças e adolescentes, porém nenhuma vacina foi licenciada até o momento para essa população.

Outro aspecto importante que ainda precisa ser mais bem estudado é o impacto biopsicossocial do isolamento social nessa população, o qual provavelmente varia de acordo com faixa etária, aspectos culturais e condições socioeconômicas.

ORIENTAÇÕES AOS PAIS

Os pediatras devem sempre orientar as famílias em relação às medidas de prevenção que devem ser adotadas:

- Higiene frequente das mãos com álcool 70% ou água e sabão.
- Uso de máscaras pelas crianças e adolescentes em ambientes públicos, se a idade, compreensão e condições clínicas permitirem. Nas crianças, o uso de máscaras só é recomendado acima de 2 anos de idade. Enfatizar que a máscara deve cobrir integralmente a boca e o nariz e que se deve evitar tocar na

sua parte externa. O uso de protetor facial não é essencial e não substitui a máscara.

- Evitar tocar olhos, nariz e boca com as mãos não higienizadas.
- Não compartilhar objetos de uso pessoal, como talheres, toalhas, pratos e copos.
- Manter os ambientes limpos e bem ventilados.
- Ao tossir ou espirrar, cobrir nariz e boca com lenço de papel ou com o antebraço.
- Distanciamento social: evitar aglomerações, em especial aquelas em que ocorre retirada das máscaras, como restaurantes, e manter, sempre que possível, uma distância acima de 1 metro de outras pessoas.

Em caso de pacientes sintomáticos, os pediatras devem orientar sobre o isolamento do paciente, que não deve frequentar creches/escolas e a importância de evitar contato com pessoas acima de 60 anos, mesmo no caso de quadros leves. Todas as informações para os familiares são disponibilizadas e atualizadas no site do Ministério da Saúde: https://coronavirus.saude.gov.br/.

✓ CONCLUSÃO

A COVID-19 foi inicialmente descrita em dezembro de 2019 e, desde então, tem se observado que a população pediátrica apresenta predominantemente quadros assintomáticos e leves. Alguns casos podem evoluir com maior gravidade, sobretudo os pacientes com a síndrome inflamatória multissistêmica pediátrica. O principal exame diagnóstico é o RT-PCR para SARS-CoV-2. Não existe tratamento específico estabelecido na pediatria, sendo indicado o acompanhamento clínico e medidas de suporte, quando necessárias. É importante a orientação adequada aos pais em relação às medidas de prevenção e isolamento nos casos de pacientes sintomáticos.

REFERÊNCIAS BIBLIOGRÁFICAS

1. World Health Organization (WHO). Coronavirus disease (COVID-19) – Events as they happen. 2020. Disponível em: https://www.who.int/emergencies/diseases/novel-coronavirus-2019/events-as-they-happen. Acesso em: 28/10/2020.
2. World Health Organization (WHO). Coronavirus disease (Covid-19) dashboard. 2020. Disponível em: https://covid19.who.int/?gclid=Cj0KCQjwuL_8BRCXARIsAGiC51DCaCFuwsjVUkny2suG1i5lqYR1nUJ-1ytzqntueBnKQmKdvcwzOaYaAmN0EALw_wcB. Acesso em: 9/3/2021.
3. Guan W, Ni Z, Hu Y, Liang W, Ou C, He J, et al. Clinical characteristics of coronavirus disease 2019 in China. N Engl J Med. 2020;382(18):1708-20.

4. BRASIL. Ministério da Saúde. Boletim Epidemiológico Coronavírus N36. 2020. Disponível em: http://portalarquivos2.saude.gov.br/images/pdf/2020/October/08/Boletim-epidemiologico-COVID-34.pdf. Acesso em: 21/10/2020.
5. Dong Y, Mo X, Hu Y, Qi X, Jiang F, Jiang Z, et al. Epidemiological characteristics of 2.143 pediatric patients with 2019 coronavirus disease in China. Pediatrics. 2020;e20200702.
6. Mantovani A, Rinaldi E, Zusi C, Beatrice G, Saccomani MD, Dalbeni A. Coronavirus disease 2019 (Covid-19) in children and/or adolescents: a meta-analysis. Pediatr Res. 2020.
7. Kim L, Whitaker M, O'Halloran A, Kambhampati A, Chai SJ, Reingold A, et al. Hospitalization rates and characteristics of children aged <18 years hospitalized with laboratory-confirmed Covid-19 - Covid-Net, 14 States, March 1-July 25, 2020. MMWR Morb Mortal Wkly Rep. 2020;69(32):1081-8.
8. Hoang A, Chorath K, Moreira A, Evans M, Burmeister-Morton F, Burmeister F, et al. Covid-19 in 7780 pediatric patients: a systematic review. EClinicalMedicine. 2020;24:100433.
9. Uddin M, Mustafa F, Rizvi TA, Loney T, Suwaidi HA, Al-Marzouqi, AHH, et al. SARS-CoV-2/Covid-19: viral genomics, epidemiology, vaccines, and therapeutic interventions. Viruses. 2020;12(5):526.
10. Egloff C, Vauloup-Fellous C, Picone O, Mandelbrot L, Roques P. Evidence and possible mechanisms of rare maternal-fetal transmission of SARS-CoV-2. J Clin Virol. 2020;128:104447.
11. He X, Lau EHY, Wu P, Deng X, Wang J, Hao X, et al. Temporal dynamics in viral shedding and transmissibility of Covid-19. Nat Med. 2020;26(5):672-5.
12. Centers for Disease Control and Prevention (CDC). Coronavirus disease 2019 - Hospitalizations. Atlanta: CDC; 2020. Disponível em: https://www.cdc.gov/coronavirus/2019-ncov/covid data/covidview/index.html#hospitalizations. Acesso em: 28/10/2020.
13. Perlman S. Another decade, another coronavirus. N Engl J Med. 2020;382(8):760-2.
14. Uzunian A. Coronavírus SARS-CoV-2 e Covid-19. J Bras Patol Med Lab. 2020;56:e3472020.
15. Bunyavanich S, Do A, Vicencio A. Nasal gene expression of angiotensin-converting enzyme 2 in children and adults. JAMA. 2020;323(23):2427-9.
16. Zachariah P, Johnson CL, Halabi KC, Ahn D, Sen AI, Fischer A, et al. Epidemiology, clinical features, and disease severity in patients with coronavirus disease 2019 (Covid-19) in a children's hospital in New York City, New York. JAMA Pediatr. 2020;174(10):e202430.
17. Galván-Casas C, Català A, Carretero-Hernández G, Rodríguez-Jiménez P, Fernández-Nieto D, Rodríguez-Villa Lario A, et al. Classification of the cutaneous manifestations of Covid-19: a rapid prospective nationwide consensus study in Spain with 375 cases. Br J Dermatol. 2020;183(1):71-7.
18. Frank CHM, Almeida TVR, Marques EA, Monteiro QS, Feitoza PVS, Borba MGS, et al. Guillain-Barré syndrome associated with SARS-CoV-2 infection in a pediatric patient. J Trop Pediatr. 2020;fmaa044.
19. Almeida FJ, Olmos RD, Oliveira DB, Monteiro CO, Luciano M, Durigon EL, et al. Hematuria associated with SARS-CoV-2 infection in a child. The Pediatric Infectious Disease Journal. 2020;39(7):e161.
20. Riad A, Kassem I, Badrah M, Klugar M. Acute parotitis as a presentation of Covid-19? Oral Dis. 2020.
21. World Health Organization (WHO). Clinical management of severe acute respiratory infection (SARI)when Covid-19 disease is suspected: interim guidance, 13 March 2020. Disponível em: https://apps.who.int/iris/handle/10665/331446. Acesso em: 22/11/2020.
22. World Health Organization (WHO). Multisystem inflammatory syndrome in children and adolescents temporally related to Covid-19. 2020. Disponível em: https://www.who.

int/publications/i/item/multisystem-inflammatory-syndrome-in-children-and-adolescents-with-covid-19. Acesso em: 28/10/2020.

23. Campos L, Cardoso T, Martinez J, Almeida, R, Silva R, Fonseca A, et al. Pediatric inflammatory multisystem syndrome (PIMS) temporally related to SARS-CoV-2. Residência Pediátrica. 2020;10(2):1-6.
24. Whittaker E, Bamford A, Kenny J, Kaforou M, Jones CE, Shah P, et al. Clinical characteristics of 58 children with a pediatric inflammatory multisystem syndrome temporally associated with SARS-CoV-2. JAMA. 2020;e2010369.
25. Kosmeri C, Koumpis E, Tsabouri S, Siomou E, Makis A. Hematological manifestations of SARS-CoV-2 in children. Pediatric Blood & Cancer. 2020;e28745.
26. BRASIL. Ministério da Saúde. Guia de Vigilância Epidemiológica Emergência de Saúde Pública de Importância Nacional pela Doença pelo Coronavírus 2019. Março 2021. Disponível em: World Wide Web: http://bvsms.saude.gov.br/bvs/publicacoes/. Acesso em 16/04/2021.
27. BRASIL. Ministério da Saúde. Orientações para manejo de pacientes com COVID-19. Junho 2020. Disponível em: https://portalarquivos.saude.gov.br/images/pdf/2020/June/18/Covid19-Orientac--o--esManejoPacientes.pdf. Acesso em: 23/11/2020.
28. Sethuraman N, Jeremiah SS, Ryo A. Interpreting diagnostic tests for SARS-CoV-2. JAMA. 2020;323(22):2249-51.
29. World Health Organization (WHO). Antigen-detection in the diagnosis of SARS-CoV-2 infection using rapid immunoassays: interim guidance, 11 September 2020. Disponível em: https://apps.who.int/iris/handle/10665/334253. Acesso em: 28/10/2020.
30. Muecksch F, Wise H, Batchelor B, Squires M, Semple E, Richardson C, et al. Longitudinal analysis of clinical serology assay performance and neutralising antibody levels in Covid-19 convalescents. medRxiv [Preprint]. 2020. Disponível em: https://doi.org/10.1101/2020.08.05.20169128. Acesso em: 28/10/2020.
31. Faust SN, Munro APS. It's time to put children and young people first during the global Covid-19 pandemic. JAMA Pediatr. Published online September 25, 2020.

34

A SAÚDE MENTAL NA PRÁTICA PEDIÁTRICA AMBULATORIAL

Orli Carvalho da Silva Filho
Adriana Rocha Brito

OBJETIVOS

- ✓ Destacar a importância da saúde mental para a pediatria ambulatorial.
- ✓ Estimular a incorporação da dimensão mental e subjetiva pelos pediatras.
- ✓ Valorizar o conhecimento do desenvolvimento infantojuvenil como elemento crítico para suspeitas clínicas de transtornos mentais.
- ✓ Ressaltar a importância da avaliação e do diagnóstico precoces.
- ✓ Apontar algumas formas de intervenção terapêutica e de manejo, assim como valorizar o papel dos pais, da escola e de outros profissionais de saúde na abordagem das dificuldades emocionais, sociais e dos problemas de desenvolvimento e comportamento em crianças e adolescentes.

INTRODUÇÃO

Os pediatras contemporâneos devem estar habilitados para detectar ou ao menos suspeitar da presença de transtornos mentais em seus pacientes, uma vez que, em muitos casos, o diagnóstico e o tratamento precoces podem melhorar significativamente a sua evolução. Aliado à questão prognóstica em si, tem-se que a transição epidemiológica observada no Brasil nas últimas décadas tem provocado uma necessidade de adaptação na assistência pediátrica, uma "nova pediatria", na qual se destacam as condições crônicas e complexas em saúde, a alta morbimortalidade por eventos violentos e a crescente incidência e prevalência de transtornos mentais.[1]

Existem vários quadros clínicos que podem cursar com problemas comportamentais ou com sofrimento psíquico, e o pediatra deve estar atento especialmente ao contexto em que essas manifestações acontecem. Alguns transtornos revelam sinais ou sintomas muito antes da possibilidade de se concluir um diagnóstico.[2] Assim, a possibilidade do reconhecimento das primeiras alterações comportamentais apresentadas por crianças e adolescentes é a grande responsabilidade que a pediatria e a escola deveriam buscar quando se considera a saúde mental nesse grupo. Mais do que a definição de síndromes e diagnósticos psiquiátricos, muitas vezes só possíveis em avaliações longitudinais seriadas e por profissionais e propedêuticas especializados, cabe ao pediatra observações cuidadosas e sensíveis acerca do desenvolvimento infantojuvenil.[2] Será o estudo, o conhecimento e a vivência acerca do desenvolvimento normal, tópico negligenciado ainda que consagrado pela pediatria, a principal referência para as suspeitas e detecções precoces de transtornos mentais nesse público.[3] Uma vez que características e situações desviantes e atípicas sejam observadas, outros profissionais podem vir a ser acionados para novas investigações e intervenções precoces.

A fronteira entre o que é considerado aceitável e típico ("normal") ou não ("patológico") se apresenta como uma linha muito tênue, tornando-se fundamental a avaliação dos prejuízos e dos sofrimentos associados em cada alteração percebida. Como determinadas características mudam ao longo da vida de cada sujeito, é essencial observar também a evolução dessas manifestações; o quanto permanecem estáveis e potencialmente disfuncionais, ou ainda o quanto se mostram como adaptações transitórias e normais a um estressor.[2] Os comportamentos persistentes são indicativos da necessidade de uma avaliação cuidadosa pelo especialista em razão da possibilidade de se estar diante de um transtorno psiquiátrico.

Ainda sobre o limite entre o normal e o patológico, a ausência de marcadores biológicos para os transtornos mentais exige que as dimensões histórica e cultural sejam fortemente consideradas para sua definição.[1] Dessa forma, reconhecer os valores e as expectativas sociais e morais para a infância e a adolescência de cada comunidade e em cada tempo, assim como as teias relacionais por elas envolvidas, é essencial para que não haja sobrevalorizações ou desvalorizações diagnósticas.[4] Por isso, compreender os contextos micro e macrossociais é de grande pertinência para que um comportamento infantojuvenil seja interpretado e, posteriormente, categorizado. Na prática clínica, é uma função ativa do pediatra se empenhar para entender o meio no qual seu paciente está inserido, pois ele pode facilitar o entendimento daquele comportamento como "normal" ou "patológico".

DIAGNÓSTICOS E ASPECTOS EPIDEMIOLÓGICOS

Assim como na pediatria e em suas áreas de atuação, na psiquiatria da infância e adolescência, os dados epidemiológicos proporcionam um panorama numérico sobre o surgimento, a continuidade e a distribuição de agravos de morbidade e mortalidade na população pediátrica. São números que suportam o planejamento de serviços e orientam os clínicos em sua prática, mas que não devem ser entendidos estaticamente, dadas as limitações esperadas e declaradas em sua construção.

Considerando o campo dos transtornos mentais, isso precisa ser enfatizado, por causa da maneira como o diagnóstico psiquiátrico é formulado. Ainda que se configure em uma especificidade técnica, o pediatra deve reconhecer que o diagnóstico dos transtornos mentais é essencialmente clínico, sustentado na entrevista e no exame psíquico, amparado pela empatia e pela interação entre profissionais, pacientes e família ou cuidadores.[2,5] Ainda hoje, não existem marcadores biológicos que confirmem as hipóteses, sendo estas mais importantes para descartar os diagnósticos diferenciais de organicidade. Os variados instrumentos diagnósticos, como escalas e questionários, quando devidamente validados e aplicados, assumem uma maior importância para a triagem, para o seguimento de casos e para os diversos desenhos de estudo e pesquisa. Serão esses os instrumentos que proporcionarão os importantes dados epidemiológicos que amparam a clínica.[6]

Outra consideração se faz pela discrepância muitas vezes encontrada na incidência ou na prevalência de alguns agravos; a maior justificativa se dá por eventuais divergências entre os grupos nos quais as informações são coletadas. Assim, considerando uma amostra de crianças ou adolescentes, a avaliação sobre a limitação e o sofrimento observados pelos pais ou cuidadores primários, pelos professores e pelos próprios sujeitos investigados pode ser diferente. Isso não desqualifica em hipótese alguma a investigação epidemiológica; porém, exige métodos e interpretações mais cuidadosas.

A partir dessas breves considerações, é possível uma avaliação mais crítica dos aspectos epidemiológicos apresentados na literatura, como uma prevalência que varia de 1 a 51% quando considerados diversos estudos internacionais sobre saúde mental na infância e na adolescência.[2,6,7] Assis et al.,[7] sistematizando publicações nacionais, sugerem uma prevalência de 10 a 20% de transtornos mentais em crianças e adolescentes, em amostras comunitárias; taxa que tem sido reconhecida em outras publicações no país.[2,5]

Como uma ilustração desses aspectos epidemiológicos, têm-se dados internacionais recentes: o transtorno de déficit de atenção/hiperatividade (TDAH), a ansiedade e os transtornos de comportamento estão entre os transtornos mentais mais comuns que podem ser diagnosticados na infância.[8] Dados analisados a partir de relatos dos pais de 45.736 crianças e adolescentes com idade entre 2 e 17 anos no ano de 2016 nos Estados Unidos mostraram que cerca de 9,4% já haviam recebido o diagnóstico de TDAH, e destes, 64% tinham pelo menos 1 outro transtorno associado, sendo que 52% apresentaram problemas de comportamento ou conduta, 33% ansiedade, 17% depressão, 14% transtorno do espectro autista (TEA) e 1% presença da síndrome de Tourette.[9]

Resultados da Pesquisa Nacional de Saúde Infantil, conduzida em 2016 em crianças e adolescentes norte-americanos com idades entre 3 e 17 anos, identificaram que 7,4% têm um problema de comportamento/conduta; 7,1% receberam diagnóstico de ansiedade; e 3,2% apresentavam depressão. Foi demonstrado que 36,6% das crianças com problemas de comportamento também apresentavam ansiedade, e 20,3% também tinham depressão, ou seja, algumas condições se apresentam juntas em comorbidade. Além disso, observou-se que os problemas de comportamento são mais comuns em crianças com idade entre 6 e 11 anos.[10]

Finalizando esse tópico, destaca-se a presença de comorbidades quando considerados os transtornos mentais infantojuvenis. Embora seja frequente, o pediatra precisa estar atento para que, a partir de diversos sintomas inespecíficos, não direcione a construção de múltiplos diagnósticos. Dessa forma, a ponderação no *setting* terapêutico de que uma hipótese diagnóstica deva ser amparada pelo conhecimento do desenvolvimento infantojuvenil e pela observação dos fatores biológicos, psicossociais e culturais permite uma atuação pediátrica pertinente no manejo dos transtornos mentais de seus pacientes.[2]

PROPEDÊUTICA

Considerando a rápida explanação anterior sobre a formulação do diagnóstico em psiquiatria infantojuvenil, pretende-se avançar um pouco mais em como isso pode se desenrolar nos consultórios e ambulatórios de pediatria.

Algumas crianças e adolescentes que apresentam comportamentos inadequados, como desobedecer, não aceitar regras e limites, mentir, ter problemas no relacionamento com seus pares, agir de forma impulsiva, enfrentar figuras de autoridade, entre outros, nem sempre preenchem critérios diagnósticos para algum transtorno do comportamento. Crianças e jovens, por exemplo, que convivem com perdas afetivas, e especialmente aqueles que experimentam situações de violência,[11] podem apresentar comportamentos indesejáveis de forma transitória ou até mesmo crônica. Desse modo, é primordial o pediatra estar atento, pois tais comportamentos podem representar apenas uma reação a uma situação estressante e um pedido de ajuda para lidar com o mal-estar interno, não compreendido de forma consciente; também por isso, a anamnese deve contemplar a fala da própria criança ou adolescente, além da coleta de informações de parentes próximos.

As relações familiares devem ser promotoras de bem-estar em todos os sentidos, propiciando condições adequadas de vida e favorecendo o desenvolvimento das potencialidades de cada criança. Sendo assim, o pediatra deve observar a interação entre o paciente e seus responsáveis, atentando-se à dinâmica familiar, compreender o contexto em que o comportamento impróprio se apresenta, presenciar e questionar se há problemas familiares ou sociais que possam estar interferindo e até mesmo incentivando reações indesejáveis, e também se há problemas de saúde mental nos componentes da família. Deve ser diretamente perguntado como os pais lidam com os comportamentos inoportunos dos filhos, pois é bastante comum que os pais tenham visões diferentes em relação a valores e à educação que proporcionam.

A anamnese deve conter ainda uma análise detalhada do desenvolvimento para avaliar se a criança vem atingindo os marcos do desenvolvimento característicos de cada faixa etária, informações sobre a presença de insultos pré, peri ou pós-natais que possam estar contribuindo para dificuldades apresentadas, a rotina diária e o padrão de sono dos pacientes. O sono insuficiente em crianças e adolescentes pode se manifestar com irritabilidade, diminuição da atenção, instabilidade emocional ou até comportamentos externalizantes, como agitação, impulsividade e agressividade,[12] podendo levar a diversas dificuldades sociais e escolares.

As alterações de comportamento podem estar presentes exclusivamente em casa ou na escola, mas podem se manifestar de forma mais ampla em múltiplos ambientes. Informações do indivíduo no ambiente escolar devem fazer parte da avaliação, e o professor tem um papel primordial. Ele conhece o comportamento da criança na rotina escolar, suas experiências sociais e competências acadêmicas, assim como suas dificuldades, sem contar que, muitas vezes, passa mais tempo com a criança do que sua própria família.

Apesar de a maioria das crianças parecer saudável durante a consulta ambulatorial, é imprescindível que sejam examinadas cuidadosamente. O exame físico pediátrico geral deve ser completo. As crianças menores devem ser avaliadas também por meio das atividades lúdicas, observando se brincam de forma adequada e como se relacionam com seu responsável/cuidador.

Não existem exames complementares capazes de comprovar os transtornos do comportamento. Os exames complementares permitem apenas investigar doenças que cursam com sintomas semelhantes, ou seja, os diagnósticos diferenciais ou condições que podem estar associadas ao transtorno.

Ainda que reconhecida como um desafio sobre o qual a prática e a formação pediátrica precisam avançar,[13] a propedêutica da clínica com crianças e adolescentes deve ser estimulada não apenas na identificação, mas na distinção entre tensão mental, problemas mentais ou transtornos mentais. Aqui se recorre ao pressuposto de que transtornos mentais não são uma condição claramente oposta à saúde mental, podendo haver sobreposições e nuances nessa relação. Segundo a Organização Mundial da Saúde (OMS),[14] saúde mental na infância e na adolescência pode ser definida como:

> *[...] a capacidade de se alcançar e se manter um funcionamento psicossocial e um estado de bem-estar em níveis ótimos. [...] Ela auxilia o jovem a perceber, compreender e interpretar o mundo que está a sua volta, a fim de que adaptações ou modificações sejam feitas em caso de necessidade.*

Sendo a saúde mental uma capacidade de adaptação aos desafios da vida, a ideia imediata seria a dos transtornos mentais como uma inabilidade adaptativa. Contudo, deve ser questionada a gravidade e a dimensão em que essa inadaptação acontece, sendo possível a existência de transtornos mentais em crianças e adolescentes com núcleos de saúde mental, assim como a de um sujeito saudável apresentar situações de agravo e sofrimento psíquicos.[15]

Numa tentativa de facilitar essa compreensão e seus desdobramentos na prática dos pediatras, algumas sutis diferenças se estabelecem, segundo Estanislau e Bressan:[15] na tensão mental, é sinalizado que alguma forma de adaptação é necessária, sendo um elemento constituinte da normalidade do desenvolvimento infantojuvenil, respeitando-se as variações de temperamento e cultura. Identifica-se um problema mental a partir de duas condições fundamentais: quando a tensão mental se torna intensa, sendo a adaptação muito difícil pela gravidade dos estressores; ou quando há prejuízos no desenvolvimento individual e a adaptação a situações cotidianas torna-se prejudicada. Os transtornos mentais caracterizam-se pela gravidade e permanência na inabilidade de se adaptar a algum contexto, sendo mais disfuncionais do que as tensões e os problemas, tendendo a uma cronicidade.

A relevância dessa distinção é o cuidado que o pediatra deve demonstrar ao identificar um sintoma ou dificuldade comportamental, priorizando o entendimento do contexto, do momento e das relações macro e microssociais ali envolvidas,[4] evitando uma precoce categorização diagnóstica. O isolamento social experimentado durante a pandemia pela COVID-19 é um importante e atual exemplo de como o contexto precisa ser considerado na avaliação de um surgimento ou agravamento de um sintoma e na lógica da saúde mental como uma habilidade de adaptação diante de desafios. Embora os diagnósticos existam e devam ser abordados, a pediatria precisa estimular e facilitar a capacidade de adaptação que as crianças e os adolescentes apresentam, reconhecendo os fatores de risco e de proteção nesse processo, ainda que não haja queixas comportamentais. O reconhecimento dos fatores de risco modificáveis pode se configurar como uma medida preventiva importante, assim como a valorização substancial dos fatores de proteção, com estímulos sociais e individuais.

ABORDAGEM

A abordagem é individual e depende das manifestações apresentadas, da etapa de desenvolvimento em que a criança se encontra, das relações familiares e sociais vivenciadas e do ambiente onde ela se expressa. O objetivo é diminuir ou melhorar os comportamentos inconvenientes e/ou as dificuldades emocionais. Em algumas situações, devem ser realizadas intervenções junto à família com orientações de condutas assertivas e em relação à higiene do sono. Em outros casos, há necessidade de acompanhamento multidisciplinar com psicólogo, fisioterapeuta, terapeuta ocupacional, fonoaudiólogo, educação especial, entre outros. Nos casos de dificuldades em ambiente escolar, a escola deve receber e fornecer orientações, planejando junto ao pediatra, se necessário, estratégias como a medicação ou inclusão.

Os profissionais envolvidos nos cuidados da criança ou do adolescente devem discutir periodicamente os problemas e estabelecer objetivos. É imprescindível a sintonia entre os pais e os profissionais de saúde e educação, de forma a contribuir significativamente para a aprendizagem e/ou aprimoramento de habilidades sociais e promoção de qualidade de vida.

A literatura aponta, de maneira pragmática, 5 perguntas essenciais em uma avaliação psiquiátrica de crianças e adolescentes;[16] questionamentos e interrogações que podem ser realizados ou ao menos iniciados pelos pediatras.[17] São elas:

1. Qual o problema? Nesta pergunta, busca-se a descrição dos sintomas emocionais e comportamentais, assim como as alterações no desenvolvimento e a avaliação das dificuldades.
2. Quanto estresse ou prejuízo esse problema causa? Objetiva-se identificar e ponderar o impacto dessa desadaptação da criança e do adolescente.
3. Quais fatores predispuseram, desencadearam e ainda mantêm o problema? Com esta pergunta, pretende-se traçar os fatores de risco para o desenvolvimento de adoecimento mental, tentando intervenções sobre eles e evitando-se correlações causais simplistas para agravos e eventos complexos e multideterminados.
4. Quais os pontos fortes podem ser utilizados no tratamento? Tem-se um questionamento sobre os fatores de proteção e como eles podem ser valorizados enquanto importantes elementos terapêuticos e de suporte para os pacientes

e seus cuidadores. É essencial reconhecer os fatores de proteção que auxiliam a manter um desenvolvimento saudável na presença das adversidades e, assim, ser capaz de suportar, se adaptar, se recuperar e até mesmo ser transformado de forma favorável por elas. Resiliência é esta habilidade do ser humano de construir-se de forma positiva diante das dificuldades que surgem ao longo do caminho e representa um valioso potencial em termos de prevenção e promoção da saúde que deve ser explorado pelo pediatra.[18]

5. Quais crenças e expectativas a família traz consigo? Na abordagem infanto-juvenil, é usual que uma explicação familiar ampare e justifique a demanda por uma avaliação em saúde mental. O pediatra deve tentar compreender quais modelos explicativos suportam essa busca, incluindo neles as questões e as dificuldades manifestadas pelos diferentes elementos da constituição familiar.

É importante acrescentar que, algumas vezes, os pais ou responsáveis exemplificam situações ou trazem questionamentos sobre reações dos filhos que são claramente decorrentes de suas próprias dificuldades de atuação no papel de pai e mãe e não se configuram em um problema específico da criança. Nestes casos, é fundamental acolher as dúvidas dos pais ou responsáveis, esclarecê-los, orientá-los e, em algumas situações, encaminhá-los para suporte psicoterápico.

De acordo com os sintomas identificados a partir da anamnese, do exame e dos relatórios escolares, a boa prática pediátrica sugere que sejam realizadas investigações clínicas e orientações gerais ainda pelos pediatras. Avaliações auditiva e oftalmológica, triagem para hipotireoidismo, por exemplo, assim como orientações sobre sono, atividade física e organização do tempo das crianças e adolescentes podem ser suficientes em muitos casos nos quais se estabelece um "problema de comportamento". Considerando a prevalência dos transtornos psiquiátricos e o pequeno número dos profissionais especializados nesse campo, uma avaliação clínica robusta e cuidadosa permite que diagnósticos diferenciais sejam descartados pelos pediatras, gerando um encaminhamento mais refinado, o que assume fundamental pertinência no sistema público de saúde nacional.

Casos de crianças com quadros de atrasos do desenvolvimento da linguagem têm recebido destaque na terapêutica pediátrica e devem ser submetidos a uma avaliação auditiva e ser encaminhados o mais precocemente para uma abordagem fonoaudiológica. Atenção também deve ser dada para as diversas manifestações da síndrome de deficiência intelectual; geralmente associada a outras comorbidades, os pediatras devem ter familiaridade com essa condição, evitando novos diagnósticos psiquiátricos em desconsideração aos atrasos globais do desenvolvimento.[5,6] Pela ótica do desenvolvimento infantil, os marcos devem ser avaliados e alguns sintomas compreendidos como manifestações agravadas da deficiência intelectual. Não se define aqui a inexistência de quadros psiquiátricos diante da deficiência intelectual, mas o risco de ela ser desconsiderada no campo clínico, valorizando-se exclusivamente condições outras que podem ser menos agressivas às famílias, o que por si só não produz qualidade de vida, amplia preconceitos e dificulta a terapêutica.

Uma abordagem psicofarmacológica não se configura como a primeira linha para o manejo terapêutico, não devendo ser a principal preocupação dos pediatras diante dos sintomas identificados. Na persistência das queixas diante das medidas propostas anteriormente ou nos poucos que se apresentam com uma maior gravidade, deve ser realizado um encaminhamento ao profissional especializado.[6]

DESAFIOS ATUAIS

Parafraseando o dito popular "Nem tudo que reluz é ouro", nem todo comportamento impertinente é indesejável ou se configura em um transtorno do comportamento. Deve-se ter cuidado em uma conclusão diagnóstica, levando-se em conta toda a repercussão da identificação de um transtorno mental para a família (que pode inclusive impactar a saúde mental de seus outros constituintes) e para a própria criança ou adolescente, mas também não se deve postergar o reconhecimento de uma síndrome comportamental, uma vez que sabidamente as intervenções precoces contribuem para minimizar as consequências do transtorno. Dessa forma, é possível perceber que o diagnóstico de um transtorno mental se constitui em um desafio complexo e deve ser firmado por um profissional especialista em saúde mental.

A atuação do pediatra deve sempre contemplar a dimensão mental, reconhecendo que o amadurecimento emocional, a aquisição de habilidades sociais e o desenvolvimento de resiliência são aspectos tão importantes quanto o crescimento e o desenvolvimento.[18]

Enfrenta-se atualmente outra situação desafiadora, que é a exposição cada vez maior a estressores ambientais. Um importante exemplo é a violência, em suas múltiplas naturezas e tipologias, como crianças e jovens presenciando discórdia, atos violentos e falta de respeito entre os pais, e vivência de situações de violência dentro e fora de casa, como maus-tratos e *bullying*. A família, seja em sua constituição por laços biológicos ou afetivos, e a escola deveriam ser ambientes acolhedores, seguros e estáveis, e não perpetuadores de violência. Além da violência interpessoal e da autoinfligida, mais facilmente reconhecidas pelo pediatra como um problema a ser enfrentado, devem ser lembradas as manifestações estruturais da violência, as quais cristalizam situações de desigualdade social, pobreza, baixa escolaridade e uso abusivo de substâncias psicoativas, condições diretamente associadas à incidência de transtornos mentais.[19]

É importante lembrar que a contemporaneidade veio inserida em um mundo com excesso de estímulos, seja por aparelhos eletrônicos e sua multiplicidade de informações, seja por excesso de atividades cotidianas (é importante refletir se, em alguns casos, não há cobrança excessiva sobre crianças e jovens), que saturam os pequenos e lhes roubam o precioso tempo de brincar, levando a agitação mental. A principal atividade da vida de uma criança deveria ser brincar, por isso existe uma recomendação enfática de que os pediatras prescrevam e estimulem, de todas as formas possíveis, o contato com a natureza e o livre brincar.[20]

O uso abusivo de computadores, *tablets*, celulares, televisão e videogames, que fazem parte do cotidiano da maioria das famílias, geram vários impactos negativos, como prejuízos no sono, problemas de concentração, ansiedade e até depressão. Portanto, é fundamental estabelecer limites para o uso saudável de dispositivos eletrônicos. Tais limites, associados à mediação social na utilização tecnológica, permitem que seus benefícios superem os seus danos. A suspensão das aulas presenciais durante o isolamento social pela COVID-19 trouxe força a esse debate, relativizando posturas polarizadas sobre dispositivos tecnológicos, desenvolvimento e saúde mental.[21] Ao mesmo tempo, é preciso reconhecer os riscos como demonstrado por estudos que têm explorado cada vez mais as repercussões negativas frente ao uso de mídia digital, como a comparação social negativa, a ansiedade consequente à falta de habilidades de regular as emoções, sentimento de dependência de mensagens de texto e ansiedade, depressão e suicídio como resultado de *cyberbullying*.[22] A Sociedade Brasileira de Pediatria (SBP) lançou um conjunto de orientações em defesa da saúde de criança e adolescentes em plena era digital, com uma série de recomendações para pediatras, pais, educadores e escola, e também para as próprias crianças e adolescentes.[23]

Duas situações têm se tornado comuns nos consultórios de pediatria e aqui recebem destaque, dada a sua interface com a saúde mental: os questionamentos sobre tratamentos dietéticos para autismo e a identificação de autolesões nos pacientes, com ou sem ideação suicida.

Uma das questões mais discutidas na atualidade em relação ao autismo são as dietas especiais e os suplementos nutricionais que têm sido ofertados frequentemente aos pais com o objetivo de tratar as manifestações nucleares do transtorno. Muitos estudos na literatura sobre a eficácia de manipulações dietéticas como tratamento adicional forneceram resultados conflitantes, inconclusivos ou efeitos clínicos modestos. As evidências que suportam uma dieta sem glúten e/ou sem caseína para o espectro autista são limitadas e de baixa qualidade.[24] Os pacientes com TEA só devem ser submetidos a dietas de exclusão de glúten e/ou caseína caso haja diagnóstico ou suspeita de algum tipo de intolerância ou hipersensibilidade a alimentos que, quando presentes, devem ser abordados e tratados do mesmo modo que em crianças sem autismo.[24] É comum que indivíduos autistas apresentem seletividade alimentar, sendo importante considerar que dietas restritivas podem causar estresse no indivíduo acometido e na sua família, gerando mais sofrimento. Ainda não há evidência científica suficiente para confirmar a eficácia das dietas ou do uso de suplementos.[25]

A Sociedade de Pediatria do Estado do Rio de Janeiro (SOPERJ), por meio dos Comitês de Neurologia, Atenção Integral ao Desenvolvimento e Reabilitação, Saúde Mental, Alergia e Imunologia e Gastroenterologia, enfatiza que faltam estudos de qualidade, controlados e randomizados para verificar a eficácia das dietas de exclusão que estão sendo propostas. Assim, não endossa a restrição de alimentos potencialmente alergênicos da dieta de portadores de TEA como prática terapêutica, uma vez que as evidências de sua eficácia não são fortes o suficiente diante dos potenciais riscos nutricionais para indivíduos que já podem apresentar limitações de interesse alimentar por conta do próprio transtorno. Ressalta ainda que oferecer qualquer solução, sem o cuidado do respaldo científico, é leviano para com a saúde dos indivíduos com TEA, bem como para com os sentimentos de seus pais, suas expectativas e a confiança que eles depositam nos médicos.[26]

Sobre as autolesões, é preciso afirmar que não são um fenômeno exclusivo da contemporaneidade, não devendo ser pejorativamente associadas à atual adolescência, o que tem dificultado uma abordagem clínica capaz de compreender e intervir sobre essa manifestação de sofrimento. Entretanto, sua maior incidência é reconhecida nos dias de hoje, seja na prática ambulatorial ou pelas literaturas nacional ou internacional, que ainda não conseguiram explicar plenamente os motivos subjacentes a essa realidade clínica e epidemiológica. A maior e mais legítima preocupação diante de quadros em que se observam e se relatam autolesões é a sua concomitância ou não à ideação suicida. Existem embates teóricos robustos sobre a compreensão das autolesões enquanto manifestação do comportamento suicida, que se apresenta como um espectro que envolve ideação, planejamento, tentativas e o desfecho suicida.[1,6] As práticas pediátrica e psiquiátrica, entretanto, demonstram que uma rigidez categórica pode dificultar uma intervenção preventiva.

Algumas características podem facilitar uma diferenciação e classificação das autolesões; a orientação aqui proposta é que isso se configure num questionamento ativo do setting clínico. Ou seja, diante de uma lesão corporal, sugestiva ou não de caráter autoprovocado, cabe ao pediatra interrogar ativamente sobre ela: como foi realizada, se foi planejada, se há outras, o contexto no qual foi produzida e tentar definir se foi precedida mais por impulsividade ou por planejamento. Diante disso, num espaço seguro e de forma ética e respeitosa, também é da alçada do pediatra avançar nos questionamentos interrogando sobre ideias e pensamentos sobre morte.[1,13] Por ser ainda considerado um tabu, a maior responsabilidade sobre o diálogo desse tema encontra-se nos profissionais de saúde. Pensar a própria morte pode ou não se constituir em um agravo e precisa de esclarecimentos pelo próprio adolescente; desejar e planejar a própria morte assumem um risco maior e é algo que determina medidas imediatas de intervenção, que extrapolam os objetivos deste capítulo.[1,6]

Assim, pretende-se aqui o estímulo para que os canais de comunicação entre os pediatras e os adolescentes sobre as autolesões se intensifiquem na prática ambulatorial, não dependendo exclusivamente dos profissionais de saúde mental. Uma primeira abordagem respeitosa sobre o tema pode assumir (e geralmente assume) uma grande ferramenta terapêutica para a condução dos casos. Num cenário clínico e epidemiológico de incremento das autolesões pediátricas (com ou sem ideação suicida), é importante a preparação para uma primeira abordagem e para identificação de riscos.[1]

ORIENTAÇÕES AOS PAIS

É importante que os pais dialoguem com seus filhos sobre sentimentos em geral, incluindo os deles e os seus, questionando-os como se sentem ou como se sentiriam em diversas situações e ambientes. Observar como esses filhos lidam com suas próprias emoções, conhecer seus interesses e seus medos, assim como suas amizades e professores. Aproveitar o cotidiano para essa exploração, evitando que cenários de formalidade precisem ser instituídos para isso, incentivando a naturalidade e a segurança para que expressem seus receios, desejos e sentimentos.

Os pais devem estar atentos a mudanças de comportamento dos seus filhos. Observar os padrões de sono, alimentação, oscilações de humor ou episódios desproporcionais de agressividade e intolerância. Em crianças menores, a regressão em alguns marcos do desenvolvimento pode ser um sinal de alerta significativo, como o "xixi na cama" e o "dormir sozinho". Em caso de dúvida, não deixar de conversar com o pediatra sobre a forma como a criança ou o adolescente se comporta ou reage diante de algumas situações. Reitera-se que o estágio do desenvolvimento de cada criança ou adolescente, assim como seu padrão usual de comportamento, devem ser considerados nessa avaliação. Assim, pais mais próximos de seus filhos apresentam maior possibilidade de descreverem as oscilações e variações comportamentais. É importante prestar atenção se a mudança comportamental das crianças e adolescentes não está refletindo alterações maiores existentes nas famílias e nas comunidades. As abruptas adaptações individuais, micro e macrossociais impostas pela COVID-19, por exemplo, demandaram uma reorganização emocional de todos. Ainda que a maioria das crianças e adolescentes esteja conseguindo se adaptar às novas realidades, esse processo tem provocado sofrimento intenso em muitos deles. Valorizar e dar suporte a esse tempo de ajuste é muito importante e precisa ser considerado pelos pais e cuidadores.[21]

É crucial perceber que muitas crianças e adolescentes com transtorno do comportamento apresentam intenso sofrimento psíquico. É preciso resgatar a qualidade de vida. Ajudar o filho a organizar seu dia, incluindo as horas de estudo, sono, lazer e alimentação saudável. Criar um momento para a realização de atividade física. A organização do dia é uma habilidade que precisa ser estimulada na maioria das crianças, ainda que algumas consigam se autorregular. Nunca esquecer que dar limites é fundamental.

Promover atividades lúdicas, em que a criança possa explorar sua criatividade, e estimular o encontro com os amigos, viabilizando oportunidade de praticar comunicação face a face e o treinamento de habilidades sociais, em detrimento da comunicação *on-line*. Contemplar a natureza com o filho, oferecendo-lhe oportunidades de relaxar. Estimular a resiliência endossando o desenvolvimento das habilidades de regulação emocional.

Estabelecer horário regrado para o entretenimento digital, esforçando-se para proteger os filhos de conteúdo impróprio. Fortalecer os vínculos familiares criando momentos em família livre das telas, por exemplo, na hora das refeições, que pode ser um momento bastante rico para construção de laços afetivos, aproximando pais e filhos. Não esquecer, porém, da importância tecnológica na contemporaneidade; ensinar os filhos a usarem as telas é um dos grandes valores atuais.

Nos casos de comportamento inadequado em ambiente escolar, é fundamental que a escola receba orientações sobre como lidar com a situação com o objetivo de minimizar as dificuldades vivenciadas e proporcionar que o jovem alcance seu melhor potencial. Reforça-se que a escola é uma importante fonte de informações para as famílias e para os pediatras sobre as crianças e adolescentes; portanto, essa parceria deve ser estimulada. A escola constitui solo fértil para promoção da cultura da paz e integração entre os jovens e pode favorecer a construção de novas habilidades para lidar de maneira assertiva com os desafios do cotidiano.

A OMS[14] definiu que o sono, os exercícios físicos e a adaptação ao estresse são a tríade básica para a promoção de saúde mental na infância e na adolescência. Por mais simples que possa parecer, são elementos que devem ser cuidadosamente considerados para as famílias e estimulados pelos profissionais da saúde e da educação.

Por fim, é crucial que os pais compreendam a importância de ensinar aos filhos que todos os atos praticados têm consequências e como é valoroso para o desenvolvimento pessoal que crianças e adolescentes encarem as consequências, muitas vezes negativas, dos seus próprios atos. Os pais devem dar o exemplo e, assim, ensinar a criança a se responsabilizar por suas atitudes. Isso previne muitos dos problemas comportamentais que incomodam e levam os pais a procurar ajuda médica.

✓ CONCLUSÃO

A pediatria tem se deparado com uma nova realidade clínica e epidemiológica; diante de novos desafios na assistência, destacam-se os transtornos mentais. A suspeita desses quadros é uma importante responsabilidade da prática pediátrica e deve se basear criticamente no conhecimento do desenvolvimento de crianças e adolescentes e em uma investigação contextualizada, considerando família, escola e comunidade. Mais do que precisar um diagnóstico, estimula-se que os pediatras incorporem a dimensão mental em suas consultas, atentando-se às diversas manifestações, geralmente inespecíficas, do sofrimento emocional de crianças e adolescentes. Observações e intervenções sobre sono, atividade física, adaptação ao estresse e organização das atividades cotidianas são tópicos que precisam estar na agenda pediátrica, que deve tentar estreitar parcerias com o campo da educação. A investigação de quadros clínicos que apresentam sintomas emocionais é mandatória quando se consideram os transtornos mentais na pediatria.

Para um aprofundamento sobre o tema, recomenda-se a leitura do livro *Saúde Mental da Criança e do Adolescente*,[2] que também faz parte da Série Pediatria SOPERJ e tem por objetivo capacitar o pediatra a incluir a dimensão mental na sua prática clínica. Este manual traz um panorama completo e atualizado do campo da saúde mental da infância e da adolescência, de maneira clara e sucinta, em linguagem simples e desprovida de jargão técnico.

REFERÊNCIAS BIBLIOGRÁFICAS

1. Silva Filho OC. Percepção e conhecimento de médicos residentes em pediatria no Rio de Janeiro sobre comportamento suicida na infância e na adolescência [dissertação]. Rio de Janeiro: IFF/Fiocruz; 2019.
2. Almeida RS, Lima RC, Crenzel G, Abranches CD. Saúde mental da criança e do adolescente – Série Pediatria SOPERJ. 2.ed. São Paulo: Manole; 2019.
3. Winnicott DW. Textos selecionados: da pediatria à psicanálise. Rio de Janeiro: Francisco Alves Editora; 1978.

4. Bronfenbrenner U, Ceci SJ. Nature-Nurture reconceptualized in developmental perspective: A bioecological model. Psychological Review. 1994;101:568-86.
5. Assumpção Jr FB, Kuczynski E (eds.). Tratado de psiquiatria da infância e da adolescência. São Paulo: Atheneu; 2012.
6. Thapar A, Pine DS, Leckamn JF, Scott S, Snowling MJ, Taylor E (eds.). Rutter's child and adolescence psychiatry. 6.ed. Chichester: Wiley; 2015.
7. Assis SG, Avanci JQ, Pesce RP, Ximenes LF. Situação de crianças e adolescentes brasileiros em relação à saúde mental e violência. Cien Saude Colet. 2009;14(2):349-61.
8. Centers for Disease Control and Prevention (CDC). Division of Human Development and Disabilities, National Center on Birth Defects and Developmental Disabilities. Data and statistics on children's mental health, 2018. Disponível em: https://www.cdc.gov/childrensmentalhealth/data.html. Acesso em: 22/11/2020.
9. Danielson ML, Bitsko RH, Ghandour RM, Holbrook JR, Kogan MD, Blumberg SJ. Prevalence of parent-reported ADHD diagnosis and associated treatment among U.S. Children and Adolescents, 2016. Journal of Clinical Child & Adolescent Psychology. 2018;47(2).
10. Ghandour RM, Sherman LJ, Vladutiu CJ, Ali MM, Lynch SE, Bitsko RH, et al. Prevalence and treatment of depression, anxiety, and conduct problems in U.S. children. The Journal of Pediatrics. 2018. Pii:S0022-3476(18)31292-7.
11. Jackson AM, Kissoon N, Greene C. Aspects of abuse: recognizing and responding to child maltreatment. Curr Probl Pediatr Adolesc Health Care. 2015;45(3):58-70.
12. Kotagal S. Sleep-wake disorders of childhood. Continuum (Minneap Minn). 2017;23(4,Sleep Neurology):1132-50.
13. Silva Filho OC, Minayo MCS. Comportamento suicida em adolescentes: desafios e reflexões para os pediatras brasileiros. Adolesc Saude. 2018;15(supl.):68-72.
14. World Health Organization (WHO). Promoting mental health: concepts, emerging evidences and practice. Genebra: WHO; 2005.
15. Estanislau GM, Bressan RA (orgs.). Saúde mental na escola: o que os educadores devem saber. Porto Alegre: Artmed; 2014.
16. Goodman R, Stephen S. Psiquiatria infantil. São Paulo: Roca; 2004.
17. Polanczyk GV, Lamberte MTMR (orgs.). Psiquiatria da infância e adolescência (Coleção Pediatria do Instituto da Criança do HC-FMUSP). São Paulo: Manole; 2012.
18. Eickmann SH, Emond AM, Lima M. Evaluation of children development: beyond the neuromotor aspect. J Pediatr. 2016;92(3Suppl1):S71-S83.
19. Fleitlich B, Goodman R. Social factors associated with child mental health problems in Brazil. Br Med J. 2001;323:599-600.
20. Sigaud T, Becker D. Prescrevendo a natureza – A criança e o meio ambiente. Boletim SOPERJ. 2017;vXX(1):p.5.
21. Fundação Oswaldo Cruz. Instituto Nacional de Saúde da Mulher, da Criança e do Adolescente Fernandes Figueira. Covid-19 e saúde da criança e do adolescente. Ago. 2020. Disponível em: https://portaldeboaspraticas.iff.fiocruz.br/atencao-crianca/covid-19-saude-crianca-e-adolescente. Acesso em: 30/8/2020.
22. Hoge E, Bickham D, Cantor J. Digital media, anxiety, and depression in children. Pediatrics. 2017;140:S76.
23. Sociedade Brasileira de Pediatria (SBP). Departamento de Adolescência. Saúde de crianças e adolescentes na era digital. SBP. 2016. Disponível em: http://www.sbp.com.br/fileadmin/user_upload/2016/11/19166d-MOrient-Saude-Crian-e-Adolesc.pdf. Acesso em: 22/11/2020.

24. Sociedade Brasileira de Pediatria (SBP). Departamento Científico de Alergia. Alergia alimentar e transtorno do espectro autista: existe relação? 2017. Disponível em: http://soperj.org.br/novo/imageBank/Alergia-alimentar-e-Transtorno-2017.pdf. Acesso em: 22/11/2020.
25. Sathe N, Andrews JC, McPheeters ML, Warren ZE. Nutritional and dietary interventions for autism spectrum disorder: a systematic review. Pediatrics. 2017;139(6):e20170346.
26. Sociedade de Pediatria do Estado do Rio de Janeiro (SOPERJ). Nota sobre transtorno do espectro autista e tratamentos nutricionais. 2015. Disponível em: http://www.soperj.org.br/novo/secao_detalhes.asp?s=61&id=1089. Acesso em: 22/112020.

35

A CRIANÇA COM BAIXA ESTATURA

Isabel Rey Madeira

OBJETIVOS

- ✓ Apresentar as principais causas de baixa estatura.
- ✓ Instrumentalizar o leitor para seu diagnóstico diferencial, por meio de avaliação clínica e exames complementares pertinentes.
- ✓ Introduzir o leitor ao estado da arte do uso do hormônio de crescimento no tratamento da baixa estatura.

INTRODUÇÃO

O crescimento adequado é garantia de saúde. Por sua vez, o crescimento deficiente pode ser a manifestação inicial de uma doença crônica subclínica. O diagnóstico de déficit de crescimento leva muitas vezes ao diagnóstico precoce desta doença, antes que sobrevenha seu quadro clínico clássico.

Os padrões de comparação atualmente indicados para a análise do crescimento são os da Organização Mundial de Saúde (OMS).[1] As crianças com estatura entre +2 e -2 desvios-padrão (DP) para o sexo e a idade são consideradas normais, contanto que estejam compatíveis com os padrões familiares e com a velocidade de crescimento (VC).

A comparação com a altura dos pais é feita pelo cálculo da altura-alvo, conforme mostra a Figura 1.

$$\text{Estatura-alvo de meninas: } \frac{\text{estatura da mãe + estatura do pai} - 13}{2} \pm 5$$

$$\text{Estatura-alvo de meninos: } \frac{\text{estatura do pai + estatura da mãe} + 13}{2} \pm 5$$

Figura 1 Cálculo da altura-alvo.
Fonte: Marcondes e Setian, 1989.[2]

Os padrões de comparação para VC são os de Tanner.[3] Uma VC superior ao percentil 25 para o sexo e para a idade, levando-se em conta o estágio de desenvolvimento puberal, é considerada normal.

Estes critérios, aliados à anamnese e ao exame físico completos, asseguram a normalidade do processo e auxiliam no diagnóstico das variantes normais do crescimento.

Define-se baixa estatura (BE) quando a criança tem seu comprimento ou estatura abaixo de -2 DP para o sexo e a idade em relação à média populacional, e BE grave quando abaixo de -3 DP.

No entanto, pode-se ter a situação de uma criança com crescimento deficiente que ainda não se apresente com BE, ou de uma criança com BE, mas com crescimento normal, como é o caso, por definição, de 3% da população de crianças normais. Pode-se também ter uma criança com estatura normal para os padrões populacionais, mas baixa para os padrões familiares. Ou ainda uma criança com VC aquém ao seu estágio de desenvolvimento puberal. Introduz-se, assim, o conceito de crescimento lento, em substituição ao de BE. Para Kochi e Longui,[4] considera-se crescimento lento quando a VC é inferior ao percentil 25 para o sexo e a idade. Grimberg define BE também quando o paciente se encontra mais de 2 DP abaixo da altura-alvo.[5]

ASPECTOS EPIDEMIOLÓGICOS

A queixa "meu filho não cresce" é bastante frequente nas consultas pediátricas. Muitas vezes, trata-se de desconhecimento dos pais sobre a variação da normalidade do crescimento aliada à tendência de se comparar a criança a seus pares, como familiares ou colegas da escola.

Além disso, uma criança pode ter BE, mas crescimento normal, como é o caso, por definição, de 3% da população de crianças normais.

A casuística de um grande centro acadêmico de referência norte-americano para BE encontrou que meninas eram encaminhadas em frequência menor que meninos (metade), embora fossem significativamente mais baixas, provavelmente porque o problema preocupa mais os médicos e os familiares quando afeta o sexo masculino. Nesta casuística, em meninos, 38% tinham altura normal, 34% eram crianças saudáveis com BE (BE familiar e BE por atraso constitucional do crescimento e da puberdade – ACCP), 9% tinham BE não orgânica (*failure to thrive* e nanismo psicossocial), 15% tinham BE de causa orgânica (doenças sistêmicas) e 4% tinham BE de causa desconhecida (avaliação incompleta). Em meninas, 20% tinham altura normal, 28% eram saudáveis com BE, 8% tinham BE não orgânica, 41% tinham BE de causa orgânica e 3% tinham BE de causa desconhecida.[5]

Quanto às causas endócrinas, um estudo retrospectivo em crianças encaminhadas ao ambulatório de endocrinologia pediátrica da Universidade de Stanford por BE mostrou que, na imensa maioria (60%), a causa foi BE familiar ou por ACCP, enquanto em apenas 7% a causa foi deficiência isolada de hormônio do crescimento (GH), e 3% hipotireoidismo. Os 30% restantes se deviam, em ordem decrescente, a doença do sistema nervoso central (sendo esta a causa mais comum depois da BE familiar e da causada por AACP), crescimento intrauterino restrito (CIUR), doenças do esqueleto, outros problemas, anomalia cromossômica, cardiopatia congênita, doença respiratória, doença gastrintestinal, doença renal e imunodeficiência.[6]

Na população geral, as doenças endócrinas não são as causas mais comuns de BE. A prevalência estimada da deficiência de GH é de 1:100.000 habitantes na Noruega, onde 60% dos casos são esporádicos, 25% são hereditários e 15%, secundários. Outras casuísticas apontam para incidência de 1:3.500 (EUA) a 1:60.000 (Inglaterra) nascidos vivos. As lesões do sistema nervoso central parecem ser responsáveis por um terço dos casos de deficiência de GH, sendo a mais comum o craniofaringioma. O hipotireoidismo congênito, embora frequente (1:3.500 nascidos vivos), já não se constitui causa tão relevante de BE quanto no passado, em virtude da triagem neonatal universal. Quanto ao hipotireoidismo adquirido, deve ser investigado no caso de crescimento deficiente, pois, segundo Setian, aproximadamente 1,2% dos escolares de 11 a 18 anos exibem evidências clínicas e sorológicas de tireoidite de Hashimoto, principal causa de hipotireoidismo adquirido.[7]

Das doenças genéticas que cursam com BE, vale destacar as síndromes de Turner, de Noonan e de Silver-Russell, quer por sua frequência relativamente alta, quer pela normalidade cognitiva da grande maioria dos pacientes, tornando importante a abordagem da questão da estatura.

Na síndrome de Turner, o cariótipo mais frequentemente encontrado é o 45,X, presente em 1:2.500 nascidas vivas. Num total de 160 indivíduos, Llerena Junior encontrou que este cariótipo correspondia a 53%, enquanto 18% foram de mosaico, 16% de alterações estruturais e 12% de miscelânea. A única característica presente em 100% das meninas é a BE, sendo que uma menina com síndrome de Turner, mas ainda sem o diagnóstico, que procura atendimento por BE, provavelmente não apresenta o quadro clássico da síndrome, mas apenas BE e outras alterações sutis.[8] Assim, deve-se sempre pensar nesse diagnóstico para uma menina com BE.

A síndrome de Noonan é de herança autossômica dominante. Em algumas famílias, foi estabelecida a ligação com a região 12q24. Sua incidência estimada é de 1:1.000 a 1:2.500 nascidos vivos, embora expressões leves da síndrome possam ocorrer em mais de 1:100 nascidos vivos.[9]

A síndrome de Silver-Russell é bastante rara (1:100.000 nascidos vivos) e sua causa é incerta, já tendo sido identificada dissomia uniparental materna do cromossomo 7 em aproximadamente 10% dos pacientes.[9]

Dentre as doenças ósseas hereditárias, vale destacar a acondroplasia, de herança autossômica dominante e com incidência é de 1:12.000 nascimentos. No entanto, 90% dos casos são mutações novas, nos quais a idade paterna avançada pode ser determinante.[10]

Por fim, cabe destacar o CIUR como causa de BE. A maioria das crianças que sofreram CIUR nasce pequena para a idade gestacional (PIG), sendo que 90% delas apresentam crescimento de recuperação, ou *catch-up growth*, até 2 anos de idade. As 10% restantes podem evoluir com BE.[11,12]

FISIOPATOLOGIA

O crescimento, no clássico modelo de Marcondes, é determinado por uma interação entre fatores intrínsecos e extrínsecos. Os fatores intrínsecos são aqueles determinados pelo sistema neuroendócrino e pela energia hereditária. É por ação do sistema neuroendócrino que os homens são, em média, 13 cm mais altos que as mulheres. A herança explica a estatura maior e a menor de determinadas etnias. Ainda dentro dos fatores intrínsecos, há as doenças e, neste caso, há quase sempre interação entre o indivíduo e o ambiente, resultando em maior ou menor agravo, inclusive ao crescimento. A gravidade da doença, seu tempo de duração e o próprio tratamento imposto influenciam o crescimento do indivíduo. Os fatores extrínsecos são todos aqueles relacionados à alimentação e ao ambiente. A alimentação pode ser deficiente em calorias, ou na proporção entre os macronutrientes (carboidratos, lipídios e proteínas), ou ainda quanto aos micronutrientes (vitaminas e sais minerais), condicionado a várias formas de desnutrição que podem se manifestar como crescimento deficiente. Os fatores ambientais podem estar relacionados a condições geofísicas, socioeconômicas, urbanização e interação mãe-filho.

Existem duas formas de BE que são consideradas variantes da normalidade: BE familiar e BE por ACCP.

Na primeira, a criança tem pais baixos e VC normal ou normal-baixa. A BE por ACCP é mais encontrada em meninos, há história familiar de maturação tardia e a VC também é normal ou normal-baixa.

Uma classificação das causas de BE bastante didática é a de Marcondes, que propõe a classificação mostrada no Quadro 1.[2]

Quadro 1 Causas de baixa estatura

1. Fatores familiares: fatores intrínsecos, orgânicos ou individuais
2. Doenças genéticas: gênicas ou cromossômicas
3. Doenças neuroendócrinas
4. Doenças do esqueleto: fatores extrínsecos, ambientais ou populacionais
5. Doenças da nutrição
6. Doenças sistêmicas
7. Baixa estatura ao nascer (ou baixo peso ao nascer)
8. Carência psicossocial
9. Outras causas
10. Causa a esclarecer
11. Causa não esclarecida

Fonte: Marcondes e Setian, 1989.[2]

No Brasil, não se podem desprezar as causas ambientais, que agregam todas aquelas relacionadas às condições socioeconômicas desfavoráveis. A ausência de saneamento básico, a assistência à saúde deficiente e o baixo poder aquisitivo para os alimentos condicionam a infecções de repetição, verminose e nutrição precária, levando a formas de desnutrição de graves a sutis, como aquelas em que, apesar de a criança apresentar boa ingestão calórica total, desenvolve anemia carencial ou deficiência vitamínica, com prejuízo ao crescimento pleno. Esta condição, em última análise, influencia na estatura da população, constituindo-se uma questão de saúde pública.

As doenças endócrinas não são as causas mais comuns de BE, e sua investigação deve ser precedida pela das causas familiares, ambientais, nutricionais e sistêmicas. As principais são a deficiência de GH, o hipotireoidismo e o hipercortisolismo.

O GH é o principal hormônio promotor do crescimento após os primeiros meses de vida, embora sua ação seja indireta, estimulando a produção de fatores de crescimento semelhantes à insulina (IGF) na cartilagem de crescimento, mas também no fígado e em outros órgãos. Os IGF estão ligados, no plasma, às proteínas ligadoras de IGF (IGFBP), sendo a mais abundante delas a IGFBP3. O IGF-1 é o mais importante no período pós-natal. A deficiência do GH pode ser isolada ou estar associada com a de outras tropinas hipofisárias (TSH, ACTH e gonadotropinas), constituindo o hipopituitarismo.

Os hormônios tireoidianos têm sua produção estimulada pela tireotropina (TSH). Atuam nos ossos estimulando a maturação e têm efeito somatório ao do GH sobre o crescimento. Neste sentido, parecem preparar o tecido ósseo para a ação deste último, além de também regularem sua síntese e secreção.

Os glicocorticoides são importantíssimos na homeostase imunológica e hidreletrolítica do organismo, cujas normalidades são condição primordial para o crescimento adequado. O seu excesso leva a prejuízo do crescimento, pois, além de inibir a secreção de GH, interfere na retenção mineral e nitrogenada, na síntese de colágeno, na sulfatação da cartilagem, na mitose dos condrócitos, na ligação do GH ao seu receptor e na atividade do IGF-1.

QUADRO CLÍNICO

Uma das síndromes genéticas que cursam com BE, a síndrome de Turner, tem fenótipo feminino, e os sinais clínicos sentinela são ptose palpebral, higroma cístico, linfedema e coarctação da aorta. À ectoscopia, além da BE, observam-se baixa implantação dos cabelos, pescoço alado, tórax em escudo, cúbito valgo, nevos cutâneos e hiperconvexidade das unhas. Na época da puberdade, esta não ocorre na grande maioria das meninas, pois as gônadas são disgenéticas.

Outra síndrome genética é a síndrome de Noonan, na qual se observam BE, hipertelorismo ocular, fissura palpebral dirigida para baixo, ptose palpebral, baixa implantação dos cabelos, pescoço alado, cúbito valgo, depressão esternal e estenose pulmonar, sendo frequente o retardo mental.

Uma terceira síndrome genética a ser considerada, a de Silver-Russell, é caracterizada por baixo peso e/ou baixo comprimento ao nascer, BE, fácies triangular (pela fronte proeminente e hipoplasia do mento), canto da boca voltado para baixo, assimetria corporal e clinodactilia do 5º quirodáctilo.

O hipotireoidismo congênito já não se constitui causa tão relevante de BE quanto no passado, em razão da triagem neonatal universal, mas não deve ser esquecido, principalmente quando a desaceleração do crescimento vem acompanhada de atraso do desenvolvimento. No entanto, no escolar e no adolescente, e mesmo no pré-escolar, deve-se investigar hipotireoidismo no caso de crescimento deficiente, pois a etiologia autoimune já pode ser a causa. A tireoidite autoimune, ou tireoidite de Hashimoto, é caracterizada por bócio e aumento dos anticorpos antitireoperoxidase e antitireoglobulina, podendo evoluir com hipotireoidismo. As outras características de hipotireoidismo (pele e cabelo secos, unhas quebradiças, anemia, astenia, frio anormal, constipação, bradicardia, ganho de peso, mixedema) podem ainda estar ausentes, mas costuma-se encontrar queda do rendimento escolar, alterações comportamentais e dislipidemia.

A síndrome de Cushing, consequência do excesso endógeno ou exógeno de glicocorticosteroides, tem como elemento clínico predominante a obesidade, além de hiperemia facial, acne, estrias, diminuição da massa muscular e hipertensão arterial. Obesidade exógena não cursa com BE na infância; ao contrário, muitas vezes causa aumento do crescimento durante os primeiros anos de vida. Assim, sempre que se encontrar obesidade grave aliada à BE, deve-se suspeitar do diagnóstico de síndrome de Cushing.

As doenças do esqueleto classificadas como raquitismos cursam com deformidades ósseas que predominam sobre a BE no quadro clínico e, por isto, não serão abordadas neste capítulo. As demais se incluem no grupo das osteocondrodisplasias, das quais o exemplo clássico é a acondroplasia. Os indivíduos acometidos apresentam membros curtos, fronte ampla, macrocefalia, nariz em sela, lordose lombar e mão em tridente. Seu diagnóstico é clínico e radiológico. Sempre que existir BE desproporcionada, ou seja, acompanhada de tronco curto ou membros curtos, deve-se suspeitar das osteocondrodisplasias.

As doenças ditas sistêmicas, quando são de evolução crônica, podem causar BE. Neste grupo, estão incluídas todas as doenças que não são endócrinas, ósseas ou nutricionais. São elas as doenças hematológicas, renais, cardíacas, gastrintestinais, pulmonares e reumatológicas. Contudo, algumas destas doenças permanecem subclínicas por algum tempo, mas já comprometem o crescimento nesta fase, podendo apresentar-se ao pediatra apenas com crescimento lento ou BE. Por outro lado, muitas vezes uma criança com BE associada a uma doença sistêmica procura o endocrinologista pediátrico com o objetivo de investigar BE, e é importante que se verifique a presença destas doenças na anamnese, ou de sinais e sintomas específicos que possam estar sendo menosprezados.

São exemplos clássicos as hemoglobinopatias, as doenças renais que levam a insuficiência renal, as cardiopatias com hiperfluxo pulmonar ou insuficiência cardíaca, as causas de síndrome disabsortiva e de diarreia crônica, a asma persistente e a artrite reumatoide. O tratamento adequado destas doenças pode resgatar o crescimento, mas, muitas vezes, o próprio tratamento mandatório é causa de desaceleração do crescimento, como é o caso do uso do corticosteroide em altas doses na síndrome nefrótica, na asma e na artrite reumatoide. Buscar o tratamento mais eficaz e estimular a adesão da família é a melhor conduta para otimizar o crescimento na maioria das vezes.

Das doenças que permanecem subclínicas por algum tempo, em grande parte das vezes, o que ocorre é que os sintomas são negligenciados, como é o caso de dores articulares e dores abdominais que estão presentes por anos, associadas a baixa velocidade de crescimento, num adolescente que vem a ter um diagnóstico de doença inflamatória intestinal por apresentar-se já com um quadro de hematoquesia ou mesmo de abdome agudo. Ou ainda de sintomas gastrintestinais leves, anemia e crescimento ruim, numa criança magra que vem a ter um diagnóstico de doença celíaca por estar já bastante desnutrida e com distensão abdominal intensa. Ou mesmo infecções respiratórias repetidas, diarreia crônica e BE numa criança magra, na qual só se faz o diagnóstico de mucoviscidose quando já está extremamente desnutrida ou com grave acometimento pulmonar. Conclui-se, portanto, sobre a importância de se fazer uma anamnese dirigida a todos os sintomas quando se tem uma criança com queixa de BE. Num pequeno percentual, pode-se ter uma criança com comprometimento do crescimento sem nenhuma outra manifestação sistêmica.

A criança nascida PIG é aquela que apresenta peso e/ou comprimento-2 DP abaixo da média em relação à idade gestacional.[13] As causas podem ser condições do embrião ou do feto (infecções congênitas, cromossomopatias, anomalias congênitas), condições maternas (má nutrição, toxemia, hipertensão arterial, diabetes melito, uso de drogas, gravidez gemelar), problemas placentários (infartos, descolamento prematuro) e condições ambientais (socioeconômicas e ligadas aos cuidados pré-natais). Cada causa tem um prognóstico específico em relação ao crescimento, mas, em geral, excluindo-se condições específicas, estas crianças apresentam altura média na idade adulta 1 DP abaixo da média populacional.

A carência psicossocial foi inicialmente descrita em crianças hospitalizadas por longos períodos que permaneceram sem a companhia de suas mães. Situações graves de estresse pós-traumático também estão relacionadas à desaceleração do crescimento. Atualmente, sabe-se que a estimulação biopsicossocial é essencial, não só para o desenvolvimento saudável, mas também para o crescimento pleno, por mediar impulsos neuroendócrinos, a partir do córtex cerebral, sobre os centros hipotalâmicos. Neste sentido, o ambiente afetivo da criança deve ser sempre pesquisado.

Causas raras, como os erros inatos do metabolismo (EIM), devem ser pesquisadas quando outros sintomas sugestivos estiverem presentes, por exemplo, sintomas neurológicos, hepatoesplenomegalia, hipoglicemia e acidose, principalmente no caso de pais consanguíneos ou morte precoce de um irmão sem diagnóstico definido.

PROPEDÊUTICA

Depois de confirmada a BE ou o crescimento lento e realizados anamnese e exame físico cuidadosos, solicitam-se exames complementares. Uma anamnese completa inclui história de gestação, parto e nascimento, história do crescimento e desenvolvimento, história alimentar, história patológica pregressa, história familiar, história social e história da doença atual, buscando-se todas as evidências apontadas na sessão anterior. O exame físico integral é obrigatório. Além de peso e altura, são importantes as medidas de perímetro cefálico, envergadura e segmentos superior e inferior. Além do exame pediátrico geral, deve-se examinar atentamente a genitália, medindo-se os testículos e o pênis no menino.

A radiografia de punhos e mãos em incidência posteroanterior para avaliação da idade óssea (IO) é sempre solicitada, sendo de extremo auxílio diagnóstico. A maior parte das doenças que comprometem o crescimento cursa com IO atrasada, embora não tanto quanto no hipotireoidismo, no qual está bastante atrasada. Também está atrasada na BE por ACCP, quando é compatível com a estatura da criança. Na BE familiar, é compatível com a idade cronológica da criança.

Numa avaliação inicial, solicita-se, além de radiografia para a IO: hemograma; velocidade de hemossedimentação; glicemia; gasometria; dosagens sanguíneas de ureia, creatinina, proteínas (total e frações), cálcio, fósforo, fosfatase alcalina, tiroxina, TSH, IGF-1, IGFBP3 e anticorpo antitransglutaminase tecidual; urinálise; pesquisa de gordura fecal; e exame parasitológico de fezes. Em meninas, e em meninos em suspeita de síndromes específicas, obtém-se o cariótipo.

Numa segunda etapa, estão indicados outros exames de imagem e dosagens de hormônios séricos. Os exames de imagem são: inventário ósseo, na suspeita de doenças que acometem o esqueleto; ultrassonografia de pelve e de abdome total com ênfase nas suprarrenais; ressonância magnética (RM) da região hipotálamo-hipofisária, na possibilidade de hipopituitarismo. As dosagens séricas hormonais são: testes de estímulo para o GH; cortisol; testes para avaliação gonadal; testes para avaliação dos eixos hipotálamo-hipófise-glândula alvo. Pode ser indicada a investigação de EIM.

TRATAMENTO

O tratamento da BE é o tratamento da doença diagnosticada. Com tratamento adequado, espera-se que a criança restaure seu ritmo de crescimento normal, após um período de crescimento de recuperação. Muitas vezes, a gravidade e a cronicidade da doença não permitem o crescimento pleno, e a estatura final é comprometida, a despeito do tratamento, não havendo indicação para uso de GH, à exceção da criança nefropata crônica.

O GH está atualmente indicado em outros países para crianças nas seguintes situações: deficiência de GH; insuficiência renal crônica; síndrome de Turner; síndrome de Prader-Willi; PIG; BE idiopática; deficiência do gene *SHOX*; e síndrome de Noonan. No Brasil, o Ministério da Saúde recomenda seu uso para crianças com deficiência de GH e para meninas com síndrome de Turner.[14,15]

Tratamento da deficiência de GH

A Portaria n. 110 do Ministério da Saúde (MS), de 10 de março de 2010, normatiza o uso do GH no Brasil para crianças com deficiência deste hormônio.[14] Segundo esta portaria, a investigação da deficiência de GH está indicada: na BE grave (segundo a curva estatura × idade da OMS); na BE associada à redução da velocidade de crescimento (velocidade de crescimento inferior ao percentil 25 da curva velocidade de crescimento × idade de Tanner); estatura acima de -2 e abaixo de -1 DP para idade e sexo associada à baixa da velocidade de crescimento em 12 meses; presença de condição predisponente, como lesão intracraniana e irradiação do sistema nervoso central; deficiência de outros hormônios hipofisários (hipopituitarismo); sinais e sintomas de deficiência de GH ou de hipopituitarismo no período neonatal (hipoglicemia, icterícia prolongada, micropênis, defeitos da linha média).

O MS exige que o diagnóstico de deficiência de GH seja confirmado por dois testes provocativos, exceto nos pacientes que apresentem lesão anatômica ou defeitos da região hipotálamo-hipofisária, história de tratamento com radioterapia e/ou deficiência associada de outros hormônios hipofisários, quando apenas um teste provocativo é necessário para o diagnóstico. A radiografia para idade óssea e a avaliação por imagem (tomografia computadorizada – TC – ou, preferencialmente, a RM) da região hipotálamo-hipofisária também são indicadas.

O esquema de administração recomendado pela Portaria do MS é de 0,025 a 0,035 mg/kg/dia ou 0,075 UI/kg/dia, por via subcutânea, à noite, 6 a 7 vezes/semana.

O uso do GH na síndrome de Turner

O tratamento da BE na síndrome de Turner é normatizado no Brasil pela Portaria n. 223 do MS, de 10 de maio de 2010.[15]

Segundo esta Portaria, deve-se confirmar o diagnóstico por meio de cariótipo. A idade mínima para tratamento é de 2 anos e a máxima, de 12 anos; a menina deve ter BE segundo a definição corrente para crianças normais.

O esquema de administração recomendado pela Portaria do MS é de 0,045 a 0,05 mg/kg/dia ou 0,135 a 0,15 UI/kg/dia administrados por via subcutânea, à noite, 6 a 7 vezes/semana.

O uso do GH no PIG

Uma avaliação completa para BE deve ser realizada nestas crianças, já que o diagnóstico de PIG não exclui outras causas. O tratamento com GH deve ser considerado a partir de 2 a 4 anos de idade para crianças nascidas PIG com estatura abaixo de -2 DP.[11,12]

O uso do GH na BE idiopática

BE idiopática (BEI) é definida como altura abaixo de -2 DP, ao se descartar doenças. São crianças nascidas com peso normal, podendo tratar-se de BE familiar ou de ACCP. O uso do GH deve ser considerado para: crianças com BEI com altura abaixo de -2,25 DP; crianças com BEI com altura abaixo de -2 DP e mais do que 2 DP abaixo do ponto médio do alvo genético e/ou previsão de estatura final menor que -2 DP.[16]

✓ CONCLUSÃO

A queixa "meu filho não cresce" é bastante frequente nas consultas pediátricas. O crescimento adequado é garantia de saúde, e o diagnóstico de déficit de crescimento leva, muitas vezes, ao diagnóstico precoce de uma doença. Sendo assim, ao se diagnosticar BE ou crescimento lento, devem-se buscar as causas, partindo-se de anamnese e exame físico cuidadosos, seguidos de exames complementares. O tratamento da BE é o tratamento da doença diagnosticada. Com o tratamento adequado, pretende-se que a criança restaure seu ritmo de crescimento normal, após um período de crescimento de recuperação. O GH está atualmente indicado para crianças com deficiência de GH e síndrome de Turner, sendo este tratamento normatizado pelo MS no Brasil. Outras situações, como insuficiência renal crônica, síndrome de Prader-Willi, PIG, BEI, deficiência do gene *SHOX* e síndrome de Noonan, podem se beneficiar do uso do GH.

REFERÊNCIAS BIBLIOGRÁFICAS

1. World Health Organization (WHO). The WHO Child Growth Standards. The top 10 causes of death. Disponível em: https://www.who.int/childgrowth/en/. Acesso em: 12/8/2020.
2. Marcondes E, Setian N. Fatores do crescimento. Mecanismo e tipos de crescimento. In: Marcondes E (ed.). Crescimento normal e deficiente. Monografias Médicas. Série Pediatria. Volume I. São Paulo: Sarvier; 1989. p.5-32.
3. Tanner JM, Whitehouse RH, Takaishit M. Standards from birth to maturity for height, weight, height velocity and weight velocity. Arch Dis Child. 1966;41:454-71.
4. Kochi C, Longui CA. Crescimento deficiente e uso terapêutico do hormônio de crescimento. In: Monte O, Longui CA, Calliari LE, Kochi C. (eds.). Endocrinologia para o pediatra. São Paulo: Atheneu; 2006. p.61-76.
5. Grimbrg A, Lifshitz F. Worrisome growth. In: Lifshitz F (ed.). Pediatric endocrinology. New York: Informa healthcare; 2007. p.1-50.
6. Horner JM, Thorsson AV, Hintz RL. Growth deceleration patterns in children with constitutional short stature: an aid to diagnosis. Pediatrics. 1978;62:529-34.
7. Setian N. Tireoidites. In Endocrinolofia pediátrica. São Paulo: Sarvier; 2002. p.298-305.
8. Llerena Junior JC. Anomalia dos cromossomos sexuais. In: Carakushansky G. Doenças genéticas em pediatria. Rio de Janeiro: Guanabara Koogan; 2001. p.133-44.

9. Vargas FR. A criança com baixa estatura. In: Carakushansky G. Doenças genéticas em pediatria. Rio de Janeiro: Guanabara Koogan; 2001. p.455-64.
10. Muller R. Supervisão de saúde na acondroplasia. In: Carakushansky G. Doenças genéticas em pediatria. Rio de Janeiro: Guanabara Koogan; 2001. p.475-85.
11. Clayton PE, Cianfarani S, Czenichow P, Johannsson G, Rapaport R, Rogol A. Consensus statement: management of the child born small for gestational age through to adulthood: a consensus statement of the international societies of pediatric endocrinology and the growth hormone research society. J Clin Endocrinol Metab. 2007;92(3):804-10.
12. Boguszewski MCS, Mericq V, Bergada I, Damiani D, Belgorosky A, Gunczler P, et al. Latin American consensus: children born small for gestational age. BMC Pediatrics. 2011;11:66-76.
13. INTERGROWTH-21st – Consórcio Internacional de Crescimento Fetal e Neonatal para o século 21. Standars and Tools. Disponível em: https://intergrowth21.tghn.org/standards-tools/. Acesso em: 12/8/2020.
14. BRASIL. Ministério da Saúde. Secretaria de Atenção à Saúde. Portaria nº 110, de 10 de março de 2010. Protocolos Clínicos e Diretrizes Terapêuticas – Hipopituitarismo. Disponível em: http://bvsms.saude.gov.br/bvs/saudelegis/sas/2010/prt0110_10_03_2010_rep.html. Acesso em: 12/8/2020.
15. BRASIL. Ministério da Saúde. Secretaria de Atenção à Saúde. Portaria n. 223, de 10 de março de 2010. Protocolos Clínicos e Diretrizes Terapêuticas – Síndrome de Turner. Disponível em: http://bvsms.saude.gov.br/bvs/saudelegis/sas/2010/prt0223_10_05_2010.html. Acesso em: 12/8/2020.
16. Cohen P, Rogol AD, Deal CL, Saenger P, Reiter EO, Ross JL, et al. Consensus statement on the diagnosis and treatment of children with idiopathic short stature: a summary of the growth hormone research society, the Lawson Wilkins Pediatric Endocrine Society, and the European Society for Pediatric Endocrinology workshop. J Clin Endocrinol Metab. 2008;93:4210-7.

36

OBESIDADE E SÍNDROME METABÓLICA

Isabel Rey Madeira

OBJETIVOS

- ✓ Definir obesidade e síndrome metabólica.
- ✓ Apresentar os principais mecanismos fisiopatológicos envolvidos em sua gênese.
- ✓ Instrumentalizar o leitor para seu diagnóstico, bem como de suas comorbidades, por meio de avaliação clínica e exames complementares pertinentes.
- ✓ Destacar a importância de sua prevenção, diagnóstico e tratamento na infância.

RELATO DE CASO

Menino de 11 anos, pardo, sempre foi um bebê grande. Nos momentos de lazer, assiste à televisão e utiliza o computador. Mede 150 cm e pesa 65 kg, sendo seu índice de massa corpórea (IMC) de 28,8, acima de 3 desvios-padrão (DP) no referencial de IMC por idade da Organização Mundial da Saúde (OMS). Sua medida de circunferência da cintura é de 92 cm, acima do percentil 90 nos referenciais de circunferência da cintura por idade de Fernández e de Freedman. Sua pressão arterial em 3 ocasiões diferentes foi de 130/70, 130/85 e 125/90 mmHg, definindo hipertensão arterial, segundo a I Diretriz de Prevenção de Aterosclerose na Infância e na Adolescência. Apresenta ainda acantose *nigricans* na região cervical. Apresenta os seguintes exames laboratoriais: glicemia 95 mg/dL; colesterol total 200 mg/dL; triglicerídios 155 mg/dL; HDL 34 mg/dL; LDL 135 mg/dL.

Tem como diagnósticos obesidade grave, segundo a OMS, e síndrome metabólica, segundo a International Diabetes Federation (IDF).

INTRODUÇÃO

A obesidade é um distúrbio nutricional e metabólico que cursa com aumento da massa adiposa do organismo, cuja fisiopatologia ainda não é claramente conhecida. Sua principal etiologia é exógena. A etiologia dita endógena é responsável apenas por uma pequena parcela de casos, em que se consegue determinar uma causa genética, endócrina ou uma síndrome genética específica.

EPIDEMIOLOGIA

A obesidade é bastante prevalente na sociedade atual. Nos países desenvolvidos, como os Estados Unidos, é considerada um problema de saúde pública; lá, está presente em 28% das mulheres, em 19% dos homens e em 25% das crianças. O Brasil enfrenta o fenômeno conhecido como transição nutricional, no qual, de forma semelhante a outros países em desenvolvimento, paralelamente ao aumento da urbanização, se dá o aumento da disponibilidade de alimentos, do sedentarismo e, consequentemente, da prevalência da obesidade. Assim, no Brasil, nos últimos 30 anos, foi observado um rápido declínio na prevalência da desnutrição em crianças e adolescentes. Em crianças de 5 a 9 anos, a Pesquisa de Orçamentos Familiares 2008-2009 do Instituto Brasileiro de Geografia e Estatística (IBGE) encontrou prevalência de excesso de peso de 33,5%, sendo 40,3% no sudeste urbano, e de obesidade de 14,3%, sendo 21,2% no sudeste urbano. Em adolescentes, a prevalência de excesso de peso foi de 20,5%, sendo 24,5% no sudeste urbano. Para este grupo, a prevalência de obesidade foi de 4,9%, sendo 7,6% no sudeste urbano.[1]

Vários estudos mostram que cerca de 80% das crianças obesas tornam-se adultos obesos, e que 30% dos adultos foram crianças obesas, sendo esta correlação muito forte a partir dos 5 anos de idade. Outro dado de grande impacto é o fato de crianças com IMC acima do percentil 95 para o sexo e para a idade terem chance de obesidade na idade adulta 20 vezes maior que a população geral.

FISIOPATOLOGIA

A fisiopatologia da obesidade ainda não é totalmente esclarecida. A etiologia exógena é predominante, enquanto a endógena corresponde apenas a pequena parcela dos casos.

Alguns genes implicados no mecanismo de sinalização intracelular (*agouti*; tub/tub; fa/fa; carboxipeptidase E; proteínas desacopladoras; proteínas ligadoras de ácidos graxos; receptor adrenérgico beta-3; PPAR-gama-2) estariam envolvidos na fisiopatologia da obesidade, mas são encontrados numa minoria de pacientes obesos. Mutações genéticas relacionadas à obesidade em modelos animais foram também descritas em alguns poucos humanos obesos (o gene obeso no cromossomo 6; o gene diabético no cromossomo 4; o gene *yellow* no cromossomo 2; o gene *fatty* no cromossomo 8; o gene *tubby* no cromossomo 7).

Doenças endócrinas também são causas raras, mas devem ser sempre excluídas nas formas graves ou atípicas de obesidade. Hipotireoidismo e deficiência de hormônio de crescimento (GH) não costumam causar obesidade grave, mas sim crescimento ruim. Hipoparatireoidismo e hipercortisolismo (síndrome de Cushing) também comprometem o crescimento e causam sintomas que permitem o diagnóstico diferencial, como fraqueza muscular, hipertensão arterial e estrias violáceas no hipercortisolismo, e alterações osteoarticulares em ambos.

A obesidade pode estar presente em crianças submetidas à radioterapia no neuroeixo para tratamento de tumores e leucemias. Neste caso, podem existir outras deficiências hormonais (deficiência de GH e hipotireoidismo) ou lesão do núcleo ventromedial do hipotálamo levando a hiperfagia e hiperinsulinemia.

Deve-se pensar em hiperinsulinismo como causa de obesidade em lactentes extremamente obesos que manifestam hipoglicemia. Este quadro é comumente encontrado nos recém-nascidos de mãe diabética, mas também na hiperplasia de células beta pancreáticas e na síndrome de Beckwith-Wiedemann, condições mais raras. A síndrome de Beckwith-Wiedemann é uma síndrome genética que se caracteriza por macrossomia, onfalocele, macroglossia e visceromegalia, além da hipoglicemia.

Outras síndromes genéticas raras que cursam com obesidade são as síndromes de Bardet-Biedl e de Prader-Willi. A primeira se caracteriza por obesidade, deficiência intelectual, polidactilia e/ou sindactilia, retinite pigmentosa e hipogonadismo, e a segunda por obesidade, baixa estatura, deficiência intelectual, hipotonia, mãos e pés pequenos e hipogonadismo.

A obesidade dita exógena é resultante de um desequilíbrio entre ingestão e consumo energético, e a etiologia é multifatorial, sendo provável a herança poligênica, na qual os fatores genéticos têm papel importante e os ambientais funcionariam como agravantes.

Os fatores genéticos atuam sobre o balanço energético na gênese da obesidade, sendo que o meio ambiente modifica esta influência. Dentre os fatores ambientais, destaca-se o estilo de vida atual, com tendência à abundância de alimentos aliada ao sedentarismo.

A fisiopatologia da obesidade é bem estudada à luz da neuroendocrinologia, em que a doença resultaria de um distúrbio na alça neuroendócrina de retroalimentação negativa de regulação do balanço energético. Esta alça tem três principais componentes: o sistema aferente (composto pela leptina e outros sinalizadores de saciedade e apetite); as unidades processadoras do sistema nervoso central (localizadas principalmente no hipotálamo); e o sistema eferente (efetores autônomos, motores e termogênicos de apetite e saciedade).

No estado de jejum, ocorre queda dos níveis de glicemia e de corticosteroide, e elevação dos níveis de grelina, um hormônio secretado pelo estômago. Segue-se ativação do braço orexigênico da alça, na qual o neuropeptídio Y e a proteína relacionada ao gene *agouti* têm papel importante, promovendo a fome. A grelina leva ainda à diminuição da oxidação das gorduras.

No estado alimentado, sinais periféricos para a saciedade, em curto prazo, são: macronutrientes (principalmente proteínas), colecistoquinina, bombesina, glucagon, insulina e ainda a distensão do estômago. A insulina, em especial, tem, em curto prazo, papel de induzir a saciedade em nível central. A leptina seria um fator de saciedade de mais longo prazo. Seu papel neuroendócrino primário é o de mediar informação aos centros hipotalâmicos sobre o montante dos estoques energéticos nos adipócitos. No braço anorexigênico da alça está situado o peptídeo pro-opiomelanocortina com seu produto de clivagem, o hormônio estimulante de melanócitos do tipo alfa, que induz saciedade.

Grelina, insulina e leptina são, assim, elos hormonais aferentes entre o metabolismo energético periférico e os reguladores do comportamento alimentar centrais. Juntos com intestino, pâncreas, adipócitos e hipotálamo, formam um sistema regulatório que se integra na alça neuroendócrina. Ruptura em qualquer ponto dispara um ciclo vicioso de estoque de energia, resultando em obesidade. Adicionalmente, a obesidade gera resistência insulínica e hiperinsulinemia, enquanto estas parecem exacerbar os efeitos adversos da obesidade.

A obesidade é comumente associada a um conjunto de doenças, quais sejam, hipertensão arterial, dislipidemias e diabetes melito do tipo 2, numa síndrome que tem sido denominada síndrome metabólica. Todos os seus componentes são fatores de risco para as doenças cardiovasculares ateroscleróticas. A resistência insulínica e a hiperinsulinemia explicam a relação entre a obesidade e as outras anormalidades. Estes fatores já estariam atuando desde a infância na criança obesa.

A importância do tecido adiposo nesta fisiopatologia tem sido bastante estudada, a ponto de ele ser considerado atualmente como um órgão endócrino. O tecido adiposo secreta uma variedade de fatores, incluindo proteínas, metabólitos e hormônios, que podem contribuir para resistência insulínica, dislipidemia, disfunção vascular e estado inflamatório crônico e pró-trombótico. A massa de tecido adiposo visceral é a que mais se associa com a síndrome metabólica.

QUADRO CLÍNICO

Na obesidade causada por doenças endócrinas, além do quadro clínico característico de cada doença, cabe ressaltar o aspecto centrípeto característico da obesidade da deficiência de GH e da síndrome de Cushing. Estas duas, bem como o hipotireoidismo e o hipoparatireoidismo, levam a crescimento ruim, o que é outro indicativo de obesidade por doença endócrina, já que, na obesidade exógena, a criança costuma estar com a estatura superior ao padrão familiar durante o período que antecede à puberdade.

A criança obesa apresenta fácies característica, com nariz e boca pequenos, queixo duplo, lipomastia e abdome pendular. Na pele, podem existir estrias purpúricas (recentes) ou brancas (antigas), acantose *nigricans*, que é a manifestação dermatológica do hiperinsulinismo, além de dermatoses. O menino obeso pode apresentar pênis embutido, pelo acúmulo de gordura na região púbica.

Alterações ortopédicas são frequentes, como *genu* valgo, pé plano, coxa vara, artrites degenerativas e deslizamento da cabeça do fêmur. Em uma casuística de 182 crianças com excesso de peso, impúberes, de 2 a 10 anos do Projeto de Pesquisa em Obesidade Infantil (APOIO) do Hospital Universitário Pedro Ernesto da Universidade do Estado do Rio de Janeiro (HUPE-UERJ), encontrou-se a prevalência de alterações osteoarticulares de 30,8%. Neste grupo, 76,7% apresentavam *genu* valgo, 32,1% pé chato e 1 paciente apresentou deslizamento de cabeça de fêmur.[2]

Hipertensão arterial também pode estar presente, além de apneia obstrutiva do sono e distúrbios psíquicos, como baixa autoestima, ansiedade, compulsão e depressão. Nos casos mais graves, pode ocorrer a síndrome de Pickwick, caracterizada por sonolência, hipoventilação, retenção de gás carbônico, hipóxia, policitemia, hipertrofia e insuficiência de ventrículo direito.

Nos anos pré-puberais, a criança obesa é mais alta do que o esperado para o padrão familiar, mas a puberdade comumente ocorre mais cedo; a criança alcança a altura final compatível com seu potencial genético e, em algumas vezes, fica aquém deste. Pode ocorrer puberdade precoce. Nas meninas, o hiperandrogenismo ovariano pode levar a pubarca precoce e, na puberdade, a hirsutismo, acne e evoluir com disfunção ovariana.

Outras manifestações frequentes da obesidade são: refluxo gastresofágico, constipação, esteato-hepatite e colelitíase.

No Projeto APOIO do HUPE-UERJ, num estudo sobre fatores de risco para doença cardiovascular realizado com 94 crianças obesas impúberes de 2 a 10 anos, encontrou-se prevalência de acantose *nigricans* em 32,9%, de hipertensão arterial em 8,5% e de síndrome metabólica, segundo o critério da IDF adaptado, de 33,3%.[2]

PROPEDÊUTICA

Diagnóstico clínico

O diagnóstico da obesidade é clínico, baseado na anamnese e no exame físico. Na anamnese, deve-se valorizar a idade de início, os fatores desencadeantes e os tratamentos prévios. História de alto ou baixo peso ao nascer, uso de drogas (lícitas e ilícitas) e outras morbidades devem ser pesquisadas, além dos antecedentes familiares (parentes de 1º e 2º grau) de obesidade, dislipidemia, diabetes, hipertensão arterial e doença cardiovascular precoce (antes dos 55 anos). O comportamento e o estilo de vida também devem ser abordados, com ênfase sobre a alimentação, o sedentarismo (horas em frente à televisão, computador e *videogame*) e a atividade física.

Uma história alimentar cuidadosa deve ser realizada, incluindo informações sobre aleitamento materno, introdução de alimentos complementares e alimentação atual. Auxiliam muito nesta tarefa os guias para recordatório semanal e das últimas 24 horas.

Na anamnese e no exame físico, deve-se pesquisar a presença de sinais e sintomas de obesidade endógena e valorizar aspectos relacionados às comorbidades descritas anteriormente, destacando-se a pesquisa de acantose *nigricans*, a avaliação do aparelho locomotor, da pressão arterial e da genitália, além das medidas antropométricas definidoras da obesidade.

O IMC é calculado dividindo-se o peso (em kg) pelo quadrado da estatura (em metros). Em adultos, os pontos de corte definidores de sobrepeso e obesidade (IMC 25 e 30, respectivamente) são baseados em morbidade e mortalidade. Nas crianças maiores de 5 anos e nos adolescentes, são utilizados pontos de corte estatísticos padrões: o percentil 85 (ou 1 DP) de IMC (para o sexo e para a idade) para sobrepeso e o 97 (ou 2 DP) para obesidade. Nestes dois grupos, segundo a OMS, IMC acima de 3 DP define obesidade grave. Nas crianças com menos de 5 anos, segundo a OMS, o percentil 85 (ou 1 DP) é ponto de corte para risco para sobrepeso e o 97 (ou 2 DPD) para sobrepeso. Neste grupo, IMC acima de 3 DP define obesidade.[3] O IMC, que tem melhor especificidade que sensibilidade para adiposidade, tem sido validado em crianças e se correlaciona bem com os componentes da síndrome metabólica, além de ser de fácil aplicação. Os padrões da OMS, recomendados universalmente, já foram incorporados às cadernetas da criança e do adolescente.

A OMS recomenda também a aferição das dobras cutâneas como complemento do peso e da estatura para a estimativa da adiposidade, tendo sido elegida pela Sociedade Brasileira de Pediatria (SBP) a prega cutânea tricipital. O percentil 90, segundo o sexo e a idade, da tabela de Frisancho, é recomendado como ponto de corte.[4]

Os critérios definidores de gordura visceral em crianças são a circunferência da cintura e a circunferência abdominal. A circunferência da cintura é tomada na borda superior da crista ilíaca. O percentil 90, segundo o sexo e a idade, da tabela que combina as etnias americano-europeia, americano-africana e americano-mexicana do (NHANES III), é recomendado como ponto de corte.[5] Esta medida tem se mostrado boa preditora de resistência insulínica, dislipidemia e hipertensão arterial, de tal forma que a IDF já a incluiu na definição que propõe para síndrome metabólica em crianças.

A SBP recomenda também a medida da circunferência abdominal. Esta medida é tomada no ponto médio entre a última costela fixa e a borda superior da crista ilíaca. O percentil 90, segundo a etnia, o sexo e a idade, da tabela de Freedman, é recomendado como ponto de corte.[4]

Diagnóstico laboratorial

Os exames complementares visam a pesquisar e/ou avaliar as comorbidades prevalentes na obesidade. Algumas comorbidades, como distúrbio do metabolismo da glicose, dislipidemia, hiperuricemia e esteato-hepatite podem já ser encontradas na criança e no adolescente obeso com prevalência considerável. Em crianças, caso diagnosticadas precocemente, podem ser revertidas.

No projeto APOIO do HUPE-UERJ, numa pesquisa realizada em 61 crianças com obesidade e sobrepeso, impúberes, de 2 a 10 anos, encontrou-se prevalência de 3,3 e 0% de glicemia de jejum alterada, e de 13,3 e 12,9% de hiperinsulinemia nos grupos com obesidade e sobrepeso, respectivamente. No mesmo grupo, a prevalência de triglicerídios e colesterol total alterados (limítrofe e alto) e de HDL-colesterol baixo foram, respectivamente, em crianças com obesidade e sobrepeso: 40 e 25,8%; 73,3 e 70,9%; 80 e 32,2%. Ao se estudar 197 crianças impúberes, de 2 a 10 anos, do mesmo projeto, encontrou-se resistência insulínica em 26,7 e 19,4% das crianças com obesidade e sobrepeso, respectivamente, e em nenhuma eutrófica.[2]

Deve-se dosar, em todas as crianças obesas, glicemia de jejum, alanina aminotranferase sérica e realizar perfil lipídico. Os pontos de corte recomendados para crianças e adolescentes são aqueles publicados na I Diretriz de Prevenção de Aterosclerose na Infância e na Adolescência.[6] O Departamento Científico de Endocrinologia da SBP preconiza valores de referência para o perfil lipídico em crianças e adolescentes, com e sem jejum, que podem ser consultados na Tabela 1.[7]

Tabela 1 Valores de referência para o perfil lipídico (mg/dL) em indivíduos de 2-19 anos, com e sem jejum, segundo o Departamento Científico de Endocrinologia da SBP

Lipídios	Com jejum	Sem jejum
	Nível aceitável	Nível aceitável
Colesterol total	< 170	< 170
LDL-colesterol	< 110	< 110
HDL-colesterol	> 45	> 45
Triglicerídios		
0-9 anos	< 75	< 85
10-19 anos	< 90	< 100

Fonte: Sociedade Brasileira de Pediatria, 2017.[7]

A criança hipertensa deve realizar exame de fundo de olho, radiografia de tórax para avaliação da área cardíaca, eletrocardiografia e, em função da avaliação cardiológica inicial, ecocardiografia. Deve ainda realizar dosagem sérica de ureia, creatinina, ácido úrico e eletrólitos, além de pesquisa de elementos anormais e sedimento na urina.

Alternativamente, para a avaliação de hiperinsulinismo e resistência insulínica, pode-se dosar insulina sérica. O ponto de corte recomendado para hiperinsulinismo é 15 mcIU/mL. A partir das dosagens de glicose e insulina de jejum, são calculados os índices de resistência insulínica. O *homeostasis model assessment for insulin resistance* (HOMA-IR) tem sido o mais empregado, mas não é universalmente aceito em crianças. É calculado multiplicando-se a glicose de jejum (mmol/L) pela insulina de jejum (mcIU/mL) e dividindo-se por 22,5. A SBP preconiza o ponto de corte de 3,45 para o HOMA-IR.[4]

Em pesquisa realizada no Projeto APOIO do HUPE-UERJ, encontrou-se o ponto de corte de 2,5 em crianças impúberes obesas de 2 a 10 anos. Acima destes valores, a criança teria resistência insulínica.[2]

No caso de suspeita de alteração do metabolismo glicídico, para melhor avaliação, além dos exames para detectar hiperinsulinismo e resistência insulínica descritos anteriormente, realiza-se o teste oral de tolerância à glicose (TOTG), com dosagem de glicose no jejum e após 120 minutos de sobrecarga com dextrose. Alternativamente, pode ser realizada curva glicêmica com dosagem de glicose e insulina no basal e após 30, 60, 90 e 120 minutos da sobrecarga.

Segundo a Sociedade Brasileira de Diabetes, em adultos, glicemia de jejum maior ou igual a 126 mg/dL, ou glicemia maior ou igual a 200 mg/dL aos 120 min no TOTG, ou hemoglobina glicada maior ou igual a 6,5% são indicativas de diabetes melito. Glicemia de jejum maior ou igual a 100 mg/dL, ou glicemia maior ou igual a 140 mg/dL aos 120 minutos no TOTG, ou hemoglobina glicada de 5,7 a 6,4% são indicativos de estado de pré-diabetes.[8]

Na curva glicêmica com dosagem de insulina, pico de insulina acima de 150 mcIU/mL ou insulina acima de 75 mcIU/mL aos 120 minutos são considerados para o diagnóstico de resistência insulínica.

Na suspeita de esteato-hepatite, devem-se solicitar provas de função hepática e ultrassonografia hepática. Radiografias específicas e outros exames de imagem podem ser necessários no caso de alterações ortopédicas. Na apneia obstrutiva do sono, o exame subsidiário é a polissonografia.

Em adolescentes obesas, é mandatória a pesquisa da síndrome dos ovários policísticos. Em caso de irregularidade menstrual, amenorreia, hirsutismo e evidências de hiperinsulinismo, solicitar ultrassonografia pélvica e dosagem sérica de estradiol, progesterona, testosterona, sulfato de deidroepiandrosterona, deidroepiandrosterona, 17-hidroxiprogesterona, hormônio luteinizante, hormônio folículo-estimulante e globulina ligadora de hormônios sexuais.

Diagnóstico de síndrome metabólica

A síndrome metabólica foi descrita pela primeira vez em adultos por Reaven, em 1988, com o nome de síndrome X, caracterizada como a ocorrência simultânea de diversos fatores de risco cardiovascular, notadamente dislipidemia, hipertensão arterial e hiperglicemia. Desde então, busca-se um consenso na sua definição e nos pontos de corte dos seus componentes.

Recentemente, já têm se demonstrado, por estudos longitudinais, que crianças com características da síndrome metabólica tornam-se adultos com síndrome metabólica. Embora não exista consenso quanto ao diagnóstico de síndrome em crianças, a IDF propõe uma definição que é aceita pela SBP (Quadro 1).

Quadro 1 Definição de síndrome metabólica para maiores de 10 anos segundo a International Diabetes Federation (IDF)

Circunferência da cintura maior ou igual ao percentil 90 segundo o sexo e a idade (NHANES III)
Mais pelo menos 2 dos seguintes:
▪ Triglicerídios ≥ 150 mg/dL
▪ HDL-colesterol < 40 mg/dL
▪ Pressão arterial sistólica ≥ 130 mmHg ou diastólica ≥ 85 mmHg
▪ Glicemia de jejum ≥ 100 mg/dL ou diabetes melito tipo 2

Fonte: Alberti, Zimmet e Shaw, 2006.[5]

Por esta definição, em analogia à recomendada para adultos, pode-se dizer que uma criança com mais de 10 anos tem síndrome metabólica se, além de circunferência da cintura maior ou igual ao percentil 90 segundo o sexo e a idade (pelo padrão de referência do NHANES III), apresentar pelo menos mais 2 elementos dos descritos no Quadro 1.[5]

Para adolescentes com mais de 16 anos, a definição adotada pelo IDF é a mesma que para os adultos, ou seja, circunferência da cintura aumentada, segundo o sexo e a etnia (para sul-americanos, 90 cm para homens e 80 cm para mulheres) e pelo menos mais 2 dos elementos dos que se seguem: triglicerídios maiores ou iguais a 150 mg/dL, ou tratamento específico; HDL-colesterol menor que 40 mg/dL para homens e 50 mg/dL para mulheres, ou tratamento específico; pressão sistólica maior ou igual a 130 mmHg ou diastólica maior ou igual a 85 mmHg, ou tratamento específico; glicemia maior ou igual a 100 mg/dL ou DM2.

TRATAMENTO

Quando o sobrepeso ou a obesidade já se instalaram, o tratamento não deve ser protelado e deve ser individualizado. Envolve modificação de estilo de vida e ajustes na dinâmica familiar, além da abordagem dietética e do incentivo à prática de atividade física. Muitas vezes, é necessário apoio psicossocial.

Em crianças com mais de 5 anos, o objetivo do tratamento é a redução gradativa do peso em escolares com obesidade grave e em adolescentes, e a manutenção do peso nos pré-púberes obesos ou com sobrepeso. Quando a redução do peso está indicada, deve ser em torno de 500 g/semana para adolescentes que já completaram seu crescimento. Nos demais, deve ser em torno de 500 g/mês.

O Departamento de Nutrologia da SBP recomenda 5 etapas na abordagem nutricional à criança obesa. Na etapa 1, ou de esclarecimentos, desmistificam-se as ditas dietas para emagrecer e explica-se que não existem alimentos proibidos; estimula-se o conhecimento sobre alimentação saudável. Na etapa 2, avalia-se o comportamento alimentar e corrigem-se inadequações. Na etapa 3, reduz-se gradativamente a quantidade de alimentos consumidos em excesso, respeitando-se os limites de cada paciente. Na etapa 4, busca-se a melhoria da qualidade da dieta. A etapa 5 é de manutenção.[4]

Como regra geral para crianças com mais de 5 anos, o consumo diário de gorduras deve constituir 30% do valor energético total (VET), sendo de 10% o percentual máximo de gordura saturada. O consumo de gordura trans não deve ultrapassar 1% do VET. O consumo máximo de sal deve ser de 6 g/dia e devem-se reduzir alimentos e bebidas ricos em carboidratos simples. O consumo de aves, carnes magras e peixes deve ser estimulado. O consumo de frutas e hortaliças, mais de 5 porções/dia, deve ser incentivado.

Poucos estudos demonstrando segurança e eficácia no tratamento medicamentoso da obesidade em crianças e adolescentes tornam seu uso limitado.

Desta forma, o uso de medicamentos restringe-se quase que inteiramente ao tratamento das comorbidades, quais sejam, dislipidemia, hipertensão arterial, diabetes e depressão. Nos EUA, apenas um medicamento para a obesidade está aprovado pelo Food and Drugs Administration (FDA), o orlistat. Trata-se de um inibidor da lipase pancreática que diminui a absorção de gorduras. O FDA só autoriza seu uso para maiores de 12 anos. O medicamento está disponível em cápsulas de 120 mg e deve ser empregado 3 vezes/dia, às refeições. Não deve ser utilizado em adolescentes grávidas. Como diminui a absorção de vitaminas lipossolúveis, estas devem ser administradas profilaticamente. Dentre os efeitos colaterais, destaca-se o aumento das transaminases hepáticas.

A sibutramina é um inibidor da recaptação da serotonina que induz saciedade. Seu uso está autorizado no Brasil para maiores de 18 anos. O medicamento está disponível em cápsulas de 10 mg e deve ser ingerido pela manhã. Não deve ser empregado em adolescentes grávidas. Dentre outros efeitos colaterais, pode afetar o desempenho psicomotor e elevar as transaminases.

Na presença de dislipidemia, caso as medidas descritas não tenham sido suficientes para, em 3 meses, reduzir o LDL-colesterol para menos de 130 mg/dL, deve-se recomendar 7% de percentual máximo de gordura saturada e oferta de colesterol menor que 200 mg/dia. Após 6 semanas, já está indicado o uso de medicamentos caso o LDL-colesterol seja maior que 160 mg/dL e haja presença de um dos seguintes fatores de risco: história familiar de doença cardiovascular precoce em parentes de 1º e 2º grau; hipertensão arterial; diabetes; fumo; e HDL-colesterol menor que 35 mg/dL. Valores de LDL-colesterol acima de 190 mg/dL não são atribuídos à obesidade, mas a dislipidemia de base genética.[6] Em relação à hipertrigliceridemia, níveis entre 100 e 200 mg/dL podem ser atribuídos à obesidade, mas valores acima de 200 mg/dL geralmente estão relacionados a alterações genéticas, e seu tratamento foge ao escopo deste capítulo.

As medicações contra hipercolesterolemia autorizadas no Brasil para menores de 10 anos são as resinas do tipo colestiramina, e para maiores de 10 anos, as estatinas.

A colestiramina reduz a absorção intestinal de ácidos biliares e diminui o LDL-colesterol em 19%. A droga está disponível em envelopes de 3 g e a dose varia de 9 a 12 g/dia, dividida em 2 a 3 tomadas. Como diminui a absorção de gordura e vitaminas lipossolúveis, estas devem ser administradas profilaticamente.

As estatinas são inibidoras da HMH-CoA redutase. Diminuem o LDL-colesterol em 24 a 40%, os triglicerídios em 20 a 30%, e aumentam o HDL-colesterol em 8 a 10%. A pravastatina e a atorvastatina estão disponíveis em comprimidos de 10 mg. A dose da primeira é de 5 a 40 mg/dia, e a da segunda de 10 a 20 mg/dia. Não devem ser utilizadas em adolescente grávida e adolescente nutriz. Efeitos colaterais preocupantes, dentre outros, são: aumento de transaminases hepáticas, rabdomiólise, distúrbio do sono, depressão e ansiedade.

Para a hipertrigliceridemia grave, quando a resposta às intervenções não farmacológicas não for satisfatória, fibratos e ácido graxo ômega 3 podem ser administrados.[9,10]

O tratamento das outras comorbidades pode ser consultado na I Diretriz de Prevenção de Aterosclerose na Infância e na Adolescência.[6]

Por ser uma doença multifatorial e com várias comorbidades, a abordagem multidisciplinar da obesidade, com a atuação não só do pediatra e do endocrinologista, mas também de nutricionista, psicólogo, professor de educação física e assistente social, muitas vezes é de grande valia.

PREVENÇÃO

A prevenção da obesidade é feita ao se incentivar o aleitamento materno exclusivo e ao se introduzir corretamente os alimentos complementares. A SBP preconiza o aleitamento materno exclusivo até o 6º mês de vida e, a partir daí, a introdução dos alimentos complementares seguindo os 12 passos para alimentação saudável para crianças de menos de 2 anos de idade do Ministério da Saúde e da Organização Panamericana de Saúde. Estes 12 passos orientam quanto a qualidade, quantidade, época, forma de preparo e de oferta dos alimentos complementares. A pirâmide alimentar, recomendada pela SBP como instrumento de educação nutricional, aborda conceitos de qualidade, quantidade, harmonia e adequação a serem respeitados a partir da idade pré-escolar. Estes conceitos devem ser mantidos no escolar e no adolescente, e adaptados a cada faixa etária. Aspectos importantes a serem destacados na alimentação do escolar e do adolescente são abordados sob forma de Diretrizes pelo Departamento de Nutrologia da SBP.[4]

A atividade física, lúdica ou recreacional, deve ser incentivada desde os primeiros anos de vida. O combate ao sedentarismo, incluindo restrição do tempo dispendido com tela (televisão, computador, *tablet*, *smartphone* e *videogame*) a, no máximo, 2 horas/dia em escolares e 1 hora em pré-escolares, é outra medida preventiva.

Na criança com menos de 5 anos de idade, estas são as orientações no caso de classificação de risco para sobrepeso ou mesmo obesidade, além da correção dos erros que porventura sejam detectados.

✓ CONCLUSÃO

A obesidade é um distúrbio nutricional e metabólico que cursa com aumento da massa adiposa do organismo. Na maior parte dos casos, resulta de um desequilíbrio entre ingestão e consumo energético, e a etiologia é multifatorial, sendo provável a herança poligênica, em que os fatores genéticos têm papel importante, e os ambientais funcionariam como agravantes. Sua prevalência é crescente na sociedade atual, incluindo a faixa etária pediátrica. No caso da obesidade ser secundária a outra doença, estão presentes os achados característicos desta última.

O diagnóstico da obesidade é clínico, baseado atualmente no IMC. A doença está associada a hipertensão arterial, dislipidemia e distúrbios do metabolismo da glicose na chamada síndrome metabólica, que agrega os principais fatores de risco para doença cardiovascular. Estas e outras comorbidades devem ser pesquisadas em crianças obesas.

A prevenção e o tratamento da obesidade na infância são fundamentalmente baseados em estilo de vida saudável. Por ser doença multifatorial e com várias comorbidades, a abordagem multidisciplinar muitas vezes é de grande valia.

REFERÊNCIAS BIBLIOGRÁFICAS

1. BRASIL. Ministério da Saúde. Pesquisa de orçamentos familiares 2008-2009. Antropometria e estado nutricional de crianças, adolescentes e adultos no Brasil. Rio de Janeiro: IBGE; 2010.
2. Madeira IR, Carvalho CNM, Gazolla FM, Pinto LW, Borges MA, Bordallo MAN. O impacto da obesidade sobre os componentes da síndrome metabólica e as adipocitoquinas em crianças pré-púberes. J Pediatr (Rio J). 2009;85(3):261-8.
3. de Onis M, Onyango AW, Borghi E, Siyam A, Nishida C, Siekmann J. Development of a WHO growth reference for school-aged children and adolescents. Bull of the World Health Organization. 2007;85:660-7.
4. Sociedade Brasileira de Pediatria (SBP). Departamento de Nutrologia. Obesidade na infância e adolescência: Manual de Orientação. 2.ed. Rio de Janeiro: SBP; 2012.
5. Alberti KGMM, Zimmet P, Shaw J. Metabolic syndrome – a new world-wide definition. A consensus statement from the International Diabetes Federation. Diabet Med. 2006;23:469-80.
6. Giuliano ICB, Caramelli B, Pellanda L, Duncan B, Mattos S, Fonseca FH. Sociedade Brasileira de Cardiologia. I Diretriz de Prevenção da Aterosclerose na Infância e na Adolescência. Arq Bras Cardiol. 2005;85(supl VI):1-36.
7. Sociedade Brasileira de Pediatria (SBP). Departamento Científico de Endocrinologia. Guia Prático de Atualização: Novas orientações sobre o jejum para determinação laboratorial do perfil lipídico. Rio de Janeiro: SBP; 2017. p.1-7.
8. American Diabetes Association. Standards of medical care in Diabetes – 2103. Diabetes Care. 2013;36:S11-66.
9. NIH. Expert Panel on Integrated Guidelines for Cardiovascular Health and Risk Reduction in Children and Adolescents: Summary Report. Pediatrics. 2011;128:S213-56.
10. Xavier HT, Izar MC, Faria Neto JR, Assad MH, Rocha VZ, Sposito AC, et al. V Diretriz Brasileira de Dislipidemias e Prevenção da Aterosclerose. 2013;101:S1-22.

CIRURGIA PEDIÁTRICA NO DIA A DIA DO PEDIATRA

Lisieux Eyer de Jesus
Samuel Dekermacher

OBJETIVOS

- ✓ Abordar as doenças cirúrgicas mais comuns que, com frequência, são vistas primeiro pelo pediatra, antes do encaminhamento a um cirurgião.
- ✓ Descrever os aspectos básicos das entidades nosológicas não emergenciais mais frequentes na criança.
- ✓ Mostrar o diagnóstico diferencial destas doenças.
- ✓ Destacar a conduta necessária para o tratamento, com especial ênfase no momento ideal para o encaminhamento e tratamento.
- ✓ Comentar os aspectos mais importantes quanto a prognóstico, conduta e tratamento a serem informados aos pais.

INTRODUÇÃO

Há uma incidência relativamente alta de doenças cirúrgicas entre as crianças. Em torno de 1% das crianças apresentam hérnias inguinais, 1 a 3% criptorquias e 1 a cada 300 meninos apresentam hipospádia. Na maioria das vezes, estas doenças se apresentam inicialmente ao pediatra ou ao neonatologista, que serão os responsáveis por fazer o diagnóstico clínico inicial, orientar – e frequentemente conscientizar e tranquilizar – os pais e encaminhar o paciente da forma correta ao especialista em cirurgia pediátrica. É muito importante que o pediatra reconheça condições de urgência ou emergência, assim como o momento ideal para o encaminhamento: embora encaminhamentos precoces ao cirurgião não representem problema sério, encaminhamentos tardios podem ser responsáveis por sequelas evitáveis.

Neste capítulo, serão apresentadas as principais doenças cirúrgicas não emergenciais que afetam a população e são abordadas no dia a dia dos consultórios de pediatria, enfatizando o diagnóstico e a conduta indicados, com ênfase nos detalhes de orientação aos familiares, indicação e momento correto do tratamento cirúrgico.

HEMANGIOMAS E LINFANGIOMAS

Hemangiomas são tumores benignos bastante comuns, causados pela proliferação de tecido vascular.[1] Outros tumores vasculares também podem ocorrer, sendo os mais comuns os granulomas piogênicos e os hemangiomas kaposiformes. Malformações vasculares são um diagnóstico diferencial importante e incluem os linfangiomas (Figura 1). A principal diferença entre estas categorias de lesão é a presença ou não de proliferação tecidual: hemangiomas são tumores benignos, com crescimento tecidual ativo na fase proliferativa, enquanto malformações vasculares são problemas anatômicos, com crescimento proporcional ao da criança. Lesões mistas (hemangiomas associados a áreas de proliferação linfática) podem acontecer. O diagnóstico diferencial entre malformações vasculares e hemangiomas é fundamental, porque têm prognósticos e tratamentos diferentes (Quadro 1).

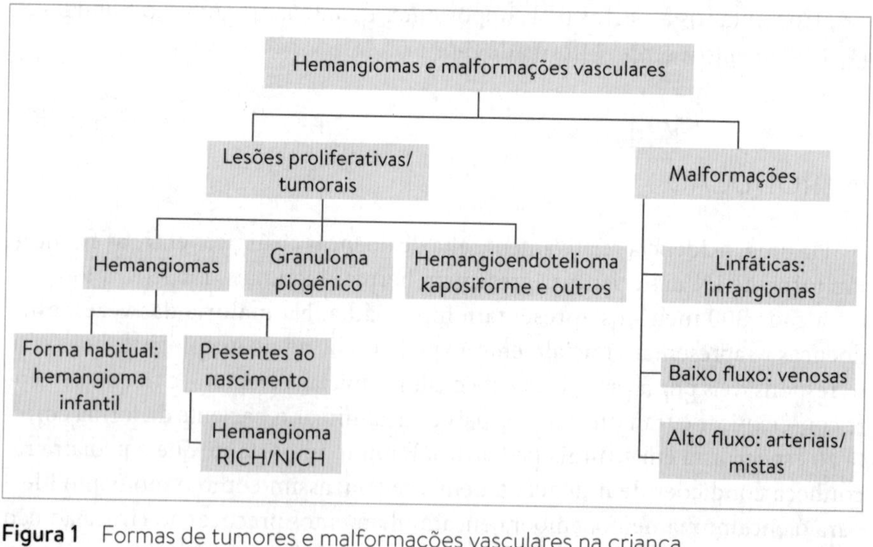

Figura 1 Formas de tumores e malformações vasculares na criança.
NICH: *noninvoluting congenital hemangioma*; RICH: *rapidly involuting congenital hemangioma*.

Quadro 1 Diagnóstico diferencial entre malformações (MF) vasculares e hemangiomas

	Hemangioma	Linfangioma	MF vascular venosa (baixo fluxo)	MF vascular arterial (alto fluxo)
Características clínicas	Em geral, mácula ou tumor superficial avermelhado/ arroxeado Involução espontânea típica	Efeito de massa (abaulamento visível/palpável) sem alteração de coloração da pele. Estável ou crescimento proporcional ao da criança	Presente ao nascimento Crescimento proporcional à criança	Presente ao nascimento Crescimento proporcional à criança
Complicações	Ulceração, sangramento Hipotireoidismo (formas hepáticas) Formas múltiplas com afecção visceral Formas sindrômicas	Infecção secundária, sangramento	Trombose e coagulopatia de consumo Formas sindrômicas	Alterações no crescimento do membro afetado Destruição óssea Insuficiência cardíaca de alto débito (incomum)

Fonte: baseada em Léauté-Labrèze, Harper e Hoeger, 2017.[1]

Os tumores vasculares na criança estão apresentados no Quadro 2. Os hemangiomas infantis, tipo mais comum, incidem principalmente em cabeça e pescoço, mas podem afetar qualquer região. As formas mais comuns surgem após o nascimento, em geral entre 15 dias e 3 meses de idade. Hemangiomas já presentes ao nascimento são menos comuns e podem involuir espontaneamente (tipo RICH, do inglês *rapidly involuting congenital hemangioma*) ou não (tipo NICH, do inglês *noninvoluting congenital hemangioma*). Esta última forma não responde a betabloqueadores e esteroides. São lesões planas ou abauladas, com tonalidade vermelha ou arroxeada (Figura 2). Em sua maioria, são superficiais ou afetam apenas até o tecido celular subcutâneo, mas podem afetar vísceras (principalmente o fígado), ser múltiplos ou associados a síndromes genéticas. A investigação quanto à presença de manifestações viscerais (em geral por meio de ultrassonografia abdominal) é aconselhável quando estão presentes mais de 4 hemangiomas cutâneos. Hemangiomas podem estar associados a síndromes, que exigem cuidados e investigações específicas. A principal é a de Klippel-Trenaunay (hemangiomas estão associados a malformações vasculares). Outras síndromes são "regionais": neste caso os hemangiomas sinalizam outras malformações (Quadro 3). A síndrome de Kasabach-Merritt (coagulopatia, plaquetopenia e fibrinólise) está habitualmente associada aos hemangioendoteliomas kaposiformes.

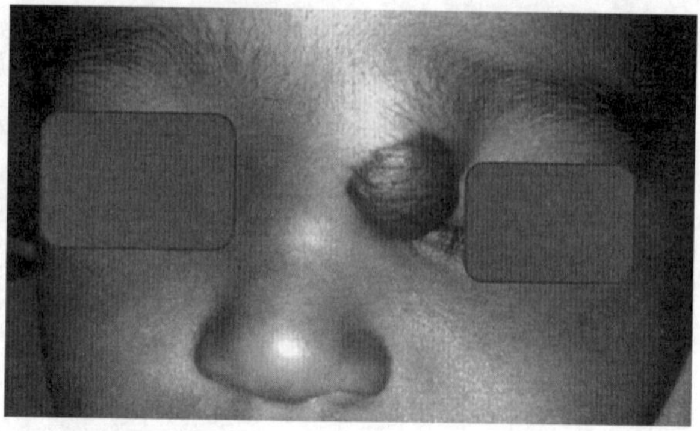

Figura 2 Hemangioma de face.
Fonte: arquivo pessoal dos autores.

Para ver esta figura colorida, utilize o QR code informado na p. XXIV desta obra.

Quadro 2 Tumores vasculares em pediatria

	Hemangioma infantil	Hemangioma RICH	Hemangioma NICH	Hemangioendotelioma kaposiforme
Idade	> 10 dias	Neonato	Neonato	Neonato
Involução espontânea	Comum, lenta	Sempre, rápida	Ausente	Ausente
Invasividade	Não	Não	Não	Sim
Síndrome de Kasabach--Merritt	Não	Não	Não	Sim
Imuno--histoquímica Glut1	+	-	-	-
Tratamento	Betabloqueador ± esteroides	Nenhum	Cirurgia	Esteroides ± outros

Fonte: baseada em Léauté-Labrèze, Harper e Hoeger, 2017.[1]

Quadro 3 Síndromes associadas à presença de hemangiomas

Síndrome	Manifestações
PHACES	Cutâneas: hemangiomas faciais extensos SNC: malformações de fossa posterior, malformações arteriais cerebrais Cardíacas: várias malformações possíveis Oculares: várias malformações possíveis Torácicas: defeitos esternais
PELVIS	Cutânea: hemangioma perineal Urológicas: malformações genitais, em bexiga e rins Trato digestivo: anomalia anorretal SNC: lipomielomeningocele

(continua)

Quadro 3 Síndromes associadas à presença de hemangiomas

Síndrome	Manifestações
LUMBAR	Cutânea: hemangioma dimídio inferior Urológicas: malformações genitais, em bexiga e rins Trato digestivo: anomalia anorretal SNC: mielopatia, disrafismo oculto
SACRAL	Cutânea: hemangioma perivertebral (Figura 3) Urológicas: malformações genitais, em bexiga e rins Trato digestivo: anomalia anorretal SNC: mielopatia, disrafismo oculto

LUMBAR: hemangioma do corpo inferior, anomalias urogenitais, mielopatia, deformidades ósseas, malformações anorretais e arteriais e anomalias renais (do inglês *Lower body hemangioma, Urogenital anomalies, Myelopathy, Bony deformities, Anorectal and arterial malformations, Renal anomalies*); PELVIS: hemangioma perineal, malformações genitais externas, lipomielomeningocele, anomalias vesicorrenais, ânus imperfurado (do inglês *Perineal hemangioma, External genitalia malformations, Lipomyelomeningocele, Vesicorenal abnormalities, Imperforate anus, Skin tag*); PHACES: fossa posterior, hemangioma, anomalias arteriais/aórticas, anomalias cardíacas, anomalias oculares, defeitos do esterno/rafe supraumbilical (do inglês *Posterior fossae abnormalities, Hemangioma, Arterial/aortic anomalies, Cardiac anomalies, Eye abnormalities and Sternal/supraumbilical raphe*); SACRAL: disrafismo espinal, anomalias anogenitais, cutâneas e renais/urológicas, associadas com angioma em localização lombossacral (do inglês *Spinal dysraphism, Snogenital, Cutaneous, Renal and urological anomalies, associated with an Angioma of Lumbosacral localization*).

Fonte: baseada em Léauté-Labrèze, Harper e Hoeger, 2017.[1]

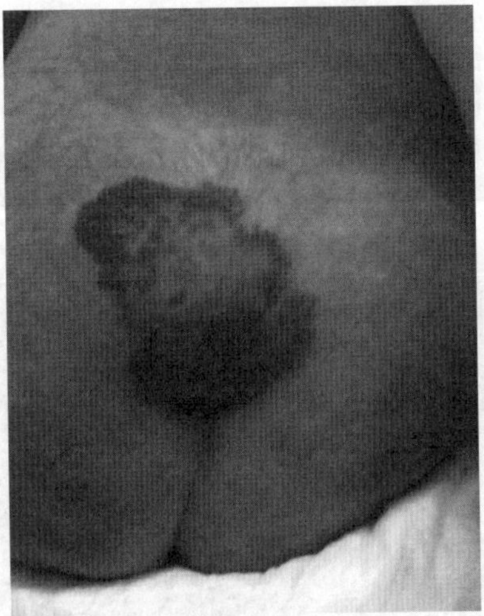

Figura 3 Hemangioma sacral, presente em lactente em processo de investigação de infecção urinária febril.

Fonte: arquivo pessoal dos autores.

Para ver esta figura colorida, utilize o QR code informado na p. XXIV desta obra.

É importante estabelecer a diferença entre hemangiomas, linfangiomas e outras malformações vasculares, porque, embora a apresentação clínica possa ser semelhante (lesões cutâneas e/ou subcutâneas compressíveis com alteração de coloração da superfície), as complicações associadas e o tratamento necessário para cada grupo de afecções são diferentes (Quadro 4).

Uma forma importante de malformação venocapilar é a síndrome de Sturge-Weber (angiomas meníngeos e lesões faciais extensas "em vinho do porto").

Quadro 4 Diagnóstico diferencial clínico das malformações (MF) vasculares e tumores vasculares congênitos

Lesão	Coloração	Pulso	Compressibilidade	Reenchimento
Hemangioma	Vermelha/arroxeada	-	+	Rápido
Linfangioma	Incolor	-	-	-
MF venosa	Azulada/arroxeada	-	+	Lento
MF arterial	Vermelha/arroxeada	+	+	Rápido

Fonte: baseada em Léauté-Labrèze, Harper e Hoeger, 2017.[1]

O tratamento farmacológico ou cirúrgico dos hemangiomas infantis pode ser protraído em caso de lesões não desfigurantes, aguardando a involução natural, que ocorre lentamente a partir dos 6 meses de idade, até os 5 anos, mas é imperativo para lesões ulceradas, lesões afetando funcionalmente olhos/pálpebras, boca/lábios, aparelho respiratório ou orifícios naturais e hemangiomas perineais.

Linfangiomas são muito mais raros do que hemangiomas. Afetam mais frequentemente o pescoço, no trígono posterior (são a tumoração cervical mais comum no neonato), mas podem afetar qualquer região. A região mais comum, após a cervical, é a axilar, sendo possíveis lesões extensas, cervicotorácicas com extensão à axila, embora incomuns. Apresentam-se como tumorações císticas que, na maioria das vezes, não afetam a pele (Figura 4). Os linfangiomas já cos-

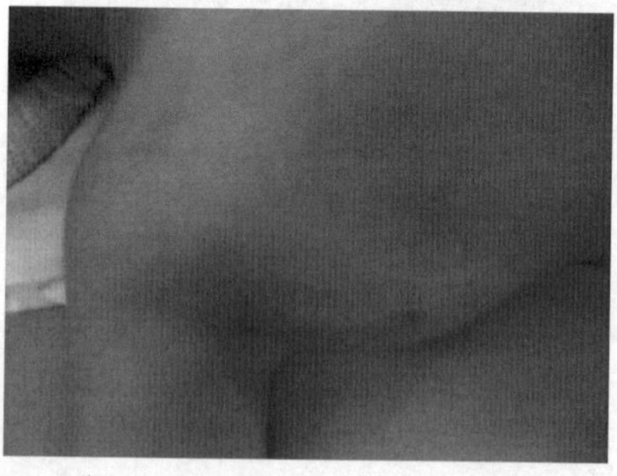

Figura 4 Linfangioma axilar.

Fonte: arquivo pessoal dos autores.

Para ver esta figura colorida, utilize o QR code informado na p. XXIV desta obra.

tumam estar presentes ao nascimento, são frequentemente diagnosticados em exames de ultrassonografia pré-natal e podem causar estresse respiratório grave ao nascimento ou mediante complicações (sangramento, infecção secundária), por compressão de vias aéreas. O tratamento preferencial dos linfangiomas atualmente é a escleroterapia (usando mais frequentemente picibanil, bleomicina ou doxiciclina) e é emergencial apenas no caso de lesões provocando problemas respiratórios e funcionais.[2]

Orientações aos pais

- Os hemangiomas são lesões benignas de forma geral, e o tratamento só é necessário em circunstâncias específicas, porque a maioria regride espontaneamente.
- Hemangiomas afetando períneo, pálpebras ou orifícios naturais precisam ser tratados, assim como os ulcerados. No caso das lesões afetando a região dos olhos, é importante uma avaliação oftalmológica.
- No caso dos hemangiomas, uma "piora" inicial (crescimento da lesão) é esperada no 1º semestre de vida e faz parte da história natural da doença.
- Alguns hemangiomas deixam sequelas estéticas depois da regressão (completa por volta dos 5 anos de idade).
- É aconselhável um registro fotográfico periódico dos hemangiomas, idealmente feito de forma profissional (com medidas da lesão em suas dimensões visíveis), para acompanhar a evolução da doença.
- Linfangiomas precisam de tratamento ativo na grande maioria dos casos, e não regridem espontaneamente.

CABEÇA E PESCOÇO[3,4]

As principais lesões encontradas nesta topografia são hemangiomas e linfangiomas (discutidos anteriormente), cistos de tireoglosso, dermoides cervicais e faciais, rânulas, anquiloglossias, lesões derivadas do segundo arco branquial, *sinus* pré-auriculares e torcicolos congênitos.

Os cistos dermoides são mais frequentemente encontrados na região cervical anterior e na região lateral externa das sobrancelhas, apresentando-se desde o 1º ano de vida na maioria das crianças. Quando encontrados em crânio ou linha média facial (entre os olhos, na região da base do nariz), deve ser excluída a possibilidade de extensão intracraniana. O diagnóstico diferencial com cistos de tireoglosso pode ser difícil nas lesões de linha média cervical, mas é possível por meio de características clínicas (cistos dermoides não são móveis com o movimento lingual, são frequentemente aderidos à pele e, quando ulcerados, dão saída a conteúdo sebáceo) e ultrassonográficas. O tratamento é sempre cirúrgico e eletivo.

Cistos de tireoglosso são lesões de linha média cervical típicas dos pré-escolares e incomuns no 1º ano de vida.[5] Podem apresentar infecção secundária (com flora típica da cavidade oral) e ulceração superficial, dando saída a conteúdo mucoide ou salivar. Movem-se em direção cranial com a protrusão da língua e podem se localizar em qualquer topografia entre a tireoide e a base da língua, na linha média cervical. Em qualquer caso de cisto de tireoglosso, é necessário o diagnóstico diferencial com tireoide ectópica. Nesta situação, muito menos comum, o tecido ectópico costuma ser o único tecido tireoidiano presente, e a tireoide não será encontrada na topografia habitual, o que pode ser demonstrado no exame físico (tireoide impalpável) e por ultrassonografia ou cintilografia de tireoide. O tratamento é cirúrgico eletivo. Infecções secundárias devem ser tratadas previamente à cirurgia e podem ser recorrentes.

As rânulas são cistos causados pelo acúmulo de secreção a partir das glândulas salivares regionais e se localizam abaixo da língua, fazendo protrusão no assoalho da boca, apresentando-se lateralmente ao freio lingual. São tratadas cirurgicamente por meio de marsupialização, de forma eletiva, exceto em casos que provocam impossibilidade de alimentação ou sucção normal.

O diagnóstico de anquiloglossia (encurtamento do freio lingual) com implicações clínicas é bastante controverso e com implicações claras na conduta (anquiloglossias são diagnosticadas de forma subjetiva e apresentações clínicas não sintomáticas não requerem tratamento). Pode ser responsável por dificuldades de sucção/amamentação nos neonatos e bebês de baixa idade ou problemas após o estabelecimento da fonação. Recentemente foi estabelecido um protocolo diagnóstico e terapêutico pelo Ministério da Saúde.[6] De forma resumida, é aconselhada a avaliação pelo protocolo Bristol, que considera o formato da ponta da língua (em forma de coração, com pequeno entalhe central ou arredondada), a fixação mais distal do freio (margem superior gengival, margem interna gengival ou assoalho da boca), a capacidade do paciente de elevar a língua até o palato duro e a capacidade do paciente projetar a língua anteriormente (não chega à gengiva inferior, chega no máximo até a gengiva inferior, protruz para fora da boca). Um escore ≤ 3 nesta avaliação, associado a sintomas clínicos (dificuldade na amamentação ou alimentação, anormalidades fonoaudiológicas), indica considerar tratamento cirúrgico da criança. Destaca-se aqui que o tratamento cirúrgico da anquiloglossia, apesar de habitualmente simples, deve ser feito por profissional treinado e em ambiente seguro. O risco de sangramento pós-operatório, embora raro, existe.

Lesões congênitas derivadas do segundo arco perfazem mais de 90% das lesões derivadas de arcos branquiais e se manifestam precocemente, em geral por meio de *sinus* cervicais (com orifícios de saída na região imediatamente anterior aos 2/3 distais do esternocleidomastóideo, que eventualmente drenam secreção mucoide, salivar ou alimentar), cistos cervicais (laterais, relacionados à borda anterior do músculo esternocleidomastóideo; podem se infectar com flora típica da cavidade oral ou, raramente, causam compressão lateral da faringe) ou restos cartilaginosos nesta mesma região. São tratados cirurgicamente, de forma eletiva.

Torcicolo congênito é comum e, em geral, tratado com fisioterapia. Representa um encurtamento do músculo esternocleidomastóideo e apresenta-se precocemente, desde o 1º mês de vida. A criança mostra um encurtamento muscular e uma posição viciosa da face, rodada e inclinada para o lado oposto à doença. Pode ser palpada uma tumoração endurecida no músculo. O tratamento fisioterápico precoce é necessário, porque a persistência da lesão leva ao estabelecimento de hipotrofia facial ipsilateral, plagiocefalia e atrofia do músculo trapézio, que podem se tornar irreversíveis, e porque quanto mais tardio o tratamento, menor a possibilidade de reversão do problema sem o uso de métodos cirúrgicos (secção do músculo na inserção clavicular). Nos pacientes com torcicolo congênito, deve ser excluída a possibilidade de lesão secundária a estrabismo, doença neurológica, processos neoplásicos ou inflamatórios agudos afetando a região ou hemivértebras cervicais.[7]

Sinus e apêndices pré-auriculares são bastante comuns (até 1% das crianças). Apresentam-se anteriores e superiores à hélix e apresentam um trajeto – muitas vezes arborizado e complexo – na direção do canal auditivo externo. O tratamento é eletivo e obrigatório apenas quando a lesão se torna sintomática (infecções de repetição, associadas ou não a abscesso local ou celulite de face). Não é necessário investigar anomalias do sistema urinário em todos estes pacientes.

Orientações aos pais

- Frequentemente, os pais apresentam-se muito preocupados com a possibilidade de uma massa palpável na criança ser maligna. A maioria absoluta das massas palpáveis no pescoço em crianças é congênita ou inflamatória (aumento volumétrico de linfonodos), de natureza benigna. Suspeitas de malignidade surgem quando linfonodos persistem aumentados por um prazo longo (mais de 6 semanas) ou no caso de massas sólidas, aderidas ou invadindo os tecidos vizinhos e/ou com crescimento rápido. Dor não é um sinal habitual de malignidade.
- O tratamento de anquiloglossias não é necessário em todos os casos, apenas quando o encurtamento do freio lingual causa problemas (amamentação, coordenação da deglutição ou fonação).

- O tratamento de anquiloglossias é simples, mas deve ser feito necessariamente em um ambiente seguro e por profissional habilitado. Complicações são raras, mas há registros de sangramentos graves e lesões causadas por instrumentos em crianças não sedadas.
- Embora os torcicolos congênitos sejam reversíveis com fisioterapia, os casos não tratados podem causar sequelas (plagiocefalia e anomalia permanente da postura) ou se tornar irreversíveis pela fibrose do músculo envolvido. Atrasos no tratamento não são do interesse da criança, ainda que o bebê "não goste" dos movimentos fisioterapêuticos que são necessários.

HÉRNIAS ABDOMINAIS E INGUINAIS

Hérnias umbilicais

As hérnias umbilicais são muito comuns e a maioria se resolve espontaneamente até os 3 anos, razão pela qual o tratamento não é feito habitualmente antes desta idade. Hérnias umbilicais apresentam complicações (estrangulamento, encarceramento e perda de domicílio) de forma muito incomum. Dor abdominal não costuma ser causada por hérnias umbilicais: em pacientes com dor, é necessário buscar outra explicação para as queixas álgicas. As hérnias umbilicais não se resolvem de modo mais rápido ou fácil com o uso de instrumentos de compressão local, que devem ser evitados para não causar lesões cutâneas.

A presença de drenagem de secreção através do anel umbilical exige o diagnóstico diferencial entre granuloma umbilical (que drena secreção seropurulenta e eventualmente sangra e apresenta uma tumoração umbilical visível), persistência de úraco (que exterioriza urina), persistência de conduto onfalomesentérico (que drena secreção entérica) e persistência de um *sinus* onfalomesentérico, que caracteristicamente drena secreção mucoide de forma intermitente. Todas estas situações devem ser referenciadas a um cirurgião, em caráter de urgência (mas não de emergência), no caso de persistências onfalomesentéricas ou de úraco.

Orientações aos pais

- Em geral, hérnias umbilicais não doem. Dor abdominal não costuma ser justificada pela presença de uma hérnia umbilical.
- Hérnias umbilicais fazem parte do processo de amadurecimento fisiológico da criança. Mais de 90% delas corrigem-se espontaneamente até os 3 anos de idade.

- Não é necessário usar meios de compressão para "curar" hérnias umbilicais e, algumas vezes, estes instrumentos atrapalham, causando lesões da pele por compressão.
- Hérnias umbilicais normalmente não complicam (neste aspecto, são diferentes de hérnias inguinais), e os riscos de aguardar a maturação fisiológica são muito pequenos.

Hérnias epigástricas

Estas são as formas menos comuns de hérnias na criança. Caracterizam-se por protrusões na linha média abdominal, fora do anel umbilical, na região supraumbilical. Frequentemente são dolorosas e, na maioria das vezes, contêm gordura pré-peritoneal. Devem ser encaminhadas para cirurgia eletiva assim que diagnosticadas.

Orientações aos pais

Hérnias epigástricas podem ser semelhantes às hérnias umbilicais (que também afetam a linha média abdominal), mas causam dor e não se resolvem espontaneamente. Diferentemente das umbilicais, devem ser tratadas assim que é feito o diagnóstico.

Hérnias inguinais e hidroceles

Hérnias inguinais e hidroceles na criança apresentam fisiopatologia diferente do adulto. São sempre indiretas e causadas pela persistência do conduto peritônio-vaginal.

As hérnias das crianças são tratadas pela simples ligadura do conduto peritônio-vaginal e não exigem o uso de telas inorgânicas, usadas habitualmente para tratar as hérnias dos adultos. Isso tem sido um questionamento frequente dos pais, que encontram esta informação em pesquisas pela *internet* e questionam a ocorrência de problemas ligados às telas em pós-operatório.

A diferenciação entre hérnias e hidroceles se faz pela fisiopatologia e expressão clínica. Uma hérnia caracteriza-se pela persistência do conduto peritônio-vaginal desde a cavidade abdominal até a extensão total da hérnia (que pode variar desde o canal inguinal até a bolsa escrotal/grandes lábios), permitindo a passagem de vísceras (mais frequentemente alças intestinais no menino e ovário na menina). O volume de uma hérnia varia conforme o estado de protrusão visceral através do orifício herniário. O conteúdo herniário (visceral) não transilumina.

Uma hidrocele comunicante caracteriza-se pela persistência do conduto peritônio-vaginal desde a cavidade abdominal até a bolsa escrotal/grandes lábios, mas com diâmetro limitado, que só permite a passagem de líquido peritoneal. Uma hidrocele não comunicante representa a persistência segmentar do conduto peritônio-vaginal, com acúmulo de líquido e sem comunicação com a cavidade abdominal (portanto, sem conteúdo visceral), tipicamente escrotal. As hidroceles transiluminam facilmente, em especial nas crianças mais jovens e de pele clara (Figura 5), e parecem "cistos". Os cistos de Nuck (na menina, ocupando o trajeto do ligamento redondo) ou cistos de cordão espermático (no menino) são hidroceles septadas (não comunicantes) afetando qualquer região do cordão espermático.

As hérnias inguinais caracterizam-se pela história de abaulamento intermitente na região inguinal ipsilateral, que acontece mais frequentemente mediante esforços abdominais (choro, exercícios físicos, evacuação) e manobra de Valsalva e regride com repouso em posição supina. No menino, podem se estender à bolsa escrotal e, na menina, aos grandes lábios (Figura 6). O conduto espermático ipsilateral é espessado com relação ao contralateral, mesmo na ausência de conteúdo visceral. A palpação suave do conduto espermático mostra a presença de um tecido que "escorrega" sobre o conduto (sinal da seda) e é a evidência da persistência do conduto peritônio-vaginal. Estes sinais clínicos podem ser percebidos com mais facilidade comparando um lado ao outro nos casos unilaterais. Hérnias complicadas podem se apresentar de várias formas:

1. Com irredutibilidade por perda de domicílio (hérnias irredutíveis sem associação com dor ou sinais de flogose, em geral presentes em um prazo longo).

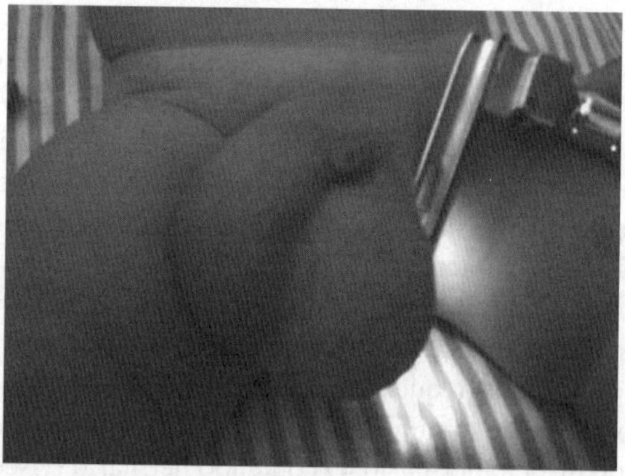

Figura 5 Hidrocele com transiluminação positiva.
Fonte: arquivo pessoal dos autores.

Para ver esta figura colorida, utilize o QR code informado na p. XXIV desta obra.

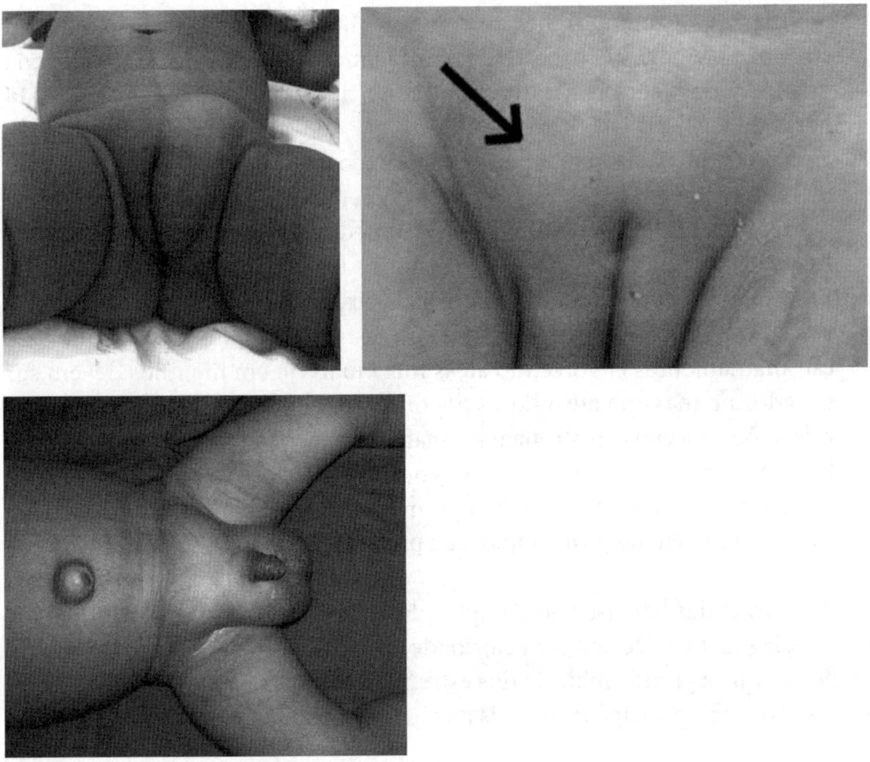

Figura 6 Hérnia inguinal na criança, exame físico (inspeção).
Fonte: arquivo pessoal dos autores.
Para ver esta figura colorida, utilize o QR code informado na p. XXIV desta obra.

Neste caso, o tratamento é eletivo. Sempre que houver dúvida quanto à possibilidade de estrangulamento herniário, a criança deve ser encaminhada para avaliação cirúrgica de forma emergencial.

2. Episódio de estrangulamento: ocorre a protrusão visceral para o interior da hérnia e esta se torna irredutível, com hipertensão local do conteúdo e sofrimento vascular da víscera envolvida ou do testículo, cuja vascularização é comprimida pela massa herniária extruída. Nesta situação, existe dor local e à distância (cólica intestinal), a massa herniada é tensa e podem ocorrer sinais reflexos de compressão e sofrimento intestinal (vômitos e íleo paralítico) ou quadro de obstrução intestinal mecânica no anel herniário. É fundamental, numa criança, examinar as regiões inguinais sempre que houver um quadro clínico de instalação súbita associado a obstrução intestinal. Neste caso, a criança deve ser colocada sob dieta zero e imediatamente sub-

metida à redução incruenta do conteúdo herniário ou à avaliação de um cirurgião pediátrico. Em casos de redução incruenta com sucesso, a cirurgia definitiva deve ser priorizada, de preferência feita imediatamente após 48 horas do episódio.

3. Hérnia estrangulada: representa a evolução do quadro descrito no item 2 para um estado irreversível de isquemia das vísceras envolvidas, inclusive o testículo ipsilateral, pela compressão de seu pedículo vascular. Nestes casos, é frequente a presença de sinais inflamatórios na pele sobrejacente (Figura 7). Esta situação representa uma emergência cirúrgica e pode culminar em ressecção intestinal, isquemia ovariana ou testicular (Figura 8). Episódios de estrangulamentos envolvendo alças intestinais ou em meninos devem ser tratados no máximo até 6 horas depois do início do problema, para evitar ressecções viscerais ou atrofia testicular por isquemia irreversível. Estrangulamentos ovarianos têm menor urgência (os ovários são mais resistentes à isquemia e é menos comum o comprometimento isquêmico), mas devem ser tratados também de forma rápida, de preferência em até 48 horas.

A cirurgia das hérnias não complicadas é eletiva e indicada assim que for feito o diagnóstico. Devem ter prioridade em crianças menores de 6 meses de idade, porque a grande maioria dos estrangulamentos herniários ocorre no 1º semestre de vida, principalmente nos primeiros 3 meses de vida e em prematuros.

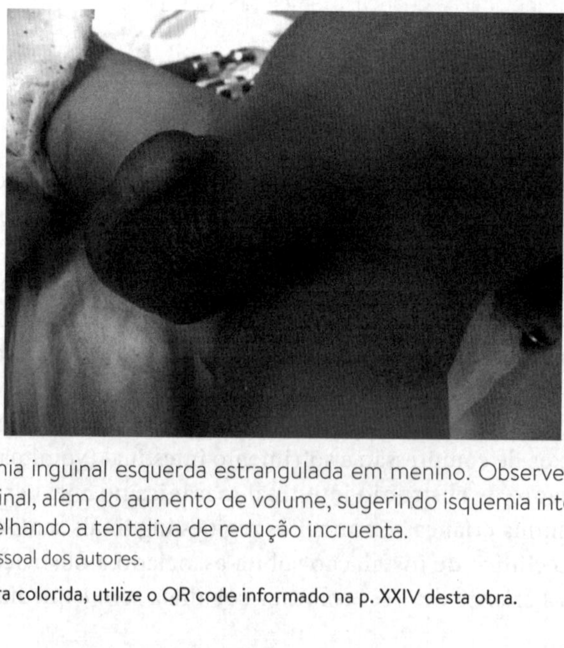

Figura 7 Hérnia inguinal esquerda estrangulada em menino. Observe a presença de hiperemia inguinal, além do aumento de volume, sugerindo isquemia intestinal associada e desaconselhando a tentativa de redução incruenta.

Fonte: arquivo pessoal dos autores.

Para ver esta figura colorida, utilize o QR code informado na p. XXIV desta obra.

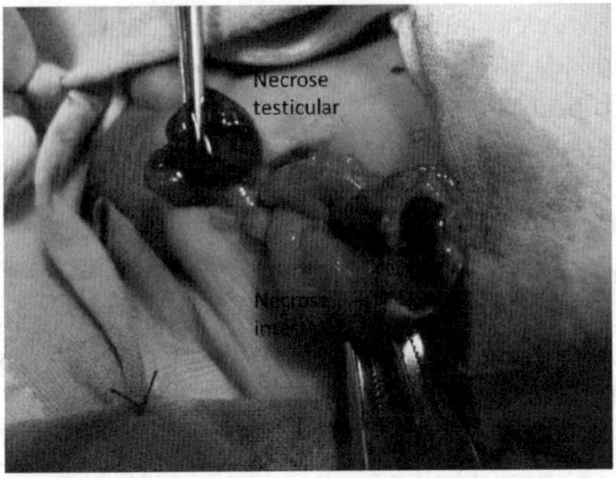

Figura 8 Foto cirúrgica de paciente operado por hérnia inguinal estrangulada, mostrando necroses testicular e intestinal.

Fonte: arquivo pessoal dos autores.

Para ver esta figura colorida, utilize o QR code informado na p. XXIV desta obra.

O momento da indicação de cirurgias para hérnias em prematuros é atualmente controverso. Muitos sugerem a cirurgia ainda durante a internação neonatal, a maioria após o peso de 2,4 kg; mais recentemente, alguns autores têm sugerido a cirurgia a partir de 1,8 kg de peso.

O antigo dogma de abordar sistematicamente as duas regiões inguinais até os 2 anos de vida não persiste, com base no fato de que é necessária a exploração cirúrgica de 5 crianças para a detecção de uma hérnia assintomática em apenas uma. A exploração bilateral ainda é aceita em prematuros extremos e crianças com risco alto de hipertensão abdominal, sobretudo ascites persistentes e pneumopatas crônicos.

As herniorrafias inguinais são normalmente cirurgias ambulatoriais, exceto em crianças prematuras, que exigem internação para monitoração respiratória após anestesia geral por 24 a 48 horas até 60 semanas pós-concepção.

Hidroceles comunicantes devem ser tratadas da mesma forma que hérnias não complicadas. O exame físico também é igual, com a diferença de que o conteúdo herniário é apenas líquido e transilumina facilmente. Em crianças que já assumem posição ortostática, é comum a história de aumento progressivo de volume ipsilateral ao longo do dia.

Hidroceles não comunicantes exibem volume aumentado na bolsa escrotal ou apenas um cisto presente na extensão do cordão ou ligamento redondo, que é constante, mas pode aumentar incidentalmente durante episódios inflamatórios sistêmicos. O conteúdo trasilumina facilmente e é indolor, mas pode ser tenso em algumas crianças. Hidroceles não comunicantes resolvem-se espontaneamente até o 2º ano de vida em muitos casos, e o tratamento cirúrgico não está indicado antes desta idade, exceto em casos de distúrbio mecânico relevante em hidroceles muito volumosas.

Orientações aos pais

- Hérnias inguinais devem ser tratadas logo após o diagnóstico. Apesar de frequentemente os pais desejarem adiar um procedimento cirúrgico num bebê pequeno, as complicações graves das hérnias são muito mais frequentes no 1º semestre de vida.
- Hérnias inguinais estranguladas podem causar atrofia do testículo mesmo quando não causam problemas intestinais graves. Uma atrofia testicular depois de uma cirurgia para tratar hérnias estranguladas não é erro do cirurgião ou falha do atendimento; pode acontecer simplesmente por causa da compressão e trombose dos vasos testiculares pelo conteúdo da hérnia.
- Hérnias inguinais associadas com testículos ectópicos devem ser tratadas com as mesmas indicações das hérnias inguinais isoladas.
- Hérnias inguinais de crianças têm uma causa diferente das hérnias inguinais do adulto e não precisam ser corrigidas com o uso de telas ou quaisquer próteses. Pelo mesmo motivo, não indicam repouso absoluto ou evitar atividades físicas habituais no período pós-operatório e costumam ter um pós-operatório simples, com muito pouca dor, sendo diferentes das hérnias dos adultos também neste particular.
- Hidroceles septadas resolvem-se espontaneamente até o 2º ano de vida, mas são diferentes das hidroceles comunicantes, que mostram variações frequentes do volume e são tratadas como uma hérnia inguinal.
- É muito frequente que uma hidrocele se associe com uma hérnia ou que uma hérnia seja observada numa criança com hidrocele comunicante.
- Hidroceles podem mostrar aumento de volume mediante situações de reação inflamatória sistêmica, inclusive doença viral. Este fenômeno em geral é reversível e não indica uma piora ou complicação clínica.

AFECÇÕES DA GENITÁLIA[8]

Criptorquia[9,10]

Criptorquias (ausência do testículo na bolsa escrotal) são a doença mais importante neste grupo, seja pela frequência – afetam entre 1 e 3% dos meninos – ou pela importância das sequelas associadas, como infertilidade em casos bilaterais, atrofia testicular e tumores testiculares, que apresentam um risco até 5 vezes maior que o da população geral neste grupo, acontecendo em geral a partir da 2ª/3ª década de vida.

É muito importante acentuar que nem todas as criptorquias são congênitas. Uma parte importante dos casos é adquirida. O exame da posição dos testículos é fundamental, mesmo após o diagnóstico de testículos tópicos no neonato.

A descida espontânea dos testículos crípticos ao nascimento pode acontecer, em especial em crianças prematuras, mas isso se verifica apenas até o 6º mês de vida. Após os 6 meses de idade, qualquer criança com criptorquia deve ser imediatamente referenciada para uma consulta com um cirurgião pediátrico. Alterações testiculares histológicas acontecem desde o 2º semestre de vida e já há lesão permanente do potencial reprodutivo após o 2º ano de vida. Por isso, a realização da cirurgia de orquidopexia até essa idade é fundamental para garantir um melhor potencial de normalidade e fertilidade no testículo afetado.

A técnica cirúrgica para o tratamento de testículos palpáveis é diferente da usada para testículos impalpáveis (orquidopexia transinguinal ambulatorial em tempo único *versus* tratamento videoendoscópico).

O exame clínico dos testículos distópicos pode ser difícil, em especial em crianças obesas, e o diagnóstico de testículos impalpáveis deve ser confirmado por um especialista. Não há indicação de solicitação de ultrassonografia inguinal ou escrotal em crianças suspeitas de criptorquia pelo não especialista. Da mesma forma, o diagnóstico de criptorquia bilateral impalpável deve ser confirmado pelo cirurgião pediátrico antes de referenciar a criança a um endocrinologista, a fim de evitar atrasos no tratamento e diagnóstico.

Criptorquias podem estar associadas a hérnias inguinais. Neste caso, o protocolo de atendimento é o mesmo direcionado à hérnia (cirurgia assim que possível com segurança). De forma geral, o cirurgião corrige a criptorquia simultaneamente.

Testículos retráteis são diferentes de testículos ectópicos. Nestas crianças, que apresentam o reflexo cremastérico exacerbado, os testículos podem ser trazidos facilmente, sem resistência e sem dor, até o fundo da bolsa. Depois de seguros por alguns segundos (para "cansar" a musculatura cremastérica), aí permanecem. Testículos retráteis não têm indicação cirúrgica por si só, mas devem ser encaminhados a um cirurgião, que fará seguimento periódico do paciente, considerando que até 1/3 dos testículos retráteis tornam-se crípticos (neste caso adquiridos, também chamados de testículos ascendentes).

Orientações aos pais

- Testículos normais ao nascer podem ascender para uma posição anormal de forma definitiva. Por causa disso, é importante que sejam observados pelos pais e examinados pelo pediatra durante toda a infância.
- Testículos anormais ao nascer (crípticos) podem "descer" espontaneamente, mas isso só acontece com uma frequência razoável até os 6 meses. A partir dessa idade, a doença precisa de tratamento cirúrgico.
- O tratamento não cirúrgico (hormonal) dos testículos não descidos é muito caro, tem uma eficiência muito pequena (menos de ¼ dos casos) e não é uma boa alternativa à cirurgia.
- É frequente encontrar hérnias inguinais associadas a criptorquias. Se isto acontecer, o tratamento é imediato, como qualquer hérnia inguinal.
- O principal risco de um testículo críptico é a infertilidade. Atrofias também acontecem, mas em longo prazo. Por outro lado, as taxas de fertilidade são normais em casos de doença afetando apenas um dos testículos. As taxas de fertilidade nos casos bilaterais são de 33 a 65%, pioram em casos tratados tardiamente e melhoram com o tratamento precoce. Não é possível testar a fertilidade de um menino por meio de espermograma antes dos 16 anos.
- O risco de tumores em testículos crípticos é de cerca de 5 vezes o risco visto nos homens com testículos na posição correta e um pouco maior nos testículos que estão dentro do abdome ou naqueles que não foram tratados até depois da puberdade. Quando acontecem, costumam afetar adolescentes mais velhos ou homens jovens. Por outro lado, como os tumores de testículo são raros na população geral, os tumores de testículo não são frequentes nas crianças com criptorquia. Em outras palavras, tumor em testículo críptico é um risco real, mas não é frequente, e o risco é muito maior se o tratamento é tardio.
- Testículos retráteis não precisam de tratamento ativo, mas precisam de observação periódica por um médico especialista, porque até um terço deles torna-se críptico.

Fimose e afecções do prepúcio[11,12]

O prepúcio normal do lactente é incapaz de retração ("fimose fisiológica"), por apresentar aderências fisiológicas entre a mucosa prepucial interna e a glande (aderências balanoprepuciais). Esta situação é normal e se resolve espontaneamente na grande maioria dos meninos até os 4 anos de idade, num processo gradual de lise biológica das aderências balanoprepuciais (Figura 9). Por este motivo, raramente há indicação de postectomia nesta faixa etária, em especial antes do treinamento de *toilette*, já que se acredita que, em meninos usuários de fraldas, o risco de estenose meatal por trauma de exposição é maior. São exceções meninos que apresentem infecções urinárias de repetição, nos quais uma circuncisão pode estar indicada para profilaxia de infecções urinárias (uma circuncisão diminui em até 10 vezes a incidência de infecção urinária em meninos). A presença de um abaulamento prepucial durante a micção não é indicativa de obstrução ou urgência cirúrgica nos meninos jovens, mas deve ser avaliada por um cirurgião.

Não se aconselha o uso de manobras de tração intensiva e frequente ou o uso de medicamentos baseados em corticosteroides nesta idade, a fim de acelerar o processo fisiológico de maturação, em especial em meninos assintomáticos. O uso de manobras de tração pode causar prejuízos sérios, causando episódios de balanite ou cicatrização fibrótica de rágades traumáticas secundárias, transformando o processo de fimose "fisiológica" em patológica.

No correr do processo de maturação e resolução das aderências balanoprepuciais fisiológicas, podem se formar "ilhas" com aspecto cístico/perolado sob porções já separadas do prepúcio, que são chamadas cistos de esmegma (Figura 10), que eventualmente liberam secreção sebácea que costuma apresentar um odor característico e não devem ser confundidas com pus. Os cistos de esmegma são fisiológicos e não necessitam de tratamento.

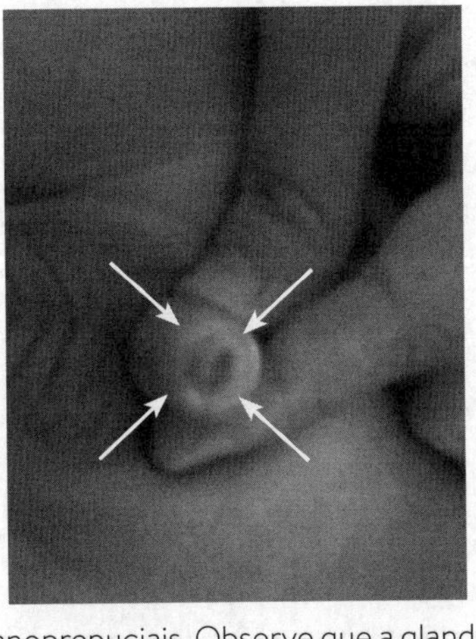

Figura 9 Aderências balanoprepuciais. Observe que a glande, neste caso, está aderida ao prepúcio (setas), o meato está exposto e não há estreitamento do anel prepucial. É frequente confundir esta situação com o diagnóstico de fimose, mas fimose por definição exige a presença de um estreitamento do anel prepucial que impeça total ou parcialmente a exposição da glande, uma situação diferente.

Fonte: arquivo pessoal dos autores.

Para ver esta figura colorida, utilize o QR code informado na p. XXIV desta obra.

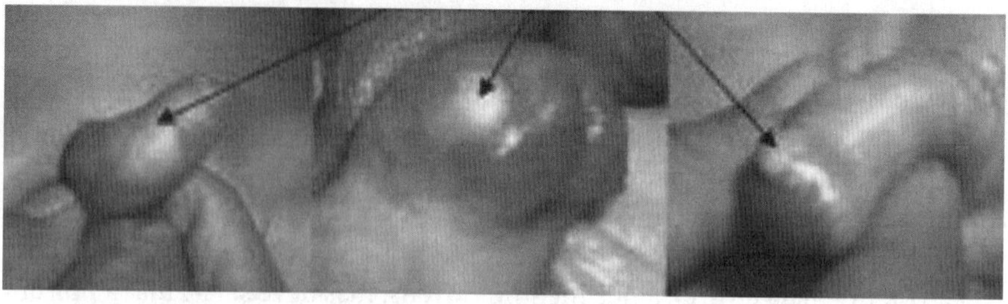

Figura 10 Cistos de esmegma (setas).
Fonte: arquivo pessoal dos autores.
Para ver esta figura colorida, utilize o QR code informado na p. XXIV desta obra.

A fimose patológica ("verdadeira") apresenta prepúcio inelástico ou fibrótico. No primeiro caso, tratamento tópico com corticosteroides pode ser tentado, mas nos casos com fibrose (tecido esbranquiçado com cicatrizes), não terá resultado. Numa parafimose, o anel prepucial está retraído proximalmente, estrangulando a glande, que está exposta. Numa balanite, existe inflamação do prepúcio, que está em sua posição habitual e não estrangula a glande (Figura 11). É importante não confundir casos de balanite com casos de infecção urinária (nos casos de balanite, o exame de urina mostra piúria porque a urina coletada passa através da área inflamada e a criança frequentemente apresenta disúria).

Uma circunstância especial é a fimose adquirida por balanite xerótica (um tipo de líquen esclerosante), típica de meninos escolares e adolescentes, que apresenta fibrose prepucial nítida e extensa, mostrando um tecido branco perolado e inelástico na extremidade distal do prepúcio (Figura 12). Estes casos devem ser sempre encaminhados para tratamento cirúrgico, com urgência relativa, porque estes pacientes podem apresentar progressão do processo de doença para a glande e uretra ou obstrução urinária pelo prepúcio muito estreitado.[13]

Orientações aos pais

- Praticamente todos os bebês nascem com o prepúcio "agarrado" à glande. Isso não é doença, é um aspecto normal do desenvolvimento. Estas aderências se resolvem espontaneamente no correr do tempo, a maioria até os 4 anos de idade e praticamente todas até a puberdade.

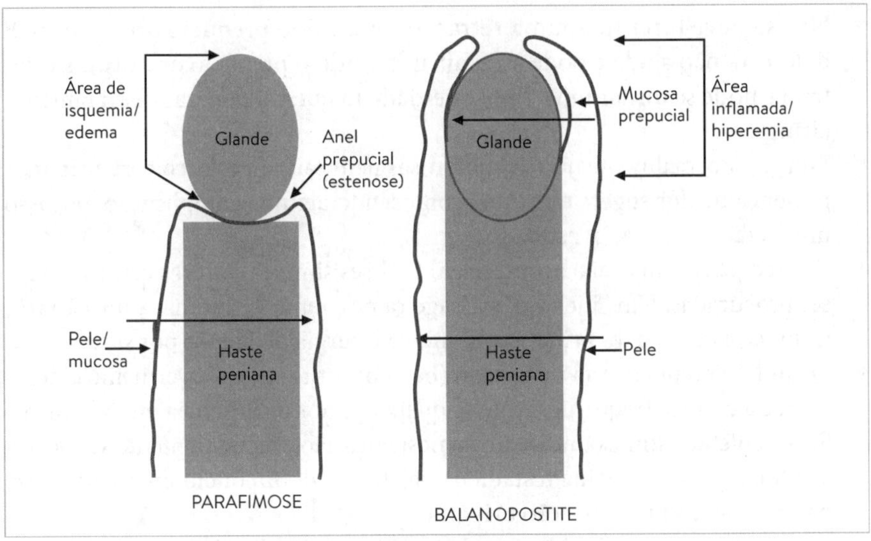

Figura 11 Representação esquemática das diferenças entre balanopostites e parafimoses.
Fonte: os autores.

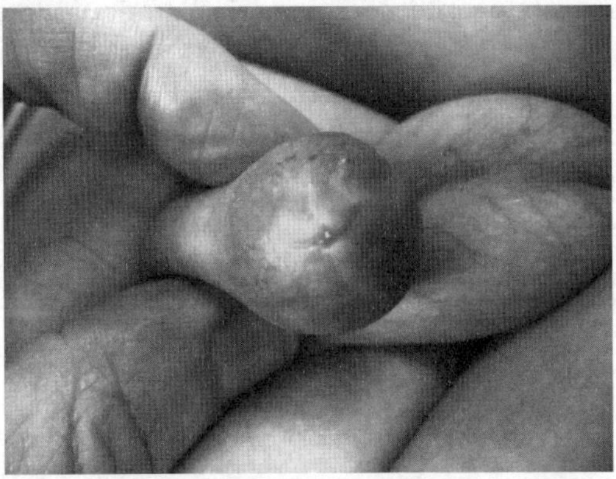

Figura 12 Balanite xerótica.
Fonte: arquivo pessoal dos autores.
Para ver esta figura colorida, utilize o QR code informado na p. XXIV desta obra.

- Muitas vezes, a resolução das aderências entre o prepúcio e a glande não se resolvem "de uma vez" e ficam parciais durante algum tempo. Neste processo, algumas "ilhas" de resolução das aderências podem se formar, retendo secreção, que se mostra como um nódulo esbranquiçado (cisto de esmegma) ou liberando uma secreção sebácea, que pode ser confundida com pus.

- Não se deve fazer nenhuma retração forçada do prepúcio no menino. É doloroso, não ajuda e pode atrapalhar, ferindo o prepúcio que depois cicatriza e pode se tornar uma fimose verdadeira que vai precisar de tratamento cirúrgico.
- Fimoses normalmente não são dolorosas nem causam esforço para urinar. A presença de dor sugere que está acontecendo alguma complicação, por isso um médico deve ser consultado.
- Esforço para urinar não acontece em fimoses simples e outras causas devem ser procuradas. Um "inchaço" passageira no prepúcio durante a micção não significa esforço para urinar e não indica cirurgia de fimose por si só.
- Quando o prepúcio está inflamado (balanopostite), ele fica vermelho e doloroso, e a criança frequentemente se queixa de dor ou ardência quando urina. Se for coletado um exame de urina nesta ocasião, frequentemente se mostra anormal, porque a urina testada passa através do prepúcio inflamado, mas não se trata de uma infecção urinária.
- Normalmente não se indica uma circuncisão antes de a criança ter treinamento de *toilette*, pois acredita-se que é importante proteger o meato urinário do atrito e da umidade constantes durante o uso de fraldas.
- Uma circuncisão pode estar indicada em crianças de qualquer idade que tenham um risco alto de infecções urinárias, diminuindo em 10 vezes este risco.
- Circuncisões protegem contra infecções sexualmente transmissíveis, inclusive HIV, mas não são necessárias para isso em populações de risco habitual, principalmente quando há uma boa orientação educacional visando a medidas de higiene. Da mesma forma, protege contra o câncer de pênis, mas a diferença só é relevante epidemiologicamente em populações nas quais a higiene peniana é deficiente.

Malformações uretrais comuns: hipospádia e epispádia

Duas malformações afetam tipicamente o desenvolvimento uretral e do prepúcio, causando desenvolvimento embrionário incompleto das duas estruturas.

A mais comum (incidente em 0,3% da população) é a hipospádia (Figuras 13 e 14), na qual o paciente mostra um excesso de prepúcio dorsal (capuchão) associado à ausência do prepúcio ventral. O meato urinário é ventral ("embaixo do pênis") e sempre proximal ao topo da glande, mas a localização pode variar. As formas com meato proximal na haste peniana, penoescrotal, escrotal ou perineal são mais graves e de resolução mais complexa, exibem associação constante com curvatura peniana ventral e são chamadas de hipospádias proximais. Frequente-

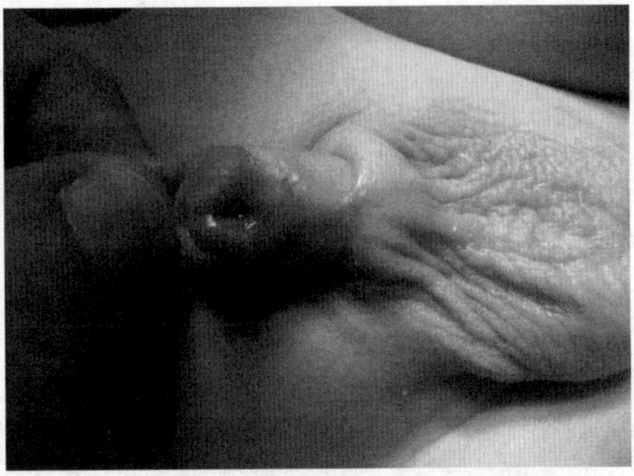

Figura 13 Hipospádia distal. Notam-se o meato distópico (na glande proximal), a ausência do prepúcio ventral, associada ao prepúcio dorsal exuberante (capuchão, sendo tracionado pela mão do examinador), e a glande fendida.
Fonte: arquivo pessoal dos autores.
Para ver esta figura colorida, utilize o QR code informado na p. XXIV desta obra.

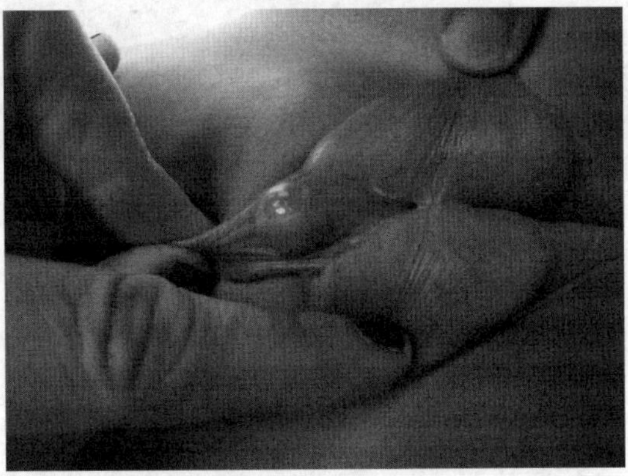

Figura 14 Hipospádia proximal (escrotal). O meato encontra-se na região da rafe escrotal, e o pênis exibe acentuada curvatura ventral.
Fonte: arquivo pessoal dos autores.
Para ver esta figura colorida, utilize o QR code informado na p. XXIV desta obra.

mente, os meatos uretrais aparentam estenose nas hipospádias, mas raramente há problemas miccionais secundários. Qualquer caso de hipospádia associada com criptorquia bilateral exige a avaliação de um endocrinologista pediátrico para a exclusão de distúrbios de diferenciação sexual associadas.

As epispádias são uma anomalia "em espelho" com relação às hipospádias (capuchão ventral e meato uretral ectópico dorsal) e frequentemente se associam com incontinência urinária (Figura 15). A grande maioria das epispádias se apresenta em pacientes portadores de extrofias vesicais. Nas meninas, as epispádias se associam à incontinência urinária e mostram bifidez clitoriana associada a uma uretra extremamente encurtada (em muitos casos, o colo vesical está exposto) e gotejamento urinário constante ou sob baixa pressão (Figura 16).

Não há urgência no tratamento de epispádias ou hipospádias, mas ambas devem ser referenciadas a um cirurgião com experiência em reconstrução urológica de doenças congênitas (uropediatra ou cirurgião pediátrico).

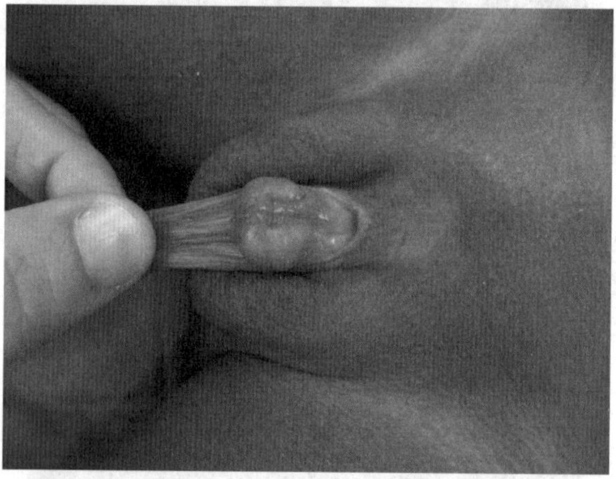

Figura 15 Epispádia isolada em menino.
Fonte: arquivo pessoal dos autores.

Para ver esta figura colorida, utilize o QR code informado na p. XXIV desta obra.

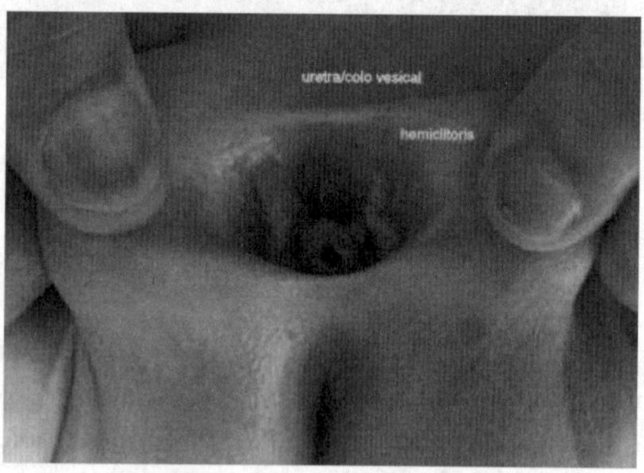

Figura 16 Epispádia em menina.
Fonte: arquivo pessoal dos autores.

Para ver esta figura colorida, utilize o QR code informado na p. XXIV desta obra.

Embora não seja cabível uma discussão ampla do assunto neste capítulo, a queixa de "pênis pequeno" é muito frequente nos consultórios de pediatras e de cirurgiões pediátricos. Pode-se dizer sem risco de errar que a presença de um pênis realmente pequeno (micropênis) é extremamente rara e, em geral, reservada a casos de crianças sindrômicas, endocrinopatas ou portadores de hipospádias graves ou epispádias. A maioria das crianças apresenta apenas pênis inaparentes, frequentemente embutidos, palmeados ou relacionados à obesidade. Alguns aspectos, entretanto, devem ser valorizados:

- O reconhecimento de que o crescimento do pênis é linear (proporcional ao crescimento geral da criança) durante a infância, exceto no 1º semestre de vida (minipuberdade) e a partir da puberdade.
- Ainda que não haja uma doença clínica ou endócrina detectável, as preocupações da família devem ser reconhecidas e tratadas, sob pena de permitir a evolução de problemas psicocomportamentais na criança a partir dos comentários e atitudes familiares com relação ao tamanho do pênis e suas implicações. É essencial discutir o problema e referenciar a criança a especialistas (em urologia pediátrica e/ou psicologia clínica) em casos escolhidos.
- Casos de pênis embutido ou inaparente devem ser tratados ativamente, conforme avaliação de especialistas, e não se resolvem com dietas, porque são causados por doenças anatômicas (defeitos de fixação da pele ao pênis, dismorfismos locais e displasia do dartos). Estas crianças sofrem intensamente com o problema, sobretudo se percebem preocupações dos pais a respeito, embora raramente se queixem. Questões de *bullying* escolar e intrafamiliar são frequentes. Comportamentos agressivos ou introvertidos muitas vezes se resolvem com o tratamento cirúrgico do pênis embutido, mesmo sem assistência específica de profissionais de saúde mental.
- Na grande maioria das crianças com pênis inaparente, é possível evidenciar um pênis normal inaparente comprimindo-se o coxim suprapúbico ou por palpação do órgão.

Orientações aos pais

- O aspecto clínico com implicações sexuais futuras mais importante numa hipospádia é a curvatura peniana. Curvaturas graves sem tratamento causam impossibilidade de penetração no futuro.
- Hipospádias são operadas idealmente a partir do 2º semestre de vida e antes da idade escolar.

- As cirurgias de hipospádias variam tecnicamente dependendo do caso individual, são complexas e têm complicações frequentes. Em muitos casos, precisam de mais de um tempo cirúrgico para a correção e só devem ser tratadas por especialistas treinados exaustivamente neste tipo de reconstrução em crianças.
- Epispádias são de reconstrução muito complexa e estão relacionadas frequentemente com incontinência urinária. Em muitos casos, precisam de mais de um tempo cirúrgico para a correção e só devem ser tratadas por especialistas treinados exaustivamente neste tipo de reconstrução em crianças.
- Hipospádias com tratamento cirúrgico ideal não estão relacionadas a infertilidade, impotência ou problemas sexuais.

✓ CONCLUSÃO

Embora a conduta definitiva de doenças cirúrgicas na criança seja definida pelos especialistas em cirurgia pediátrica, a participação dos pediatras é absolutamente fundamental. Eles são os profissionais que frequentemente farão o diagnóstico inicial, a primeira orientação e a referência da criança ao especialista. Deles depende o tratamento das doenças em tempo hábil, a seleção de casos que necessitam de tratamento imediato, o que vai ajudar a evitar sequelas permanentes ou dificuldades maiores no tratamento. Com base em sua orientação e abordagem, o trabalho dos especialistas, assim como sua relação com os pais e com a criança, será mais fácil ou mais difícil.

O pediatra é o maestro condutor das atitudes norteadoras do atendimento em saúde na criança, e é ele, em geral, o profissional requisitado pela família para orientar a condução de qualquer problema médico na criança. O pediatra, muitas vezes, é chamado pela família para ratificar as condutas aconselhadas por especialistas. Por isso, o conhecimento correto e atualizado quanto a doenças cirúrgicas infantis, ainda que genérico, é fundamental para o pediatra, tanto com relação aos aspectos técnicos (fisiopatologia, apresentação clínica e prognóstico), quanto com relação aos aspectos práticos (prognóstico, fatores de risco e momento ideal de tratamento).

REFERÊNCIAS BIBLIOGRÁFICAS

1. Léauté-Labrèze C, Harper JI, Hoeger PH. Infantile hemangioma. Lancet. 2017;390(10089): 85-94.
2. Elluru RG, Balakrishnan K, Padua HM. Lymphatic malformations: diagnosis and management. Semin Pediatr Surg. 2014;23(4):178-85.

3. Quintanilla-Dieck L, Penn EB Jr. Congenital neck masses. Clin Perinatol. 2018;45(4):769-85.
4. Nightingale M. Midline cervical swellings: what a paediatrician needs to know. J Paediatr Child Health. 2017;53(11):1086-90.
5. Oomen KP, Modi VK, Maddalozzo J. Thyroglossal duct cyst and ectopic thyroid: surgical management. Otolaryngol Clin North A. 2015;48(1):15-27.
6. BRASIL. Ministério da Saúde. Nota técnica n. 35/2018, Anquiloglossia. Brasil: Ministério da Saúde; 2018. Disponível em: http://portalarquivos2.saude.gov.br/images/pdf/2018/novembro/26/Nota-tecnica-Anquiloglossia-Ministerio-da-Saude-26-11-2018-N35.pdf. Acesso em: 30/9/2020.
7. Suhr MC, Oledzka M. Considerations and intervention in congenital muscular torticollis. Curr Opin Pediatr. 2015;27(1):75-81.
8. Baldinger L, Mudegowdar A, Shukla AR. Abnormalities of the external genitalia. Clin Perinatol. 2014;41(3):709-24.
9. Braga LHP, Lorenzo AJ. Cryptorchidism: a practical review for all community healthcare providers. Can Urol Assoc J. 2017;11(1-2 Suppl):S26-32.
10. Kim JK, Chua ME, Ming JM, dos Santos J, Zani-Ruttenstock E, Marson A, et al. A critical review of recent clinical practice guidelines on management of cryptorchidism. J Pediatr Surg. 2018;53(10):2041-7.
11. Dave S, Afshar K, Braga LHP, Anderson P. Canadian Urological Association guideline on the care of the normal foreskin and neonatal circumcision in Canadian infants (full version). Can Urol Assoc J. 2017;12(2):E76-99.
12. Merriman LS, Herrel L, Kirsch AJ. Inguinal and genital anomalies. Pediatr Clin North Am. 2012;59(4):769-81.
13. Johnsen NV, Brown ET, Reynolds WS, Kaufman MR, Milam DF, Dmochowski RR. Diagnosis and management of male genital lichen sclerosus. Curr Bladder Dysfunt Rep. 2016;11(3):234-41.

38

ABORDAGEM DO PACIENTE CARDIOPATA PELO PEDIATRA

Maria de Marilacc Lima Roiseman
Fernanda Vasconcellos Valle Demidoff

OBJETIVO

✓ Propiciar que o pediatra geral possa abordar o paciente cardiopata com segurança em seu consultório e na emergência pediátrica.

INTRODUÇÃO

O paciente pediátrico portador de cardiopatia congênita deve ter a sua saúde cuidada pelo pediatra juntamente com o cardiopediatra, que trabalham com o objetivo comum de promover o melhor crescimento e desenvolvimento deste paciente visando a uma qualidade de vida melhor.

CRESCIMENTO E DESENVOLVIMENTO

É muito comum nos cardiopatas o achado de déficit ponderoestatural decorrente de vários fatores, como associação com síndromes genéticas (13%), associação com outras malformações (25%), pacientes que foram pequenos para a idade gestacional (PIG) e fatores psicossociais.

No acompanhamento de alguns cardiopatas que cursam com insuficiência cardíaca, observa-se taquidispneia, anorexia, vômitos frequentes que levam a distúrbios hidreletrolíticos e pouco ou nenhum ganho de peso.[1] O baixo ganho ponderal é observado frequentemente pelos pediatras no acompanhamento dos cardiopatas. As curvas de peso e altura demonstram que cerca de 27% dos cardiopatas estão abaixo do percentil 3. Este fato dificulta a indicação precoce para cirurgia ou cateterismo terapêutico, aguardando-se o peso necessário para a abordagem.

Comparando-se os cardiopatas acianóticos com os cianóticos, observa-se que os primeiros apresentam maior comprometimento do peso em relação à altura. Já os cianóticos apresentam um déficit proporcional de peso e altura, por provável participação de mediadores hormonais e efeitos da hipoxemia no metabolismo celular.[1]

Acompanhamento da curva de crescimento dos cardiopatas

- Acompanhar as medidas antropométricas atenciosamente.
- Utilizar fórmulas de alto teor calórico ou dieta enteral.
- Fazer acompanhamento nutricional.
- Tratar fatores agravantes, como refluxo gastresofágico, problemas emocionais, etc.

ANEMIA

As cardiopatias que cursam com aumento do débito cardíaco geram um alto consumo de oxigênio, levando a descompensação hemodinâmica com insuficiência cardíaca.

Vale lembrar que: conteúdo de oxigênio = $pO_2 \times$ coeficiente de afinidade da oxi-hemoglobina × [Hb].[1]

Acompanhamento da anemia nos cardiopatas

- Controlar periodicamente hematócrito, hemoglobina, hemácias e índices hematimétricos.
- Manter a hemoglobina > 10 g% (hematócritos em torno de 30%) em cardiopatias acianóticas e entre 16 e 18 g% (hematócritos em torno de 35%) em cardiopatas cianóticos.[2]
- Não esquecer de suplementar ferro em caso de microcitose, nas doses habituais.[3]

POLICITEMIA

Os pacientes portadores de cardiopatias cianóticas apresentam níveis elevados de glóbulos vermelhos. Para aumentar a oferta de oxigênio aos tecidos, há um aumento da produção de hemácias, que pode atingir valores bastante altos, aumentando muito a viscosidade sanguínea e tornando-se prejudicial ao organismo.[2]

A policitemia, alteração sanguínea caracterizada por grande aumento de hemácias circulantes, deve ser cuidadosamente avaliada.

Sintomas como cefaleia, mal-estar, dor torácica e articular, anorexia, dispneia, distúrbios visuais e fenômenos tromboembólicos podem ocorrer em função do aumento do hematócrito.[2] Tais sintomas decorrem da policitemia que:

- Reduz a circulação coronariana e gera *down-regulation* dos receptores beta-adrenérgicos do miocárdio.
- Reduz fatores de coagulação e ativação plaquetária.
- Leva à disfunção plaquetária com consequente trombocitopenia funcional.
- Acarreta grande aumento da resistência vascular pulmonar e sistêmica (quando hematócrito maior que 70%).[3]

Acompanhamento da policitemia nos cardiopatas

Em pacientes sintomáticos, com hematócrito > 65%, deve-se fazer exsanguineoterapia parcial. Calcula-se o volume a ser retirado pela fórmula: volemia (peso × 80 mL/kg) × (hematócrito encontrado – hematócrito desejado) / hematócrito encontrado.[3]

A reposição é feita com solução coloide: soro fisiológico + albumina a 5%.[3]

HIPER-REATIVIDADE BRÔNQUICA

A hiper-reatividade brônquica encontrada nos cardiopatas geralmente ocorre por:

- Compressão extrínseca, por exemplo, por aumento de câmeras cardíacas levando a congestão venosa pulmonar.
- Edema da parede brônquica encontrado nas cardiopatias com hiperfluxo pulmonar.
- Uso de betabloqueadores que pode acarretar broncoespasmo em pacientes portadores ou com predisposição a asma.
- Predisposição individual, associada com alergia respiratória.[1]

Tratamento da hiper-reatividade brônquica nos cardiopatas

- Avaliar o quadro hemodinâmico.
- Utilizar broncodilatadores nas doses usuais, lembrando que o efeito inotrópico dessas medicações é de grande valia para o cardiopata.

- Avaliar a necessidade de oxigenoterapia e monitoração. Importante saber a saturação prévia da criança, pois, se for um paciente cianótico prévio, sua saturação basal pode ser em torno de 75 a 80%. Deve-se checar com a família e, se for o caso, contatar o cardiopediatra assistente.
- Avaliar hemograma: hematócrito e necessidade de hemotransfusão, leucograma. Checar uso de antibiótico por infecção bacteriana associada.
- Avaliar necessidade de corticosteroides.
- Manter equilíbrio hidreletrolítico.[2]

CRISE CIANÓTICA

A crise cianótica ou crise hipoxêmica ou crise "tet" é tipicamente encontrada nos pacientes com tetralogia de Fallot, mas pode ser vista em portadores de outras cardiopatias cianóticas.[4]

Essa condição clínica é decorrente da diminuição do fluxo sanguíneo pulmonar, com consequente aumento no aporte de sangue insaturado na circulação sistêmica pelo *shunt* direita-esquerda.[4]

O espasmo infundibular é a principal causa descrita, porém situações que aumentam a resistência vascular pulmonar (p. ex., choro), diminuem a resistência periférica (p. ex., banho quente) ou aumentam o retorno venoso podem favorecer o aparecimento dessa grave condição clínica.[2]

Acomete desde o período neonatal até cerca de 24 meses de idade, com pico de incidência entre 2 e 4 meses.

Trata-se de uma emergência médica. O reconhecimento rápido pelo pediatra é de extrema importância, uma vez que determina a abordagem correta e pode facilitar o diagnóstico da doença de base.

O quadro clínico se apresenta com um paciente irritado, com piora da cianose, hiperpneico (respiração rápida e profunda), taquicárdico e com diminuição do sopro (pela inversão do *shunt*).[3]

O tratamento pode ser clínico ou cirúrgico.

Tratamento clínico

- Posição genupeitoral (posição de cócoras); muitas vezes realizada instintivamente pelo pré-escolar em crise cianótica, aumenta a resistência vascular periférica e aumenta o fluxo sanguíneo pulmonar.[5]
- Administração de oxigênio para aumentar a saturação de O_2.[3]
- Morfina (0,1 mg/kg, IM, IV ou SC) para propiciar sedação central e possível efeito sobre o espasmo infundibular.[5]

- Bicarbonato de sódio (1 mEq/kg) empiricamente para corrigir a acidose metabólica que rapidamente se instala.[5]
- Quetamina (1 a 3 mcg/kg), caso a crise persista; aumenta a resistência vascular periférica e proporciona sedação.[5]
- Propranolol, no momento da crise, atua como inotrópico negativo. Muito usado na profilaxia das crises hipóxicas, por ser capaz de estabilizar o leito sistêmico e evitar a redução súbita da resistência vascular sistêmica.[5]
- Medidas gerais, como expansão de volume, correção de anemia com concentrado de hemácias, tratamento da hipoglicemia e distúrbios hidreletrolíticos, são também muito importantes na reversão do quadro.
- Anestesia geral nos casos mais severos, quando todas as outras medidas falharam.[5]

Tratamento cirúrgico

- Cirurgia definitiva.
- Cirurgia paliativa, para aumentar o fluxo sanguíneo pulmonar.[3]

QUADROS INFECCIOSOS NO CARDIOPATA

Os quadros infecciosos fazem parte das intercorrências comuns nos cardiopatas, tanto acianóticos como cianóticos.

As pneumonias são as infecções mais frequentes nos portadores de cardiopatia com hiperfluxo pulmonar. A congestão pulmonar dificulta a avaliação radiológica desses pacientes.

As sinusites ocorrem principalmente nos portadores de cardiopatia cianótica em virtude da proliferação e da distensão dos capilares e canais venosos.[1] Na sua evolução, podem levar a uma grave complicação, que é o abscesso cerebral.

A endocardite infecciosa é uma complicação grave e de elevada morbidade e mortalidade, e se apresenta com uma das causas de febre prolongada no cardiopata. Este quadro clínico pode ser evitado com profilaxia, que será abordada adiante.

Tratamento de quadros infecciosos nos cardiopatas

- Os pacientes cardiopatas em vigência de infecção devem ser abordados da mesma forma que pacientes não cardiopatas.
- O controle da febre é feito com antitérmicos habituais, exceto quando há restrição por alergia do paciente.

- Quando o foco não é identificado pelo exame físico, deve-se lançar mão de exames complementares. A radiografia de tórax pode evidenciar imagens compatíveis com pneumonia ou congestão pulmonar. A ecocardiografia auxilia no diagnóstico de endocardite, na repercussão da cardiopatia e pode quantificar a função ventricular.
- A antibioticoterapia é definida de acordo com a faixa etária, o quadro infeccioso e o resultado de culturas.

Profilaxia da endocardite infecciosa nos cardiopatas

A profilaxia da endocardite infecciosa reduz o risco da doença, porém não o elimina. Trata-se de um assunto muito discutido pelos estudiosos e com recentes modificações. A American Heart Association liberou sua última diretriz em 2017, na qual orienta que pacientes com alto risco de desenvolver endocardite infecciosa recebam profilaxia com antibióticos antes de procedimentos dentários selecionados ou antes de procedimentos geniturinários e gastrintestinais (quando em vigência de infecção).[6]

Os pacientes que se enquadram no grupo de alto risco de desenvolver endocardite são:[6]

- Pacientes com próteses valvares (incluindo as implantadas por via percutânea).
- Pacientes submetidos a reparo valvar cardíaco usando material protético (incluindo anuloplastia).
- História prévia de endocardite.
- Portadores de doença cardíaca congênita cianótica não reparada ou doença cardíaca congênita reparada com *shunt* residual ou regurgitação valvar no lugar ou adjacente ao local da prótese.
- Transplantado cardíaco com regurgitação valvar.

Dependendo do procedimento ao qual o paciente será submetido, os antibióticos utilizados na profilaxia para endocardite podem ser usados por via oral (VO) 1 hora antes do procedimento,[6] por exemplo nos procedimentos dentários; ou em caso de cirurgias com anestesia geral, usa-se o antibiótico 30 minutos antes da cirurgia por via intravenosa (IV).

- Amoxicilina (VO) 50 mg/kg/dose (crianças); 2 g/dose (adultos).
- Ampicilina (IV) 50 mg/kg/dose (crianças); 2 g/dose (adultos).

Para pacientes alérgicos a amoxicilina/ampicilina/penicilina, indicam-se:

- Clindamicina (VO ou IV) 20 mg/kg/dose (crianças);[6] 600 mg/dose (adultos).
- Eritromicina (segunda opção; VO) 20 mg/kg (crianças); 1 g/dose (adultos).

Procedimentos dentários selecionados para profilaxia

- Procedimentos que envolvem manipulação de tecido gengival.[6]
- Manipulação de região periapical do dente.[6]
- Perfuração da mucosa oral.[6]

Cuidados dentários

Todas as crianças devem ter o cuidado dentário no seu manejo clínico, e nos cardiopatas esse cuidado deve ser ainda mais rigoroso, visto que a manutenção da saúde bucal é a melhor forma de prevenir a endocardite infecciosa.

Cuidados com a higiene bucal, escovação após alimentação, estímulo ao uso do fio dental, incentivo ao abandono das guloseimas e orientação da visita regular ao dentista são assuntos que devem ser continuamente abordados pelo médico assistente.

INTERAÇÃO MEDICAMENTOSA

O manejo dos cardiopatas que necessitam de medicação como diurético, vasodilatador, betabloqueador ou digitálico deve levar em conta a farmacocinética e a farmacodinâmica na interação medicamentosa.[1]

Levando em conta a farmacocinética, não podem ser esquecidos:[1]

- Medicamentos que retardam o trânsito intestinal (p. ex., colestiramina).
- Medicamentos que reduzem o débito cardíaco ou o fluxo sanguíneo gastrintestinal (p. ex., betabloqueadores).
- Deslocamentos de drogas ligadas às proteínas, aumentando o nível sérico destas.
- Indução de enzimas microssomais hepáticas (p. ex., fenobarbital e fenitoína).
- Inibição da metabolização hepática (p. ex., cimetidina, isoniazida e cloranfenicol).
- Alteração na excreção renal (p. ex., aumento da excreção da procainamida e quinidina com pH urinário baixo).

Quanto à farmacodinâmica, devem ser levados em consideração:

- Competição por receptores.
- Ação antagônica: betabloqueadores × catecolaminas.
- Ação potencializadora: digoxina e hipopotassemia induzida por diuréticos.

Nos pacientes em uso de anticoagulantes orais deve-se ter cuidado com associações que podem gerar aumento da resposta:[1]

- Anti-inflamatórios, como ácido acetilsalicílico (AAS) e fenilbutazona.
- Disulfiram, que aumenta o efeito hipoprotrombinêmico.
- Metronidazol.
- Sulfametoxazol-trimetoprim.
- Cimetidina.

IMUNIZAÇÃO

Todos os indivíduos devem estar com o esquema vacinal completo para sua faixa etária de acordo com o Programa Nacional de Imunizações. Além do esquema para a idade, recomendações são feitas para adequar à sua situação especial de cardiopata.[7] Algumas vacinas não estão disponíveis na rede básica, porém estão disponíveis nos Centros de Referência para Imunobiológicos Especiais (CRIE) para os cardiopatas.

1. Tríplice bacteriana: deve ser usada a vacina acelular (DTPa ou dTPa) por ser menos reatogênica que a vacina de células inteiras, seguindo o esquema padrão para a idade.[7,8] Encontra-se disponível nos CRIE para menores de 2 anos ou para menores de 7 anos com risco de descompensação em vigência de febre.
2. Pneumocócicas conjugadas (VPC10 ou VPC13): sempre que possível, a vacina VPC13 deve ser preferida em relação à vacina VPC10. A vacina pneumocócica conjugada 13 está disponível apenas na rede privada.[7]
    - Criança menores de 6 meses: 3 doses de VPC10 ou VPC13 a partir de 2 meses, com intervalos de 2 meses e uma dose de reforço aos 12 meses.[7]
    - Crianças entre 1 e 6 anos incompletos com esquema completo com VPC10 e não vacinadas anteriormente com VPC13 se beneficiam de duas doses adicionais de VPC13 para ampliar a proteção, respeitando o intervalo mínimo de 2 meses entre elas.[7]

- Crianças a partir de 6 anos, adolescentes e adultos não vacinados com VPC13: uma dose de VPC13.[7]

3. Pneumocócica polissacarídica 23V (VPP23): disponível nos CRIE. Deve-se administrar duas doses com intervalo de 5 anos entre elas.[7,8]
   - Iniciar a vacinação com VPP23 aos 2 anos de idade.[7]
   - Iniciar esquema com vacina conjugada, seguida pela aplicação da vacina VPP23, com intervalo mínimo de 2 meses entre as vacinas.
   - Crianças que já receberam a VPP23 e não foram vacinadas com VPC13 devem aguardar o intervalo de 1 ano para a aplicação de VPC13 e de 5 anos para a aplicação da segunda dose da VPP23, com intervalo mínimo de 2 meses entre a vacina conjugada e a polissacarídica.
4. Influenza:[7,8] sempre que possível, deve-se administrar a vacina quadrivalente, em substituição à trivalente. No entanto, apenas a vacina trivalente está disponível nas unidades básicas de saúde e nos CRIE. A vacina quadrivalente confere maior cobertura às cepas circulantes.[7]
   - Crianças entre 6 e 35 meses de idade: duas doses de 0,25 mL com intervalo de 1 mês na primovacinação. A partir do ano seguinte, deve-se administrar uma dose anualmente.
   - Crianças entre 3 e 8 anos de idade: duas doses de 0,5 mL com intervalo de 1 mês na primovacinação. A partir do ano seguinte, deve-se administrar uma dose anualmente.
   - A partir de 9 anos: uma dose anual de 0,5 mL.
5. *Haemophilus influenzae* B:[7,8] disponível nos CRIE.
   - Para menores de 1 ano: manter esquema do calendário.
   - A partir de 1 ano, adolescentes e adultos: uma dose.
6. Varicela:
   - Para menores de 13 anos: duas doses com intervalo de 3 meses entre elas (pode-se usar a quádrupla viral - SRC + varicela - em menores de 12 anos).
   - A partir de 13 anos: duas doses com intervalo de 1 mês entre elas.

Pacientes em uso crônico de AAS

Atenção para as vacinas de influenza e varicela, que devem estar atualizadas para prevenir as doenças e, dessa forma, evitar a ocorrência de síndrome de Reye (doença grave, de rápida progressão e muitas vezes fatal, relacionada ao uso de AAS em vigência de uma infecção viral).[2]

A administração de AAS deve ser interrompida por 6 meses após a administração da vacina antivaricela.[2]

Intervalo entre uso de hemoderivados e imunização com vacinas de vírus vivos

Como visto no tópico sobre anemias, o paciente cardiopata muitas vezes necessita ser submetido a hemotransfusões para manter seus níveis hematimétricos adequados. Além disso, não é rara a necessidade de transfusão de hemocomponentes durante procedimentos cirúrgicos.[5]

Dessa forma, deve-se ter atenção aos intervalos estipulados entre o uso de hemocomponentes e a administração de vacinas de vírus vivos:[7,8]

- Hemácias lavadas – não há necessidade de intervalo.
- Concentrado de hemácias – 5 meses.
- Sangue total – 6 meses.
- Plasma ou plaquetas – 7 meses.

Palivizumabe no cardiopata

O palivizumabe imuniza de forma passiva, por meio da administração de anticorpos para o vírus sincicial respiratório (VSR). O objetivo é reduzir a taxa de infecções sérias do trato respiratório inferior causadas por esse agente em pacientes mais suscetíveis à doença grave.[2]

Dentre os cardiopatas, são elegíveis para essa imunização os portadores de cardiopatia congênita acianótica com repercussão hemodinâmica (necessidade de medicação para controle de insuficiência cardíaca congestiva, pacientes que necessitam de cirurgia ou crianças com moderada a grave hipertensão pulmonar), portadores de cardiopatia cianótica (nos quais o uso do palivizumabe reduz o número de hospitalizações) e pacientes menores de 2 anos que serão submetidos a transplante cardíaco durante a sazonalidade do vírus. A administração para os cardiopatas é liberada nos 2 primeiros anos de vida.[9]

A imunização passiva para o VSR deve ocorrer com até 5 doses anuais (pacientes que nasceram na estação do vírus recebem um número inferior de doses), que devem ser administradas a cada mês no período de maior circulação do vírus. No Rio de Janeiro, as doses são aplicadas entre fevereiro e julho.[10]

Pacientes na UTI neonatal candidatos à profilaxia com palivizumabe devem receber a primeira dose a partir de 7 dias de vida, se estável, idealmente 48 a 72 horas antes da alta ou imediatamente após a alta.[9]

Estudos mostram um decréscimo de aproximadamente 58% na concentração sérica de palivizumabe após procedimentos cirúrgicos que envolvem circulação extracorpórea. Crianças que continuarão necessitando de profilaxia com palivizumabe após o procedimento cirúrgico devem receber uma dose extra pós-operatória.[9]

A presença de uma infeção aguda, moderada a grave pode justificar o adiamento da aplicação de palivizumabe. Deve-se levar em conta o risco da não imunização. A administração pode ocorrer no mesmo momento das vacinas do Programa Nacional de Imunizações.[9]

A profilaxia mensal deve ser descontinuada se o paciente for hospitalizado com infecção pelo VSR, porque a chance de ser novamente acometido na mesma estação é muito pequena. Deve-se ressaltar que não é recomendado o uso do palivizumabe para tratamento da infecção pelo VSR.[9]

DESAFIOS ATUAIS

Nos dias atuais, apesar de todo o avanço da medicina para oferecer maior qualidade e expectativa de vida aos cardiopatas, ainda há muitos desafios que necessitam ser superados.

O bom acompanhamento pediátrico é capaz de diminuir o número e a severidade de intercorrências na saúde das crianças cardiopatas. No entanto, por vezes, as famílias não frequentam regularmente as consultas pediátricas por motivos financeiros, sociais ou por falta de informação.

Continua indispensável a escuta atenta do pediatra quanto às queixas da família em relação a atraso do crescimento e desenvolvimento, que muitas vezes levam a retardo do diagnóstico de cardiopatias que não sopram e/ou com queixas de cianose intermitente.

É necessário que haja uma estruturação social e familiar para que não falte a esses pequenos pacientes o acesso a atendimento médico de qualidade e especializado, imunizações, medicações e nutrição adequada. Estas condições por vezes não estão acessíveis, principalmente às famílias com menor renda.

A demora na realização de cirurgias cardíacas em tempo ideal é um problema atual, especialmente no setor público de saúde, que ainda sofre com a falta de recursos. Quando a intervenção cirúrgica é realizada no momento da indicação, é capaz de melhorar a condição de saúde do paciente diminuindo, consequentemente, as despesas com medicação e as intercorrências clínicas.

ORIENTAÇÕES AOS PAIS

Os pais dos cardiopatas são parcela significativa no bom tratamento dessas crianças. Trata-se de responsáveis muitas vezes ansiosos, pois vivem a expectativa de diversas abordagens cirúrgicas, exames e administração de muitas medicações. A relação médico-paciente é muito importante para que as dúvidas sejam esclarecidas e as orientações sejam claramente absorvidas.

É importante que os cuidadores conheçam o padrão respiratório, a saturação periférica de oxigênio e os níveis hematimétricos basais das crianças. Essas informações são valiosas em um atendimento de emergência. Conhecendo a situação basal dos filhos, os pais podem ser orientados a procurar assistência médica se houver mudança de qualquer um dos fatores clínicos, como piora do padrão respiratório ou da cianose.

O pediatra e o cardiopediatra devem fornecer informações sobre como evitar a crise cianótica e o que pode ser feito até a chegada à unidade hospitalar. Essas orientações podem salvar a vida do paciente.

Os pais também devem ser informados quanto à importância da vacinação e da profilaxia (quando indicada) para VSR.

✓ CONCLUSÃO

Os temas abordados neste capítulo orientam o pediatra geral na abordagem do paciente cardiopata. Essas crianças possuem peculiaridades que não podem ser desconsideradas, visando a melhores desenvolvimento e qualidade de vida e à diminuição de complicações.

Dessa forma, o pediatra geral deve estar atento às curvas de crescimento e desenvolvimento dos cardiopatas, bem como aos seus níveis hematimétricos, oferecendo o suporte necessário. Na emergência pediátrica, a crise cianótica deve ser prontamente reconhecida e abordada, pois se trata de uma condição clínica que pode levar ao óbito. A hiper-reatividade brônquica também se apresenta com frequência nessa população de pacientes e deve ser rapidamente identificada e tratada.

Existem patologias cardíacas que predispõem à endocardite infecciosa, e a profilaxia deve ser instituída em casos selecionados. No atendimento ambulatorial de pacientes cardiopatas, é importante ressaltar as vacinas especiais que devem ser administradas, bem como os critérios para a profilaxia de infecção pelo VSR.

O pediatra e o cardiopediatra também devem estar atentos às interações medicamentosas a que esses pacientes estão sujeitos, já que o tratamento clínico pode envolver o uso de diversas medicações de forma concomitante.

Os pais dos cardiopatas devem ser orientados sobre quando devem procurar assistência médica imediata e quais as primeiras medidas a serem tomadas. O reconhecimento dos pais em relação à mudança do padrão clínico dos seus filhos é de extrema importância e deve ser levado em consideração.

REFERÊNCIAS BIBLIOGRÁFICAS

1. Allen HD, Driscoll DJ, Shaddy RE, Feltes TF, Moss ND. Adams's heart disease in infants, children, and adolescents. 7.ed. Philadelphia: Lippincott Williams & Wilkins; 2008.
2. Croti U, Mattos S, Pinto Jr. V, Aiello V. Cardiologia e cirurgia cardiovascular pediátrica. São Paulo: Roca; 2008.
3. Park MK. Pediatric cardiology for practitioners. 5.ed. Philadelphia: Mosby; 2008.
4. Park MK. Manual Park de cardiologia pediátrica. 5.ed. Rio de Janeiro: Elsevier; 2016.
5. Dorigo AHJL. Crise cianótica: como diagnosticar e tratar. Rev SOCERJ. 2000;XIII(1):34-6. Disponível em: http://sociedades.cardiol.br/socerj/revista/2000_01/a2000_v13_n01_art04.pdf. Acesso em: 1/7/2019.
6. Nishimura RA, Otto CM, Bonow RO, Carabello BA, Erwin JP, Fleisher LA, et al. 2017 AHA/ACC Focused Update of the 2014 AHA/ACC Guideline for the management of patients with valvular heart disease: a report of the American College of Cardiology/American Heart Association Task Force on Clinical Practice Guidelines. Circulation. 2017;135:e1159-e1195. Disponível em: https://www.ahajournals.org/doi/pdf/10.1161/CIR.0000000000000503. Acesso em: 1/7/2019.
7. Sociedade Brasileira de Imunizações (SBIm). Calendários de vacinação – Pacientes especiais 2020-2021. Disponível em: https://sbim.org.br/images/calendarios/calend-sbim-pacientes-especiais-v2.pdf. Acesso em: 15/11/2020.
8. BRASIL. Ministério da Saúde. Manual dos Centros de Referência para Imunobiológicos Especiais. 5.ed. Brasília: Ministério da Saúde; 2019. Disponível em: https://bvsms.saude.gov.br/bvs/publicacoes/manual_centros_imunobiologicos_especiais_5ed.pdf. Acesso em: 27/8/2020.
9. American Academy of Pediatrics. Committee on Infectious Diseases and Bronchiolitis. Updated guidance for palivizumab prophylaxis among infants and young children at increased risk of hospitalization for respiratory syncytial virus infection. Pediatrics. 2014;134(2):e620-e638. Disponível em: https://pediatrics.aappublications.org/content/pediatrics/134/2/e620.full.pdf. Acesso em: 27/8/2020.
10. Programa Estadual de Profilaxia contra o VSR. Disponível em: https://www.saude.rj.gov.br/medicamentos/comunicados/2020/01/programa-estadual-de-profilaxia-contra-o-vsr-2020. Acesso em: 27/8/2020.

PROBLEMAS OFTALMOLÓGICOS COMUNS NO CONSULTÓRIO PEDIÁTRICO

Viviane Lanzelotte
José Eduardo da Silva
Diana Danda

OBJETIVOS

- ✓ Transmitir a noção geral do desenvolvimento visual na infância.
- ✓ Reconhecer as principais patologias oculares do paciente pediátrico.
- ✓ Revisitar o tratamento imediato das patologias oculares mais frequentes no consultório pediátrico.
- ✓ Atuar na detecção precoce.
- ✓ Atuar na prevenção de traumatismos oculares.
- ✓ Prevenir ambliopia e baixa visão.
- ✓ Orientar o encaminhamento ao especialista no momento adequado.

INTRODUÇÃO

A visão é um dos sentidos mais importantes na interação do indivíduo com o meio que o cerca. Estima-se que cerca de 80% das informações recebidas do meio ambiente vêm por meio do sistema visual. O pleno desenvolvimento sensoriopsicomotor e cognitivo da criança, incluindo a sociabilização e a formação de vínculos afetivos, depende de um *feedback* visual adequado. Estudos mostram que crianças com deficiência visual apresentam atraso em vários setores do desenvolvimento global (motor, linguagem, afetivo e cognitivo, entre outros).[1]

No recém-nascido, a visão é rudimentar, uma vez que há pouca experiência visual no meio intrauterino. Após o nascimento, com o grande aporte de estímulos luminosos chegando à retina, o sistema visual amadurece progressivamente, com o desenvolvimento da área visual no córtex cerebral. Tais eventos são máximos nos 2 primeiros anos de vida e estima-se que possam durar até o fim da 1ª década. Para que esse processo ocorra de maneira adequada, são necessários alinhamento ocular, meios ópticos livres e imagem nítida dos dois olhos. Falhas no desenvolvimento do sistema visual cortical (ambliopia) não poderão ser corrigidas na idade adulta, portanto, o tratamento das doenças oculares na infância torna-se uma urgência.[2]

A valorização do exame oftalmológico de rotina da criança é recente na prática médica e a conscientização da sua importância, junto aos profissionais de saúde e público leigo, vem sendo construída. Nos últimos anos, a instituição na rotina neonatal da realização do exame do reflexo vermelho em todos os recém-nascidos foi um ganho extraordinário na detecção precoce de doenças e malformações oculares.[3] Com esse novo olhar sobre a oftalmologia pediátrica e a avaliação dos resultados oriundos de estudos científicos, há uma nova tendência mundial em indicar não só o teste do reflexo vermelho, como uma avaliação de fundo de olho para todas as crianças nos primeiros meses de vida.

Segundo dados da Organização Mundial da Saúde (OMS), 80% dos casos de cegueira na infância são evitáveis, sendo 60% curáveis e 20% preveníveis. Também merece destaque o fato de a presença de cegueira estar estreitamente ligada à mortalidade de menores de 5 anos, estimando-se que 60% das crianças morrem durante o ano seguinte a terem ficado cegas.[4]

O pediatra, profissional de saúde mais presente no atendimento à criança e com maior vínculo com sua família, detém máxima importância na prevenção e no diagnóstico e tratamento precoces dessas condições. Avaliações do desenvolvimento visual devem ser realizadas no consultório pediátrico em todas as consultas, pela observação comportamental e por meio de estímulos. Existem vários protocolos e orientações referentes ao momento em que o paciente pediátrico deve ser encaminhado ao especialista para avaliação de rotina, sendo consenso que crianças com atraso de desenvolvimento, com histórico familiar de doença ocular genética, sindrômicos, prematuros, etc. devem ser acompanhadas pelo oftalmologista pediátrico desde o nascimento.[5]

Neste capítulo, serão abordadas de forma sucinta algumas patologias oftalmológicas frequentes no atendimento pediátrico e as possíveis formas de conduzi-las. Também serão descritas orientações sobre algumas patologias menos frequentes, mas de grande impacto sobre o prognóstico visual do pequeno paciente.

CATARATA CONGÊNITA

As cataratas congênitas são opacidades do cristalino que se apresentam nos primeiros 3 meses de vida. Após este período, são denominadas cataratas infantis ou de desenvolvimento. Considerada causa evitável de cegueira segundo a OMS, estima-se que a catarata infantil acometa entre 1 e 15 por 10.000 crianças. A prevalência da catarata congênita bilateral nos países industrializados é de 1 a 3/10.000 nascidos vivos (NV), sendo maior nos países subdesenvolvidos, onde pode chegar a 17/10.000 NV (como comparação, a fenilcetonúria rastreada no "teste do pezinho" tem prevalência de 1/10.000 NV).

Acompanhando a implantação do teste do reflexo vermelho nas maternidades da rede municipal de saúde do Rio de Janeiro, Lanzelotte et al. encontraram 8 casos por 10.000 NV no ano de 2004.[6] Globalmente, considera-se que 200.000 crianças estejam cegas por catarata (OMS 2002).

As causas de catarata congênita variam de acordo com o nível socioeconômico de cada país e as mais importantes são:

- Idiopática (mais frequente).
- Hereditária (autossômica dominante, autossômica recessiva, ligada ao X).
- Infecções congênitas (rubéola, herpes simples/zóster, citomegalovírus, toxoplasmose).
- Distúrbios metabólicos (galactosemia, déficit de galactoquinase, hipoglicemia, hipoparatireoidismo, etc.).
- Associada a outras anomalias oculares (microftalmia, glaucoma congênito, coloboma, aniridia).
- Associada a síndromes genéticas (trissomias do cromossomo 21, 18, 13, etc.).
- Ingestão de medicamentos pela mãe (corticosteroides, sulfonamidas).
- Irradiação (no 1º trimestre de gestação).
- Prematuridade.
- Desnutrição materna.
- Deficiência de vitaminas A, B1, C, D e ácido fólico.

A avaliação das estruturas oculares do recém-nascido é essencial para o diagnóstico precoce de catarata e outras patologias, devendo fazer parte da rotina do exame neonatal. A presença de leucocoria (pupila branca) sugere a possibilidade de catarata. Outras manifestações seriam estrabismo, nistagmo e fotofobia. Contudo, busca-se o diagnóstico precoce, antes que apareçam estes sinais indicativos de baixa visão. O exame do reflexo vermelho ("teste do olhinho") tem se mostrado eficaz como exame de triagem e deve ser realizado pelo pediatra ao nascimento, antes da alta da maternidade, sendo os casos suspeitos encaminhados ao oftalmologista para confirmação diagnóstica.

Lei Estadual nº 3.931 de 5 de setembro de 2002

- Art. 1º – As maternidades e os estabelecimentos hospitalares congêneres no Estado RJ ficam obrigados a realizar exame de diagnóstico clínico de catarata congênita, em recém-nascido, pela técnica conhecida como "Reflexo Vermelho".
- § único – O exame a que se refere esse artigo será realizado sob a responsabilidade técnica do pediatra da Unidade.[7]

Técnica do reflexo vermelho

O examinador deve apontar a luz do oftalmoscópio direto em direção ao olho do paciente a uma distância de aproximadamente 20 cm. Observa-se, então, o reflexo vermelho do fundo de olho. Qualquer opacidade dos meios será observada em forma de silhuetas negras contra o fundo vermelho. Não é necessário dilatar a pupila, uma vez que o ponto chave é a obstrução ou não do eixo visual, porém, a midríase pode ser útil nos casos duvidosos.

Fazem parte do diagnóstico diferencial das cataratas infantis: turvação vítrea (p. ex., hemorragias), persistência do vítreo primário hiperplásico (PVPH), estágios avançados da retinopatia da prematuridade que cursam com descolamento de retina, retinoblastomas, leucoma (opacificação da córnea), glaucoma congênito, entre outros.

Sabe-se que o período sensível para o desenvolvimento do córtex visual é máximo nos 3 primeiros meses de vida. Por isso, é imprescindível que as cataratas congênitas que causem obstrução importante do eixo visual sejam operadas dentro deste período, para propiciar ao paciente um bom prognóstico de acuidade visual ao final do tratamento. Aquelas cataratas que não comprometam o eixo visual de forma significativa, permitindo o desenvolvimento visual adequado, por exemplo as cataratas periféricas, cataratas pouco densas, polares, etc., devem ser acompanhadas e tratadas cirurgicamente apenas quando indicado, ou seja, a partir do momento em que ocorra risco de comprometimento da visão e/ou do seu desenvolvimento visual. Na maioria dos protocolos mundiais, crianças menores de 2 anos não recebem implante de lente intraocular (LIO) para substituir o cristalino. A correção da ametropia (grau) gerada pela afacia (falta do cristalino), no pós-operatório, é realizada com óculos ou lentes de contato. A colocação da LIO será feita em um segundo tempo cirúrgico, normalmente a partir dos 4 anos de idade.

O prognóstico dos olhos operados depende do momento de realização da cirurgia e da reabilitação visual no pós-operatório. Favorecem um melhor prognóstico: cirurgia precoce; correção da afacia (com óculos ou lentes de contato; lentes intraoculares dependendo da idade da criança); terapia agressiva contra a ambliopia no pós-operatório por meio de estimulação visual.[6,8]

Orientações aos pais

É importante conscientizar os pais de que a catarata não é uma doença apenas do idoso e sua detecção na infância requer atendimento imediato para prevenção da cegueira. O pediatra deve sempre realizar o reflexo vermelho e reforçar a importância do atendimento pelo especialista nos casos suspeitos.

CONJUNTIVITE AGUDA

As patologias inflamatórias conjuntivais são muito frequentes na infância. Existem vários fatores desencadeantes, sendo os principais: componente alérgico, infecções virais e bacterianas, irritantes químicos, entre outros (Quadro 1).

Conjuntivite bacteriana

Os patógenos mais comuns são *Staphylococcus epidermidis*, *Staphylococcus aureus*, *Streptococcus pneumoniae*, *Haemophilus influenzae* e *Moraxella lacunata*. Existem algumas variações de acordo com o clima (*Haemophilus aegyptius* em climas quentes, *H. influenzae* e *Streptococcus* em climas frios) e idade (*H. influenzae* é mais comum em crianças menores).

As características clínicas principais são: início súbito, hiperemia intensa e sensação de corpo estranho. A infecção geralmente é bilateral, com secreção purulenta, crostas palpebrais e hipertrofia de papilas conjuntivais. Também pode haver quemose (edema conjuntival).

A investigação microbiológica é reservada para os casos graves, recorrentes, resistentes ao tratamento, atípicos ou em pacientes imunocomprometidos. O tratamento é realizado com antibióticos tópicos, principalmente para encurtar a duração da doença, uma vez que a maioria é autolimitada. A droga de primeira escolha usualmente é a tobramicina em colírio, associada a compressas geladas.

É importante destacar o risco de glaucoma e catarata secundários ao uso de colírios compostos de associações entre antibióticos e corticosteroides. Estes medicamentos não devem ser prescritos à clientela pediátrica sem avaliação por especialista.

Conjuntivite viral

Pode ser causada por adenovírus, molusco contagioso, herpes simples, enterovírus 70, coxsackie A 24, influenza A e vírus da doença de Newcastle.

As características clínicas mais comuns são: início súbito, lacrimejamento, ardência, prurido e fotofobia. Podem ocorrer também quemose, hipertrofia de folículos conjuntivais, linfadenopatia pré-auricular e hemorragias subconjuntivais. Pseudomembranas da conjuntiva estão associadas com maior frequência à infecção adenoviral.

O tratamento é sintomático, com compressas geladas e lágrimas artificiais. Quando há formação de pseudomembranas, deve-se proceder à sua retirada no consultório oftalmológico com auxílio de anestésico tópico.

Conjuntivite alérgica

Rinoconjuntivite alérgica é extremamente comum e pode ser sazonal (a causa mais comum é o pólen) ou perene (as causas mais comuns são poeira doméstica, ácaros ou crostas de animais). As características clínicas são: histórico de atopia, prurido, lacrimejamento, quemose, edema palpebral, hipertrofia de papilas e hiperemia conjuntival leve e difusa. O tratamento baseia-se na exclusão dos possíveis alergenos do ambiente, lágrimas artificiais, anti-histamínicos tópicos e estabilizadores de mastócitos.

A ceratoconjuntivite vernal é uma condição grave, mas incomum. Acomete com maior frequência crianças de 5 a 15 anos e adultos jovens. No período pré-puberal, é mais comum em meninos. Mais de 80% dos casos apresentam história de atopia. As características clínicas são semelhantes às da rinoconjuntivite, porém mais intensas e acrescidas de secreção mucosa, aparecimento de papilas limbares, pontos de tantras e erosão puntata do epitélio corneano, podendo evoluir para úlcera de córnea. O tratamento inclui o uso de estabilizadores de mastócitos e corticosteroides tópicos. Os casos graves podem ser tratados com ciclosporina tópica, devendo-se levar em consideração a necessidade de imunossupressores sistêmicos.[9-11]

Quadro 1 Diagnóstico diferencial das conjuntivites

Etiologia	Sinais e sintomas	Início	Lateralidade	História	Adenopatia pré-auricular
Bacteriana	Hiperemia, sensação de corpo estranho, secreção purulenta, hipertrofia papilar	Agudo	Uni ou bilateral	Contato conhecido	Ocasional
Viral	Hiperemia, sensação de corpo estranho, secreção aquosa, hipertrofia folicular	Agudo	Uni ou bilateral	Contato conhecido	Presente
Clamídia	Hiperemia, secreção persistente e mucopurulenta, hipertrofia folicular	Subagudo	Unilateral	História sexual	Presente

(continua)

Quadro 1 Diagnóstico diferencial das conjuntivites *(continuação)*

Etiologia	Sinais e sintomas	Início	Lateralidade	História	Adenopatia pré-auricular
Alérgica	Hiperemia, prurido, edema, secreção aquosa, hipertrofia papilar	Agudo, subagudo, recorrente	Bilateral	Atopia, exposição a alérgenos	Ausente

Fonte: Nakanami, Belfort e Zin, 2010;[2] Dantas e Moreira, 2006;[4] Meux, 2007.[12]

CONJUNTIVITE NEONATAL

No recém-nascido, as conjuntivites que se iniciam logo após as primeiras 24 horas de vida são frequentemente devidas à reação ao colírio de nitrato de prata (conjuntivite por intolerância química). São geralmente bilaterais, com edema palpebral e hiperemia conjuntival, podendo haver secreção aquosa, eventualmente de aspecto mucopurulento. Devem ser tratadas apenas com compressas geladas e observação. São autolimitadas e não deixam sequelas, desaparecendo, em geral, dentro de 48 horas. O nitrato de prata vem sendo substituído em vários países pela solução de iodo-povidona, que apresenta risco bem menor de reação conjuntival, não existindo ainda unanimidade com relação ao seu uso e novos estudos estão sendo realizados.[12]

Dentre as conjuntivites infecciosas do recém-nascido, destacam-se aquelas por *Chlamydia* e as gonocócicas, podendo também ser causadas por *Staphylococcus aureus*, *Streptococcus pneumoniae*, *Haemophilus influenzae* e herpes vírus. As conjuntivites com início após a 1ª semana de vida podem ter como agente etiológico a *Chlamydia* (geralmente com 5 a 14 dias de vida) e evoluem com secreção aquosa ou purulenta, hiperemia conjuntival e, algumas vezes, formação de membranas. A conjuntivite gonocócica (grave), rara nos países desenvolvidos, costuma surgir entre o 2º e 5º dia de vida ou antes, se houve ruptura prematura de membranas, e evolui com secreção purulenta abundante, acompanhada de quemose e edema palpebral. Pode infectar o epitélio corneano íntegro, causando ceratite e até perfuração da córnea. A conjuntivite por *Staphylococcus aureus* pode ocorrer em qualquer época. A conjuntivite do recém-nascido por herpes vírus é rara, mas pode ter morbidade e mortalidade significativas. Ocorre nas primeiras 2 semanas após o parto e pode evoluir com complicações sistêmicas.[12]

A condução do tratamento será baseada na suspeição clínica do agente etiológico, tendo como base principal a época de aparecimento e as características do processo inflamatório/infeccioso da conjuntiva. Como abordagem inicial, a mãe (ou cuidador do recém-nascido) deve ser orientada sobre a limpeza das pálpebras sempre que houver secreção acumulada e a forma correta de instilação do tratamento tópico (colírios). A limpeza externa deve ser realizada com soro fisiológico ou água filtrada, de preferência gelados, para diminuir mais rapidamente o edema palpebral, quando presente.

O Quadro 2 destaca o protocolo de tratamento seguido nas maternidades que compõem a rede municipal de saúde do Rio de Janeiro:

Quadro 2 Tratamento da conjuntivite neonatal

Causa	Início	Quadro clínico	Raspado de conjuntiva	Tratamento
Toxicidade por nitrato de prata	Dentro de 24 h	Secreção aquosa	Giemsa negativo para Gram-negativos Poucos PMN	–
Neisseria gonorrhoeae	2-4 dias	Edema palpebral; secreção purulenta; comprometimento corneano, que pode evoluir para úlcera de córnea e perfuração	Diplococo intracelular Gram-negativo e cultura	Ceftriaxona IV ou IM ou cefotaxima IV ou IM dose única Tratar mesmo que assintomático (quadro materno confirmado)
Outras bactérias (*Staphylococcus* sp., *Streptococcus* sp.)	4-7 dias	Secreção purulenta, com ou sem edema palpebral	Gram-positivo para bactéria específica e cultura	Tobramicina colírio ou ciprofloxacino colírio (de acordo com o antibiograma), por 7-14 dias
Chlamydia	4-10 dias	Intensidade variável do edema palpebral e secreção serosa ou purulenta	Coloração de Giemsa Corpúsculos de inclusão, citoplasmáticos, basofílicos IF direta positiva e cultura	Azitromicina 10 mg/kg IV ou VO (dose única diária) por 5 dias ou azitromicina 20 mg/kg VO (dose única diária) por 3 dias Tratar mesmo que assintomático (quadro materno confirmado)
Vírus herpes simples tipo 2	6 dias-2 semanas	Geralmente unilateral; secreção serosa com ceratite; coloração corneana positiva	Coloração Gram Células gigantes multinucleadas Papanicolaou: corpúsculos de inclusão intracelular Cultura para herpes	Trifluorotimidina tópica 10 dias e Aciclovir IV 14-21 dias

Protocolo de Tratamento da Oftalmia Neonatal da SMS/RJ.

IF: imunofluorescência; IV: intravenoso; PMN: polimorfonucleares; VO: via oral.

Sempre, antes de concluir que o tratamento proposto não está sendo eficaz e efetuar qualquer troca de antibiótico, é preciso confirmar que a medicação está sendo aplicada da forma correta.

Orientações aos pais

Sempre reforçar que as conjuntivites podem ou não ser infecciosas e, nos casos das últimas, na sua maioria são autolimitadas. Evitar a automedicação, que pode, muitas vezes, trazer mais complicações para o paciente do que a própria doença.

ESTRABISMO

Síndrome na qual os olhos são impossibilitados de fixar um mesmo ponto por causa do desalinhamento dos eixos visuais. Representa um dos problemas mais frequentes na infância, afetando 2 a 4% da população, sendo uma importante causa de dificuldade visual, psicológica e social.[2,4]

Quando não há paralelismo ocular, surge a visão dupla ou diplopia. Para evitar a diplopia, o córtex visual da criança desenvolve o mecanismo de supressão, no qual há uma inibição da imagem que se forma na retina do olho desviado. O combate da supressão deve ser o primeiro passo no sentido de restaurar ou obter a visão binocular.

Uma das principais consequências do atraso no diagnóstico e no tratamento do estrabismo é o surgimento da ambliopia. A ambliopia constitui um grave problema médico e social, e sua prevalência é de 2 a 3% na população geral. Estudos apontam uma prevalência de ambliopia de até 59% em estrabismos convergentes (esotropias) e de 28% em estrabismos divergentes (exotropias).[2]

Os estrabismos podem ser classificados como:[13-15]

- Horizontais – convergentes (esotropias); divergentes (exotropias).
- verticais – para cima (hipertropia); para baixo (hipotropia).
- Torcionais – quando apresenta posição viciosa de cabeça.
- Tropia – desvio fixo; não há fusão das imagens.
- Foria – desvios transitórios; fusão obtida rapidamente.
- Tropia intermitente – ocorre fusão, mas existe descompensação do desvio.

Os desvios horizontais geralmente são de fácil percepção pelos familiares e/ou pediatra. Os verticais e torcionais muitas vezes geram dúvidas, pois o desvio costuma aparecer em determinadas posições do olhar e podem ser variáveis. Crianças com estrabismos torcionais com frequência necessitam de diagnóstico diferencial com o torcicolo congênito.[13]

Os desvios horizontais, principalmente os convergentes, podem estar associados a erros refrativos. Existem os estrabismos convergentes totalmente acomodativos (quando o uso de óculos anula o desvio), os parcialmente acomodativos (quando o uso de óculos diminui a magnitude do desvio, mas não o anula) e os não acomodativos (quando o uso de óculos não interfere no tamanho do desvio).

A correta classificação do tipo de estrabismo é fundamental para o tratamento do paciente. Nos casos de estrabismo totalmente acomodativo, a cirurgia está contraindicada. Nos parcialmente acomodativos e não acomodativos, existe a possibilidade cirúrgica.

Em casos de desvios divergentes e verticais, o erro refrativo pode não interferir na magnitude do desvio, mas quanto melhor for a acuidade visual do paciente, maior o controle motor para buscar o alinhamento ocular.

É fisiológico a criança apresentar desvios variáveis até os 4 meses de vida (quando ocorre a maturação da fóvea), porém desvios fixos podem estar presentes desde os primeiros dias de vida, e estes devem ser observados com maior atenção e encaminhados ao oftalmologista mais precocemente.[2,16]

Uma condição muito frequente nas crianças e importante diagnóstico diferencial é o pseudoestrabismo. Essas crianças podem apresentar epicanto, base nasal alargada ou pequenas distâncias interpupilares, entre outros, levando a uma falsa impressão de desvio ocular. Um método para identificação do pseudoestrabismo é o teste do reflexo corneano ou Hirschberg. Com um foco luminoso, o observador ilumina os dois olhos da criança ao mesmo tempo. Se os reflexos estiverem simétricos e nos centros das duas pupilas, é sinal que os olhos estão alinhados. Esse exame isoladamente não exclui o diagnóstico de estrabismo, mas é um bom método de triagem.

Muitas vezes, o estrabismo é secundário à baixa de acuidade visual, e não o responsável por ela. Em casos de privação visual, o olho acometido tende a desviar, pois não é possível manter a binocularidade. Doenças como catarata congênita, opacidades corneanas, uveítes, cicatrizes retinianas, altas anisometropias (diferença de grau entre os olhos), retinoblastoma, entre outros, podem ser a causa do estrabismo.[16]

O tratamento do estrabismo depende de diversos fatores: causa, tipo do desvio, duração e classificação, idade do paciente, etc. A meta é preservar a boa visão e, sempre que possível, o reflexo de fusão. O uso da oclusão é indicado para tratar ou evitar a ambliopia, e não para curar o desvio, como muitos pais desejam. A cirurgia, quando indicada, busca estabelecer o maior alinhamento ocular possível. Muitas vezes, a cirurgia tem um caráter estético, pois o restabelecimento do reflexo de fusão nem sempre é possível, porém, o impacto social e no desenvolvimento da criança é muito positivo.[2,4]

É fundamental que haja uma relação interprofissional entre pediatras, clínicos e oftalmologistas no diagnóstico e no tratamento do estrabismo, evitando-se, assim, as possíveis sequelas sensoriomotoras oculares.

Orientações aos pais

O estrabismo é um quadro que requer acompanhamento pediátrico até 4 meses e, após essa idade, pelo especialista. Não se deve aguardar idades maiores para o tratamento, pois a ocorrência de ambliopia pode ser prevenida com intervenção precoce.

GLAUCOMA CONGÊNITO PRIMÁRIO

Glaucoma caracteriza-se por uma neuropatia óptica progressiva frequentemente associada à elevação da pressão intraocular. Caracteristicamente, o comprometimento inicia-se pelo campo visual periférico e progride até a perda da visão central.

Embora o glaucoma possa levar à perda de visão permanente em qualquer idade, os efeitos deletérios desta doença costumam ser mais graves em crianças, pelo fato adicional de apresentarem o sistema visual em desenvolvimento. Assim como nos adultos, o glaucoma da infância é uma doença tratável, e a cegueira pode ser prevenida se esta condição for prontamente reconhecida e as intervenções necessárias, instituídas precocemente.

O glaucoma pode ser classificado de acordo com a faixa etária: congênito refere-se especificamente àquele presente ao nascimento, com diagnóstico geralmente até o 6º mês de vida, enquanto o glaucoma infantil inclui os casos que se desenvolvem durante os primeiros 2 a 3 anos de vida. Glaucoma em crianças maiores de 4 anos até a adolescência é considerado como juvenil.

O glaucoma congênito primário, apesar de raro, é grave, respondendo por até 18% dos casos de cegueira na infância. Sua incidência é estimada em 0,01% nos países ocidentais, sendo bilateral em 65 a 85% dos casos e ocorrendo mais frequentemente no sexo masculino. A maioria dos casos ocorre de forma esporádica, mas quando hereditário, o padrão genético é autossômico recessivo.

A fisiopatologia mais frequente é o desenvolvimento anormal da malha trabecular do ângulo da câmara anterior (ângulo iridocorneano), levando a uma diminuição no fluxo de drenagem do humor aquoso e, consequentemente, aumento da pressão intraocular.

Os sinais e sintomas clínicos na criança são diferentes daqueles encontrados no adulto. Nos primeiros 3 anos de vida, as fibras de colágeno do globo ocular são mais macias e elásticas que no adulto. Essa elasticidade natural do olho na infância determina um dos sinais mais importantes do glaucoma congênito, que é o aumento da córnea e de todo o globo ocular, sendo este conhecido como buftalmo ("olho de boi"). Além do aumento de diâmetro, a córnea torna-se turva, com perda do brilho, uma vez que o aumento da pressão intraocular provoca "descompensação" do endotélio corneano, levando a edema do estroma e do epitélio da córnea. Algumas vezes, ocorre o aparecimento de rupturas na membrana de Descemet chamadas de estrias de Haab. Epífora, hiperemia conjuntival, blefaroespasmo e fotofobia, associados às alterações corneanas, são os principais sinais e sintomas clínicos da doença.

É comum o achado de erros refrativos, como miopia secundária ao aumento do comprimento axial e astigmatismo, decorrentes de alterações corneanas. Neuropatia óptica é a consequência mais grave do glaucoma, uma vez que a morte axonal é irreversível. A única razão para perda da visão no glaucoma em adultos é a neuropatia óptica; em crianças, a perda visual por glaucoma é multifatorial. Embora a neuropatia óptica contribua significativamente, pode haver ambliopia por supressão ocular em virtude da turvação corneana, assim como ambliopia anisometrópica, por causa da grande diferença de erro refrativo entre os olhos. Alta miopia ou astigmatismo bilateral também podem levar à ambliopia ametrópica bilateral.[17,18]

O diagnóstico do glaucoma congênito nem sempre é fácil; na realidade, é um desafio (Quadro 3). Várias outras condições podem se apresentar com sinais e sintomas semelhantes aos do glaucoma, e a elevação da pressão intraocular, condição *sine qua non* para o diagnóstico, apresenta grande dificuldade técnica em sua medição com a criança desperta no consultório, devendo sua avaliação ser realizada sob sedação, por profissional experiente, nos pacientes com alto nível de

Quadro 3 Diagnóstico diferencial do glaucoma congênito

Sinal ou sintoma	Patologia
Lacrimejamento, secreção, hiperemia conjuntival	Obstrução do ducto nasolacrimal, conjuntivite química ou infecciosa, abrasão corneana
Turvação corneana	Distrofia corneana, trauma de parto, ceratite, mucopolissacaridoses, esclerocórnea, cistinose
Aumento da córnea	Megalocórnea primária, alta miopia unilateral, retração palpebral, proptose, microftalmia contralateral, enoftalmo, ptose palpebral
Fotofobia	Uveíte, infecção, abrasão ou distrofia corneana, distrofia de cones
Edema e hiperemia palpebral	Celulite, hordéolo, blefarite
Alta miopia	Degeneração vitreorretiniana (síndrome de Stickler)

Fonte: adaptado de Nelson e Olitsky, 2014.[18]

suspeição. A anamnese e o exame ocular precisam ser minuciosos, sendo que algumas observações clínicas podem ajudar ao pediatra no diagnóstico diferencial.

O tratamento definitivo do glaucoma congênito é cirúrgico, uma vez que a terapia medicamentosa frequentemente é inadequada para manter os níveis pressóricos desejados. Além disso, efeitos colaterais significativos podem ocorrer com o uso de colírios betabloqueadores e alfa-agonistas em recém-nascidos. Goniotomia e trabeculotomia são os procedimentos cirúrgicos de primeira linha, por sua eficácia nessa faixa etária e suas características de segurança.

HEMORRAGIA SUBCONJUNTIVAL

É muito frequente no recém-nascido e no paciente pediátrico. No período neonatal, geralmente ocorre nos partos normais, por causa do esforço na passagem pelo canal de parto; no paciente escolar e no pré-escolar, está mais presente após traumas (p. ex., coçadura, contusão) ou esforço físico que aumente a pressão na vascularização conjuntival (p. ex., espirros, tosse intensa, choro forte, constipação em lactentes, vômitos importantes, etc.). Também podem ocorrer nas conjuntivites, principalmente por adenovírus.[12,18]

São de caráter benigno e devem ser apenas acompanhadas e tratadas com compressas geladas. Quando extensas, colírios anti-inflamatórios não hormonais podem ser usados. Deve-se tratar a causa subjacente sempre que possível.

Vale lembrar que, principalmente nas crianças maiores, nas quais o fator desencadeante não seja identificado, a pesquisa de hipertensão arterial é necessária e, nos casos recidivantes ou acompanhados de hematomas em outras regiões, existe a possibilidade de discrasias sanguíneas.

NISTAGMO

Distúrbio do movimento ocular caracterizado por oscilações oculares involuntárias, rítmicas e repetitivas de um ou ambos os olhos. Em sua maioria, são horizontais, mas também podem ser verticais, oblíquos ou rotatórios. A fisiopatologia pode ser explicada por um distúrbio do mecanismo de *feedback* dos centros do olhar no tronco encefálico, que interfere com o controle do mecanismo de fixação.[2,4]

O nistagmo congênito raramente é encontrado ao nascimento. Seu surgimento costuma ocorrer nos primeiros 4 meses de vida. Pode levar a diminuição da acuidade visual pela incapacidade de fixação do olhar de maneira constante. É frequente uma posição viciosa de cabeça (torcicolo) como forma de posicionar os olhos em um ponto de menor amplitude dos movimentos oculares, chamado zona de bloqueio. A visão, quando medida, costuma ser melhor com a posição de bloqueio do que quando o paciente olha em frente. Pode ser motor (de causa idiopática), sensorial (causado por baixa visão) ou latente (geralmente associado ao estrabismo convergente na infância). O nistagmo latente ocorre quando um dos olhos é ocluído, dificultando a avaliação visual unilateral por causa dos movimentos oscilatórios.

O nistagmo adquirido é geralmente causado por patologias neurológicas (p. ex., gliomas do quiasma óptico, epilepsia, lesões de tronco encefálico ou cerebelar) ou retinianas que cursem com baixa visual acentuada, como albinismo ocular e distrofias retinianas. Existe o nistagmo fisiológico, que pode aparecer na posição extrema do olhar; os induzidos, como o optocinético e o vestibular; e os provocados por drogas. Um tipo particular é o nistagmo *nutans*, que ocorre em crianças entre 4 e 6 meses de idade, caracterizado por movimentos pendulares rápidos, associados ao movimento de balanço e de inclinação da cabeça. É de causa desconhecida e geralmente benigna. Apresenta exames de imagem normais e geralmente desaparece espontaneamente em torno dos 3 anos de vida.[4,14,15]

Em geral, não há tratamento para o nistagmo. Em alguns casos adquiridos de etiologia neurológica, seu controle pode ser obtido uma vez eliminado o fator etiológico. Deve-se sempre corrigir os erros refrativos proporcionando a melhor visão possível para o paciente. O astigmatismo é mais frequente em pacientes com nistagmo do que na população geral.

Estudos estão sendo realizados para o tratamento farmacológico de alguns tipos de nistagmo e incluem o uso do GABA, bloqueadores de potássio, carbamazepina, gabapentina, toxina botulínica, entre outros medicamentos. Contudo, os resultados ainda não são os ideais. O tratamento cirúrgico visa a diminuir o torcicolo compensatório e o estrabismo, quando presente. É fundamental que a criança com nistagmo seja avaliada por equipe multidisciplinar com oftalmologista, pediatra, neurologista e, posteriormente, profissionais de reabilitação visual.[2,13]

OBSTRUÇÃO CONGÊNITA DO DUCTO NASOLACRIMAL

É a anormalidade mais comum do aparelho lacrimal da criança e sua incidência varia de 1,8 a 20% nos trabalhos mundiais. Decorre de falha na canalização do ducto nasolacrimal, geralmente por persistência de membrana mucosa na válvula de Hasner, na extremidade distal do ducto. Costuma resolver-se espontaneamente até o 6º mês de vida, mas, em alguns casos, estende-se até 1 ano de idade.

O principal sintoma é o lacrimejamento crônico, em geral com início nas primeiras semanas de vida, frequentemente associado à presença de secreção, que pode ser mucopurulenta, uni ou bilateral e com crostas nos cílios. Pode-se encontrar alargamento do saco lacrimal e refluxo de secreção quando este é comprimido. Mais raramente, ocorrem dacriocistocele ou dacriocistite aguda.

No diagnóstico diferencial, o mais importante é afastar outras causas de lacrimejamento: glaucoma congênito, conjuntivite, outros problemas congênitos, como agenesia ou imperfuração do ponto lacrimal ou do canal propriamente dito, hemangioma, doenças oculares externas (como blefarite, etc.). O colírio de fluoresceína, utilizado para exame diagnóstico nos consultórios oftalmológicos, pode fornecer a exclusão do diagnóstico de obstrução. Olhos com canal permeável apresentarão vestígios do colírio na região nasal/orofaringe em média 5 a 10 minutos após a instilação ocular, o que não ocorre quando se tem o ducto obstruído. Deve ser realizado unilateralmente para evitar confusão diagnóstica. A dacriocistografia é reservada para os casos complicados, pois requer anestesia geral.

O tratamento principal consiste em higiene ocular e massagem do canal lacrimal, sendo a última bastante discutível. Em geral, porém, é orientada com o intuito de evitar acúmulo de secreções e aumentar a pressão hidrostática para facilitar a abertura espontânea do canal (massagem hidrostática de Crigler). Evidentemente, os pais devem ser muito bem orientados com relação ao procedimento, tanto para garantir sua eficácia, quanto para evitar traumatismos. Caso ocorra infecção secundária, indica-se o uso de antibióticos tópicos em colírio, evitando-se aqueles associados a corticosteroides.[4,16]

Procedimentos mais invasivos como sondagem do canal ou introdução de tubo de silicone, assim como a cirurgia de dacriocistorrinostomia, não são realizados de rotina antes de 1 ano de idade (prazo máximo esperado pela maioria dos especialistas para a resolução espontânea do problema). São indicados nos pacientes em que a obstrução persiste após o 1º ano ou, antes, naqueles que apresentam complicações graves do quadro.[19]

Orientações aos pais

A tranquilização da família é muito importante, sinalizando não se tratar de patologia grave, que a secreção ocular não é infecciosa, mas que a resolução completa pode ocorrer apenas após o 1º ano de vida.

HORDÉOLO × CALÁZIO

Algumas vezes, é difícil fazer o diagnóstico diferencial entre hordéolo e calázio, principalmente na fase inicial do quadro. Ambos são muito comuns e normalmente unilaterais. Nos Estados Unidos, estima-se que respondam, junto com a blefarite, por 40% das queixas nas consultas oftalmológicas.

O hordéolo (terçol) é, na maioria das vezes, uma infecção bacteriana aguda (sendo com maior frequência estafilocócica), que se apresenta como um pequeno nódulo doloroso e hiperemiado. Pode ser classificado como externo (cresce a partir da base dos cílios e geralmente se deve a uma infecção do folículo piloso) ou interno (cresce na face interna da pálpebra, na maioria das vezes em decorrência de uma infecção das glândulas sebáceas palpebrais). O calázio é uma inflamação lipogranulomatosa crônica, cística, por obstrução das glândulas sebáceas palpebrais, geralmente as glândulas de Meibômio, normalmente indolor. Pode evoluir a partir de um hordéolo interno. Tanto o hordéolo quanto o calázio podem ter a blefarite como fator predisponente. Condições como acne rosácea e dermatite seborreica também ocasionam aumento na incidência de ambos.

A prevenção consiste no tratamento dos fatores predisponentes, e o paciente deve ser orientado a nunca fazer expressão das lesões, pelo risco de complicações neurológicas graves.

O tratamento do calázio e do hordéolo abrange calor local e, no hordéolo, antibióticos tópicos (no calázio, apenas se houver sinais de infecção secundária). Como o calázio costuma apresentar regressão espontânea após alguns meses, por se tratar de lesão benigna e pelo fato de não ser possível a excisão cirúrgica sob anestesia local em crianças, geralmente indica-se apenas acompanhamento clínico, reservando o procedimento cirúrgico para os casos em que o fator estético provoque repercussão psicossocial.[2,8,12]

RETINOPATIA DA PREMATURIDADE

Identificada há mais de 50 anos e apesar de todos os avanços na medicina neonatal, a retinopatia da prematuridade é uma causa significativa de cegueira em países em desenvolvimento. Foi descrita primeiramente como fibroplasia retrolental (Terry, 1942),[20] e após 10 anos, constituía-se como a principal causa de cegueira evitável na população pediátrica. Com os avanços na assistência perinatal que ocorreram a partir da década de 1950 e a identificação dos fatores relacionados à patogênese da doença, a terminologia mudou para retinopatia da prematuridade (ROP, do inglês *retinopathy of prematurity*).

O período entre a identificação da doença e o início da década de 1960 ficou conhecido como a "primeira epidemia de ROP". Relacionado diretamente ao desenvolvimento da doença, o uso de oxigênio sofreu grande restrição, mas resultou em aumento significativo da mortalidade neonatal. Por volta da década de 1990, com o aumento da sobrevivência de prematuros extremos e aumento do fornecimento de oxigênio, observou-se a "segunda epidemia de ROP" nos países com alto nível socioeconômico, tendo como característica o acometimento de recém-nascidos menores do que aqueles afetados na primeira epidemia. A partir de 2000, vive-se, então, a "terceira epidemia", ocorrendo nos países em desenvolvimento que apresentam aumento da sobrevida de prematuros de muito baixo peso, nem sempre acompanhado de capacitação profissional e/ou disponibilidade dos recursos tecnológicos adequados, tornando a ROP novamente a principal causa de cegueira prevenível na população pediátrica.[21]

A ROP é uma doença de etiologia multifatorial que evolui com proliferação fibrovascular numa retina ainda imatura. É um dos indicadores de qualidade da assistência neonatal, apresentando características epidemiológicas diversas de acordo com o nível socioeconômico do país. No Brasil, apresenta grande variação regional, refletindo a diversidade no atendimento neonatal do país.[22]

Os fatores determinantes na patogênese da ROP ainda não estão bem estabelecidos. Todos os trabalhos demonstram a importância da imaturidade retiniana ao nascimento por meio da relação inversamente proporcional entre incidência de ROP e peso/idade gestacional. O papel do oxigênio até o momento não é completamente claro, e o nível de segurança para uso do O_2 em prematuros ainda não foi suficientemente determinado, entretanto, tem sido amplamente demonstrado que a monitoração contínua da oferta de O_2 diminui a incidência da doença.[21,22]

Após o nascimento prematuro, o oxigênio suplementar provoca uma situação de hiperóxia com consequente vasoconstrição, obliteração vascular e isquemia periférica da retina. Se a situação persistir por um período longo, provocará aumento na produção do fator de crescimento endotelial vascular (VEGF), o qual estimulará neovascularização da retina e aparecimento da ROP e suas complicações. Postula-se ainda que a produção de radicais livres resultante de períodos de hiperóxia possa provocar dano direto às células endoteliais.[21,22]

O IGF-1 (fator de crescimento semelhante a insulina) é necessário para o desenvolvimento normal da retina. Hellstrom et al. descreveram a associação de baixos níveis de IGF-1 à ROP.[23] O IGF-1 dosado entre 30 e 33 semanas de idade gestacional pós-concepção é preditivo da ocorrência de ROP, e a duração do período de IGF-1 baixo se correlaciona fortemente com a gravidade da ROP.[23] O IGF-1 está associado à nutrição e, por sua vez, um ganho de peso pós-natal insuficiente tem sido relacionado como indicador para risco de ROP grave.[24,25]

Nem todos os recém-nascidos prematuros desenvolverão ROP. Há muitos fatores de risco implicados no aparecimento da doença e suas complicações. Atualmente, o oxigênio não é considerado o único ou o mais importante fator de risco. A influência de outros determinantes também vem sendo avaliada, por exemplo, algumas comorbidades e/ou tratamentos necessários à sobrevivência. Entre estes, destacam-se a transfusão sanguínea, deficiências hormonais, asfixia, hemorragia intraventricular, sepse, fototerapia, persistência do canal arterial (PCA), gemelaridade, uso de corticosteroide, indometacina, eritropoietina, entre outros. No entanto, as causas mais consistentes de ROP, de acordo com a literatura, ainda são baixa idade gestacional, gravidade clínica, baixo peso ao nascer e uso prolongado de O_2.[21,22]

Classificação internacional

Extensão e localização

A extensão é determinada pelas horas do relógio, e a localização é definida em zonas 1, 2 e 3.

Estágio

A ROP é classificada em cinco estágios:

- Estágio 1 – Presença de linha de demarcação entre a retina vascularizada e a retina não vascularizada.
- Estágio 2 – Alargamento da linha de demarcação com formação de uma crista.
- Estágio 3 – Presença de proliferação fibrovascular sobre a área da crista, saindo do plano da retina.
- Estágio 4 – Descolamento parcial da retina, com acometimento da região macular (4b) ou não (4a).
- Estágio 5 – Descolamento total da retina.

Todos os estágios podem ser acompanhados de doença *plus*, que se caracteriza principalmente por tortuosidade e ingurgitamento vascular e indica maior atividade/agressividade da doença. A doença *plus* constitui o marcador mais importante e imediato para a decisão de tratamento e é indicada com um sinal de + após o estágio da doença (p. ex., estágio 2 +). Em 2005, foi introduzido na classificação internacional o conceito da *rush disease* (ou ROP posterior agressi-

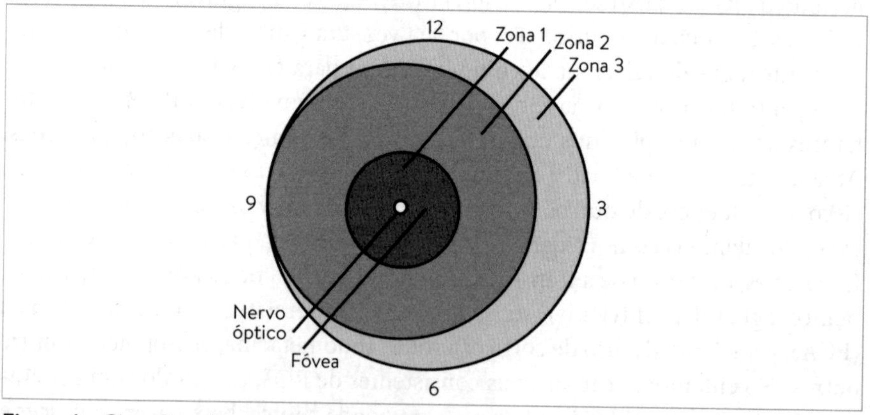

Figura 1 Classificação da ROP por zonas e horas do relógio.
Fonte: adaptado de Graziano e Leone, 2005;[3] Zin, 2007.[26]

va), uma forma muito severa e rapidamente progressiva da doença, localizada na zona 1, que não segue o padrão de evolução em estágios.[21,22,26]

Muitas destas formas de retinopatia, principalmente nos estágios iniciais, apresentam regressão espontânea. Algumas, entretanto, podem evoluir com sequelas cicatriciais e risco de descolamento de retina e baixa visão. Cabe ao oftalmologista avaliar, segundo critérios já estabelecidos, o momento em que se faz necessária a intervenção terapêutica.[26]

Na maioria das vezes, o primeiro exame é realizado ainda durante o período de internação do paciente na UTI neonatal. Esta avaliação deve ser feita por profissional capacitado, com oftalmoscópio binocular indireto e sob midríase pupilar.

Há vários protocolos de avaliação dos pacientes prematuros. O descrito a seguir é a recomendação atual da Sociedade Brasileira de Pediatria (SBP) e da Sociedade Brasileira de Oftalmologia Pediátrica (SBOP):[26]

- PN < 1.500 g e/ou IG < 32 semanas.
- PN > 1.500 g com fatores de risco.
- 1º exame: entre a 4ª e a 6ª semanas de vida; exames subsequentes: a cada 1 ou 2 semanas, de acordo com os achados do primeiro exame, até que a retina esteja completamente vascularizada ou a ROP completamente regredida.

O tratamento da ROP pode ser feito com *laser* ou unidade de crioterapia. Atualmente, o *laser* é a primeira escolha, por sua portabilidade e, no longo prazo, apresentar melhores resultados na acuidade visual final. A aplicação do *laser*, realizada na área de retina avascular, é transpupilar, com a criança sob anestesia geral. O resultado em geral é satisfatório, com interrupção da evolução natural da doença. Se houver persistência da doença *plus* após 14 a 21 dias pós-tratamento, uma segunda aplicação do *laser* deve ser realizada. Isso é necessário em média em 10 a 15% dos casos. Tratamentos, como forma inicial ou complementar ao *laser*, com uso *off label* de drogas anti-VEGF (bevacizumabe e ranibizumabe), em aplicação intravítrea, vêm sendo realizados desde 2009. Os resultados apresentam-se mais promissores nas formas graves que comprometem as zonas 1 e 2 proximal, na fase inicial da doença. Entretanto, muito ainda deve ser avaliado com relação à absorção sistêmica de drogas inibidoras de crescimento vascular em recém-nascidos prematuros.[2,21,22]

A principal forma de prevenir a cegueira por ROP, além da prevenção do parto prematuro, é o diagnóstico precoce e o tratamento no prazo adequado.

Após a alta do acompanhamento de ROP, o bebê prematuro deve manter visitas periódicas ao oftalmologista por fazer parte de grupo de maior risco para patologias oculares, como erros refrativos, estrabismo, baixa visão, etc.

Orientações aos pais

A cada visita do bebê prematuro ao pediatra, deve-se abordar o desenvolvimento visual, esclarecendo aos pais que o agendamento programado ao oftalmologista deve ser rigidamente seguido, mesmo que não haja sinais de déficit visual.

TRAUMATISMOS

Na criança, quase 80% dos acidentes que envolvem os olhos ocorrem no ambiente doméstico. A faca, o garfo e a tesoura são responsáveis por mais de 50% dos ferimentos oculares entre 1 e 10 anos de idade. Também são responsáveis por muitos traumas oftalmológicos: brinquedos que lançam projéteis ou são pontiagudos, como estilingue, arco-e-flecha e dardos, fogos de artifício, raquetes, anzol, etc. São mais fequentes nas idades escolar e pré-escolar, e os meninos apresentam maior incidência de traumatismo ocular desde os primeiros anos de vida. Essa tendência é máxima a partir dos 12 anos, quando os acidentes em meninos são 5 vezes mais frequentes, traduzindo a influência de brinquedos e atividades de recreação inerentes a cada gênero.[16,18]

As crianças que apresentam baixa visão bi ou monocular são estatisticamente mais suscetíveis a acidentes, muitas vezes com lesão do olho saudável. Aproximadamente 30% das crianças que sofreram lesões oculares graves acabam sem visão útil (acuidade visual inferior a 20/200), o que corresponde a cerca de 10% do total de ferimentos oculares na infância.

É importante que o profissional de saúde alerte aos responsáveis sobre a importância de sua prevenção sempre que abordar outras medidas de segurança. Exemplos destes cuidados são:[12,16,18]

- Guardar substâncias inflamáveis e químicas e todos os medicamentos fora do alcance de crianças.
- Objetos pontiagudos ou cortantes, como facas, tesouras e até mesmo lápis e canudos de refrigerantes, não devem ser manuseados por crianças pequenas, e as maiores devem receber supervisão.
- Brinquedos potencialmente perigosos, como estilingue, dardo e flecha, devem ser evitados.
- Usar cinto de segurança no carro.
- Transportar crianças no banco de trás do carro e, de acordo com a idade, usar cadeira apropriada.
- Cuidados especiais com esportes violentos e brincadeiras infantis.
- Manter as crianças longe do fogão, quando em uso.
- Usar protetor ocular sempre que houver risco de algo atingir os olhos.

- Usar óculos ou lentes de contato apenas quando prescritos por médico oftalmologista.

Os procedimentos a serem adotados nos traumatismos oculares em geral são:

- Lavar os olhos imediatamente com grande volume de água limpa ou soro fisiológico quando houver contato de qualquer substância com o globo ocular, por aproximadamente 20 minutos.
- Situações de queimadura térmica geralmente ocasionam lesão maior nas pálpebras. Caso ocorra exposição do globo, deve-se proteger com pomada oftálmica com antibiótico (se possível) e encaminhar o paciente ao oftalmologista imediatamente.
- Na presença de corpo estranho ocular, deve-se ocluir o olho afetado para evitar traumatismos por coçadura ou tentativa inadequada de retirada do material e encaminhar o paciente ao oftalmologista.
- Os casos de traumatismo ou acidentes oculares, mesmo leves, que evoluam com hiperemia ocular persistente, lacrimejamento, fotofobia intensa, embaçamento visual ou dor devem sempre ter um parecer do especialista.
- Quando ocorrer laceração palpebral e/ou facial, sempre é necessário afastar a possibilidade de lesão perfurante do globo ocular. Todos os traumas contusos e/ou perfurantes devem ser encaminhados imediatamente a serviço oftalmológico de emergência.[11,15,17]

✓ CONCLUSÃO

As patologias oftalmológicas fazem parte do dia a dia do consultório pediátrico. Algumas ocorrem com maior frequência e, muitas vezes, têm tratamento apenas sintomático como as conjuntivites; em outros casos, são patologias que colocam em risco a acuidade visual do paciente, como cataratas e glaucoma. É importante sempre valorizar as queixas e as observações da família e solicitar o parecer especializado, para que não se perca o tempo adequado de tratamento e prevenção da cegueira e baixa visão na infância.

REFERÊNCIAS BIBLIOGRÁFICAS

1. Sampaio, MW, Haddad MAO, Costa Filho HA, Siaulyz MAC. Baixa visão e cegueira: os caminhos para a reabilitação, a educação e a inclusão. Rio de Janeiro: Cultura Médica/ Guanabara Koogan; 2010.
2. Nakanami CR, Belfort R, Zin A. Oftalmopediatria. São Paulo: Roca; 2010.

3. Graziano RM, Leone CR. Problemas oftalmológicos mais frequentes e desenvolvimento visual do pré-termo extremo, J Pediatr (Rio J). 2005;81(1 Supl):S95-S100.
4. Dantas AM, Moreira ATR. Oftalmologia pediátrica. 2.ed. Rio de Janeiro: Cultura Médica; 2006.
5. American Academy of Pediatrics (AAP). Committee on Practice and Ambulatory Medicine. Vision screening and eye examination in children. Pediatrics. 1986;77:918-9.
6. Tartarella MB, Verçosa IC. Catarata na criança. Fortaleza: Celigráfica; 2008.
7. Rio de Janeiro (Estado). Lei n. 3931/2002, de 5 de setembro de 2002. Estabelece a obrigatoriedade da realização de exames de identificação de catarata congênita, nos recém-nascidos. Assembleia Legislativa do Rio de Janeiro. 2002. Disponível em: https://gov-rj.jusbrasil.com.br/legislacao/136406/lei-3931-02. Acesso em: 12/8/2020.
8. Wilson ME, Trivedi RH, Pandey SK. Pediatric cataract surgery: techniques, complications, and management. Philadelphia: Lippincot Williams & Wilkins; 2005.
9. Yanoff M, Nagra PK, Diamond GR, Doych Y. Prática oftalmológica no dia a dia: diagnóstico e tratamento. 2.ed. Philadelphia: Elsevier; 2008.
10. Denniston AKO, Murray PI. Oxford handbook of ophthalmology. 2.ed. New York: Oxford University Press; 2009.
11. Unifesp. Instituto da Visão. Manual de Condutas em Oftalmologia. São Paulo: Atheneu; 2008.
12. Meux PL. Oftalmologia pediátrica. São Paulo: Tecmedd; 2007.
13. Dias CRS, Goldchmit M. Os estrabismos: teoria e casos comentados. Rio de Janeiro: Cultura Médica/Guanabara Koogan; 2011.
14. Conselho Brasileiro de Oftalmologia. Oftalmologia pediátrica e estrabismo. 4.ed. Vol I. Rio de Janeiro: Cultura Médica; 2017.
15. Conselho Brasileiro de Oftalmologia. Oftalmologia pediátrica e estrabismo. 4.ed. Vol II. Rio de Janeiro: Cultura Médica; 2017.
16. Hoyt GS, Taylor D. Pediatric ophthalmology and strabismus. 4.ed. London: Elsevier Saunders; 2013.
17. Silva IM. Diagnóstico do glaucoma congênito: revisão Sistemática [Monografia]. Salvador: Universidade Federal da Bahia; 2016.
18. Nelson LB, Olitsky SE. Harley's pediatric ophthalmology. 6.ed. Philadelphia: Lippincott Williams & Wilkins; 2014.
19. Branco EC, Branco BC, Cardoso CC, Carvalho GC, Mota E, Branco AC. Tratamento das obstruções congênitas do ducto nasolacrimal. Arq Bras Oftalmol. 2009;72(1):75-8.
20. Terry T. Extreme prematurity and fibroblastic overgrowth of persistent vascular sheath behind each crystalline lens. I - Preliminary report. Am J Ophthalmol. 1942;25:203-4.
21. Tartarella MB, Fortes Filho JB. Retinopathy of prematurity. e-Oftalmo.CBO: Rev Dig Oftalmol. 2016;2(4):1-16. Disponível em: http://marciatartarella.com.br/publicacoes/2017eoftalmoretinopatiadaprematuridade.pdf. Acesso em: 12/8/2020.
22. Hartnett ME. Pediatric retina. 2.ed. Philadelphia: Lippincott Williams & Wilkins; 2014.
23. Hellstrom A, Carlsson B, Niklasson A, Segnestam K, Boguszewski M, de Lacerda L et al. IGF-I is critical for normal vascularization of the human retina. J Clin Endocrinol Metab. 2002;87(7):3413-6.
24. Wallace DK, Kylstra JA, Phillips SJ, Hall JG. Poor postnatal weight gain: a risk factor for severe retinopathy of prematurity. J AAPOS. 2000;4(6):343-7.
25. Fortes Filho JB, Bonomo PP, Maia M, Procianoy RS. Weight gain measured at 6 weeks after birth as a predictor for severe retinopathy of prematurity: study with 317 very low birth weight preterm babies. Graefes Arch Clin Exp Ophthalmol. 2009;247(6):831-6.
26. Zin A. Proposta de diretrizes brasileiras do exame e tratamento de retinopatia da prematuridade (ROP). Arq Bras Oftalmol. 2007;70(5):875-83.

PROBLEMAS DERMATOLÓGICOS COMUNS NO CONSULTÓRIO PEDIÁTRICO

Ana Maria Mósca de Cerqueira
Juliany Lima Estefan

OBJETIVOS

- ✓ Apresentar alguns temas dermatológicos frequentes no consultório pediátrico, auxiliando no diagnóstico e no tratamento precoces.
- ✓ Atuar na prevenção, na orientação aos pais e no encaminhamento ao especialista nos casos indicados.

INTRODUÇÃO

A pele é o maior órgão do corpo e exerce diversas funções, como barreira (contra perda de água, absorção de substâncias e infecções), termorregulação e sensação tátil. A pele da criança apresenta características diferentes quando comparadas à dos adultos, sendo mais fina, frágil, permeável e menos pilosa. Com isso, a criança apresenta maior suscetibilidade a algumas dermatoses. Além disso, a maior proporção entre a área de superfície corporal e o peso permite maior absorção percutânea de medicamentos tópicos, principalmente nos lactentes prematuros. Sendo assim, é preciso ter cautela ao prescrever substâncias tópicas, em especial os corticosteroides, pelo risco de maior absorção sistêmica e toxicidade. Outro fator agravante é a oclusão pela fralda, que também aumenta a absorção das substâncias aplicadas topicamente.[1]

Há uma íntima relação entre a pele e o sistema nervoso, sendo que algumas dermatoses surgem ou se agravam após gatilhos emocionais, como a alopecia areata, a psoríase e o vitiligo. Sendo assim, é de extrema importância o acompanhamento multidisciplinar entre pediatras, dermatologistas e psicólogos.

Neste capítulo, serão abordadas algumas dermatoses frequentes no consultório pediátrico, auxiliando em diagnóstico, prevenção, tratamento e encaminhamento ao especialista nos casos com indicação.

ACNE

É uma doença inflamatória crônica do folículo pilossebáceo e cursa com comedões, pápulas, pústulas e nódulos nos seus diferentes graus. Nos casos graves e/ou associados aos sinais de hiperandrogenismo, recomenda-se avaliação laboratorial e encaminhamento a ginecologista e endocrinologista.[2]

Dentre os cuidados gerais, indicam-se higiene com sabonetes para pele oleosa à base de ácido salicílico e enxofre. Recomenda-se não manipular as lesões e evitar o uso de substâncias oleosas na face e no couro cabeludo. Em relação à alimentação, não há recomendação para uma dieta específica, no entanto, de uma maneira geral, dietas hiperglicêmicas podem causar o surgimento de novas lesões. Portanto, recomenda-se excluir ou limitar seu consumo excessivo.[2]

O tratamento tópico da acne inclui peróxido de benzoíla 2,5%, 5% e 10%, retinoides tópicos (tretinoína e adapaleno), antibiótico (eritromicina ou clindamicina) ou associações. Recomenda-se aplicação noturna, com lavagem pela manhã, e iniciar 3 vezes/semana para diminuir a chance de irritação. Proteger do sol com filtros solares livres de óleo (não comedogênico, toque seco ou loção *oilfree*). A maioria dos retinoides é fotossensível, e os medicamentos a base de peróxido de benzoíla podem descorar roupas. Outras fórmulas magistrais com ácido salicílico, resorcina, enxofre e licor de Hoffman são opções para o tronco. Importante evitar o uso indiscriminado de antibióticos, em razão da resistência bacteriana.

Tratamentos alternativos a serem considerados incluem contraceptivo oral combinado ou espironolactona em mulheres. Isotretinoína oral está indicada nos casos graves, seguindo-se os critérios e o protocolo da medicação, o que pode oferecer bons índices de cura; nestes casos, é importante fazer o acompanhamento com dermatologista, dosagem de bHCG mensal, avaliação da função hepática e lipidograma.[2] Meninas devem utilizar dois métodos contraceptivos, uma vez que o medicamento é teratogênico.[3]

Orientações aos pais

Não manipular as lesões e evitar o uso de substâncias oleosas na face e no couro cabeludo. Não há recomendação para uma dieta específica.

ECZEMAS

Essas lesões têm como característica apresentarem eritema, pápulas, vesículas, escamas e crostas. O prurido geralmente está presente. A causa é importante, mas geralmente o tratamento é comum nas diversas formas.

Eczema atópico

Eczema ou dermatite atópica é uma doença inflamatória, multifatorial, com características genéticas, ambientais e imunológicas.[4] Afeta aproximadamente 15 a 30% das crianças, e sua prevalência contínua aumentando. Cursa com xerodermia e lesões cutâneas pruriginosas, crônicas e cíclicas, com períodos de remissão e recidiva.[5] Diferentes fatores estão envolvidos no surgimento e na sua evolução, dentre eles: defeitos congênitos da barreira cutânea, alergia, colonização microbiana e autoimunidade.[6]

Pode estar associado a outras manifestações alérgicas, como rinite, asma e alergia alimentar. A disfunção da barreira cutânea, a inflamação e a sensibilização alérgica epicutânea associadas propiciam o desenvolvimento de comorbidades alérgicas.[7]

O diagnóstico da dermatite atópica é essencialmente clínico, realizado por meio de sinais e sintomas definidos por critérios estabelecidos por Hanifin e Hajka. Os achados histopatológicos são inespecíficos e não há um marcador laboratorial específico. Dentre os critérios maiores, podem ser citados: prurido cutâneo, dermatite crônica, antecedente pessoal de atopia, antecedente familiar de atopia e localização típica das lesões. Nos critérios menores, estão: tendência a infecções cutâneas, palidez ou eritema facial, pregas anteriores no pescoço, alopecia areata, ceratocone, eczema de mamilo, xerose, ictiose vulgar, aumento de IgE total, escurecimento infraorbitário, linhas de Dennie Morgan, queratose pilar, pitiríase alba, prurido ocular, queilite, hiperlinearidade palmar e sinal de Hertogue. A presença de 3 dos 4 critérios maiores e de 3 critérios menores implica diagnóstico de eczema atópico.[8]

As lesões cutâneas são pruriginosas, crônicas e cíclicas, com períodos de remissão e recidiva. As manifestações clínicas variam de acordo com a faixa etária e podem ser localizadas ou disseminadas. Até o 6º mês de vida, caracteriza-se por lesões eritematosas, vesículas e formação de crostas principalmente na face e superfícies extensoras. A partir dos 2 anos, observam-se principalmente lesões nas superfícies flexoras, que se tornam gradativamente liquenificadas. O prurido é característico em todas as fases, com piora noturna.[9]

As principais estratégias de tratamento incluem restauração e manutenção da barreira cutânea, diminuição das lesões, eliminação de fatores desencadeantes e/ou exacerbadores.[10] Os banhos devem ser rápidos, com pouco sabonete e preferencialmente com água morna. Em nossa experiência, observa-se que a maioria das crianças usa sabonetes de glicerina que, pela qualidade da detergência, em alguns pacientes, podem provocar um maior ressecamento. Como recurso para diminuir a detergência, existe uma linha de loção de limpeza contendo *syndet*, que é o agente limpador.

Com relação à hidratação, baseado nos componentes da pele, existe uma gama de substâncias emolientes com a função de reparar a perda cutânea, hidratar e manter o aspecto sedoso. A indicação dos emolientes talvez seja o mais importante no tratamento desses pacientes. Existem diversos produtos modernos; os mais antigos são à base de ureia e devem ser evitados, pois, nas crises, podem provocar ardência. Em nossa experiência, é muito variável a indicação do chamado "melhor" e depende de várias condições, como aspecto da pele e extensão, tipo de eczema, idade da criança e outras especificidades da doença. O importante é conseguir aplicar algum emoliente que a família tenha condições de manter, que seja cosmeticamente aceitável, não cause efeitos adversos, como ardência, e que tenha uma boa resposta.

Os anti-histamínicos orais são indicados com a finalidade de diminuir os sintomas de prurido. Os corticosteroides tópicos, de baixa e média potência, podem ser usados principalmente nos casos agudos, porém não devem ser aplicados em áreas extensas, pelo risco de absorção e efeito sistêmico. Nesses casos, são preferíveis os corticosteroides orais com dose e tempo controlados.

Tacrolimo e pimecrolimo têm funções similares, são os chamados poupadores de corticosteroides. A grande vantagem é que podem ser usados por tempo prolongado, sem os danos de atrofia e absorção dos corticosteroides. São substâncias promissoras e seguras no tratamento dos eczemas.[11] Em algumas situações, não respondem muito rápido nas lesões agudas, e muitos colegas não as utilizam como primeira linha terapêutica. No Brasil, a Agência Nacional de Vigilância Sanitária (ANVISA) autoriza o uso de pimecrolimo acima de 3 meses e o tacrolimo acima dos 2 anos de idade.

Os casos de eczema atópico grave devem ser indicados a um dermatologista e, em geral, são prescritos tratamentos poupadores de corticosteroide, como os imunossupressores e a fototerapia.[11]

Eczema seborreico

Eczema seborreico, ou dermatite seborreica, é uma dermatose autolimitada que se apresenta por placas eritematosas, com escamas amareladas de aspecto gorduroso, localizadas principalmente em couro cabeludo, ouvido externo, face e áreas intertriginosas. O tratamento será de acordo com a idade, a extensão e as complicações secundárias.

Nos recém-nascidos e lactentes, observa-se tipicamente a crosta láctea. Nas crianças maiores, é encontrada principalmente descamação (caspa) no couro cabeludo e retroauricular. Em geral, as crianças não têm alterações do sono. O prurido, quando presente, é leve na maioria dos casos. Blefarite também pode ser observada; nestes casos, indica-se xampu infantil não irritante para limpeza. Corticosteroides nessa região devem ser evitados ou usados com cautela.[1]

O tratamento pode ser feito com xampu contendo sulfeto de selênio, piritionato de zinco, LCD (*licor carbonis detergens*) e ácido salicílico, em diferentes concentrações.[1] Nos pacientes maiores, deve-se aplicar a substância e deixar por 15 a 30 minutos antes do banho. O uso de óleo está indicado para remover as crostas, com cuidado para não causar escoriações.

Nos casos resistentes, com descamação aderente ao couro cabeludo, corticosteroide tópico pode ser utilizado, com restrições quanto à concentração e ao tempo de tratamento. Nos casos extensos e graves, o uso de corticosteroide sistêmico oferece bons resultados, e o "desmame" deve ser lento. Nessas situações, o paciente deve ser encaminhado ao dermatologista.

Orientações aos pais

Os banhos devem ser rápidos, com pouco sabonete e preferencialmente com água morna. O uso de hidratantes deve ser frequente e contínuo após o banho.

O uso de óleo está indicado na dermatite seborreica para ajudar a remover as crostas, porém as lesões não devem ser traumatizadas.

DERMATITE DA FRALDA

É umas das dermatoses mais comuns nos recém-nascidos e lactentes. Esta expressão é utilizada para descrever genericamente uma reação inflamatória que ocorre na área coberta pela fralda. O diagnóstico é clínico.[1,12]

O uso contínuo da fralda acarreta aumento da temperatura e da umidade, com consequente maceração, deixando a pele mais suscetível à irritação pelo contato com urina e fezes. Além disso, observa-se, com frequência, infecção secundária por *Candida albicans* ou bactérias. A limpeza excessiva, o trauma local e o uso de pós, sabões e pomadas irritantes agravam o quadro.

Nesses pacientes, a melhor conduta é a prevenção, buscando-se reduzir a umidade local. Fraldas descartáveis superabsorventes são preferidas quando comparadas às de pano. Recomendam-se a troca frequente de fralda e a suspensão de produtos irritantes. Talcos são contraindicados. A limpeza diária da urina não necessita de sabonete. Realizar a limpeza com agentes menos agressivos chamados loção de limpeza (sem sabão) após as fezes. O uso de cremes de barreira com óxido de zinco deve ser intensificado. Nos casos associados à candidíase, utilizar os compostos de associação de óxido de zinco e nistatina em pomada. Além disso, deixar a fralda aberta o máximo possível é também uma boa escolha. Não utilizar associações com corticosteroides na área da fralda. Nos casos persistentes, apesar de todos os cuidados, encaminhar ao especialista para exclusão de outras dermatoses menos frequentes que também ocorrem na área da fralda.[12]

Orientações aos pais

Não deve ser realizada limpeza excessiva. Não devem ser utilizados pós, sabões e pomadas irritantes. A troca de fralda deve ser frequente, seguida da aplicação de cremes de barreira com óxido de zinco.

ESCABIOSE

O prurido é o principal sintoma, com exacerbação noturna, podendo persistir por 2 a 6 semanas apesar do tratamento correto. Clinicamente, são observadas lesões eritêmato-pápulo-vésico-crostosas, principalmente em axilas, região periumbilical, espaços interdigitais e mamas. Nos lactentes, também podem ser observadas na face e no couro cabeludo. Lesão em túnel é característica. Podem ser observadas áreas de escoriações, infecção secundária e eczematização, podendo ser necessário tratamento com antibióticos, anti-histamínicos e corticosteroides tópicos.[13] Indica-se exame dos pais e contactantes, o que geralmente auxilia no diagnóstico.

As orientações gerais são: as medicações devem ser aplicadas em fina camada do pescoço para baixo, inclusive nas áreas intertriginosas, à noite, e retiradas pela manhã; todos os contatos devem ser tratados simultaneamente, inclusive os assintomáticos. As roupas de cama, vestimentas e toalhas devem ser trocadas e lavadas diariamente nos 3 primeiros dias de tratamento. Não é necessário ferver roupas usadas; o calor do sol e o ferro quente eliminam os ovos e as formas vivas do ácaro. As unhas devem ser aparadas. No lactente, as medicações devem ser aplicadas em face, couro cabeludo e sulcos retroauriculares. Evitar ao redor de olhos, nariz e boca.

O tratamento tópico deve ser feito por 3 dias consecutivos e repetido após 7 a 10 dias. Deve-se explicar a importância do tratamento de todos os contactantes; em geral, a falência no tratamento pode estar relacionada a isso.[14]

A permetrina a 5% tem alta eficácia e baixa absorção, não tendo risco de toxicidade.[14] A grande desvantagem é o custo. Não deve ser utilizada em crianças com menos de 2 meses de idade. Benzoato de benzila 12,5 a 25% tem baixo custo, porém frequentemente pode causar sensação de queimação, irritação, xerose e eczematização; por isso, deve ser evitado. Enxofre 10% em vaselina ou creme base ou pasta d'água é seguro, efetivo e de baixo custo, porém tem odor desagradável e pode manchar as roupas. É o tratamento de escolha em recém-nascidos, lactentes, lactantes e mulheres grávidas. Deve ser aplicado à noite por 3 dias consecutivos e reaplicado após 10 a 14 dias ou utilizado por 14 dias seguidos. É efetivo na sarna crostosa.[13]

Ivermectina (comprimidos de 6 mg) é utilizada na dose de 0,2 mg/kg para adultos e crianças acima de 5 anos e/ou mais de 15 kg. Deve ser administrada em dose única e repetida com intervalo de 1 ou 2 semanas, uma vez que não possui ação ovicida, e os ovos eclodem em 6 a 7 dias. É medicamento relativamente seguro e de baixo custo, sendo contraindicado nos pacientes alérgicos ou com distúrbios do sistema nervoso central.[13]

Orientações aos pais

Todos os contatos devem ser tratados, inclusive os assintomáticos. Roupas de cama, vestimentas e toalhas devem ser trocadas e lavadas diariamente nos 3 primeiros dias de tratamento. As unhas da criança devem ser aparadas.

PEDICULOSE

Assim como na escabiose, não existem medicamentos ovicidas, sendo necessário repetir o tratamento. É importante eliminar as lêndeas e diminuir os contactantes. As recomendações são: fazer uso de secadores de cabelos com ar quente e/ou "pranchinhas". É recomendável não levar a criança à escola por pelo menos 48 horas. Remover, por meio do calor, os depósitos de ovos nas escovas de cabelos e pentes.

O uso de xampus antipediculose devem ser evitados, por causa das baixas concentrações da medicação e pelo pouco tempo de contato com o produto. Dar preferência a loções. Aplicar a medicação com intervalos de 3 dias, completando um ciclo de 15 dias ao final do tratamento. Remover as lêndeas com pente fino.

A medicação oral é a mesma usada na escabiose (ivermectina), com as mesmas recomendações e orientações já citada. Não existe tratamento com efeito residual, protetor ou preventivo. Por isso, não se recomenda o uso regular de ivermectina para profilaxia.

Orientações aos pais

Remover as lêndeas com pente fino. Remover os depósitos de ovos nas escovas de cabelos e pentes, por meio do calor local.

MILIÁRIA

Doença muito comum em crianças, recém-nascidos e lactentes. Ocorre por obstrução da glândula sudorípara e retenção do suor. Dependendo do grau de comprometimento na glândula, encontra-se a forma cristalina, que não é inflamatória, e a eritematosa ou inflamatória.[1]

Diversas causas podem ser responsáveis pelo aparecimento das lesões. Geralmente está presente no verão, em razão do calor, uso de roupas inadequadas com excesso de suor ou após período febril.

Na prática, observa-se também uma situação muito peculiar de miliárias persistentes. No verão, há um aumento simultâneo de ingesta de líquidos e aumento da sudorese. A higiene exagerada pode levar ao ressecamento da pele e dificultar a drenagem do suor, o que também poderia ser uma das causas de miliária.

A terapia para miliária inclui evitar calor e umidade excessivos. Uso de roupas de algodão leves, banhos frios e utilização de ar condicionado ajudam no tratamento e prevenção. O uso de pasta d'água, talco líquido e formulações com calamina oferecem bons resultados.[1]

O único lembrete é com relação aos medicamentos secativos que, em alguns pacientes, com a pele mais sensível, podem provocar piora clínica, com ressecamento anormal e descamação. Nesses casos, associar emolientes e diminuir o uso de sabonetes. Nos casos inflamatórios, resistentes e em situações especiais, encaminhar ao especialista.

Orientações aos pais

Evitar calor e umidade excessiva. Dar preferência às roupas de algodão leves, banhos frios e utilização de ar condicionado.

MOLUSCO

Doença viral causada pelo Poxvirus. Clinicamente, apresenta-se como pápulas cor da pele ou róseas com umbilicação central. O objetivo do tratamento é remover as lesões. Diversas técnicas podem ser empregadas, como extração mecânica manual ou com a cureta, uso de agulha com a técnica do bisel, crioterapia e aplicação de ácidos. Todos são dependentes de diversas situações, como idade da criança, quantidade de lesões, local comprometido e objetivo da família. Podem involuir espontaneamente. Nos casos intratáveis e de difícil manejo, é importante fazer uma investigação sistêmica quanto à imunidade da criança.[14]

Pacientes atópicos apresentam normalmente alteração da imunidade celular e pele xerodérmica, o que favorece o aparecimento do molusco. Diminuir número de banhos e melhorar o manto lipídico com uso de emolientes é recomendado como tratamento adjuvante.

Orientações aos pais

Esclarecer que as lesões podem involuir espontaneamente e discutir opções de tratamento.

VERRUGA

Verrugas são infecções virais causadas pelo papilomavírus humano (HPV). Assim como o molusco, depende do hospedeiro e sua imunidade celular. Os pacientes com verruga frequentemente se autoinoculam inadvertidamente, com aparecimento de múltiplas lesões secundárias. Por outro lado, essas lesões podem involuir espontaneamente.

O tratamento é a retirada das lesões com uso de substâncias ceratolíticas, cauterização química e cirúrgica. Na região plantar, além deste tratamento, é importante descomprimir as lesões com o uso de palmilha para alívio da dor. Para os quadros refratários e/ou com múltiplas lesões, pode ser utilizada imunoterapia oral ou subcutânea como tentativa de tratamento. Nestes casos, recomenda-se encaminhar ao especialista.[15]

Orientações aos pais

É importante que a aplicação do medicamento seja feita pelos pais e apenas no local da lesão, pois, como os medicamentos têm efeito cáustico, pode ocorrer queimadura ou irritação perilesional, caso não seja aplicado conforme a orientação médica.

PROTETOR SOLAR – ORIENTAÇÕES

Sabe-se da importância e dos benefícios do sol, do seu papel no metabolismo da vitamina D, do efeito na melhora do humor, dentre outros. No entanto, tem-se observado um aumento na incidência dos cânceres de pele dos tipos melanoma e não melanoma, sendo importante a participação da radiação na etiopatogenia dessas neoplasias.

No Brasil, o índice de irradiação é muito alto, mesmo no inverno. Crianças, especialmente as de pele clara, devem ter o hábito de se proteger continuamente com roupas, chapéus, bonés e uso regular do protetor solar. Também é de grande importância o uso de óculos escuros, principalmente nos indivíduos de olhos claros, para proteção dos olhos.

Sabe-se que o horário inadequado para exposição solar é entre 10 e 15 horas, mas as crianças diariamente saem ou chegam aos colégios exatamente neste horário, e não é rotineiro e difundido o uso de proteção solar diária, sendo importante o papel do pediatra nesta orientação.

Em relação ao fator de proteção solar (FPS), existem diversas marcas e fatores disponíveis no mercado. O FPS quantifica a proteção que um produto é capaz de oferecer contra queimadura solar se comparado à exposição desprotegida. Neste caso, se um protetor apresenta um FPS 30, na prática, é necessária uma exposição solar 30 vezes maior para produzir eritema, se comparada à situação em que este indivíduo não estaria usando o produto. A quantidade aplicada do fotoprotetor interfere na proteção; se a aplicação for insuficiente, como ocorre na maioria dos casos, a proteção é menor do que a apresentada no rótulo do produto.[16]

Os protetores podem ser químicos (que absorvem a radiação) e físicos (que ajudam a refletir a radiação). Na maioria dos produtos disponíveis, observa-se uma associação de ambos. A quantidade de substâncias químicas encontradas nos filtros solares infantis é muito menor em relação aos dos adultos, apresentando grande quantidade de filtros físicos, que são inertes e seguros. Os protetores exclusivamente físicos raramente provocam dermatite de contato alérgica.

Estão indicados protetores solares com FPS acima de 30 nas peles morenas e acima de 50 nas peles claras. A aplicação deve ser realizada 30 minutos antes da exposição e reaplicada a cada 2 horas ou após transpiração intensa ou natação. O veículo também é importante: quanto mais cremoso, vaselinado e com substâncias resistentes à água, mais estável e duradoura a sua proteção. É importante lembrar que mesmo os protetores resistentes à água devem ser reaplicados.

Lactentes menores de 6 meses devem evitar exposição solar nos horários inadequados. Nesta faixa etária, os produtos são contraindicados. Quando os riscos superarem o benefício, orientar o uso de filtros solares que contenham somente substâncias físicas.

As substâncias físicas mais usadas são: dióxido de titânio, óxido de zinco (encontrada na pasta d'água e cremes de barreira para fraldas) e óxido de ferro (substância que dá cor ao produto).

Vale lembrar que 80% da exposição solar que um indivíduo recebe durante sua vida ocorre em seus primeiros 18 anos; por isso, é de grande importância a orientação quanto ao uso do protetor solar aos pais e pacientes pelos pediatras nas consultas de rotina.

DESAFIOS ATUAIS

Atualmente, com a grande disponibilidade de informações na internet, muitos pacientes optam pela automedicação antes de procurar por orientação médica. Este fato é muito observado na dermatologia, uma vez que as lesões estão à vista de pais e cuidadores. Somado a isso, medicamentos tópicos não são considerados "remédios" por eles. Deste modo, frequentemente, são recebidas crianças com efeitos colaterais dos medicamentos tópicos, como os corticosteroides. É importante que o médico esteja atualizado, trace a melhor conduta e ainda forneça confiança, demonstrando ao paciente que procurar por um especialista é a melhor opção.

✓ CONCLUSÃO

A dermatologia pediátrica é um tema amplo e bastante frequente nos consultórios de pediatria. Neste capítulo, foram apresentados alguns itens de forma resumida, tentando auxiliar no diagnóstico, tratamento, prevenção e orientações gerais a pais e pacientes. É importante salientar a necessidade de indicação ao especialista nos casos refratários aos tratamentos convencionais, uma vez que existem diagnósticos diferenciais mais raros que precisam ser excluídos pelo dermatologista.

Também vale reforçar as orientações sobre fotoproteção, buscando estimular a indicação e o incentivo dos protetores solares, minimizando os riscos de queimaduras solares e neoplasias cutâneas.

REFERÊNCIAS BIBLIOGRÁFICAS

1. Paller AS, Mancini AJ. Doenças cutâneas do recém-nascido. In: Hurwits Dermatologia pediátrica – Tratado de doenças da pele na infância e na adolescência. 3.ed. Rio de Janeiro: Revinter; 2009. p.17-47.
2. Zaenglein AL, Pathy AL, Schlosser BJ, Alikhan A, Baldwin HE, Berson DS, et al. Guidelines of care for the management of acne vulgaris. J Am Acad Dermatol. 2016;74(5):945-73.
3. Hauk L. Acne Vulgaris: treatment guidelines from the AAD. Am Fam Physician. 2017;95(11):740-1.

4. Arndt J, Smith N, Tausk F. Stress and atopic dermatitis. Curr Allergy Asthma Rep. 2008;8(4):312-7.
5. Bieber T. Atopic dermatitis. N Engl J Med. 2008;358(14):1483-94.
6. Ress K, Teesalu K, Annus T, Putnik U, Lepik K, Luts K, et al. Low prevalence of IgA anti--transglutaminase 1, 2, and 3 autoantibodies in children with atopic dermatitis. BMC Res Notes. 2014;7:310.
7. Werfel T, Allam JP, Biedermann T, Eyerich K, Gilles S, Guttman-Yassky E, et al. Cellular and molecular immunologic mechanisms in patients with atopic dermatitis. J Allergy Clin Immunol. 2016;138(2):336-49.
8. Hanifin JM, Hajka G. Diagnostic features of atopic dermatitis. Acta Dermatovener. 1980;92:42-7.
9. Eichenfield LF, Tom WL, Chamlin SL, Feldman SR, Hanifin JM, Simpson EL, et al. Guidelines of care for the management of atopic dermatitis: section 1. Diagnosis and assessment of atopic dermatitis. J Am Acad Dermatol. 2014;70(2):338-51.
10. Leung DY, Guttman-Yassky E. Assessing the current treatment of atopic dermatitis: Unmet needs. J Allergy Clin Immunol. 2017;139(4S):S47-S8.
11. Eichenfield LF, Tom WL, Berger TG, Krol A, Paller AS, Schwarzenberger K, et al. Guidelines of care for the management of atopic dermatitis: section 2. Management and treatment of atopic dermatitis with topical therapies. J Am Acad Dermatol. 2014;71(1):116-32.
12. Fernandes JD, Machado MC, Oliveira ZN. Clinical presentation and treatment of diaper dermatitis-part II. An Bras Dermatol. 2009;84(1):47-54.
13. Hicks MI, Elston DM. Scabies. Dermatol Ther. 2009;22(4):279-92.
14. Currie BJ, McCarthy JS. Permethrin and ivermectin for scabies. N Engl J Med. 2010;362(8):717-25.
15. Paller AS, Mancini AJ. Doenças virais da pele. In: Hurwits Dermatologia pediátrica – Tratado de doenças da pele na infância e na adolescência. 3.ed. Rio de Janeiro: Revinter; 2009. p.397-422.
16. Schalka S, Reis VM. Sun protection factor: meaning and controversies. An Bras Dermatol. 2011;86(3):507-15.

ÍNDICE REMISSIVO

A

B

C

D

E

F

G

H

I

K

L

Q

R

S

T

U

V

Z